Hans Christiansen, Michael Bremer [Hrsg.]

Strahlentherapie und Radioonkologie aus interdisziplinärer Sicht

7. Auflage

Herausgeber:

Prof. Dr. med. Hans Christiansen
Medizinische Hochschule Hannover
Direktor der Klinik für Strahlentherapie und Spezielle Onkologie
OE 8240, Carl-Neuberg-Str. 1, 30625 Hannover, Deutschland
Prof. Dr. med. Michael Bremer
Medizinische Hochschule Hannover
Ltd. Oberarzt der Klinik für Strahlentherapie und Spezielle Onkologie
OE 8240, Carl-Neuberg-Str. 1, 30625 Hannover, Deutschland

Weitere Autoren:

Dr. Ali Abaci
Dr. rer. nat. Natalia Bogdanova
Dr. med. Frank Bruns
Heike John
Dr. med. Roland Merten
Prof. Dr. med. Dr. rer. nat. Diana Steinmann
Dipl.-Phys. Dr. rer. nat. Martin Werner
Jörn Wichmann
Medizinische Hochschule Hannover
Klinik für Strahlentherapie und Spezielle Onkologie
OE 8240, Carl-Neuberg-Str. 1, 30625 Hannover, Deutschland
Prof. Dr. med. Martina Becker-Schiebe
Städtisches Klinikum Braunschweig gGmbH
Klinik für Radioonkologie und Strahlentherapie
Celler Str. 38, 38114 Braunschweig
PD Dr. med. Christoph Henkenberens
Harzklinikum Dorothea Christiana Erxleben
Ilsenburger Str. 15, 38855 Wernigerode
Prof. Dr. med. Robert Hermann
Zentrum für Strahlentherapie und Radioonkologie
Ärztehaus an der Ammerlandklinik
Mozartstraße 30, 26655 Westerstede
Prof. Dr. med. Andreas Meyer
Gemeinschaftspraxis für Strahlentherapie
Senator-Braun-Allee 33, 31135 Hildesheim
Prof. Dr. med. Stefan Rieken
Direktor der Klinik für Strahlentherapie und Radioonkologie
Robert-Koch-Str. 40, 37075 Göttingen

Herausgeber bis einschließlich Auflage 5:
Prof. Dr. med. Johann H. Karstens

Hans Christiansen, Michael Bremer [Hrsg.]

Strahlentherapie und Radioonkologie aus interdisziplinärer Sicht

Mit Beiträgen von:

Ali Abaci
Martina Becker-Schiebe
Natalia Bogdanova
Michael Bremer
Frank Bruns
Hans Christiansen
Christoph Henkenberens
Robert M. Hermann
Heike John
Roland Merten
Andreas Meyer
Stefan Rieken
Diana Steinmann
Martin Werner
Jörn Wichmann

7., völlig überarbeitete Auflage
mit zahlreichen Tabellen und Abbildungen

lehmanns media

Impressum

Bibliografische Information der Deutschen Nationalbibliothek
Die Deutsche Nationalbibliothek verzeichnet diese Publikation in der Deutschen Nationalbibliografie; detaillierte bibliografische Angaben sind im Internet unter http://www.dnb.de abrufbar.

Wichtiger Hinweis:
Die Medizin als Wissenschaft unterliegt einem ständigen Wandel und Wissenszuwachs. Herausgeber, Autoren und Verlag haben größte Sorgfalt darauf verwandt, dass die Angaben – vor allem zu Medikamenten und Dosierungen – dem aktuellen Wissensstand entsprechen. Da jedoch menschliche Irrtümer und Druckfehler nie völlig auszuschließen sind, übernimmt der Verlag für derartige Angaben keine Gewähr. Jeder Anwender ist aufgefordert, alle Angaben in eigener Verantwortung auf ihre Richtigkeit zu überprüfen. Die Wiedergabe von Gebrauchsnamen, Warenbezeichnungen oder Handelsnamen in diesem Werk berechtigt auch ohne besondere Kennzeichnung nicht zu der Annahme, dass solche Namen im Sinne der Warenzeichen-Markenschutz-Gesetzgebung als frei zu betrachten wären und daher von jedermann benutzt werden dürfen.

Helmholtzstr. 2-9
10587 Berlin
Umschlag: Jasmin Plawicki
Satz & Layout: LaTeX Volker Thurner, Berlin
Druck und Bindung: Elanders, Waiblingen
ISBN 978-3-96543-247-5 www.lehmanns.de

Inhaltsverzeichnis

Abkürzungen

•••	Bedeutet bei Diagn. Maßn.: Basisuntersuchungen
••	Bedeutet bei Diagn. Maßn.: Im Einzelfall nützliche Untersuchungen
•	Bedeutet bei Diagn. Maßn.: Sonstige Untersuchungen
AAH	Atypische Adenomatöse Hyperplasie
AAT	Androgenablative Therapie
Abb	Abbildung
ACC	adenoidzystisches Karzinom
ADL	Activities of Daily Living
AFP	Alpha Fetoprotein
AGO	Arbeitsgemeinschaft Gynäkologische Onkologie in der DKG
AHB	Anschlussheilbehandlung
AHT	Antihormonelle Therapie
AIO	Arbeitsgemeinschaft für Internistische Onkologie in der DKG
AIS	Adenokarzinom in-situ
AJCC	American Joint Committee on Cancer
ALL	Akute Lymphatische Leukämie
ALM	Akrolentiginöses Melanom
AML	Akute Myeloische Leukämie
APL	Akute Promyelozytenleukämie
APRO	Arbeitsgemeinschaft „Pädiatrische Radioonkologie"
ARO	Arbeitsgemeinschaft Radioonkologie in der DKG
ASCO	American Society of Clinical Oncology
ASS	Acetylsalicylsäure
ASTRO	American Society Therapeutic Radiation Oncology
ATL	Aktivitäten des täglichen Lebens
ATM	Ataxia teleangiectatica mutated
ATRT	Atypischer teratoider/rhabdoider Tumor
AUO	Arbeitsgemeinschaft Urologische Onkologie in der DKG
AWMF	Arbeitsgemeinschaft der Wissenschaftlichen Medizinischen Fachgesellschaften
AZ	Allgemeinzustand
BAC	Bronchioalveoläres Karzinom
BÄK	Bundesärztekammer
BB	Blutbild
BCC	Basalzellkarzinom
BCG	Bacille-Calmette-Guerin
BED	Biologisch effektive Dosis
BET	Brusterhaltende Therapie
BSG	Blutsenkungsgeschwindigkeit
CAO	Chirurgische Arbeitsgemeinschaft für Onkologie in der DKG
CAS	Klinischer Aktivitäts-Score
CBCT	ConeBeamCT
CCC	Cholangio-Celluläres Carcinom
CEA	Carcino-Embryonales Antigen
CIS	In-situ Karzinom
CLL	Chronische Lymphatische Leukämie
CML	Chronische Myeloische Leukämie
CR	Komplette Remission
CRP	C-Reaktives Protein
CT	Computertomographie
CTC	Common Toxicity Criteria
CTCAE	Common Terminology Criteria for Adverse Events
CTV	Clinical Target Volume
CTx	Chemotherapie
CUP	Cancer of Unknown Primary
DCIS	Ductales Carcinoma in situ
DEGRO	Deutsche Gesellschaft für Radioonkologie
DES	Diäthylstilböstrol
DGMP	Deutsche Gesellschaft für Medizinische Physik
DHSG	Deutsche Hodgkin Lymphom Studiengruppe
DIBH	Deep inspiration breath-hold
DIPG	Diffuses intrinsisches Ponsgliom
DIN	Deutsches Institut für Normung
DKG	Deutsche Krebsgesellschaft
DLBCL	Diffus-großzelliges B-Zell-Lymphom
DLT	Spender-Lymphozyten-Transfusion
DMG	Diffuses Mittelliniengliom
DNA	Desoxyribonucleinacid
DNET	Dysembryoplastische neuroepitheliale Tumoren
DNS	Desoxyribonukleinsäure
DRU	Digitale rektale Untersuchung
DTC	Differenziertes Schilddrüsenkarzinom
EAPC	European Association for Palliative Care
EbM	Evidence based Medicine
EBRT	External beam radiotherapy
EBUS	endobronchialer Ultraschall

EBV	Epstein-Barr-Virus
ECE	Extracapsular extension
ECOG	Eastern Cooperative Oncology Group
ED	Einzeldosis
EGFR	Epidermal Growth Factor Receptor
EO	Endokrine Orbithopathie
EORTC	European Organisation for Research and Treatment of Cancer
ER	Östrogen-Rezeptor
ERC	Endoskopisch-Retrograde Cholangiographie
ERCP	Endoskopisch-Retrograde Cholangio-Pankreatikographie
ERR	Enhanced Relative Risk
ESTRO	European Society for Therapeutic Radiology and Oncology
EUGOGO	European Group of Graves Orbitopathy
EURATOM	Europäische Atomgemeinschaft
FAP	Familiäre adenomatöse Polyposis
FIGO	Fédération Internationale de Gynécologie et d'Obstétrique
FN	Febrile Neutropenie
FNP	Fein-Nadel-Punktion
FL	Follikuläres Lymphom
FTC	Follikuläres Schilddrüsenkarzinom
G-BA	Gemeinsamer Bundesausschuss
GBS	Gesellschaft für Biologische Strahlenforschung
G-CSF	Granulozyten-Kolonie stimulierender Faktor
GIST	Gastrointestinaler Stromatumor
Gy	Gray
HAART	Hochaktive antiretrovirale Kombinationstherapie
HCC	Hepato-Celluläres Carcinom
HD	Hodgkin's Disease (Morbus Hodgkin)
HDR	High Dose Rate Afterloading
HIFU	Hochintensiver Fokussierter Ultraschall
HL	Hodgkin Lymphom
HPV	Humanes Papilloma-Virus
HWSD	Halbwertschichtdicke
HWZ	Halbwertszeit
IAEA	Internationale Atomenergieorganisation
IASP	International Association for the Study of Pain
ICRP	International Commission on Radiation Protection
ICRU	International Commission on Radiation Units and Measurements
IFRT	Involved-field Bestrahlung
IGRT	Image Guided Radiotherapy
IMPT	Intensitätsmodulierte Protonentherapie
IMRT	Intensitätsmodulierte Radiotherapie
INRT	Involved-node Bestrahlung
IORT	Intra-Operative Radio-Therapie
IPI	Internationaler prognostischer Index
IPSS	International Prostate-Symptom-Score
IRE	Irreversible Elektroporation
ISRT	Involved-site Bestrahlung
ISS	International Stagingsystem
ITV	Tumorvolumen
KOF	Körperoberfläche
LDH	Lactat De-Hydrogenase
LDR	Low Dose Rate Afterloading
LENT-SOMA	Late Effects of Normal Tissues (Spätеffekte an Normalgeweben)
LET	Linear Energy Transfer
LITT	Laserinduzierte Thermotherapie
LK	Lymphknoten
LL	Leitlinie
LMM	Lentigo-maligna Melanom
LP-HL	Lymphozyten-prädominante Hodgkinvariante
MALT	Mucosa Associated Lymphatic Tissue
MBO	Musterberufsordnung
MDR	Medium Dose Rate
MEN	Multiple Endokrine Neoplasie
MeV	Megaelektronenvolt
MGUS	Monoklonale Gammopathie unbestimmter Signifikanz
MLC	Multi Leaf Colllimator
MM	Multiples Myelom
MPET	Maligner peripherer neuroeoktodermaler Tumor
MR	Magnetresonanz
MRC	Magnetresonanz-Cholangiogramm
MRCP	Magnetresonanz-Cholangio-Pankreatikographie
MRD	Minimale Resterkrankung
MRM	Modifizierte radikale Mastektomie
MRT	Magnet-Resonanz-Tomographie
MSI	Mikrosatelliteninstabilität
MTC	Medulläres Schilddrüsenkarzinom
MV	Megavolt
NAC	Neoadjuvante Chemotherapie
NCI	National Cancer Institute
NHL	Non-Hodgkin Lymphom
NLPHL	Noduläres Paragranulom
NM	Noduläres Melanom
NPC	Nasopharynxkarzinom
NPV	Negativ-prädiktiver Wert
NSCLC	Nichtkleinzelliges Bronchialkarzinom
NW	Nebenwirkungen
OM	Orale Mukositis

OP	Operation
OTT	Gesamttherapiezeit
OZ	Onkologisches Zentrum
PACS	Picture archiving and communication systems
PARP	Poly-ADP-Ribose-Polymerase
Pat.	Patient*innen
PCI	Prophylaktische Ganzhirnbestrahlung
PCNSL	Primäres ZNS-Lymphom
PDR	Pulsed Dose Rate
PEG	Perkutane endoskopisch kontrollierte Gastrostomie
PET	Positronen-Emissions-Tomographie
PHS	Periarthropathia humeroscapularis
PMRT	Postmastektomiebestrahlung
PNET	Peripherer neuroektodermaler Tumor
PR	Partielle Remission
PSA	Prostata-Spezifisches Antigen
PTB	Physikalisch-Technische Bundesanstalt
PTC	Papilläres Schilddrüsenkarzinom
PTCD	Perkutane Transhepatische Cholangiographie und Drainage
PTLD	Posttransplantation Lymphoproliferative Erkrankung
PTV	Planning Target Volume
PZV	Planungs-Zielvolumen
RA	Rezeptorantagonist
RBW	Relative Biologische Wirksamkeit
RECIST	Response Evaluation Criteria in Solid Tumors
RFA	Radiofrequenzablation
RIT	Radiojodtherapie
RL-SSM	Richtlinie Strahlenschutz in der Medizin
RMS	Rhabdomyosarkom
ROS	Reaktive oxidative Spezies
RTOG	Radiation Treatment Oncology Group
RTx	Radiotherapie
SBRT	Stereotactic Body Radiation Therapy
SCLC	Kleinzelliges Bronchialkarzinom
SI	Système International des Unités
SIADH	Syndrom der Inappropriaten ADH-Sekretion
SIB	Simultan integrierter Boost
SIRT	Selektive interne Radiotherapie
SMM	Smouldering Multiples Myelom
SMN	Sekundäre maligne Neoplasien
SMP	Solitäres Plasmozytom
SNP	Single nucleotide polymorphism
SSM	Hautsparende (skin sparing) Mastektomie
SSM	Superfiziell spreitendes Melanom
Sv	Sievert
SZT	Stammzelltransplantation
TACE	Transarterielle Embolisation
TBI	Total body irradiation
TBNA	Transbronchiale Feinnadelbiopsie
TD	Toleranzdosis
TDK	Tiefendosiskurven
TIN	Testikuläre intraepitheliale Neoplasie
TKI	Tyrosinkinase-Inhibitor
TME	Totale Mesorektumexstirpation
TNM	Tumor-Node-Metastasis: Klassifikation der anatomischen Ausbreitung
TSH	Thyreoida-stimulierendes Hormon
TUR	Trans-Urethrale Resektion
TUR-B	Trans-Urethrale Resektion der Blase
TUR-P	Trans-Urethrale Resektion der Prostata
UE	Unerwünschte Ereignisse
UICC	Union International Contre le Cancer
VATS	Videoassistierte thorakoskopische Chirurgie
VEGF	Vascular Endothelial Growth Factor
VIN	Vulväre intraepitheliale Neoplasie
VLD	Very limited disease
VMAT	Volumetric Arc Therapy (Volumenintensitätsmodulierte Strahlentherapie)
WHO	World Health Organisation
z. B.	zum Beispiel
ZNS	Zentralnervensystem

Vorwort

Liebe Leserin, lieber Leser,

wer hätte gedacht, dass wir bereits 4 Jahre nach Erscheinen der letzten Auflage schon jetzt wieder eine überarbeitete und aktualisierte 7. Auflage präsentieren können? Dies verdanken wir mehreren Aspekten: Zum einen natürlich der Leserschaft, welche die letzte Auflage gut angenommen hat, zum anderen dem immer schneller wachsenden medizinischem Fortschritt in der interdisziplinären Onkologie und der Radioonkologie, den wir natürlich stets in einer regelmäßig aktualisierten Auflage des Buches berücksichtigen möchten – schließlich aber auch der Motivation aller Autoren/innen, welche sich bei der Überarbeitung der einzelnen Kapitel sehr engagiert gezeigt haben. Die Autoren/innen rekrutieren sich wie bei der letzten Auflage aus Mitarbeitern/innen der Klinik für Strahlentherapie und Spezielle Onkologie an der Medizinischen Hochschule Hannover, welche in Forschung und Lehre aktiv sind, nebst unseren externen Dozenten/innen. Darüber hinaus konnten wir für das aktuelle Thema und in das Lehrbuch neu integrierte Kapitel „Partikeltherapie in der klinischen Praxis" Prof. Dr. med. Stefan Rieken (Direktor der Klinik für Strahlentherapie und Radioonkologie an der Universitätsmedizin Göttingen – unserer Partneruniversität im CCC-Niedersachsen) mit seiner Expertise auf diesem Gebiet aus seiner Heidelberger Zeit als zusätzlichen Autor gewinnen. Allen Autoren/innen sei für Ihren Einsatz gedankt.

Weiterhin wollen wir mit unserem Buch auch mit der 7. Auflage Studierende sowie ärztliche Weiterbildungsassistenten/innen und Fachärzte/innen auf dem Gebiet der Strahlentherapie ansprechen, aber auch andere Berufsgruppen, wie in der Strahlentherapie tätige MTRAs, MFAs, Medizinphysikexperten/innen oder Pflegepersonal – und natürlich interessierte ärztliche Kollegen/innen anderer Fachrichtungen.

Last but not least wollen wir auch im Vorwort dieser Auflage den „Vater" dieses Lehrbuches Prof. Dr. med. Johann Karstens nicht vergessen, der das Konzept des Buches, welches bis heute in der klaren Struktur so fortgeführt wird, entwickelt und bis zur 5. Auflage als Herausgeber betreut hat – ohne ihn gäbe es auch diese 7. Auflage nicht!

Hannover im Februar 2022 – für alle Autoren, die Herausgeber:

Prof. Dr. med. Michael Bremer und Prof. Dr. med. Hans Christiansen

Grundbegriffe

Zielsetzungen in der Radioonkologie

Drei Ziele sollten auch im Hinblick auf die akzeptierbare Toxizität vor Beginn einer Bestrahlung festgelegt werden. Dies lässt sich anhand eines Dreiecks veranschaulichen. Wichtig ist, dass beim gleichen Patienten durchaus Therapieziel-Änderungen eintreten können. Bei kurativer Zielsetzung wird das Ausmaß akuter, subakuter und chronischer Nebenwirkungen anders gewichtet werden als bei palliativer Zielsetzung. Die Strahlentherapie bei stabilem u. U. mehrere Jahre dauerndem Krankheitsverlauf – z. B. bei Vorliegen einer nur geringen Metastasenlast, einer sogenannten Oligometastasierung – nimmt gewissermaßen eine Zwischenstellung ein.

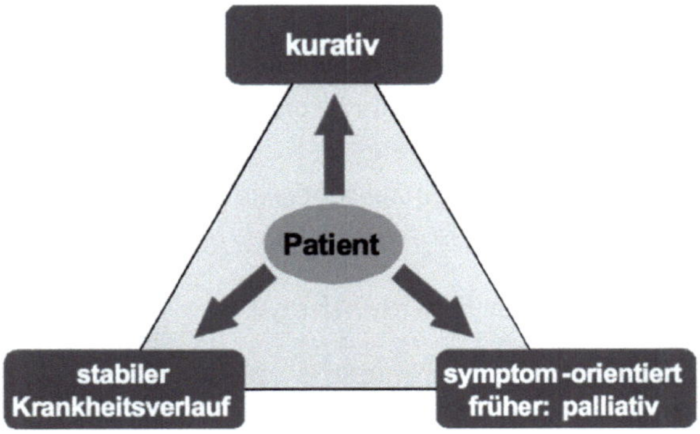

Abbildung 1: Zielsetzungen in der Radioonkologie

Während der kurative und palliative Begriff generell akzeptiert ist, wird die dritte Gruppe derzeit kontrovers diskutiert – insbesondere im Hinblick darauf, welche Patienten/innen bei welcher einzelnen Krebserkrankung jeweils individuell dieser zugeordnet werden können. Der Übergang zwischen den Gruppen ist im Einzelfall sicherlich manchmal schwierig zu definieren und ggf. auch fließend.

- **Kurative Zielsetzung der Strahlentherapie**
  - definitiv: auf Heilung ausgerichtete, alleinige Bestrahlung (z. B. anstelle einer Operation)
  - postoperativ-adjuvant: im Anschluss an eine kurative Tumorresektion (i. d. R. innerhalb eines Zeitfensters von max. 8 Wochen nach Operation)
  - präoperativ (= neoadjuvant): Tumorverkleinerung (mehrwöchige Serienbehandlung, meist in Kombination mit simultaner medikamentöser Tumortherapie) oder Devitalisierung (Kurzzeitvorbestrahlung ohne simultane medikamentöse Tumortherapie) vor einer geplanten Operation
  - prophylaktisch/präventiv: Vermeidung einer Fernmetastasierung (z. B. Hirnschädel, Hoden) durch eine Bestrahlung
  - konsolidierend: ergänzende Therapie einer initial ausgedehnteren, chemosensiblen Tumorerkrankung
  - elektiv: Bestrahlung des zugehörigen Lymphabflussgebietes nach Abschätzung der subklinischen Wahrscheinlichkeit eines Befalls

- **Palliative Strahlentherapie (= symptom-/befundorientiert)**
  - Linderung, Beseitigung oder Verhinderung von Symptomen der Tumorerkrankung bei nicht heilbarer aber therapierbarer Erkrankung

- **Strahlentherapie bei stabilem Krankheitsverlauf**
  - Durch eine Kombination aus systemischer (medikamentöser) und lokaler Therapie (RTx) wird das Tumorwachstum verhindert und ein chronischer Krankheitsverlauf herbeigeführt; zunehmend werden erneute Bestrahlungen im bereits bestrahlten Zielgebiet durchgeführt, dies bedarf jedoch der sorgfältigen Abstimmung zwischen den Fachgebieten

Fünf Fragen vor Beginn einer Strahlentherapie

1. Besteht eine Indikation zur Strahlentherapie?
2. Welche Zielsetzung hat die RTx?
3. Welches Zielvolumen ist zu definieren?
4. Welches ist die geeignete Technik?
5. Welche Dosis und Fraktionierung ist zu wählen?

Techniken der perkutanen Hochpräzisionsbestrahlung

3D-konformale Bestrahlung:

Grundlage der 3D-konformalen Bestrahlung sind Schichtaufnahmen (Computertomographie) der Körperregion, in der die Behandlung erfolgen soll. Auf diesen Schichtaufnahmen werden ärztlich sowohl die Zielgebiete – wie zum Beispiel die Tumorregion – als auch die umgebenden gesunden Gewebe, welche möglichst geschont werden sollen, definiert und dreidimensional rekonstruiert. Ein Medizinphysikexperte errechnet dann mit Hilfe einer komplexen Planungssoftware anhand der ärztlichen Dosisvorgaben die Zieldosis im Tumorbereich sowie Toleranzdosen der Normalgewebe zur optimalen Ausrichtung und Begrenzung der einzelnen Bestrahlungsfelder. Durch die Anwendung mehrerer Bestrahlungsfelder aus verschiedenen Einstrahlrichtungen während einer Bestrahlungssitzung wird dabei das Zielgebiet „ins Kreuzfeuer genommen" und dadurch das umgebende Normalgewebe geschont. Zusätzlich wird durch individuell angepasste so genannte Multilamellenkollimatoren dabei der Behandlungsstrahl der Form des zu behandelnden Zielgebietes angepasst. Bei der 3D-konformalen Bestrahlung kann dabei in jeder Schicht und jeder Ebene des Körpers die Erfassung des Zielgebietes und die Schonung des umgebenden gesunden Gewebes exakt nachvollzogen und realisiert werden.

Intensitäts-/volumenintensitätsmodulierte Strahlentherapie (IMRT/VMAT):

Diese Techniken stellen eine Weiterentwicklung der 3D-konformalen Bestrahlung dar. Zusätzlich zur Einstrahlrichtung und Form des Bestrahlungsfeldes kann dabei auch die Dosis innerhalb des Bestrahlungsfeldes moduliert werden. Erreicht wird das unter anderem dadurch, dass die einzelnen Bestrahlungsfelder noch einmal in viele kleine „Unterfelder" – so genannte Sub-Segmente – unterteilt werden. Dies ermöglicht eine noch bessere Schonung des den Tumor umgebenden Normalgewebes, zudem kann auch die Strahlendosis im Tumorgewebe erhöht werden, um die Wahrscheinlichkeit der Tumorkontrolle zu verbessern. Eine besondere Form dieser intensitätsmodulierten Strahlentherapie (IMRT) stellt die VMAT (engl.: *Volumetric Modulated Arc Therapy*) dar. Es handelt sich dabei um eine Rotationsbestrahlung: Dabei rotiert das Bestrahlungsgerät während der Bestrahlung um den Patienten und verändert (= moduliert) dabei computergestützt die Form des Bestrahlungsfeldes und gleichzeitig die abgegebene Dosisleistung. Ermöglicht wird dadurch eine Bestrahlung aus – theoretisch – beliebig vielen Richtungen. Durch die Rotation des Bestrahlungsgerätes um den Patienten kann zusätzlich zu den bereits o. g. Vorteilen der IMRT auch die Bestrahlungsdauer verkürzt werden.

Bildgeführte Strahlentherapie („Image-Guided-Radiotherapy" – IGRT):

Im Rahmen der Hochpräzisionsbestrahlung ist es unerlässlich, dass der/die Patient/-in sich während der Bestrahlung in exakt derselben Lagerung befindet wie auch bei den Schichtaufnahmen (Computertomographie) im Rahmen der Bestrahlungsplanung. Daher werden direkt vor der ersten Bestrahlung am Bestrahlungsgerät selber (und dann auch regelmäßig während der Bestrahlungsserie) erneut Schichtaufnahmen durchgeführt. Dies ist möglich, da die modernen Bestrahlungsgeräte Bildgebungs-Technologien zum Beispiel zur Durchführung einer Computertomographie enthalten (sog. ConeBeamCT, CBCT). Die aktuellen Bilder werden dann umgehend ärztlich mit den Bildern aus der Planungsphase verglichen und noch vor der Behandlung die Lagerung optimiert. Dadurch wird eine exakte Lagerung im Rahmen der Hochpräzisionsbestrahlung gewährleistet.

Weitere wesentliche Begriffe in alphabetischer Reihenfolge:

Afterloading oder Nachladetechnik: Form der Brachytherapie mit Einlegen eines oder mehrerer leerer Applikatoren in die zu bestrahlende Körperregion und anschließend automatisches Einbringen des Radionuklids in Form einer HDR-Brachytherapie (meist Iridium^{192}).

Aufklärung vor RTx: Stets ist die rechtfertigende Indikation (Gibt es Alternativen?) zu stellen, drei Kommunikationswege sind zu nennen: Neben dem paternalistischen Modell (nur der Arzt spricht) setzen sich heutzutage die partizipative Entscheidungsfindung (Patient und Arzt wägen gemeinsam ab) oder das Informationsmodell (Patient wählt aus) zunehmend durch.

Brachytherapie: Behandlung mit ionisierender Strahlung auf kurze Entfernung (brachy = kurz), interstitielle Applikation von temporären Implantaten oder endoluminale Bestrahlung (z. B. Vagina, Ösophagus), ggf. im Afterloading-Verfahren (s. o.); Unterteilung in Abhängigkeit von der Dosisleistung in low dose rate- (LDR) und high dose rate- (HDR) Brachytherapie.

Leitlinien und Evidenz-basierte Medizin: Überprüfung medizinischer Lehrmeinungen auf wissenschaftlicher Grundlage (höchstes Level der Evidenz: randomisierte kontrollierte Studie). Das englische Wort „evidence" wird am besten mit Hinweis oder Beleg übersetzt und ist somit nicht gleichbedeutend mit dem deutschen Begriff Evidenz bzw. evident (augenscheinlich). Leitlinien sind Handlungskorridore, keine Handlungsgesetze.

Fraktionierung: Zeitlich sinnvolle Aufteilung der Gesamtdosis in nacheinander verabreichte Teildosen in der Strahlentherapie mit dem Ziel einer Verbesserung der therapeutischen Breite (s. u.).

Gray (Gy): SI-Einheit der Energiedosis, benannt nach Louis Gray (britischer Physiker, 1905–1965). Diese Einheit beschreibt die Wechselwirkung von ionisierender Strahlung mit Gewebe (Joule/kg).

Linearbeschleuniger: Teilchenbeschleuniger mit Beschleunigungsrohr zur Erzeugung von hochenergetischen Elektronen, die direkt als Elektronenstrahlung eingesetzt oder auf ein „Target“ gelenkt werden zur Erzeugung ultraharter Röntgenstrahlung. Basistherapiegerät in allen strahlentherapeutischen Einrichtungen.

Medikamentöse Tumortherapie: Therapie mit zytostatisch/zytotoxisch wirkenden Chemotherapeutika, mit gezielter Therapie (monoklonale Antikörper oder Inhibitoren von Tyrosinkinasen), Immuntherapie oder endokrin modulierenden Substanzen. Diese so genannten systemischen Verfahren sind mit der RTx als lokalem Verfahren stets abzustimmen (sequentiell oder simultan).

Metastase: Absiedlung bzw. Verschleppung des Primärtumors.

Nebenwirkungen (NW) der RTx: Akute NW sind meist Zielvolumen-bezogen, allgemeine akute NW sind abgesehen von Ganzkörper- oder großvolumiger RTx seltener (reversibles Fatigue-Syndrom). Subakute NW können in den ersten Wochen nach RTx auftreten. Späte NW können Fibrosen oder selten radiogen induzierte Zweittumoren sein.

Palliativmedizin: Aktive, ganzheitliche Behandlung von Patienten mit einer progredienten, weit fortgeschrittenen Erkrankung und einer begrenzten Lebenserwartung zu der Zeit, in der die Erkrankung nicht mehr auf eine kurative Behandlung anspricht und die Beherrschung von Schmerzen, anderen Krankheitsbeschwerden, psychologischen, sozialen und spirituellen Problemen höchste Priorität besitzt (WHO 1990).

Radiologie: Medizinische Nutzbarmachung bestimmter Strahlungsarten in Diagnostik und Therapie mit verschiedenen Teilgebieten (Röntgendiagnostik, Strahlentherapie, Nuklearmedizin, Strahlenbiologie, Strahlenphysik), einschließlich Ultraschalldiagnostik und Kernspintomographie. Aufgrund der immensen wissenschaftlichen und technischen Fortschritte auf diesem Gebiet mit sich daraus ergebender zunehmender Spezialisierung und Komplexität wurde das Gebiet in den letzten Jahrzehnten auf 4 eigenständige Gebiete/Facharztbezeichnungen aufgeteilt (Radiologie, Neuroradiologie, Nuklearmedizin und Strahlentherapie/Radioonkologie).

Radioonkologie/Strahlentherapie: Behandlung bösartiger (Radioonkologie), seltener auch benigner Erkrankungen mit ionisierenden Strahlen (energiereiche bzw. ultraharte Röntgenstrahlen), allein oder kombiniert mit operativer oder medikamentöser Tumortherapie (multimodal).

Rezidiv: Wiederauftreten einer bereits bekannten, jedoch durch eine Therapie im Vorfeld bereits einmal vollständig beseitigten Tumorerkrankung. Progress bedeutet dagegen eine fortschreitende Erkrankung, ohne dass ein völliges Verschwinden über einen Mindestzeitraum vorlag.

Stereotaktische RTx: Die stereotaktische Präzisionsstrahlentherapie verwendet (mit speziellen Lagerungstechniken als ein- [Radiochirurgie] oder mehrzeitige, häufig hypofraktionierte RTx) eine millimetergenaue bildgestützte Lagerung des Patienten und kommt so mit sehr kleinen Sicherheitsabständen um das geplante Zielvolumen aus. Dies ermöglicht es, eine verhältnismäßig hohe Einzeldosis auf ein kleines Gebiet einzustrahlen und so gezielt zu zerstören, vergleichbar mit dem Ergebnis einer Operation. Die Anzahl und Dosis der jeweiligen Bestrahlungen richtet sich nach der Tumorentität und Größe. Zur Anwendung kommt das Verfahren häufig bei verschiedenen Tumoren im Bereich des Gehirns, der Lunge oder der Leber.

Supportivtherapie: Unterstützende Behandlung von tumorbedingten Beschwerden und/oder unerwünschten Begleiterscheinungen der Behandlung. „(Best) Supportiv care“ bedeutet dagegen eine umfassende Betreuung im präterminalen oder terminalen Stadium einer bösartigen Erkrankung.

Therapeutische Breite: Das Verhältnis von Wirkung zu Nebenwirkung einer Tumortherapie.

Zweitmeinung: Jeder Patient kann eine weitere ärztliche Meinung zum Therapiekonzept einholen.

Kapitel 1

Prinzipien der Radioonkologie

Hans Christiansen

1.1 Radioonkologie: Organübergreifende Versorgung

Ein Teil des Nationalen Krebsplanes, den das Bundesministerium für Gesundheit gemeinsam mit der Deutschen Krebsgesellschaft, der Deutschen Krebshilfe und der Arbeitsgemeinschaft Deutscher Tumorzentren im Jahr 2008 initiiert hat, umfasst die Schaffung einheitlicher Konzepte für die Qualitätssicherung und Zertifizierung onkologischer Behandlungseinrichtungen (1). Zertifizierte Einrichtungen gliedern sich dabei nach dem Drei-Stufenmodell in folgende Zertifizierungsstufen:

- Organkrebszentrum (= ein Organ / Fachgebiet)
- Onkologisches Zentrum, OZ (= mehrere Organkrebszentren)
- Onkologisches Spitzenzentrum, CCC (= OZ auch mit Forschungsschwerpunkten)

Des Weiteren sind fünf Fachgebiete der organübergreifenden Versorgung definiert (Pathologie, Radiologie, Radioonkologie, Medikamentöse Onkologie, Operative Onkologie). In interdisziplinären Tumorkonferenzen wird sichergestellt, dass eine interdisziplinäre Diskussion fallbezogen durchgeführt wird. Dies hat zur Folge, dass eine Präsenz des Faches Radioonkologie in jeder einzelnen Tumorkonferenz gewährleistet sein muss, um die geforderte notwendige Interdisziplinarität zu sichern.

1.2 Fünf wichtige Fragen vor Beginn einer Strahlentherapie

Die Strahlentherapie wird heutzutage bei deutlich mehr als der Hälfte aller Tumorpatienten eingesetzt, und zwar entweder als alleinige primäre bzw. multimodale Therapie oder im weiteren Verlauf der Erkrankung zur Behandlung beispielsweise von Tumorrezidiven oder Metastasen. Auch in der 7. Auflage des bekannten Lehrbuches Perez and Brady's Principles and Practice of Radiation Oncology (2) werden fünf grundlegende Fragen hervorgehoben, die zu Beginn einer Radiotherapie (RTx) zu beantworten sind. Wir haben dies in geringfügiger Weise modifiziert. Es handelt sich um folgende fünf Fragen:

Frage 1: Besteht eine Indikation zur RTx?

Frage 2: Welche Zielsetzung hat die RTx?

Frage 3: Welches Zielvolumen ist zu definieren?

Frage 4: Welches ist die geeignete Bestrahlungstechnik?

Frage 5: Welche Dosis und Fraktionierung ist zu wählen?

1.3 Durchführung der Strahlentherapie

Indikation

Die Indikationsstellung beinhaltet die tumorspezifische, aktuelle Datenlage (retrospektive Analysen, prospektive Studien, S1-S3 Leitlinien, Metaanalysen, Lehrbücher, Evidenzlevel, Einschätzung von Relevanz, Validität und Nutzen, Beobachtungsstudien). Auch wenn die prospektive randomisierte Phase-III-Studie als Goldstandard anzusehen ist, so sind oft Beobachtungsstudien von guter Qualität notwendig, um die radioonkologische Datenlage zu erweitern.

Zielsetzung

Die Definition der Zielsetzung – kurativ, palliativ (symptom-/befundorientiert) oder stabiler Krankheitsverlauf – ist nicht immer einfach, jedoch wichtig. Schließlich sollte das Chancen- Risiko/Profil beim kurativen Konzept (vorhandene, aber akzeptable Nebenwirkungen) anders gelagert sein als bei palliativen Zielsetzungen (möglichst geringe Nebenwirkungen, Kurzzeitfraktionierungen bis hin zur Einzeit-RTx). Die interdisziplinäre Abstimmung des Behandlungsziels kann in der Palliation durchaus komplexer sein als in der Kuration. In letzter Zeit rückt in der internistischen Onkologie, aber auch in der

Radioonkologie zunehmend ein drittes Therapieziel in den Vordergrund, nämlich der stabile Krankheitsverlauf – insbesondere bei Patienten mit geringer Metastasenlast, sogenannter Oligometastasierung. Durch eine Kombination aus systemischer (medikamentöser) und lokaler Therapie (RTx) wird das Tumorwachstum verhindert und ein chronischer, stabiler Krankheitsverlauf für möglichst lange Zeit herbeigeführt. Zunehmend werden auch erneute Bestrahlungen im bereits bestrahlten Zielgebiet durchgeführt – dies bedarf jedoch der sorgfältigen Abstimmung zwischen den Fachgebieten.

Zielvolumen

Die Festlegung des Zielvolumens einer Bestrahlung reicht von einem Volumen im Millimeterbereich (Hochpräzisionsbestrahlung) bis zur Ganzkörperbestrahlung und berücksichtigt das Tumorvolumen, die subklinisch betroffene Umgebung / die regionären Lymphknoten sowie auch weitere Sicherheitsabstände, die sich z. B. aus der individuellen Patientenlagerung während der Strahlentherapie ergeben. Die eingehende Kenntnis der onkologischen Kennzeichen, radiologische Schnittbildverfahren – inklusive der Positronenemissionstomographie als stoffwechselsensitives Verfahren – sowie endoskopisch-bioptische Verfahren werden benutzt, um das Zielvolumen zu definieren.

An dieser Stelle sollen im Folgenden die in diesem Zusammenhang strahlentherapeutisch relevanten Volumen definiert werden.

Tumorvolumen: Volumen, in dem mit diagnostischen Methoden Tumorgewebe einschließlich loko-regionär metastatisch befallener Lymphknoten oder hämatogener Metastasen nachweisbar ist. In der Strahlentherapie wird dieses Volumen häufig auch als GTV („Growth Tumor Volume“) bezeichnet. Es ist zu beachten, dass dies von der angewendeten diagnostischen Methode abhängen kann.

Tumorausbreitungsgebiet: Volumen außerhalb des Tumorvolumens (s. o.), von dem angenommen werden muss, dass es Tumorzellen enthält, obwohl diese diagnostisch nicht nachweisbar sind oder nicht nachgewiesen wurden. Tumorausbreitungsgebiete sind z. B. subklinische Infiltrationszonen am Rand des Tumorvolumens oder loko-regionäre Lymphabflussgebiete

Klinisches Zielvolumen: Volumen, das räumlich zusammenhängende onkologische Volumina umschließt, in denen ein bestimmtes radioonkologisches Behandlungsziel definiert wird. Es umfasst häufig die beiden oben genannten Volumina (Tumorvolumen plus Tumorausbreitungsgebiet). Gebräuchliche Abkürzung für das klinische Zielvolumen ist CTV („Clinical Target Volume“).

Planungs-Zielvolumen: Volumen, das unter Berücksichtigung räumlicher Verlagerungen des o. g. klinischen Zielvolumens / CTV (z. B. durch Atmung, Peristaltik oder Gewichtsabnahme) und unter Berücksichtigung von Größenänderungen des tumortragenden Organs oder Gewebes sowie unter Beachtung der begrenzten Reproduzierbarkeit der Lagerung und der Positionierung des Patienten und der Bestrahlungsparameter das klinische Zielvolumen enthält. Das Planungs-Zielvolumen ist daher in der Regel größer als das klinische Zielvolumen. Gebräuchliche Abkürzungen für das Planungs-Zielvolumen sind PZV („Planungs-Zielvolumen") und PTV („Planning-Target-Volume").

Behandeltes Volumen („Treated Volume"): Volumen, das von derjenigen Isodosenfläche begrenzt wird, auf der die Energiedosis als ausreichend für das Erreichen des Behandlungszieles angesehen wird.

Bestrahltes Volumen („Irradiated Volume"): Bereich im Körper, in dem durch eine Strahlenbehandlung als relevant anzusehende Strahlenwirkungen induziert werden können.

Risikobereich: Normalgewebe innerhalb des bestrahlten Volumens, für das die durch die Bestrahlung induzierten Risiken von Nebenwirkungen oder Spätfolgen unter Berücksichtigung des Zieles der Behandlung, möglicher Interaktionen mit anderen Behandlungsmaßnahmen und des Allgemeinzustandes des Patienten beachtet werden müssen. Wenn der Risikobereich einem Organ entspricht, wird dieses als Risikoorgan bezeichnet.

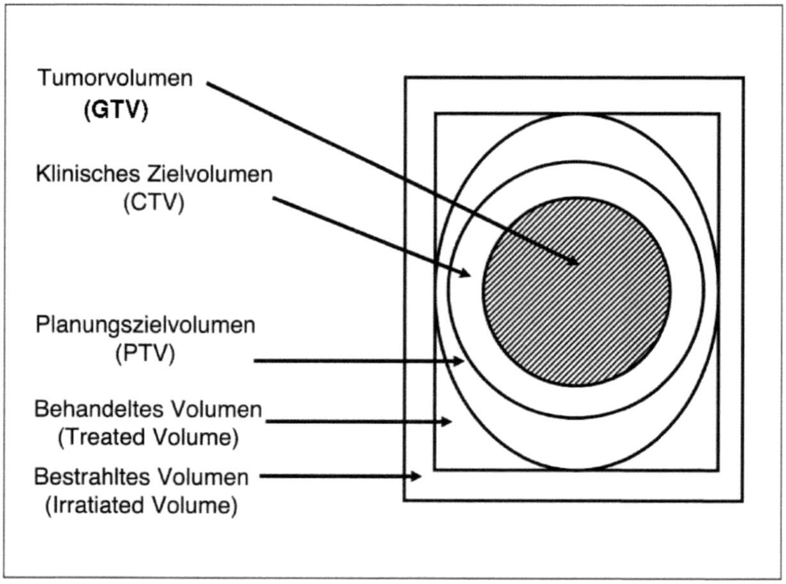

Abbildung 1.1: Darstellung der für die Bestrahlungsplanung erforderlichen Volumenbegriffe

Abbildung 1.1 gibt einen Überblick über die genannten strahlentherapeutischen Volumenbegriffe.

Bestrahlungstechnik

Die Frage nach der geeigneten Bestrahlungstechnik besteht nicht nur in der Unterscheidung zwischen einer Strahlentherapie von außen (Teletherapie) oder einer Strahlentherapie von innen (Brachytherapie), sondern auch in den vielfältigen Modifikationen eines modernen Linearbeschleunigers (Hochpräzisionstechniken, bildgeführte Strahlentherapie, intensitätsmodulierte Bestrahlung [ggf. auch als Rotationsbestrahlung]); schließlich sind in den letzten Jahren deutschlandweit auch vermehrt Großanlagen zur Protonen- oder Schwerionentherapie (u. a. Essen, Dresden, Heidelberg, Marburg) in den Betrieb gegangen. Die Erhöhung der physikalischen Selektivität ist für Protonen, Schwerionen, Neutronen oder Pionen bekannt, biologisch wirksamer sind jedoch nur Schwerionen und die Neutronen.

Dosis und Fraktionierung

Die Wahl der Dosis und Fraktionierung basiert in der Mehrzahl der Fälle bei einem Zielvolumen üblicher Größe immer noch auf der herkömmlichen, sogenannten normofraktionierten Strahlentherapie mit in der Regel fünf Sitzungen pro Woche und einer Einzeldosis von 1,8–2,0 Gy. Andere Fraktionierungen wie Hypofraktionierungen mit höherer Einzeldosis (bis hin zur Einzeitbestrahlung) oder auch mehrfach tägliche Bestrahlungen setzen sich jedoch immer mehr durch, auch bedingt durch die technischen Innovationen. Bei einigen Indikationen sind moderat hypofraktionierte Konzepte mittlerweile auch bereits in die S3-Leitlinien aufgenommen worden – entweder als Alternative zur normofraktionierten Bestrahlung (z. B. unter bestimmten Bedingungen bei der definitiven Bestrahlung des Prostatakarzinoms) oder auch schon als Standard in der Therapie (z. B. bei der postoperativen Strahlentherapie des brusterhaltend operierten Mammakarzinoms ohne Lymphknotenmetastasen). Insgesamt gesehen besteht eine beträchtliche Vielfalt hinsichtlich der Dosis und Fraktionierung in der Strahlentherapie.

Therapiekonzepte und Indikationen

Ziel einer *präoperativen* oder *neoadjuvanten*, normofraktionierten Radio-(Chemo-)Therapie ist die Tumorverkleinerung zur Erhöhung der operativen Chancen, verbunden mit der eventuellen Möglichkeit des Organ- oder Funktionserhaltes (z. B. Rektumkarzinom, Extremitäten-Weichteilsarkom). Ein mehrwöchiges therapiefreies Intervall vor der Operation ist hierbei zumeist notwendig. Eine simultane Chemotherapie sollte angestrebt werden – ganz im Gegensatz zur präoperativen (alleinigen) hypofraktionierten RTx als fünftägige Kurzzeitfraktionierung mit einer Operation unmittelbar nach Beendigung der RTx beim Rektumkarzinom im mittleren Rektumdrittel. Ziel dieser Sonderform einer präoperativen RTx ist lediglich eine Devitalisierung mit Verhinderung einer intraoperativen

Tumorzellverschleppung. Die Rezidivrate lässt sich somit senken, ohne dass eine Verbesserung des Gesamtüberlebens angestrebt werden kann.

Eine *alleinige* (*definitive*) RTx, ggf. mit simultaner, medikamentöser Tumortherapie (Chemotherapie, Biologicals, Endokrine Therapie), wird in der Radioonkologie zunehmend wichtiger. Die erheblich verfeinerten Bestrahlungstechniken mit der Möglichkeit, höhere Gesamtdosen einzustrahlen, sowie die Verbesserung der konkomitanten Therapieformen haben dazu geführt, dass *intermediär radiosensitive* Tumoren zunehmend häufiger als primäre Therapie mit dem Ziel der Kuration bestrahlt werden (z. B. Prostatakarzinom, Bronchialkarzinom, HNO-Tumoren, Zervixkarzinom, Analkarzinom, Hautkarzinom). Generell sollte bei der Interpretation kontrollierter Studien darauf geachtet werden, dass im Falle einer Induktions-Chemotherapie mit nachgeschalteter Radio- bzw. Radio-Chemotherapie der Kontrollarmen auch wirklich eine „State of the Art"-Therapie beinhaltet. Dagegen kommt der RTx *strahlenempfindlicher Tumoren* (Seminom, Leukämie, malignes Lymphom) zugunsten medikamentöser Therapieansätze in der Primärtherapie aktuell weniger Bedeutung zu.

Schließlich ist die *postoperative* RTx mit der Devitalisierung von mikroskopischen oder auch makroskopischen Tumorresten im operierten Bereich oder bei operativ nicht mit erfassten regionären Lymphknotenmetastasen zu nennen, z. B. beim Mammakarzinom (sowohl beim brusterhaltenden [Regelfall] als auch beim ablativen Vorgehen [abhängig von Risikofaktoren]), Weichteilsarkom, Rektumkarzinom, Kopf-Hals-Tumoren und insbesondere auch in der Neuroonkologie (Vorrang der Prävention neuer permanenter neurologischer Defizite gegenüber der operativen Radikalität). Der Bereich der interventionellen Strahlentherapie soll hier nur kurz angesprochen werden; er beinhaltet beispielsweise die intraoperative Strahlentherapie mit speziell hierfür hergestellten Linearbeschleunigern oder miniaturisierten Röntgenstrahlern, aber auch die Brachytherapie mit ihren unterschiedlichen Modifikationen.

Nach wie vor ist zudem die *befund-/symptomorientierte* (*palliative*) Strahlentherapie von erheblicher Bedeutung. Die Palliativmedizin und die palliative Radiatio sind begrifflich unbedingt zu trennen. Die palliative Bestrahlung erfolgt meist – aber nicht immer – befund-/symptomorientiert. Sie kann entsprechend bei klinisch beschwerdefreien Tumorpatienten eingesetzt werden, wenn Komplikationen (Myelonkompression, Fraktur) befürchtet werden. Ein deutlich eingeschränktes Zielvolumen, eine kürzere Gesamtbehandlungszeit (Hypofraktionierung), eine adäquate Supportivtherapie und möglichst geringe Nebenwirkungen sind wichtige Gesichtspunkte einer palliativen RTx. Der interdisziplinäre Dialog und die Einschätzung der Prognose sind bei palliativen Therapiekonzepten mitunter erheblich schwieriger als bei kurativen Behandlungsstrategien. Nicht selten werden dringliche Bestrahlungen (Myelonkompression, Blutung, Einflussstauung) außerhalb der regulären Dienstzeiten notwendig sein.

Bei der Abwägung, welche Therapien bei einem metastasierten Patienten in welcher Intensität sinnvoll durchgeführt werden können, spielen die Lebensqualität und auch der

Allgemeinzustand eine nicht unwesentliche Rolle. Eine international gebräuchliche Einteilung zur Beschreibung des Allgemeinbefindens ist beispielsweise der Karnofsky-Index (3). So hat zum Beispiel bei Patienten mit einem Bronchialkarzinom die Beschreibung des Allgemeinzustandes einen hohen prognostischen Stellenwert – übrigens auch in der kurativen Situation und unter Umständen mit mindestens gleicher Bedeutung wie die Beschreibung der anatomischen Erkrankungsausbreitung nach dem TNM-System.

Erhöhte Aufmerksamkeit wird neuerdings den prognostisch wesentlich günstigeren Patienten mit einer Oligometastasierung geschenkt. Auch soll die zunehmend größer werdende Gruppe der Patienten mit metastasierter, chronifizierter Krebserkrankung erwähnt werden, bei denen eine palliative Strahlentherapie sinnvoll ist (dann meist parallel zur sorgfältig abgestimmten Systemtherapie). Somit ist vom Radioonkologen nicht so sehr nur die bipolare Frage (Kurativ? Palliativ?) zu stellen, sondern situationsbezogen zu klären, ob vom Krankheitsverlauf her ein kuratives Ziel, ein symptomorientiertes Ziel oder ein stabiler Krankheitsverlauf realistisch erscheint.

1.4 Therapiebedingte Toxizität

Das primäre Ziel einer Strahlentherapie bei Behandlung von malignen Erkrankungen ist stets die loko-regionäre Tumorkontrolle unter weitgehender Schonung von normalen Geweben bzw. Organen. Im Hinblick auf die radiogenen Folgen an Normalgeweben wird im Allgemeinen zwischen akuten, subakuten und chronischen Reaktionen unterschieden. Frühreaktionen („akut") treten meist direkt unter der Bestrahlung auf. Gewebe, deren Zellen eine hohe Teilungsgeschwindigkeit und eine kurze Zellzyklusdauer aufweisen, zeigen schon bald nach der Strahleneinwirkung einen entsprechenden Effekt. Dieses gilt beispielsweise für die Basalzellen der Epidermis. Hingegen werden Zellen, die sich langsam teilen und lange Zellzyklusdauern aufweisen, wie z. B. Fibroblasten und Endothelzellen der Gefäße, erst Monate oder Jahre nach Behandlungsende strahlenbedingte Effekte zeigen. Derartig verzögert auftretende Strahlenreaktionen werden als Spätreaktionen („subakut" / „chronisch") bezeichnet. Während Frühreaktionen (die akuten Strahlenfolgen) in der Regel spontan abklingen, sind die Spätreaktionen oder chronischen Strahlenfolgen meist irreversibel. Aus dem Ausmaß der Frühreaktionen lassen sich dabei nicht zwingend Rückschlüsse auf die Wahrscheinlichkeit und den zu erwartenden Schweregrad von Spätreaktionen ziehen, obgleich es in einigen Fällen durchaus Hinweise darauf gibt, im Sinne so genannter „konsekutiver Spätfolgen": Hierunter versteht man höhergradige akute Nebenwirkungen im Schleimhautbereich mit einer unvollständigen Erholung und sich daraus direkt entwickelnden Spätfolgen. Zu den Spätfolgen werden auch radiogen induzierte Sekundärneoplasien wie Leukämien oder solide Tumoren gerechnet. Diese bezeichnet man als maligne Spätfolgen. Unter benignen Spätfolgen versteht man beispielsweise eine Fibrose des Unterhautgewebes.

Im Hinblick auf die zu erwartenden radiogenen Spätfolgen orientiert sich der Radioonkologe dabei an den empirisch ermittelten Toleranzdosen TD 5/5 und TD 50/5 (4). Die TD 5/5 bezeichnet eine bis zu 5 %ige Wahrscheinlichkeit, die TD 50/5 eine bis zu 50 %ige Wahrscheinlichkeit für das Eintreffen von Spätkomplikationen im Verlauf von fünf Jahren nach Strahlentherapie.

Akute und chronische Strahleneffekte müssen jeweils separat für das betroffene Organsystem dokumentiert und analysiert werden. In diesem Zusammenhang wurden die WHO-Toxizitäts-Kriterien 1979 publiziert und galten über viele Jahre als Standard, wenngleich die Kriterien eindeutig ausgerichtet sind auf die Nebenwirkungen der medikamentösen Tumortherapie (d. h. der Zytostatika). Fünf Jahre später entstanden unter Koordination des „National Cancer Institute“ (NCI) der USA die „Common Toxicity Criteria“ (CTC). Diese Einteilung war detaillierter als die WHO-Kriterien, aber ebenfalls vornehmlich für die medikamentöse Tumortherapie konzipiert. Am umfassendsten ist aktuell die sowohl für frühe als auch für späte Nebenwirkungen geeignete CTCAE („Common Toxicity Criteria for Adverse Events“) des NCI, welche 2003 umbenannt und aus der o. g. und von 1984 bis 2002 als „Common Toxicity Criteria“ bekannten hervorgegangen ist (5). Diese kann praktisch als Lexikon bzw. Wörterbuch für die frühen und späten Nebenwirkungen aller onkologischen Therapieformen verwendet werden. Insbesondere für die simultane Strahlen- und Chemotherapie, aber auch für die alleinige Strahlentherapie, ist die Toxizitätsbewertung nach der CTCAE-Einteilung sinnvoll. Es werden folgende Schweregrade unterschieden:

Tabelle 1.1: Toxizitätsbewertung nach CTCAE-Einteilung

0	Normalzustand
I	geringe/leichte Toxizität
II	mäßige/deutliche Toxizität
III	stärkere/ausgeprägte Toxizität
IV	lebensbedrohliche Toxizität
V	Tod

Bezüglich der chronischen Toxizität nach onkologischer Therapie kam es 1995 (6) zu einer gemeinsamen Systematik von RTOG („Radiation Therapy Oncology Group“) und EORTC („European Organization for Research in the Treatment of Cancer“), nachdem die RTOG bereits 1984 eine erste Einteilung veröffentlicht hatte: Für alle durch onkologische Therapieverfahren ausgelösten Spätfolgen (chirurgisch, chemo- oder radiotherapeutisch allein oder in Kombination) wurde das „LENT-SOMA-System“ entwickelt (Akronym für: **L**ate **E**ffects of **N**ormal **T**issues and **S**ubjective **O**bjective **M**anagement and **A**nalytic categories). Grundsätzlich sind zwei Folgen einer Strahlenexposition zu unterscheiden: Zum einen „deterministische Wirkungen“ wie akute Hautreaktionen oder nicht-maligne Folgen am Normalgewebe (Schwellenwert vorhanden), zum anderen „stochastische

Wirkungen“ wie Krebs als Folge oder genetische Effekte (kein Schwellenwert). Mit dem „LENT-SOMA-System“ werden stochastische Effekte wie durch onkologische Behandlungen induzierte Sekundärtumoren jedoch nicht erfasst: Dafür sind Spezialregister sinnvoll und notwendig (dies wird in Deutschland zum Teil bei Kindern realisiert, jedoch [noch] nicht systematisch bei Erwachsenen).

1.5 Strahlentherapeutische Nachsorge / Nachschau

In den letzten Jahrzehnten hat sich die erkrankungsspezifische Überlebenswahrscheinlichkeit nach einer Krebserkrankung mehr als verdoppelt. Außerdem verlängern sich die Überlebenszeiten der Patienten mit metastasiertem Tumorleiden. Chronische Nebenwirkungen, Späteffekte oder Spätfolgen an Normalgeweben können nach einer RTx nicht immer vermieden werden (s. o.). Sie reichen von Funktionsstörungen oder Sekundärtumoren bis hin zu psychischen und neurologischen Dysfunktionen. Das Erkennen und die Differentialdiagnose derartiger Folgezustände in Bezug auf das strahlentherapeutische Hochdosisvolumen erlangen zunehmende Bedeutung. Auch wenn es sich bei der Nachsorge um eine interdisziplinäre Aufgabe handelt, so ist die strahlentherapeutische Nachbetreuung unverzichtbar – neben den fach-/ organspezifischen Nachsorgeuntersuchungen, aber sicherlich in größeren Intervallen.

Die strahlentherapeutische Nachbetreuung hat dabei auch dokumentierenden und qualitätssichernden Charakter und kann die stets notwendige fachspezifische Nachsorge durch den das betreffende Organ betreuenden Fachkollegen keinesfalls ersetzen. Um den Unterschied zwischen der fachspezifischen Nachsorge und der begleitenden strahlentherapeutischen Nachbetreuung deutlich zu machen, wird diese in einigen strahlentherapeutischen Abteilungen nicht strahlentherapeutische Nachsorge, sondern *begleitende strahlentherapeutische Nachschau* genannt. Nach Strahlentherapie sollten die Abschlussbriefe die generelle Notwendigkeit einer strukturierten fachspezifischen Nachsorge bei den federführend und weiter behandelnden Fachkollegen betonen. Unabhängig davon ist aber eben auch eine strahlentherapeutische Nachschau – meist in größeren Zeitintervallen – notwendig (s. o.). Da dies nicht überall bekannt ist, empfiehlt sich ein Hinweis am Ende eines strahlentherapeutischen Abschlussbriefes. Ein Beispiel könnte folgendermaßen lauten: „Nach einer Strahlenbehandlung können chronische, meist irreversible Behandlungsfolgen auch nach Jahren der Latenz auftreten. Dies ist eine Besonderheit der Radioonkologie. Daher ist parallel zur Tumornachsorge eine strahlentherapeutische Nachuntersuchung (Nachschau) notwendig und vom Gesetzgeber vorgeschrieben, auch wenn in bestimmten Fällen Rückmeldungen an den jeweiligen Strahlentherapeuten ausreichend sein können.“

Nach der aktuell gültigen Stellungnahme der AG Nachsorge der Deutschen Gesellschaft für Radioonkologie (DEGRO) soll eine erste strahlentherapeutische Nachschau des Patienten nach Strahlentherapie im Rahmen eines kurativen onkologischen Behandlungskonzeptes in der behandelnden Institution innerhalb von drei Monaten nach Beendigung der Therapie sichergestellt sein (unabhängig von der Betreuung bis zum Abklingen von Akutreaktionen); im weiteren Verlauf sollten Verlaufsinformationen mindestens nach einem, drei und fünf Jahren erhoben und dokumentiert werden (7). In dieser Stellungnahme sind auch weitere detaillierte Hinweise zum Vorgehen in Bezug auf das Vorgehen bzgl. der strahlentherapeutischen Nachschau auch nach palliativer (symptom-/befundorientierter) Strahlentherapie sowie nach Strahlentherapie gutartiger Erkrankungen aufgeführt, auf die hier nicht im Einzelnen eingegangen werden soll.

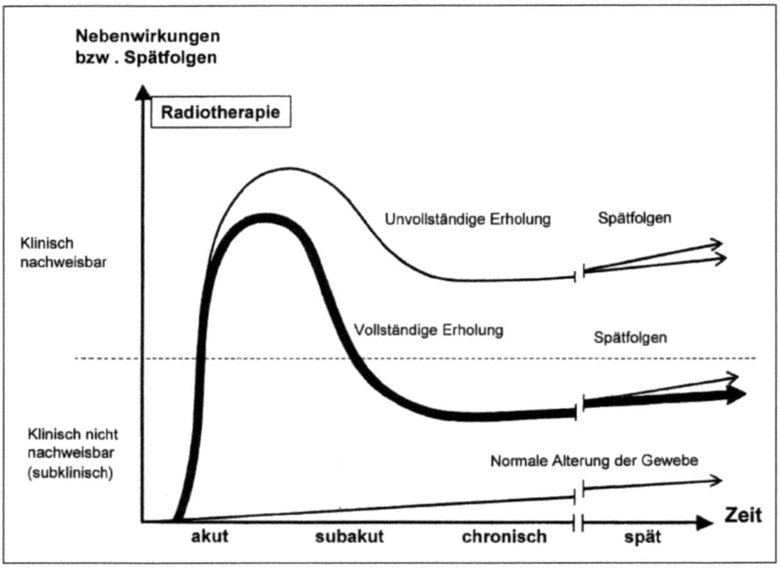

Abbildung 1.2: Spätfolgen nach vollständiger und unvollständiger Erholung. (Karstens, Ahlemann und Herrmann 2001)

Abbildung 1.2 (aus 8) zeigt die Möglichkeit des Auftretens von Spätfolgen, und zwar nach vollständiger Erholung des Normalgewebes (dick ausgezogene Kurve) oder nach unvollständiger Erholung (dünn ausgezogene Linie). Das Risiko für Spätfolgen nach vollständiger Erholung besteht lebenslang, wie Jung et al. 2001 ermittelt haben (9). Allerdings ist dieses Risiko gering und hängt von mehreren Parametern ab wie Gesamtdosis, Einzeldosis pro Fraktion, Größe des strahlentherapeutischen Zielvolumens, Organempfindlichkeit, genetische Faktoren etc. Auch Komorbiditäten wie zum Beispiel Diabetes mellitus und eine gleichzeitige medikamentöse Tumortherapie beeinflussen das Risiko von Normalgewebsreaktionen. Die beiden Amerikaner Rubin und Casarett haben 1968 erstmals eine vergleichbare Abbildung veröffentlicht (10). Unter Berücksichtigung der Daten von Jung wurde die Abbildung aktualisiert (8).

Es drängt sich der Vergleich mit der Nachsorge bei organtransplantierten Patienten auf (11). Auch bei diesen Patienten erfolgen neben regelmäßigen Arztkontakten jährliche Nachuntersuchungen auch im Hinblick auf das Tumorscreening. Die Bewertung von organspezifischen Veränderungen in Abhängigkeit vom zeitlichen Verlauf ist die Gemeinsamkeit von Nachuntersuchungen bei organtransplantierten und strahlentherapierten Patienten. In beiden Gruppen ist das Zweittumorrisiko erhöht. Bei Organtransplantierten ist das Auftreten von einem Plattenepithelkarzinom der Haut 65-fach bis 250-fach erhöht und damit bei weitem höher als nach strahlentherapeutischer Behandlung. Wann ist die strahlentherapeutische Nachschau besonders wichtig? Aus unserer Sicht trifft dieses in erster Linie auf Re-Bestrahlungen mit kurativer Zielsetzung, auf unkonventionelle Fraktionierungen, auf gesteigerte Reaktionen des Normalgewebes und selbstverständlich auf Studienpatienten zu. Alle Patienten sollten darüber informiert sein, dass jederzeit eine strahlentherapeutische Nachschau vereinbart werden kann, um eine aufgetretene Frage zu beantworten.

1.6 Strahlenschutz – kurzgefasst

Allgemeines / Gesetzliche Grundlagen

Bei der medizinischen Anwendung ionisierender Strahlung sind die Anforderungen an den Strahlenschutz hoch. Dies gilt ganz besonders für die Therapie von Patientinnen und Patienten, aber auch für den Schutz des Personals, der Bevölkerung und der Umwelt. Aus diesem Grunde soll – beispielhaft – auf einige Aspekte eingegangen werden.

Grundprinzipien des Strahlenschutzes sind Rechtfertigung, Dosisbegrenzung und Minimierung, also die Vermeidung jeder unnötigen Strahlenexposition und die Dosisreduktion auch unterhalb der Dosisgrenzwerte. Allgemein anerkannt sind in diesem Zusammenhang die Empfehlungen der internationalen Strahlenschutzkommissionen ICRP („International Commission on Radiological Protection") als wichtigste Grundlage der Rechtsvorschriften im Strahlenschutz (12). Die sich ständig weiter entwickelnden wissenschaftlichen Erkenntnisse und die daraus resultierenden Empfehlungen gehören zum Basiswissen des Radioonkologen.

Organisationen, die auch für internationales / supranationales Strahlenschutzrecht verantwortlich zeichnen, sind unter anderem die Internationale Atomenergieorganisation (IAEA), die Europäische Atomgemeinschaft (EURATOM) sowie die bereits erwähnte „International Commission on Radiological Protection" (ICRP) und die „International Commission on Radiation Units and Measurements" (ICRU), die eine wesentliche Bedeutung bei der Anwendung ionisierender Strahlung zu medizinischen Zwecken hat und deren für die Strahlentherapie wesentliche Reports (zum Beispiel zur Dosisspezifikation bei der perkutanen 3D-konformalen oder intensitätsmodulierten Bestrahlung) ebenfalls zum Basiswissen des Radioonkologen gehören (13).

Auf europäischer Ebene wurde im Jahr 2013 die aktuelle EURATOM-Richtlinie 2013/59/EURATOM verabschiedet, welche bis 2018 in allen Mitgliedsstaaten der Europäischen Union – also auch in Deutschland – in nationales Recht umgesetzt werden musste. Im Jahr 2017 verabschiedete der Gesetzgeber in Deutschland daher das neue Strahlenschutzgesetz (14) und 2018 die neue Strahlenschutzverordnung (15), welches die bisherigen Verordnungen (Strahlenschutz- sowie auch Röntgenverordnung) zum 31.12.2018 abgelöst haben. Detaillierte Vorgaben auf untergesetzlicher Ebene sind in Richtlinien zusammengefasst. In der „Richtlinie Strahlenschutz in der Medizin“ (RL-SSM) werden u. a. Richtzahlen für die Anzahl fachkundiger Ärzte, Medizinphysikexperten und MTRAs abhängig von der Anzahl der Linearbeschleuniger, der angebotenen strahlentherapeutischen [Spezial-]Techniken und der pro Jahr behandelten Patienten in einer Einrichtung vorgegeben (16).

Behördliche Vorabkontrolle, betriebliche Strahlenschutzorganisation

Der Betrieb von Strahlentherapie-Anlagen ist genehmigungspflichtig. Zuständig für die Genehmigungserteilung sind die nach Landesrecht zuständigen strahlenschutzrechtlichen Genehmigungs- und Aufsichtsbehörden. Der Betreiber einer strahlentherapeutischen Einrichtung nimmt im Sinne des Strahlenschutzrechts die Funktion des Strahlenschutzverantwortlichen wahr. Zur Leitung und Beaufsichtigung des Betriebes werden vom Strahlenschutzverantwortlichen Strahlenschutzbeauftragte für den medizinischen Bereich (fachkundige Ärztinnen bzw. Ärzte, die alle medizinischen Aspekte des Strahlenschutzes verantworten) und für den physikalisch-technischen Bereich (fachkundige Medizinphysikexpertinnen bzw. -experten, die alle technischen Aspekte verantworten) bestellt.

Strahlenschutz des Personals, Strahlenschutzbereiche

Personal in strahlentherapeutischen Einrichtungen wird in Abhängigkeit von der zu erwartenden Exposition als beruflich strahlenexponiert der Kategorie A (mögliche effektive Dosis mehr als 6 mSv/a und weniger als 20 mSv/a) oder der Kategorie B (mögliche effektive Dosis mehr als 1 mSv/a und weniger als 6 mSv/a) eingestuft. Personen der Kategorie A müssen vor Tätigkeitsbeginn und danach jährlich von einem ermächtigten Arzt untersucht werden (ärztliche Überwachung).

Aus Strahlenschutzgründen sind folgende Strahlenschutzbereiche definiert:

- Überwachungsbereiche sind nicht zum Kontrollbereich gehörende Bereiche, in denen Personen im Kalenderjahr bei Daueraufenthalt (2000 Stunden) eine effektive Dosis von mehr als 1 mSv oder entsprechend definierte Organdosen erhalten können.
- Kontrollbereiche sind Bereiche, in denen Personen im Kalenderjahr eine effektive Dosis von mehr als 6 mSv oder entsprechend definierte Organdosen erhalten können.
- Sperrbereiche sind Bereiche innerhalb des Kontrollbereiches, in denen die Ortsdosisleistung höher als 3 mSv pro Stunde sein kann.

Für Kontrollbereiche und Sperrbereiche gelten scharfe Zutrittsbeschränkungen, im Sperrbereich darf sich nur der zu behandelnde Patient aufhalten.

Strahlenschutz des Strahlentherapie-Patienten

Stets ist die *rechtfertigende Indikation* zu stellen (Entscheidung eines fachkundigen Arztes, dass der gesundheitliche Nutzen der Strahlenanwendung größer als das Strahlenrisiko ist). Die Dosis im Zielvolumen ist bei jeder zu behandelnden Person nach den Erfordernissen der medizinischen Wissenschaft individuell festzulegen. Die Dosis außerhalb des Zielvolumens ist so niedrig zu halten, wie dies unter Berücksichtigung des Behandlungszwecks und der verfügbaren Bestrahlungstechniken möglich ist (Minimierungsgebot).

Qualitätssicherung und Sicherheitsprüfungen

Zahlreiche DIN-Normen behandeln die technische Qualitätssicherung in der Strahlentherapie. Die bereits genannte „Richtlinie Strahlenschutz in der Medizin" („RL-SSM", s.o.) verweist auf die entsprechenden DIN-Normen und bindet diese somit in den zu berücksichtigenden Qualitätssicherungsprozess verbindlich ein. In den DIN-Normen werden nicht nur Erfordernisse des Strahlenschutzes, sondern auch Aspekte der elektrischen und mechanischen Sicherheit geregelt.

Vor der Inbetriebnahme einer Strahlentherapieanlage erfolgt eine Prüfung durch einen behördlich bestellten Sachverständigen, danach muss jährlich eine wiederkehrende Sachverständigenprüfung durchgeführt werden. Außerdem ist eine jährliche Wartung und Überprüfung der Anlage durch den Hersteller vorgeschrieben.

Die Durchführung der in den entsprechenden DIN-Normen festgelegten technischen Konstanzprüfungen obliegt den physikalisch-technischen Strahlenschutzbeauftragten. Hierfür sind in festgelegtem zeitlichen Abstand (arbeitstäglich bis zu einem Jahr) wiederkehrende Überprüfungen der zum Zeitpunkt der Geräteabnahme festgelegten Bezugswerte der Parameter der strahlentherapeutischen Anlage notwendig.

Für die Qualitätssicherung der medizinischen Strahlenanwendung sind durch die zuständigen Landesbehörden Ärztliche Stellen eingerichtet worden. Durch regelmäßige Vor-Ort-Audits wird von Prüferteams aus erfahrenen Strahlentherapeuten und Medizinphysikexperten neutral geprüft, ob die Vorgaben (Gesetze, Verordnungen, Richtlinien, Leitlinien, Handlungsempfehlungen, Empfehlungen der Fachgesellschaften, Stand des Lehrbuchwissens) eingehalten werden. Die ärztlichen Stellen geben bei festgestellten Mängeln Hinweise und Empfehlungen, die vom Betreiber umgesetzt werden müssen. Abhängig von der Schwere der Mängel sind dabei verschiedene Reaktionsstufen möglich (Rückfrage, Re-Audit in verkürztem Zeitraum, Einschalten der Aufsichtsbehörde, die die Umsetzung der Empfehlungen anordnen oder den Weiterbetrieb der Einrichtung untersagen kann).

Die Herausgeber danken Herrn Frank Rudolf (Medizinische Hochschule Hannover, Abteilung Strahlenschutz) für seinen Beitrag zu Aspekten des Strahlenschutzes.

Literatur

1. https://www.bundesgesundheitsministerium.de/themen/praevention/nationaler-krebsplan.html
2. Halperin EC, Wazer, DE, Perez CA, Brady LW - Perez and Brady's Principles and Practice of Radiation Oncology; Philadelphia: Wolters-Kluwer/Lippincott, Williams & Wilkins, 7th ed., 2018.
3. Verger E, Salamero M, Conill C. Can Karnofsky Performance Status be transformed to the Eastern Cooperative Oncology Group Scoring Scale and vice-versa. European Journal of Cancer 1992;28A:1328–1330.
4. Emami B, Lyman J, Brown A, Coia L, Goitein M, Munzenrider JE, Shank B, Solin LJ, Wesson M. Tolerance of normal tissue to therapeutic irradiation. Int J Radiat Oncol Biol Phys 1991;21:109–122.
5. https://ctep.cancer.gov/protocoldevelopment/electronic_applications/ctc.htm
6. LENT SOMA Tables. Radiotherapy and Oncology 1995;35:17–60.
7. https://www.degro.org/wp-content/uploads/2016/08/Empfehlung_Nachsorge_07_2015.pdf
8. Karstens JH, Herrmann T, Ahlemann LM. Zur Lage der Strahlentherapie: Können wir unseren Versorgungsauftrag künftig noch erfüllen? Ein Warnruf. Dtsch. Gesellschaft für Radioonkologie (DEGRO), 2001.
9. Jung H, Beck-Bornholdt HP, Svoboda V et al. Quantification of late complications after radiation therapy. Radiother Oncol 2001; 61: 233–246.
10. Rubin P, Casarett GW. Clinical radiation pathology as applied to curative radiotherapy. Cancer 1968; 22: 767–778.
11. Schrem H, Barg-Hock H, Strassburg C, Schwarz A, Klempnauer J. Nachsorge bei Organtransplantierten. Dtsch Ärztebl. 2009;106:148–156.
12. www.icrp.org
13. www.icru.org
14. Strahlenschutzgesetz vom 27. Juni 2017 (BGBl. I S. 1966), das zuletzt durch die Bekanntmachung vom 3. Januar 2022 (BGBl. I S. 15) geändert worden ist.
15. Strahlenschutzverordnung vom 29. November 2018 (BGBl. I S. 2034, 2036; 2021 I S. 5261), die zuletzt durch Artikel 1 der Verordnung vom 8. Oktober 2021 (BGBl. I S. 4645) geändert worden ist.
16. Strahlenschutz in der Medizin - Richtlinie zur Strahlenschutzverordnung (StrlSchV) vom 26. Mai 2011 (GMBl. 2011, Nr. 44-47, S. 867), zuletzt geändert durch RdSchr. des BMUB vom 11. Juli 2014 (GMBl. 2014, Nr. 49, S. 1020).

Kapitel 2

Der Patient inkl. Patientenkommunikation

Diana Steinmann

Die Strahlentherapie-Patient:innen werden im Rahmen der strahlentherapeutischen Behandlung durch zahlreiche Fach-/Berufsgruppen (Ärzt:innen, medizinisch-technische Radiologie-Assistent:innen, Krankenpflegepersonal, Medizinphysikexpert:innen, Medizinische Fachangestellte, Verwaltungspersonal und Psychoonkolog:innen betreut bzw. versorgt. Die zu Beginn jedweder Therapie notwendige Aufklärung soll vollumfänglich, aber auch empathisch, situationsgerecht und an den Erwartungen und Bedürfnissen des Patienten orientiert erfolgen. Darüber hinaus ist das Anrecht auf eine flächendeckende, wohnortnahe, ausreichende onkologische Versorgung der Patienten zu nennen. Diese sollte – wenn irgend möglich – ambulant erfolgen. Bei zunehmendem Kostendruck im Gesundheitswesen mit der Kosten-/Nutzenbewertung von diagnostischen und therapeutischen Maßnahmen muss die Selbstbestimmung und Eigenverantwortung des Patienten gestärkt werden. Gleichzeitig bedingen der Aufbau und die Förderung einer Handlungs- und Entscheidungsfähigkeit beim Patienten das Empfinden, die Situation mit beeinflussen zu können und nicht mit Hilflosigkeit und Resignation zu reagieren. Die Nutzung von Selbsthilfegruppen kann ebenfalls ein hilfreiches Angebot sein. Krebskranke Menschen sind über weite Strecken besonders auf Ärzte und medizinische Institutionen angewiesen (Problem der erlebten Abhängigkeit; Gefühl des Ausgeliefertseins) und organisieren sich in Selbsthilfegruppen in betonter Unabhängigkeit von medizinischen Institutionen.

Besondere Bedeutung für die Strahlentherapie-Patienten hat die individuelle Krankheitsbewältigung. Dabei handelt es sich um ein prozesshaftes Geschehen, das abhängig ist von der Persönlichkeit des Patienten, seinen individuellen Bewertungen und auch vom sozialen, medizinischen und pflegerischen Umfeld. Häufige Bewältigungsstrategien sind: den Ärzten vertrauen, Selbstermutigung, Kampfgeist, komplementäre Maßnahmen durchzuführen, die Krankheit als Schicksal anzunehmen und sich abzulenken.

Nicht selten kommt es in Phasen der Anpassung an die Krankheit zu Abwehr und Verdrängung, welche für Patienten wichtige strategische Hilfsmittel darstellen, um sich langsam mit Belastungen vertraut machen zu können. Dies sorgt allerdings auch für eine Kommunikationshemmung sowohl beim Patienten als auch bei Behandlern.

Eine offene, empathische und unaufdringliche Kommunikation ist hilfreich für den Verarbeitungsprozess. Sinnvoll dabei ist, dem Patienten aufmerksam und geduldig zuzuhören und ihn in seinem positiven wie auch schwierigen Krankheitserleben ohne Vorbehalte anzunehmen. Diese Akzeptanz und Wertschätzung des Kranken setzt auf Seiten des Behandlers ein empathisches „Sich-Einfühlen-Können“ in das Erleben des Patienten voraus.

Solch ein Gesprächsverhalten ermutigt den Patienten, aktiv an seiner Krankheitsbewältigung teilzunehmen, fördert die Zusammenarbeit, reduziert Angst vor dem Ungewissen und baut übermäßige Befürchtungen und Vorurteile ab.

2.1 Praktische Ratschläge im Umgang mit Krebspatienten

In akuten Krisen sind in der Gesprächsführung folgende Interventionen wichtig:

- Zeit-Gewinne (z. B. gibt der Patient zu verstehen, keine überstürzten Entscheidungen treffen zu wollen)
- Druck aus der Situation nehmen (Vermittlung von Ruhe und Verständnis)
- Gemeinsam mit dem Patienten neue Behandlungsziele formulieren
- Sich Zeit nehmen für das Gespräch

Weitere wichtige Grundvoraussetzungen:

- Geeigneter Gesprächsrahmen, z. B. im Arztzimmer statt am Bett
- Berücksichtigung des Vorwissens des Patienten
- Verständlichkeit der Mitteilung
- Zeit für Rückfragen lassen

Schwarz und Singer regen an, Informationen in einzelnen Abschnitten zu präsentieren, dazwischen kurze Pausen einzulegen und Rückfragen zu ermöglichen. Informationen sollten am Ende des Gespräches wiederholt werden (Recency-Effect). Auch Angst kann regelrecht taub oder blind machen. Wenn die emotionale Reaktion des Patienten zu stark ist, sollte die Informationsvermittlung deshalb unterbrochen und empathisch auf das Gefühl des Patienten reagiert werden. Die Autoren zitieren ausdrücklich Konrad Lorenz, dem folgende Sätze zugeschrieben werden:

- Gemeint ist nicht gesagt
- Gesagt ist nicht gehört
- Gehört ist nicht verstanden
- Verstanden ist nicht einverstanden
- Einverstanden ist nicht ausgeführt
- Ausgeführt ist nicht beibehalten

Kontraindiziert im Gespräch sind folgende Verhaltensweisen:

- Schaffen einer zu starken sozialen Distanz
- Abwertende Aussagen
- Diskrepante Verhaltensweisen
- Angstinduktionen
- Mitteilungen in Gegenwart anderer Zuhörer
- Aufzwingen einer Therapie

Folgende Punkte gelten als wesentliche Aspekte des Arzt-Patienten-Gespräches (aus Dt. Ärzteblatt)

1. Begrüßung, Vorstellung
2. Offene Fragen stellen
3. Aktives Zuhören, auf „Augenhöhe“
4. Patient als Person wahrnehmen
5. Achtung vor Mitmenschen
6. Nachfragen
7. Fachsprache vermeiden, fehlendes Wissen führt zu mangelnder Compliance
8. Körpersprache berücksichtigen

Im Folgenden soll auf wichtige Aspekte einer guten Arzt-Patienten-Kommunikation etwas ausführlicher eingegangen werden:

2.2 Aktives Zuhören

Der Arzt tut gut daran, nicht nur seine Pflicht (Aufklärung über eine diagnostische oder therapeutische Methode, Mitteilung eines Befundes) zu erfüllen, sondern sich auch ernsthaft für den Patienten zu interessieren. Die Kunst, wirklich zuzuhören – was weit mehr bedeutet, als den anderen einfach nur ausreden zu lassen –, spielt eine entscheidende Rolle für das gelungene Arzt-Patienten-Gespräch.

Das, was der Patient zu sagen hat, kann vom Arzt auf ganz unterschiedliche Art und Weise gehört werden. Je nachdem, auf welchem Ohr ein Arzt besonders hellhörig ist, kann dies sehr unterschiedliche innere und äußere Reaktionen hervorrufen.

Hilfreich dafür ist, mit allen „vier Ohren“ (Schulz von Thun, Miteinander reden) zuzuhören:

1. Sach-Ohr: Klärung des Sachverhaltes, weshalb sucht der Patient den Arztkontakt? Welche Ziele verfolgen Arzt und Patient mit dem Gespräch?
2. Selbstkundgabe-Ohr: Was hört der Arzt über die persönlichen Eigenarten des Patienten heraus? Was geht in dem Patienten vor? Wie sind seine aktuelle Stimmungslage und seine Gefühle? Welche Vorerfahrungen hat er gemacht? Welche Sorgen und Nöte beschäftigen ihn außerhalb des konkreten Sachverhaltes des Gesprächs?
3. Beziehungs-Ohr: Hat der Patient Vertrauen in den Arzt? Welche „Beziehung“ hat der Patient allgemein zu Ärzten und zu mir im Speziellen? Was hält der Patient vom Arzt? Wie steht er zu ihm?
4. Appell-Ohr: Was will der Patient vom Arzt? Was möchte er beim Arzt erreichen? Was möchte er, dass der Arzt für ihn unternimmt?

Um sicher zu gehen, dass der Arzt alles richtig verstanden und das „gehört“ hat, was der Patient gemeint hat, ist ein Überprüfungsschritt sinnvoll. Manchmal ist auch dem Sender noch nicht ganz klar, was er auf allen „vier Ebenen des Gespräches“ meint. Beim aktiven Zuhören hält der Arzt Blickkontakt, signalisiert zum Beispiel mit Nicken nonverbale Aufmerksamkeit. Im 2. Schritt versucht der Arzt, in eigenen Worten wiederzugeben, was er sachlich, aber auch emotional vom Patienten verstanden hat. Wenn der Arzt dem Patienten aus „dem Herzen“ spricht, ist die höchste Stufe des aktiven Zuhörens und gleichzeitig ein hoher Wert an Empathie erreicht.

Stufen des aktiven Zuhörens:

1. Beziehungsebene: Der Arzt signalisiert: „Ich bin jetzt ganz Ohr.“ Störquellen jeglicher Art werden ausgeschaltet, der Arzt stellt Blickkontakt her. Sogenannte Telefonlaute wie „ja“ und „hmm“ signalisieren vollste Aufmerksamkeit.
2. Inhaltliches Verständnis: Der Zuhörer fasst in eigenen Worten die Kernaussagen zusammen und überprüft somit, was er inhaltlich verstanden hat. Auch wenn der Patient sich ständig wiederholt, aus- oder abschweift, kann der Arzt ihm Rückmeldung geben, was er verstanden hat und somit den Patienten wieder zum Wesentlichen zurückholen.

3. Die dritte Stufe ist die Kunst, dem Patienten „aus dem Herzen“ zu sprechen. Dabei verbalisiert der Arzt die vom Patienten ausgedrückten Gefühle. Eine Gefühlsvermutung kann auch angestellt werden, wenn der Patient seine Gefühle zwar noch nicht verbalisiert, jedoch aufgrund von Tonfall und Körpersprache klar ausgedrückt hat. Tränen oder andere intensive Gefühlsausbrüche sind nicht als „Ausrutscher“ im Gespräch zu werten, sondern ein Ausdruck dafür, dass ein wesentlicher Punkt angesprochen wurde. Dann sollte weder beschwichtigt noch ausgewichen, sondern die Gefühle zugelassen werden und dabei bleiben.

Besonders wichtig ist das aktive Zuhören im Streitgespräch. Es ermöglicht einen aufeinander bezogenen Dialog, anstatt im schnellen Schlagabtausch aneinander vorbeizureden. Der Arzt kann somit ergründen, wie der Patient zu dieser Meinung kommt.

2.3 „Der schwierige Patient“

Was ist für den Arzt oder das medizinische Fachpersonal ein schwieriger Patient? „Schwierige“ Patienten lösen bei ihrem Gegenüber negative Gefühle aus: Ärger, Frust, Angst, Wut, Überforderung oder Hilflosigkeit. Patienten können alles besser wissen, sich verärgert über Kollegen oder Abläufe äußern, in ihren Ausführungen aus- oder abschweifen. Aber auch sprachliche sowie kognitive Barrieren können zu einer Herausforderung werden.

Wichtige Tipps beim Umgang mit schwierigen Patienten:

- Besondere Beachtung der Gesprächsregeln
- Aktives Zuhören, insbesondere versuchen zu erkennen, worin Ängste, Bedürfnisse oder Überzeugungen bestehen
- Auch bei Kritik zunächst zuhören, nicht verteidigen, nicht persönlich nehmen (oft nur Ausdruck von Angst oder Hilflosigkeit des Patienten)
- Gesprächsziel in einer einfachen und klaren Sprache benennen
- Patient auf offensichtliche Emotionen ansprechen
- Empathisch und authentisch sein
- Arzt nutzt Ich-Aussagen
- Patienten in Entscheidungen einbeziehen

Folgende mögliche Problem-Typen können unterschieden werden:

1. Ausschweifend, theatralisch: wünscht sich Anerkennung und Wertschätzung
2. Anspruchsvoll, rechthaberisch, misstrauisch: wünscht sich Eigenverantwortung, das Gespräch kontrollieren zu können, möchte mit entscheiden und gut informiert sein
3. Aggressiv: Deeskalationsmodell nach Schweickhardt und Fritzsche

a) Aggressionen wie eine Welle auslaufen lassen, Schwierigkeiten des Patienten erkennen und mögliche Fehler eingestehen
b) Vom Patienten gezeigte Emotionen benennen
c) Auf die Selbstoffenbarung des Patienten konzentrieren
d) Klären wie es weitergeht, ggf. Gespräch auch unter- oder abbrechen

Eine gute Arzt-Patienten-Beziehung durch bewusste Kommunikation bewirkt auch, dass es dem Arzt besser geht und kann das Risiko eines Burn-out-Syndroms senken.

Die Autorin des Kapitels dankt Frau Prof. Zimmermann (Medizinische Hochschule Hannover, Klinik für Psychosomatik und Psychotherapie) für ihre wertvollen Anregungen.

Literatur

1. Madel, Michael, Patientenkommunikation: Die Kunst des Zuhörens, DtschÄrztebl 2014; 111(44): [2].
2. Lamers, Werner M., Arzt-Patienten-Kommunikation: Mehr Klartext, weniger Fachjargon, DtschÄrztebl 2017; 114(8): [2].
3. Bühring, Petra, Der schwierige Patient: Kommunikation ist alles, DtschÄrztebl 2017; 114(6): A-280 / B-248 / C-244.
4. Friedemann Schulz von Thun, Johannes Ruppel, Roswitha Stratmann, Miteinander reden: Kommunikationspsychologie für Führungskräfte, rororo (Rowohlt Taschenbuch Verlag), Reinbek bei Hamburg 2000, Neuausgabe 2003.
5. Schwarz R, Singer S, Einführung psychosoziale Onkologie, Ernst Reinhardt Verlag, München Basel 2008.
6. Schweickhardt A, Fritzsche K, Kursbuch ärztliche Kommunikation, Deutscher Ärzte-Verlag, Köln 2016.

Kapitel 3

Strahlenphysik und Technik

Martin Werner

Kernaussagen

- Die Strahlenwirkung basiert auf der Wechselwirkung der ionisierenden Strahlung mit dem Gewebe. Die entscheidende physikalische Größe in der Strahlentherapie ist die deponierte Energie pro Masse (Energiedosis, gemessen in Gray = Gy = $\frac{J}{kg}$).
- Verschiedene Strahlungsarten besitzen verschiedene biologische Wirksamkeiten.
- Die Tiefenverteilung der deponierten Energiedosis im Gewebe ist abhängig von Strahlungsart und -energie.
- Die Strahlentherapie lässt sich in zwei Unterarten aufteilen. Bei der Teletherapie („Ferntherapie") liegt die Bestrahlungsquelle in einem Abstand von in der Regel 100 cm zum Zielgebiet, bei der Brachytherapie („Nahtherapie") ist sie in direktem Kontakt zum Zielvolumen.
- Der Linearbeschleuniger ist heutzutage die wichtigste Strahlenquelle in der Teletherapie.
- Die Dosiseskalation im Zielgebiet wird in der Teletherapie durch die Überlagerung mehrerer Bestrahlungsfelder aus verschieden Einstrahlwinkeln im Zielgebiet erreicht. Hierfür stehen verschiedene Techniken zur Verfügung.
- Neue technische Möglichkeiten: Strahlentherapie mit Protonen und Ionen, Onlinebildgebung auch mit MRT, adaptive Strahlentherapie.

3.1 Ionisierende Strahlung

In der Strahlentherapie wird ionisierende Strahlung verwendet, um deren Eigenschaften beim Durchgang durch menschliches Gewebe therapeutisch zu nutzen. Dabei kommen sowohl die elektromagnetische Strahlung eines bestimmten Wellenlängenbereiches, wie auch Teilchenstrahlung (Elektronen, teilweise auch Protonen, Ionen, seltener Neutronen) zum Einsatz. Das Spektrum der elektromagnetischen Wellen ist in Abb. 3.1 zu sehen.

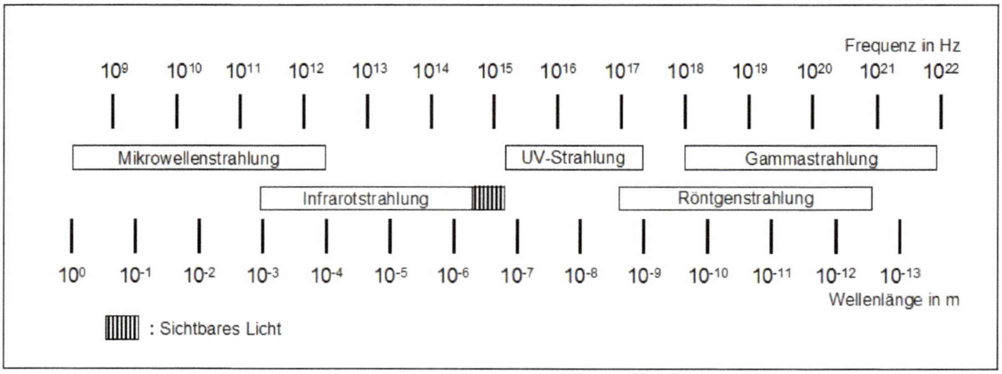

Abbildung 3.1: Das Spektrum elektromagnetischer Strahlung im Vergleich. Dargestellt ist auch der in der Strahlentherapie verwendete Wellenlängenbereich unterhalb von 10^{-8} m (10 nm) als Röntgen- bzw. Gamma-Strahlung.

Beim Auftreffen dieser Strahlung (Photon, entspricht Quant der elektromagnetischen Strahlung) auf Gewebe gibt es verschiedene Wechselwirkungsprozesse; die zur Ionisierung der bestrahlten Atome und Moleküle führen. Bei den verschiedenen physikalischen Wechselwirkungen wird jeweils ein Teil der Strahlung (Energie) vom Gewebe aufgenommen.

Bei der Wechselwirkung von Röntgen- bzw. Gammastrahlung mit Materie sind im Wesentlichen folgende drei Effekte im Bereich der Strahlentherapie entscheidend: Photo-, Compton- und Paarbildungseffekt. Beim Photoeffekt wird die gesamte Energie des einfallenden Photons zur Abtrennung eines gebundenen Elektrons aus der Elektronenhülle benutzt. Wird bei der Ionisation ein Elektron aus einer inneren Schale entfernt, so wird das entstandene Loch in der Elektronenhülle durch Übergänge von Elektronen aus höheren Schalen aufgefüllt. Beim Wechsel der Hüllenelektronen auf niedrigere Energieniveaus wird die sogenannte charakteristische Röntgenstrahlung emittiert.

Beim Comptoneffekt wird ein Teil der Energie des einfallenden Photons auf ein Hüllenelektron übertragen. Das Elektron verlässt die Atomhülle. Die restliche Energie verbleibt beim gestreuten Photon. Für den in der Strahlentherapie relevanten Energiebereich der Comptonstreuung von einigen MeV können die Bindungsenergien der Hüllenelektronen vernachlässigt werden, sodass der Comptoneffekt als Photonenstreuung an freien Elektronen betrachtet werden kann.

Ab einer Photonenergie von 1,02 meV kann sich das einfallende Photon unter dem Einfluss eines wechselwirkenden elektromagnetischen Feldes (Feld des Atoms) spontan in ein Elektron-Positron-Paar verwandeln. Die drei Prozesse sind schematisch in Abb. 3.2 (a-c) dargestellt.

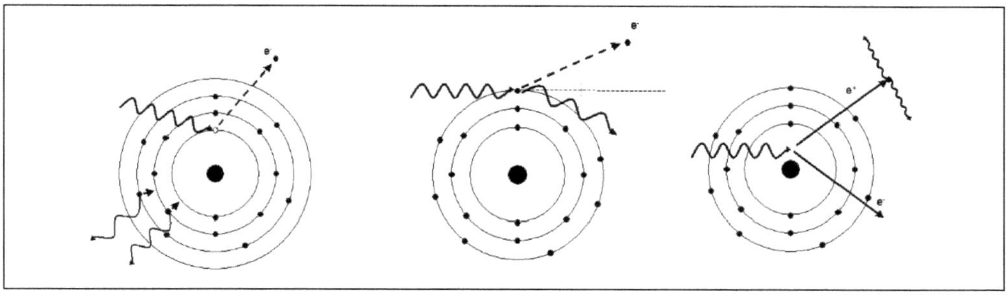

Abbildung 3.2: a) Photoeffekt b) Comptoneffekt c) Paarbildungseffekt

In Abb. 3.3 sind die Wechselwirkung von einfallenden Photonen mit Materie sowie deren Sekundärprozesse beispielhaft dargestellt. Entscheidend für die Wirkung im Gewebe ist dabei die applizierte Dosis, also die insgesamt absorbierte Menge der Strahlung.

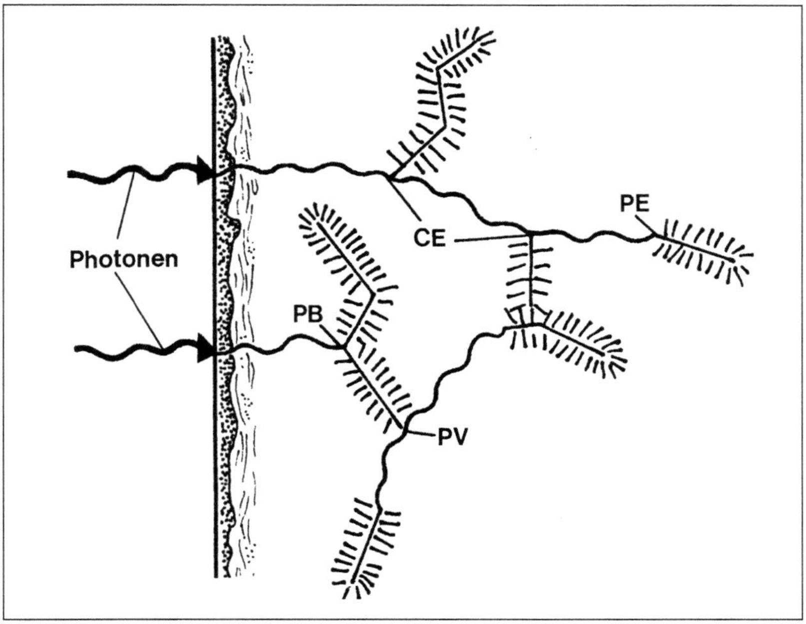

Abbildung 3.3: Darstellung der Wechselwirkung zwischen Photonen und Gewebe (modifiziert nach Fercher 1999). PE: Photoeffekt, CE: Comptoneffekt, PB: Paarbildung, PV: Paarvernichtung; Wellenlinie: Photon; gerade Linie: Elektron, Positron; Strichelung: erzeugte Ionenpaare.

3.2 Dosisbegriffe

Der Dosisbegriff ist in der Radioonkologie ähnlich wie in der Pharmakologie als verabreichte „Menge Strahlung“ pro Gramm Materie definiert. Ziel ist es, anhand der Dosis die biologische Wirkung vorhersagen zu können. Wichtige Dosisgrößen in der Radioonkologie sind die Energiedosis und die Äquivalentdosis.

Energiedosis

Die in der Strahlentherapie hauptsächlich verwendete Dosisgröße ist die Energiedosis. Sie beschreibt die in einem beliebigen Material absorbierte Energiemenge, bezogen auf die Masse des jeweiligen Materials.
Die SI-Einheit ist das Gray (Gy): $1\ \text{Gy} = 1\frac{\text{J}}{\text{kg}} = \frac{6{,}242*10^{18}\text{eV}}{\text{kg}}$

Die Energiedosis ist jedoch in einem Gewebe kaum direkt messbar, da die durch die Strahlung im Gewebe deponierte Energiemenge viel zu klein ist, um beispielsweise über eine Temperaturerhöhung gemessen zu werden. Sie wird in der Praxis in der Regel mit luftgefüllten Ionisationskammern gemessen. Die erzeugte freie Ladung im Messvolumen wird gesammelt und bestimmt. Über einen kammerindividuellen Kalibrierfaktor kann die applizierte Energiedosis in Wasser bestimmt werden. In die Auswertung der Messung geht zudem die Strahlungsqualität und Dichte der Luft in der Messkammer (über Temperatur und Luftdruck) ein. Die Kalibrierung der im klinischen Betrieb verwendeten Detektoren muss regelmäßig durch Messtechnische Kontrollen überprüft werden. Die Angabe der Energiedosis allein genügt jedoch nicht zur Abschätzung der biologischen Wirkung. Diese hängt auch von der verwendeten Strahlungsart, der Größe des bestrahlten Volumens und schließlich von der Fraktionierung (Anzahl und Dosis einzelner Bestrahlungen) ab. So verläuft beispielsweise eine Einzeit-Ganzkörperbestrahlung für eine Energiedosis oberhalb von 5 Gy in nahezu 100 % der Fälle tödlich. Teilvolumina können je nach Größe, Strahlenempfindlichkeit des bestrahlten Gewebes und der gewählten Fraktionierung wesentlich höhere Dosen tolerieren. In der Strahlentherapie sind z. B. Gesamtdosen von 40 bis 70 Gy mit täglichen Einzeldosen von 1,8 bis 2,0 Gy typisch. Höhere Einzeldosen (Hypofraktionierung) gehen häufig mit einer Reduzierung der Anzahl der Fraktionen und erhöhten Zeitabständen zwischen Fraktionen einher. Eine Energiedosis von 10 Gy auf ein Liter Wasser appliziert bewirkt jedoch lediglich eine Temperaturerhöhung von weniger als 0,1 °C, d. h. der biologische Wirkungsmechanismus ionisierender Strahlung beruht nicht auf Wärmewirkung. Er basiert vielmehr auf Mechanismen, die sich auf zellulärer Ebene abspielen wie z. B. Doppelstrangbrüche der DNA.

Äquivalentdosis

Ein weiterer Dosisbegriff ist die Äquivalentdosis. Sie wird in Sievert (Sv) angegeben. Im Gegensatz zur Energiedosis berücksichtigt die Äquivalentdosis die unterschiedlichen, von der jeweiligen Strahlungsart abhängigen, Ionisationsdichten. Die Äquivalentdosis H ist das Produkt aus der Energiedosis D und einem Strahlungswichtungsfaktor w_R: $H = D \times w_R$. Dieser Strahlungswichtungsfaktor ist 1 für Photonen-Strahlung (Röntgen- und Gammastrahlung), Elektronenstrahlung (z. B. Beta-Strahlung aus Kernzerfällen) sowie Positronenstrahlung. Bei Protonen ist dieser Faktor 2, für die Neutronenstrahlung liegt er energieabhängig etwa zwischen 5 und 20, für Alpha-Strahlung und schweren Ionen ist der Faktor 20 (ICRP 103, 2007). Somit trägt der Qualitätsfaktor der unterschiedlichen biologischen Wirksamkeit dicht (hohes w_R) und locker (niedriges w_R) ionisierender Strahlung Rechnung.

Dosisverteilungen

Für den praktischen Einsatz ionisierender Strahlen am Menschen ist entscheidend, vor der Bestrahlung neben der Höhe der Dosis auch die Dosisverteilung im menschlichen Körper möglichst genau vorhersagen zu können, um das gesunde Gewebe möglichst wenig zu belasten.

Eine wesentliche Größe zur Beschreibung der Dosisverteilung ist die Tiefendosis. Hierunter versteht man die tiefenabhängige Dosisverteilung entlang des Zentralstrahls in einem Körper, Messphantom oder sonstigem Material. Der Zentralstrahl bezeichnet den Strahl im Zentrum eines Strahlenfeldes. Je nach Art und Energie der Strahlung unterscheiden sich die Tiefendosiskurven deutlich in der Lage der Maxima und im Abfall der Kurve mit der Tiefe (Abb. 3.4). Tiefendosiskurven von Röntgen- bzw. Photonen-Strahlung zeigen einen flacheren Abfall in der Tiefe als die Kurven für Elektronen. Das Maximum liegt bei Röntgenstrahlung mit Energien von etwa 150 keV auf der Oberfläche des bestrahlten Körpers. Bei höherer energetischer Photonen-Strahlung liegt das Maximum je nach Energie in Tiefen von 0,5 cm bis 5 cm. Dabei verbreitert sich das Maximum mit zunehmender Energie immer mehr und die relative Dosisabnahme wird immer geringer. Tiefendosiskurven für Elektronen fallen nach einer von der Teilchenenergie abhängigen Tiefe steil ab. Je größer die Elektronenenergie ist, desto tiefer dringt sie ein. Damit lassen sich oberflächennahe Tumoren bei optimaler Schonung des dahinter liegenden Gewebes behandeln.

Weitere wichtige Begriffe sind zum einen die Dosisquerverteilung, welche die Verteilung der Energiedosis senkrecht zum Zentralstrahl in einer angegebenen Tiefe (im Allgemeinen normiert auf den Dosiswert im Zentralstrahl) beschreibt. Des Weiteren bezeichnen Isodosenkurven solche Kurven, die alle Punkte gleicher Energiedosis (Isodose) in einer

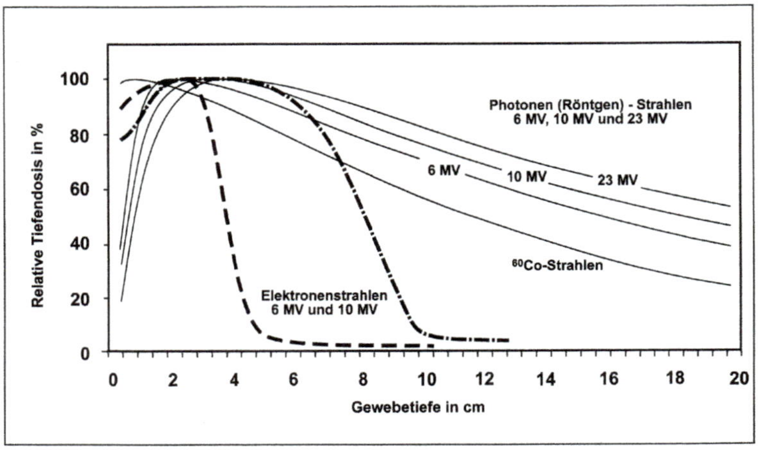

Abbildung 3.4: Tiefendosiskurven für unterschiedliche Strahlungsarten und -energien.

Ebene enthalten. Diese ergeben sich aus der Überlagerung der entsprechenden Tiefendosis- und den Querverteilungen bei einer vorgegebenen Bestrahlungsgeometrie.

Tabelle 3.1: Maximumtiefen bei unterschiedlichen Strahlungsenergien

Strahlungsenergie	Röntgentherapie	1,33 MV (^{60}Co)	6MV	10MV	23MV
Tiefe Maximum in cm	0	0,5	1,5	2,5	3,5

Dosisaufbaueffekt

Für Photonen- und Elektronenstrahlung liegt das Dosismaximum nicht an der Oberfläche, sondern abhängig von der Primärenergie einige Millimeter bis Zentimeter tiefer unter der Haut (Abb. 3.5). Dies wird als Dosisaufbaueffekt bezeichnet und führt zu einer Entlastung der Oberfläche mit der Möglichkeit der Dosiskonzentration in der Tiefe. Dieser Effekt entsteht dadurch, dass die primäre Strahlung in dem Gewebe Ionisationsvorgänge auslöst. Die dabei entstehenden (Sekundär-) Elektronen bewegen sich weiter und können nun ihrerseits weitere Atome ionisieren. Da sie eine deutlich geringere Energie als die Primärstrahlung besitzen, ist auch ihre Reichweite in dem Gewebe entsprechend geringer. Die Wirkungsüberlagerung der tief eindringenden Primärstrahlung und der nicht so weit reichenden Sekundärstrahlung führt dazu, dass das Dosismaximum unterhalb der Gewebeoberfläche liegt.

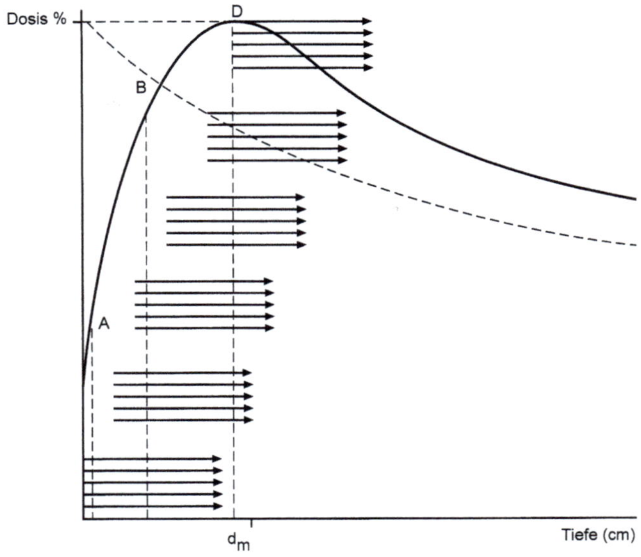

Abbildung 3.5: Schematische Darstellung zur Entstehung des Dosisaufbaueffektes. In Punkt A ist der energetische Beitrag von 5 Sekundärteilchen enthalten, in Punkt B von insgesamt 15 und im Maximum (Punkt D) von 25 Teilchen, jeweils zuzüglich zur Energie der Primärstrahlung. Dadurch ergibt sich eine Verschiebung des Dosismaximums in die Tiefe d_m.

3.3 Klinische Dosimetrie

Die klinische Dosimetrie ist die Anwendung quantitativer Dosismessverfahren im Zusammenhang mit der medizinischen Nutzung ionisierender Strahlung. Sie dient der zuverlässigen und vergleichbaren Anwendung ionisierender Strahlung und ist wesentlicher Bestandteil der physikalischen Qualitätssicherung. Die wichtigsten Aufgaben sind im Einzelnen: Ermittlung der Strahlenqualität, Messung von Dosis- und Dosisleistungsverteilungen, Messung der Kenndosisleistung von Strahlungsquellen, Ermittlung von Bestrahlungszeiten sowie periodisch wiederkehrende Messungen zur Qualitätssicherung. Solche Messungen bilden auch die Grundlage für den physikalischen Teil der Bestrahlungsplanung.

Ionisationsdosimetrie

In Gasen, Flüssigkeiten und Festkörpern entstehen beim Durchgang von Strahlung Ladungsträgerpaare (elektrisch geladene Teilchen). Die Ladung bzw. der dadurch erzeugte Strom ist ein Maß für die eingestrahlte Dosis und kann relativ einfach gemessen werden. Dieser Effekt wird in den Gaszählrohren ausgenutzt (Ionisationskammer, Stabdosimeter, Geiger-Müller-Zählrohr). Bei Festkörpern lässt sich dies bei einigen Halbleitermaterialien (z. B. Silizium und Germanium) und synthetischen Diamanten messtechnisch ausnutzen.

Thermolumineszenzdosimetrie

Das Prinzip der Thermolumineszenzdosimetrie beruht auf der Eigenschaft einiger Salze (sog. Speicherphosphore), nach Anregung mit ionisierender Strahlung einen Teil der zugeführten Energie zu speichern und bei Erwärmung in Form von Licht wieder auszusenden. Dieses kann photometrisch gemessen werden. Die Lichtmenge ist ein Maß für die eingestrahlte Dosis. Die großen Vorteile dieser Dosimetrie sind die hohe räumliche Auflösung und gute Messempfindlichkeit; Nachteile sind die Empfindlichkeit gegenüber mechanischen Einwirkungen und der hohe Zeitaufwand zur Vorbereitung und Auswertung der Messungen. Im Bereich der Personendosimetrie kommt dieses Verfahren z. B. bei Fingerring- und Albedodosimetern zum Einsatz.

Filmdosimetrie

Sie beruht auf der Schwärzung eines mit ionisierender Strahlung belichteten Filmes in Abhängigkeit von der Energiedosis. Die Filmdosimetrie in Form der Filmplaketten als Personendosimeter hat eine große Bedeutung für die Strahlenschutzüberwachung. Heutzutage werden in der Diagnostik und Dosimetrie größtenteils digitale Speicherfolien oder Polymerfilme verwendet, die keiner nasschemischen Entwicklung bedürfen.

Eisensulfat-Dosimetrie (Fricke-Dosimetrie)

Ausgenutzt wird die strahlenchemische Oxydation von Fe2+-Ionen zu Fe3+-Ionen, deren Konzentration in Spektralphotometern bestimmt werden kann. Die gemessene Konzentration ist proportional zur Energiedosis.

Kalorimeterdosimetrie

Gemessen wird eine Temperaturerhöhung im Medium, in der Regel Wasser, aufgrund einer Energieübertragung durch ionisierende Strahlung. Dieses Verfahren erfordert einen hohen apparativen Aufwand. Es eignet sich vor allem zur Ermittlung der Energiedosis in staatlich autorisierten Institutionen. In Deutschland ist diese Institution z. B. die Physikalisch-Technische Bundesanstalt (PTB) in Braunschweig.

3.4 Strahlentherapiegeräte

In der Strahlentherapie lassen sich verschiedene Verfahren entsprechend ihrer technischen Durchführung unterscheiden: Die Teletherapie (Stehfeldtherapie, Bewegungsbestrahlung) und die Brachytherapie (Kontakttherapie, interstitielle Therapie, intrakavitäre und intraluminare Therapie). Bei der Teletherapie (perkutane Strahlentherapie) befindet sich die Bestrahlungsquelle außerhalb des Körpers, bei der Brachytherapie hingegen liegt die Bestrahlungsquelle direkt am oder im Tumorgewebe.

Röntgentherapiegeräte

Röntgentherapiegeräte sind historisch gesehen die ersten Bestrahlungsgeräte. Sie werden für bestimmte Indikationen auch heute noch genutzt und verwenden die in einer herkömmlichen Röntgenröhre entstehenden niederenergetischen Röntgenstrahlen zu therapeutischen Zwecken. Der typische Energiebereich der zur Erzeugung der Röntgenstrahlen notwendigen Elektronen liegt zwischen 10 keV und 500 keV. Hierbei wird der Bereich zwischen 100 keV und 500 keV zusätzlich als Orthovolttherapie bezeichnet. Diese Geräte werden heutzutage noch zur strahlentherapeutischen Behandlung nicht maligner Erkrankungen eingesetzt sowie zur Therapie von oberflächlich gelegenen Hauttumoren. Die hohe Hautbelastung und die unbefriedigende Dosisverteilung bei größeren Zielvolumina sprechen gegen diese Geräte bei onkologischen Indikationen.

Gammabestrahlungseinrichtungen (z. B. ^{60}Co-Bestrahlungseinrichtungen, Gammaknife)

Gammabestrahlungseinrichtungen sind Einrichtungen zur Strahlentherapie mit einer radioaktiven Quelle, deren emittierte Gammastrahlung durch entsprechende Blenden auf das Ziel eingestellt wird. Vorteil dieser Systeme ist der relativ geringe finanzielle und personelle Aufwand für den Betrieb. In technologisch weniger entwickelten Ländern werden sie aus diesen Gründen weiterhin eingesetzt. Es bestehen jedoch folgende Nachteile:

1. es ist lediglich eine Energiestufe möglich,
2. eine im Vergleich zum Beschleuniger problematische Halbschattenbildung,
3. der regelmäßige Quellenwechsel und
4. eine mögliche Strahlenbelastung für das Personal.

In Deutschland und anderen westlichen Ländern wurden diese Einrichtungen vollständig durch Linearbeschleuniger ersetzt. Die nur für bestimmte Indikationen geeignete Tiefendosisverteilung geht aus Abb. 3.4 hervor.

Eine spezielle ^{60}Co-Bestrahlungseinrichtung, welche mit 201 einzelnen ^{60}Co Quellen ausgestattet ist, das sogenannte Gammaknife zur stereotaktischen Bestrahlung kleiner zerebraler Zielvolumen (z. B. Hirnmetastasen), hat weiterhin Verbreitung – allerdings können vergleichbare Resultate auch mit modernen (modifizierten) Linearbeschleunigern erzielt werden.

Linearbeschleuniger

Das wichtigste und am häufigsten eingesetzte Bestrahlungsgerät ist der Linearbeschleuniger. Bei ihm werden Elektronen während des einmaligen Durchlaufens einer geraden Beschleunigungsstrecke (Hohlleiter) beschleunigt. Diese Energiezufuhr erfolgt durch Einwirkung eines mit den Elektronen mitlaufenden hochfrequenten elektrischen Feldes (Wanderwellenbeschleuniger) oder durch periodische Einwirkung eines längs des Hohlleiters aufgebauten stehenden hochfrequenten elektrischen Feldes (Stehwellenbeschleuniger). Dadurch ergeben sich leicht unterschiedliche Bauarten. Da beim Wanderwellenbschleuniger die Beschleunigungsröhre in der Regel eine Länge von etwa 2 m besitzt, werden diese geneigt gebaut. Die kürzeren Beschleunigerrohre der Stehwellenbeschleuniger werden horizontal in die Gantry integriert. Eine schematische Darstellung eines Stehwellenbeschleunigers ist in Abb. 3.6a; eines Wanderwellenbeschleunigers in Abb. 3.6b zu sehen.

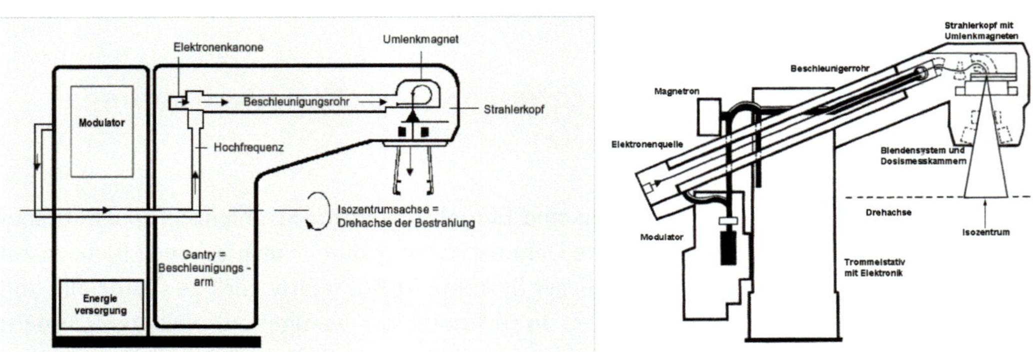

(a) (b)

Abbildung 3.6: Aufbauprinzipien verschiedener Linearbeschleuniger: a) Stehwellenbeschleuniger, b) Wanderwellenbeschleuniger (in Anlehnung an Krieger 2018 [a] und Margulies et al. 2017 [b]).

Um das hochfrequente elektrische Feld zur Beschleunigung der Elektronen zu erzeugen, wird ein entsprechender Mikrowellengenerator benötigt. Die gängigen Mikrowellenquellen sind das Magnetron und das Klystron. Magnetrons sind kleiner und arbeiten bei einer niedrigeren Spannung, sodass sie auch in der Gantry des Linearbeschleunigers platziert werden können. Sie erzeugen Leistungen bis etwa 3–5 MW. Im Pulsbetrieb können maximale Werte bis 10 MW erreicht werden. Bei höherenergetischen Beschleunigern kann der Einsatz von leistungsstärkeren Klystrons notwendig werden.

Vorteile des Linearbeschleunigers sind die bessere Geometrie und die Vielseitigkeit durch die Wahl verschiedener Photonen- und Elektronenenergien an einem Gerät. Erst dadurch sind aufwändigere Bestrahlungstechniken realisierbar, die eine gute Schonung des gesunden Gewebes bei gleichzeitiger hoher Dosis in der Zielregion ermöglichen.

Die kurativen Therapieansätze der Radiotherapie erfordern den Einsatz moderner Techniken. Diese weisen folgende Vorteile auf:

Megavolttherapie (Energien von mehr als 1 MeV): Hautschonung, verbesserte Tiefendosisverläufe, schärfere Konturen des Strahlenfeldes, geringere Streuung.

Elektronentherapie: Gut kontrollierbare Eindringtiefe, Vermeidung von Schäden am tiefer liegenden Gewebe.

Radiotherapie mit hohem Energieübertrag (LinearEnergyTransfer – LET): hoch fokussierter Strahl, hohe Ionisationsdichten, höhere biologische Wirkung (auch am Normalgewebe).

3.5 Bestrahlungstechniken in der Strahlentherapie

Alle Bestrahlungstechniken haben zum Ziel, das Tumorvolumen (Zielvolumen) gleichmäßig mit einer möglichst hohen Dosis zu bestrahlen. Gleichzeitig muss das gesunde Gewebe geschont werden, also eine möglichst geringe, tolerable Dosis erhalten. Anhand der Tiefendosiskurven (Abb. 3.4) lässt sich abschätzen, welche Dosis ein Tumor bzw. das umliegende Gewebe bei einer bestimmten Strahlenart und Energie erhält. Liegt ein Tumor z. B. in 10 cm Tiefe und wird dieser aus lediglich einer definierten Richtung mit 10 MV Photonenstrahlung bestrahlt, so erhält das Gewebe, das sich in etwa 2,5 cm Tiefe unter der Strahleneintrittsstelle befindet, eine deutlich höhere Dosis (100 %) als der Tumor (ca. 75 %) selbst. Reicht das Zielvolumen dann noch weitere 10 cm in die Tiefe, so beträgt die Dosis für die am tiefsten gelegenen Bereiche nur noch etwa 40 %. Das Ziel einer homogenen Dosisverteilung im Tumorvolumen bei gleichzeitiger Schonung des gesunden Gewebes wird mit dieser einfachen Stehfeldtechnik in der Regel nicht erreicht.

Mehrfeldertechniken (3D konformale Strahlentherapie)

Die einfachste Verbesserung besteht darin, mit zwei opponierenden Feldern zu arbeiten. Diese Technik führt dazu, dass durch die Überlagerung von zwei Feldern praktisch das gesamte bestrahlte Volumen eine nahezu homogene Dosis erhält. Diese Dosisverteilung entsteht dadurch, dass der Dosisabfall mit der Tiefe fast linear verläuft (Abb. 3.4). Im Ergebnis zeigt die resultierende Tiefendosisverteilung einen annähernd konstanten Verlauf. Eine Zwei-Felder-Technik wird heute in Einzelfällen und in modifizierter Form zum Beispiel noch bei der Ganzschädelbestrahlung und der Ganzbrustbestrahlung verwendet.

Soll jedoch in dem gesamten bestrahlten Volumen nur ein kleiner Bereich eine hohe Dosis und der Rest des Volumens (gesundes Gewebe) eine deutlich geringere Dosis erhalten, so werden weitere Strahlungsfelder verwendet. So wurde z. B. bis vor kurzer Zeit die Prostata mit vier oder fünf kreuzförmig angeordneten Feldern bestrahlt. Nur in dem Bereich, in dem sich alle Felder überlagern, ergibt sich die Maximaldosis. Außerhalb des Überlagerungsbereiches ergibt sich eine deutlich geringere Dosis, da jedes Feld nur einen entsprechenden Anteil zu der gewünschten Zielvolumendosis liefert. Je mehr Felder verwendet werden können, desto geringer belastet man das gesunde Gewebe, da die Dosis über alle durchstrahlten Bereiche „verschmiert" wird. Da der Beitrag jedes einzelnen Feldes davon abhängt, wie groß die Gewebedicke zwischen Strahleneintritt und Zielvolumen ist, müssen die Felder oft unterschiedlich stark gewichtet werden, um die Dosisverteilung zu optimieren.

Multilamellenkollimator (Multi Leaf Collimator) MLC

Linearbeschleuniger verfügen heute über ein Blendensystem zum Anpassen des entsprechenden Strahlenfeldes. Hierbei besteht eines der Blendenpaare aus bis zu 160 einzeln ansteuerbaren Lamellen (80 Lamellen pro Seite). Daraus ergibt sich die Möglichkeit zur Anpassung der Feldform an die individuelle Zielvolumengeometrie.

Rotationsbestrahlungen

Heutzutage wird in vielen Fällen statt mehrerer einzelner Felder unterschiedlicher Einstrahlrichtung eine Bewegungsbestrahlung angewendet. Bei dieser Technik bewegt sich der Strahlerkopf des Bestrahlungsgeräts während der Bestrahlung in einem Bogen von bis zu 360° um den Patienten und damit das Zielvolumen. Man erreicht dabei eine deutlich höhere Dosis im Zielvolumen bei verbesserter Schonung des gesunden Gewebes. Nachteilig ist, dass abhängig von der Größe des Rotationsbogens große Bereiche gesunden Gewebes im Strahlenfeld liegen. Anwendung findet diese Technik in Kombination mit einer dynamischen Anpassung der Feldform durch den Lamellenkollimator in allen Körperregionen und beschränkt sich nicht mehr nur auf stereotaktischen Hochpräzisionsbestrahlung bei rundlich geformten Tumoren im Hirn oder im restlichen Körper (z. B. Lunge oder Leber).

IMRT (Intensity Modulated Radiation Therapy) und VMAT/IMAT (Volumetric/Intensity Modulated Arc Therapy)

Neben der jeweiligen Tiefe des Zielvolumens hängt der Beitrag jedes Strahlungsfeldes auch von der Gewebeart (Knochen, Muskulatur, Fett, Lunge) ab, die die Strahlung durchdringen muss. Obwohl ein Strahlungsfeld eine nahezu homogene Intensitätsverteilung über die Eintrittsfläche aufweist, trifft, bedingt durch die gewebeabhängige Absorption, ein inhomogen verteiltes Feld auf das Zielvolumen. Dadurch werden in einigen Volumenbereichen zu geringe Strahlungsdosen appliziert.

Es ist möglich, Volumenbereiche, die eine zu geringe Dosis erhalten haben, mit kleineren Zusatzfeldern zu bestrahlen und so die Dosisverteilung zu optimieren. Anzahl, Größe, Lage und Intensität dieser Zusatzfelder, die als Segmente bezeichnet werden, müssen mit Hilfe eines Planungscomputers ermittelt werden. Ein aus vier Segmenten zusammengesetztes Bestrahlungsfeld ist schematisch in Abb. 3.7 dargestellt. Je nach Zielvolumengeometrie werden bei einem solchen Bestrahlungsplan bis zu elf Bestrahlungsfelder verwendet, die jeweils in mehrere Segmente aufgeteilt werden. Die Gesamtzahl der einzelnen Segmente kann durchaus Werte von ca. 80 Segmenten oder mehr erreichen.

Dieses Verfahren wird als Intensitätsmodulierte Strahlentherapie (IMRT; Intensity Modulated Radiation Therapy) bezeichnet. Die IMRT ist mit modernen Linearbeschleunigern zu einer Standardtechnik in der Strahlentherapie geworden.

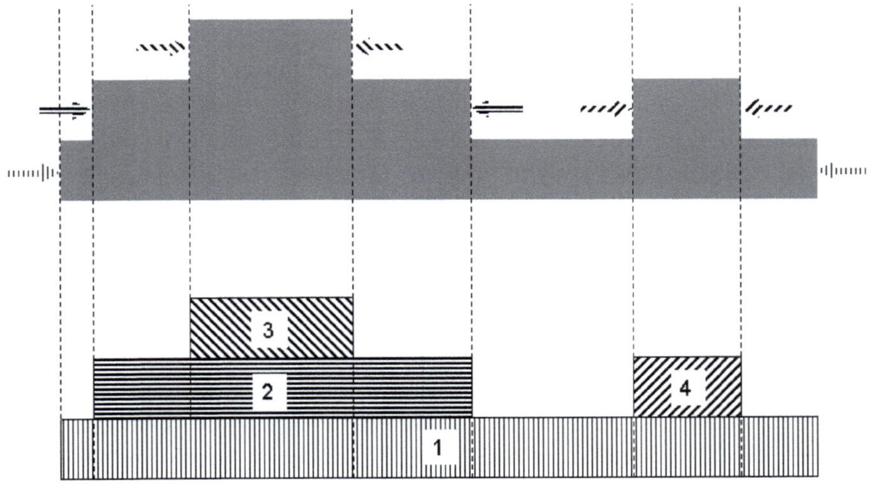

Abbildung 3.7: IMRT Strahlprofil. Durch vier unterschiedlich große, nacheinander bestrahlte Felder ergibt sich ein inhomogenes Strahlungsprofil im Zielvolumen.

Speziell konkav um Risikoorgane gelegene Tumore, wie z. B. Kopf-Hals-Tumore in der Nähe des Rückenmarks, lassen sich durch herkömmliche konformale Mehrfeldertechniken nur begrenzt erfassen. Gerade in diesen Fällen können IMRT-Techniken die Behandlungsqualität verbessern. IMRT-Techniken lassen sich in zwei Klassen einteilen: serielle Verfahren („step and shoot") und dynamische Verfahren. Bei der „step and shoot"-Technik werden alle Segmente eines Feldes nacheinander abgestrahlt und anschließend wird die Einstrahlrichtung geändert und das nächste segmentierte Feld abgestrahlt.

In den vergangenen Jahren haben sich dynamische IMRT-Techniken in der Routinebehandlung durchgesetzt. Hierbei wird die Bewegung des Strahlerkopfes um das Zielvolumen und des feldbegrenzenden Multileafkollimators synchronisiert. So wird die Feldform und Dosisleistung kontinuierlich mit der Einstrahlrichtung variiert. Hierbei handelt es sich also um eine Sonderform der Rotationsbestrahlung. Diese dynamische Technik wird VMAT bzw. IMAT (Volumetric/Intensity Modulated Arc Therapy) genannt und hat sich in den letzten Jahren zu einem weiteren Standardtherapieverfahren etabliert.

IGRT (Image Guided Radiation Therapy)

Die Anforderungen an die Präzision der Bestrahlungen werden immer größer, um auch in extremen Situationen (benachbarte Risikostrukturen, vorbestrahlte Regionen) das Zielvolumen exakt und mit einer entsprechenden wirksamen Dosis zu bestrahlen. Für spezielle Situationen und Körperregionen gibt es einzelne Systeme (stereotaktische Bestrahlung im Gehirn), die dies bereits ermöglichen. Aber auch in anderen Bereichen sollen Hochpräzisionsbestrahlungen den therapeutischen Erfolg bei maximaler Schonung von gesundem Gewebe garantieren. Moderne Bestrahlungsgeräte ermöglichen auf der Grundlage von in Bestrahlungsposition aufgenommenen diagnostischen Aufnahmen eine Überprüfung und ggf. Korrektur der Lage des Patienten direkt vor der eigentlichen Bestrahlung. Auch eine Berücksichtigung von Organverschiebungen, z. B. durch den Atemhub, wird dadurch möglich. Dieses Verfahren wird als „Image Guided Radiation Therapy" (IGRT) bezeichnet. Grundlage sind mit dem Beschleuniger verbundene, im Bestrahlungsraum befindliche bildgebende Systeme (z. B. Conebeam CT, stereoskopische Röntgenanlagen), die über ein angeschlossenes Planungs- und Lagerungssystem sofortige Lagekorrekturen ermöglichen. Vermehrt werden auch optische Systeme zur Lagekontrolle mittels Oberflächenvermessung verwendet. Diese bieten eine strahlungsfreie Alternative. Seit 2018 werden auch MR Linacs (Kombination MR Tomograph und Linearbeschleuniger) im klinischen Betrieb verwendet, bei denen die Lagekontrolle durch eine MR Bildgebung gewährleistet wird. Diese hochspezialisierten Geräte ermöglichen erstmals eine „quasi-online" Lagekontrolle während der Bestrahlung. In den letzten Jahren wird vermehrt an der adaptiven Strahlentherapie geforscht, die eine Anpassung des Bestrahlungsplanes an die aktuelle Bildgebung aus der Lagekontrolle ermöglicht. So kann der Bestrahlungsplan bei jeder Fraktion – tagesaktuell – an die momentane Lagerung adaptiert werden, falls notwendig.

Stereotaktische Bestrahlungen

Stereotaktische perkutane Bestrahlungen mit Photonen werden besonders im Bereich von Hirn, Lunge und Leber eingesetzt. Bei hohen Anforderungen an die geometrische Genauigkeit der Bestrahlung und einen steilen Dosisabfall vom Planungszielvolumen zum gesunden Gewebe kann sie sowohl fraktioniert als auch als Einzeitbestrahlung erfolgen. Es hat sich eingebürgert, bei Einzeitbestrahlungen auch von einer sog. Radiochirurgie zu sprechen. Eine derartige Einzeitbestrahlung kann sowohl mit Hilfe der interstitiellen Radiochirurgie (d. h. operatives Einbringen von radioaktiven Präparaten) oder durch perkutane Radiochirurgie entweder mit dem Gammaknife, dem Cyberknife oder einem (konventionellen) Linearbeschleuniger durchgeführt werden. In der nachfolgenden Tabelle sind diese verschiedenen Methoden kurz gegenübergestellt.

Tabelle 3.2: Gegenüberstellung der verschiedenen Verfahren

Verfahren	Strahler/Strahlung	Fraktionierung / Technik	Anwendungsgebiete
Interstitielle Brachytherapie (Seeds)	hauptsächlich J-125, selten Au-198	Permanente oder temporäre Seed-Einlage	kranielle Radiochirugie
Gammaknife	^{60}Co (201 Quellen)	Einzeitbestrahlung	nur für kranielle Radiochirugie geeignet
Cyberknife/konventioneller Linear- beschleuniger	Photonen	Einzeitbestrahlung oder fraktionierte Bestrahlung	sowohl für kranielle als auch extrakranielle Radiochirugie möglich

Unter der interstitiellen Radiochirurgie versteht man eine Strahlentherapie mit radioaktiven Präparaten (sog. Seeds). Die Strahler werden durch kleine Hohlnadeln (interstitiell) direkt in das Zielvolumen eingebracht. Das Einführen der Nadeln erfolgt nach zuvor an einem speziellen Planungssystem berechneten stereotaktischen Koordinaten, um eine Verletzung von sensiblen Strukturen zu vermeiden.

Die perkutane Radiochirurgie mit dem Gammaknife wird mit einem speziellen Bestrahlungsgerät durchgeführt, das aus 201 konzentrisch angeordneten Kobalt-60-Quellen besteht. Die Einzelstrahlen sind so fokussiert, dass sie sich über die gesamte Kopfhaut verteilen und in einem Punkt, dem Isozentrum, schneiden. Der Kopf des Patienten ist in einem stereotaktischen Rahmen fixiert, der in die Bestrahlungsanlage so eingespannt werden kann, dass sich das Isozentrum genau im Zielvolumen befindet. Das Gammaknife ist aufgrund seiner Bauform nur für die kranielle Radiochirurgie geeignet.

Unter der perkutanen Radiochirurgie mit dem Cyberknife versteht man eine Behandlung mit einem kompakten Linearbeschleuniger, der von einem Roboterarm um den Patienten geführt wird. Die Dosiskonzentrierung erfolgt, indem sich der hochfokussierte Strahl in mehreren Trajektorien um den Patienten bewegt. Während der Dosisapplikation führen sowohl die Strahlenquelle als auch die Patientenliege sequentielle oder simultane Bewegungen durch. Somit lässt sich der Ort der maximalen Dosis sehr genau innerhalb des Zielgebietes platzieren. Durch die Bewegung des Roboterarms können unerwünschte Patientenbewegungen, z. B. Atmung, ausgeglichen werden.

Auch mit einem konventionellen „gantrygebundenen" Linearbeschleuniger lässt sich perkutane Radiochirurgie durchführen. Die Dosiskonzentrierung erfolgt, indem der eingeengte Strahl in mehreren Bögen um den Patientenkopf rotiert und sich in einem Punkt, dem Isozentrum (Schnittpunkt zwischen Drehachse des Beschleunigers und dem Zentralstrahl), schneidet. Die Kollimation des Strahles geschieht durch einen feinen MLC oder spezielle stereotaktische Rundkollimatoren. Durch eine Auswinkelung des Patiententisches lassen sich auch hier non-koplanare Bestrahlungspläne realisieren. Mithilfe der Verwendung von sogenannten Hexapod-Patientenlagerungstischen lässt sich auch eine Korrektur der Patientenpositionierung in sechs Freiheitsgraden realisieren.

Für die extrakranielle Radiochirurgie bzw. stereotaktische Strahlentherapie am Cyberknife und Linearbeschleuniger gibt es spezielle Patientenlagerungs- und Positionierungssysteme, die diese geometrische Präzision in Verbindung mit entsprechenden Planungssystemen auch in anderen Körperregionen ermöglichen. Häufigste Anwendungsgebiete sind die Bestrahlung von kleinen Tumoren bzw. Metastasen in der Lunge und Leber sowie im Bereich der BWS/LWS.

Brachytherapie mit dem Afterloadinggerät

Mit der Brachytherapie (Kurz-Distanz-Therapie) versucht man im Gegensatz zur Teletherapie unmittelbar am Tumor oder im Tumor selbst eine hohe Bestrahlungsdosis zu applizieren. Eine der Möglichkeiten einer Brachytherapie ist die Behandlung mit dem automatischen Afterloadinggerät. Abhängig vom jeweiligen Zielorgan wird der nicht strahlende Applikator platziert. Wird dieser in eine körpereigene Höhle eingebracht, spricht man von einer intrakavitären Therapie (z. B. Vagina, Zervix, Bronchus). Wird der Applikator in Gefäßen platziert, so spricht man von einer intraluminalen Therapie. Eine spezielle Therapie ist hierbei die intrakoronare Brachytherapie, bei der ein radioaktives Präparat (meist β-Strahler wie ^{32}P oder $^{90}Sr/^{90}Y$) über einen besonderen Herzkatheter in das Gefäß gebracht wird, um durch die Bestrahlung eine Restenose der Gefäße zu verhindern. Bei einer interstitiellen Therapie (z. B. Prostata, Mamma, Sarkome, Mundboden, Zungengrund) wird die Strahlenquelle über eingebrachte Schläuche oder dünne Nadeln direkt im Tumorgewebe deponiert. Eine spezielle Form der interstitiellen Brachytherapie ist das Einbringen von radioaktiven Strahlen in das Zielvolumen über dünne Hohlnadeln, wobei diese sog. Seeds dann temporär (z. B. Schädel) oder permanent (z. B. Prostata) im Patienten verbleiben. Von einer Kontakttherapie spricht man dann, wenn die Strahlenquelle auf die Oberfläche eines Organs (z. B. Nasopharynx, Auge) gebracht wird.

Nachdem der jeweilige Applikator eingebracht und dessen korrekte Lage durch Röntgenaufnahmen in zwei Ebenen bzw. durch ein CT dokumentiert wurde, wird das radioaktive Präparat aus einem Strahlenschutzbehälter (Tresor) motorisch über die Führungsschläuche gesteuert in die zu bestrahlende Region gebracht. Durch eine schrittweise Verschiebung des radioaktiven Präparates können unterschiedliche Dosisverteilungen (Isodosenverläufe) erzeugt werden. Dies erfolgt mit speziellen Planungs- und Steuerungsrechnern. Meist wird als Isotop das Iridium (^{192}Ir) mit einer mittleren Gamma-Energie von 370 keV und einer Halbwertzeit von etwa 74 Tagen verwendet. Die Therapie mit dem automatischen Afterloadinggerät gewährleistet einen sehr guten Strahlenschutz, sodass die notwendigen Dosen mit hoch radioaktiven Quellen appliziert werden können.

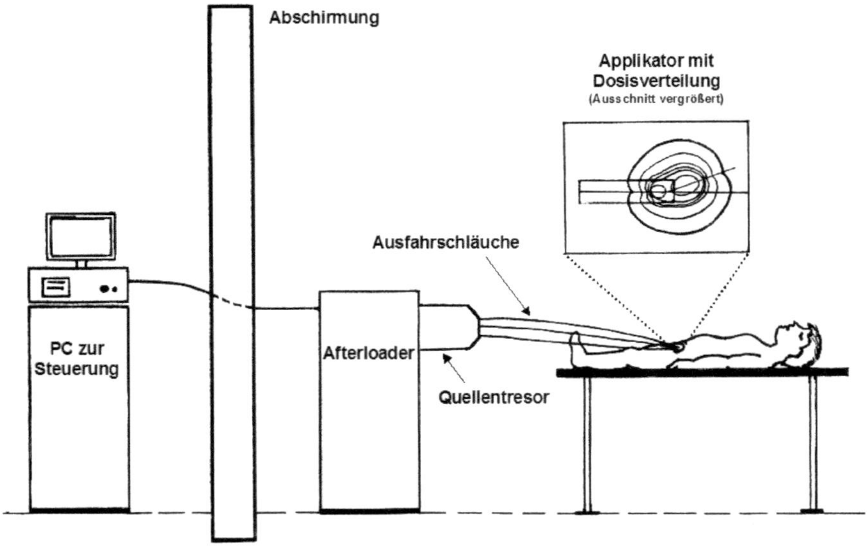

Abbildung 3.8: Schematische Darstellung eines automatischen Afterloaders mit seinen wichtigsten Komponenten.

Entsprechend der Aktivität der Strahlenquelle und der damit verbundenen Dosisleistung des Strahlers unterscheidet man in der Brachytherapie drei unterschiedliche Applikationsformen. Diese sind in der nachfolgenden Tab. 3.3 miteinander verglichen (nach DIN 6814-8).

Tabelle 3.3: Vergleich der verschiedenen Applikationsformen in der Brachytherapie

Verfahren	**LDR Low Dose Rate**	**MDR Medium Dose Rate**	**HDR High Dose Rate**
Dosisleistung	< 2 Gy/h klassischer Bereich: etwa 0,5 Gy/h	2 Gy/h bis 12 Gy/h	> 12 Gy/h
Beispiele häufig verwendeter Strahler	J-125, Pd-103, Au-198, Ir-192	Ir-192, Cs-137	Ir-192, P-32, Sr-90/Y-90

Eine besondere Applikationsform ist die sog. PDR-Brachytherapie („Pulsed Dose Rate"). Hier werden Bestrahlungen in kurzen Zeitabständen (etwa 1 Stunde) mit jeweiligen Einzeldosen im Bereich von üblicherweise 0,5 bis 1,0 Gy appliziert.

Weitere radiotherapeutisch genutzte Strahlenarten

Neben der Therapie mit Photonen und den biologisch gleichwertigen Elektronen werden in der Radioonkologie auch andere Strahlenarten zur Behandlung von Patienten eingesetzt. Da diese Therapiemethoden häufig mit einem großen apparativen Aufwand verbunden sind, gibt es aber nur relativ wenige Zentren, an denen diese Anlagen verwendet werden.

Strahlentherapie mit Protonen

Biologisch haben Protonen eine geringfügig gesteigerte Wirksamkeit im Vergleich mit den in der Strahlentherapie üblicherweise verwendeten Photonen oder Elektronen. Durch den vergleichsweise niedrigen Energieverlust vor dem Dosismaximum und dem energieabhängigen extrem raschen Dosisabfall zur Tiefe können bestimmte Tumoren schonender bestrahlt werden, wie z. B. im Augen- und Kopfbereich oder bei einer großvolumigen Bestrahlung von Kindern (z. B. Neuroachsen-Bestrahlung). Ein weiterer Vorteil gegenüber der Photonen- und Elektronenstrahlung ist die extrem geringe Aufstreuung des Strahles beim Durchgang durch das Gewebe. In Abb. 3.9 ist beispielhaft der Energieverlust im Gewebe für Photonen- und Protonenstrahlung verglichen. Man kann bei Protonen die Energie so wählen, dass die maximale Energieabgabe im Bereich des Tumors stattfindet.

Protonentherapieanlagen sind sehr groß und aufwändig, sodass momentan nur einige Zentren in Deutschland einen solchen Beschleuniger betreiben. In Deutschland stehen z. B. in Essen, Dresden, Heidelberg und Marburg Anlagen zur Protonentherapie zur Verfügung.

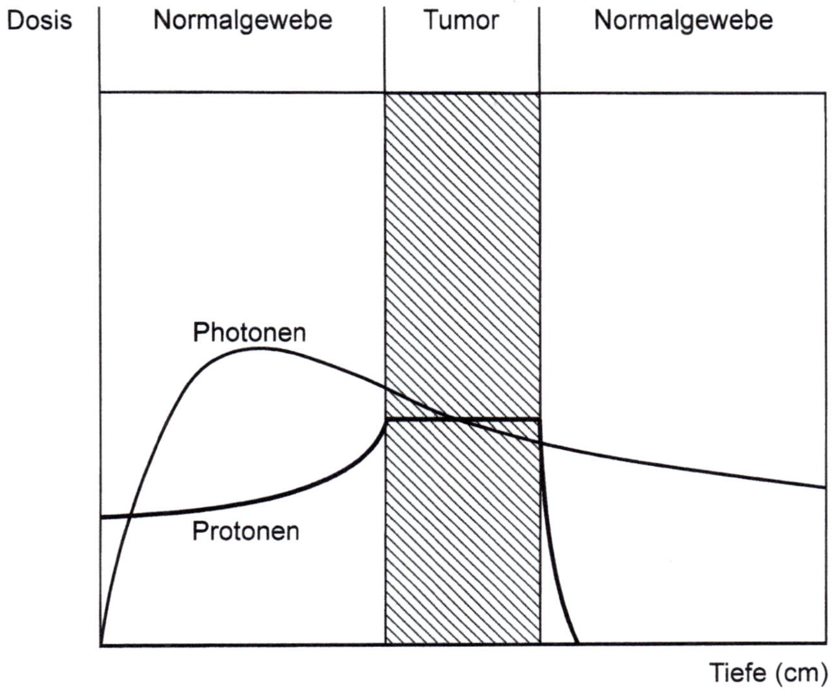

Abbildung 3.9: Der Energieverlust für Photonen und Protonen im Gewebe im Vergleich (modifiziert nach Fritz-Niggli 1997).

Schwerionenstrahlung

Bei diesen Bestrahlungen werden vor allem schwere Kohlenstoff-Ionen verwendet. Diese Strahlenart hat sowohl eine höhere biologische Wirksamkeit (ähnlich wie die Neutronen) als auch eine günstigere Verteilung der Dosis zur Tiefe hin (analog zu den Protonen). Einsatzgebiet sind vornehmlich wenig strahlenempfindliche Tumore in bestimmten Lokalisationen wie z. B. Chondrosarkomen oder Chordomen der Schädelbasis. Weitere mögliche Indikationen zur Ionenstrahltherapie sind z. B. Weichteilsarkome oder pädiatrische Tumore. Analog zu den Protonentherapieanlagen gibt es auch im Bereich der Schwerionentherapie weltweit Bemühungen, das Angebot an Bestrahlungsanlagen zu vergrößern. In Deutschland sind in Heidelberg und Marburg klinische Einrichtungen in Betrieb.

Literatur

1. Fercher AF. Medizinische Physik. Springer-Verlag Wien-New York, 1999.
2. ICRP, 2007. 2007 Recommendations of the International Commission on Radiological Protection (Users Edition). ICRP Publication 103 (Users Edition). Ann. ICRP 37 (2–4).
3. Fritz-Niggli H. Strahlengefährdung / Strahlenschutz. Verlag Hans Huber Bern, 1997.
4. Krieger H, Strahlungsquellen für Technik und Medizin (3. Aufl.) Springer Spektrum Wiesbaden, 2018.
5. Krieger H, Strahlungsmessung und Dosimetrie (3. Aufl.) Springer Spektrum Wiesbaden, 2021.
6. Schlegel W, Bille J, Medizinische Physik; Band 2 Medizinische Strahlenphysik, Springer-Verlag Berlin, Heidelberg-New York, 2002.
7. Margulies A, Fellinger K, Kroner Th, Gaisser A; Onkologische Krankenpflege (6. Aufl.), Springer Medizin Verlag Heidelberg, 2017.

Kapitel 4

„Strahlenbiologie" – Strahlenwirkung auf biologische Gewebe

Natalia Bogdanova

Strahlenbiologie untersucht die strahlenbedingten Reaktionen lebender Organismen und folglich hervorgerufenen Veränderungen, die durch molekularbiologische, genetische, biochemische oder physiologische Analysen an Zellen und Zellsystemen untersucht werden können.

Darüber hinaus erfasst die Strahlenbiologie wesentliche Daten zur biologischen Wirkung von ionisierender Strahlung bei hohen wie auch bei niedrigen Dosen (z. B. in der diagnostischen Radiologie) und die Maßnahmen zur Vermeidung von Strahlenschäden. Dies stellt die Grundlagen für die Strahlentherapie und den Strahlenschutz dar.

4.1 Grundlagen

Die Wirkung ionisierender Strahlung auf biologische Gewebe beruht auf dem Prinzip der Absorption - so verliert die Strahlung einen Teil ihrer Energie beim Durchtritt durch die Materie/Gewebe. Dabei spielen Anregung und Ionisation die entscheidende Rolle. Nur die absorbierte Strahlung kann wirksam werden. Diese Interaktionen resultieren durch Veränderungen der chemischen Bindungen in den jeweils bestrahlten Molekülen.

Dies kann entweder direkt oder indirekt geschehen. Direkte Effekte basieren auf Schäden durch Teilchenwechselwirkung; indirekte Effekte entstehen durch Interaktion mit reaktiven oxidativen Spezies (ROS). Diese freien Radikale bilden sich z. B. durch Wasserradiolyse oder Homolyse, da jede Zelle aus ca. 80 % Wasser (Abb. 4.1) besteht.

Direkte Strahlenwirkung Herauslösen eines oder mehrerer Bindungselektronen aus einem Biomolekül der Zelle durch ionisierende Strahlenwirkung, was Verlust der biologischen Eigenschaften bei den betroffenen Molekülen nach sich zieht. Mit der Dosis steigt die Trefferzahl und damit die Wahrscheinlichkeit des Zelltodes.

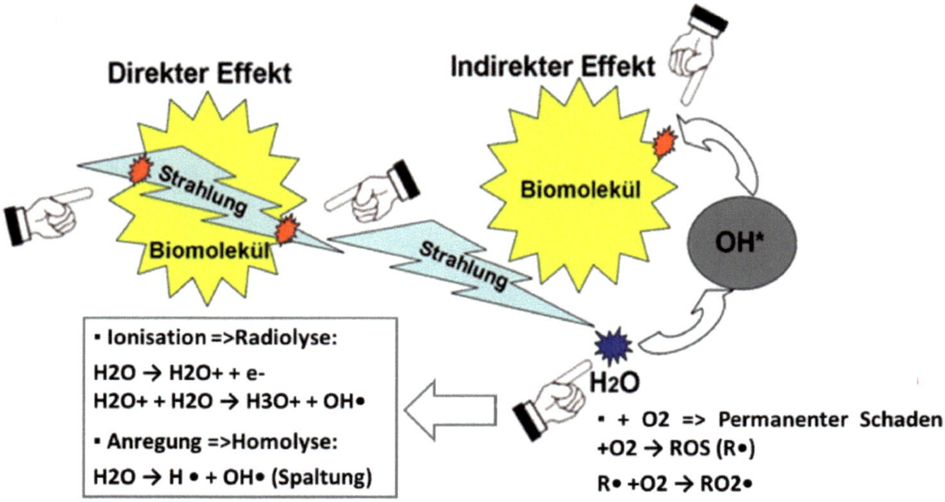

Abbildung 4.1: Direkte und indirekte Wirkung ionisierender Strahlung

Indirekte Strahlenwirkung Durch Strahlenwirkung verliert ein Wassermolekül ein Bindungselektron, wird zum hochreaktiven Radikal und holt sich ein Elektron aus einem organischen Molekül, was zum Verlust der biologischen Integrität dieses Biomoleküls führt. Dabei wird die entscheidende Rolle von Anregung und Ionisation offenkundig.

In Anwesenheit von molekularem Sauerstoff entstehen weitere ROS, wie z. B. Hyperoxidanion (Superoxidanion) und Wasserstoffperoxid. Diese aktiven Produkte können durch den Sauerstoff, der zudem klinische Relevanz besitzt, vermehrt gebildet werden (Sauerstoffeffekt). Die genannten Radikale und Peroxide stellen Zellgifte dar, die mittels chemischer Reaktionen zu Strukturveränderungen und teilweise permanenten Schäden im Bereich von Biomolekülen führen.

Zur direkt ionisierenden Strahlung gehören geladene Teilchen (Elektronen, Protonen, Alpha-Partikel, schwere Kerne). Zur indirekten Strahlung gehören Röntgen- oder Gammastrahlen (die elektromagnetische Strahlung) und ungeladene Teilchen (Neutronen), die durch Interaktion mit Materie/Gewebe geladene Teilchen produzieren.

All diese Arten der ionisierenden Strahlung oder Strahlenqualitäten unterscheiden sich durch Reichweite oder Effizienz bei der Erzeugung von Schäden, was an physikalischen Eigenschaften liegt. Ein bedeutender Parameter dabei ist der Lineare-Energie-Transfer (LET), welcher ein Maß für die direkte Strahlenwirkung darstellt und beschreibt, wie viel Energie von ionisierenden Teilchen oder Photonen pro Längeneinheit (Wegstrecke) an das durchdrungene Gewebe oder die Materie abgegeben wird (alte Einheit keV/µm, neue Einheit J/m).

In sog. Tiefendosiskurven (TDK) werden der jeweilige Dosisaufbau, Vorgänge diverser Strahlenqualitäten sowie deren Reichweite dargestellt und der Verlauf der Dosis in der Tiefe beschrieben (Abb. 4.2).

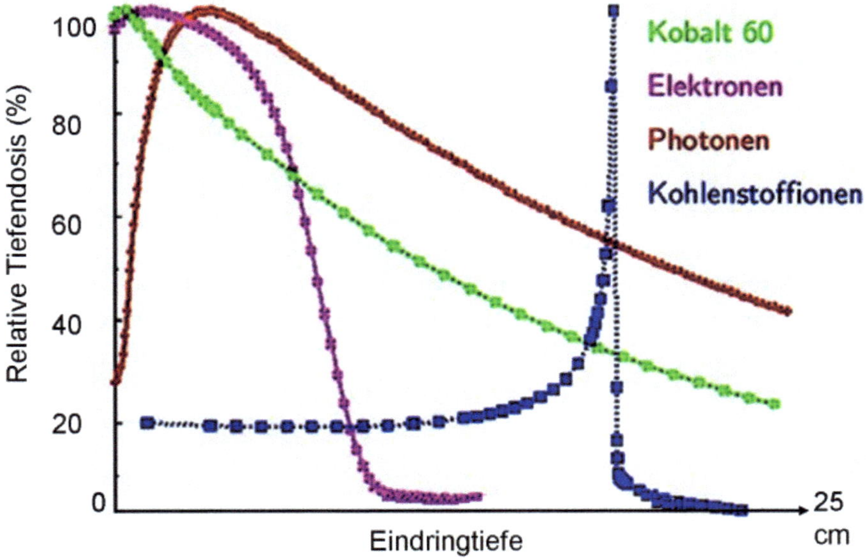

Abbildung 4.2: Tiefendosisprofile unterschiedlicher Strahlqualitäten im Wasser (modifiziert nach Reiser et al. 2011)

Zum Beispiel haben Elektronen eine Dosiskurve von einigen Zentimetern, dann wird ein Maximum erreicht, und es kommt zum Abfall der Energie. Schwere Ionen dagegen (z. B. von Kohlenstoff) geben ein Dosismaximum in der Tiefe in Form von „Bragg-Peaks“ ab. Die TDK sind ein sehr wichtiger Anhaltspunkt zur korrekten Planung strahlentherapeutischer Behandlung.

Bei der Wirkung ionisierender Strahlung im molekularen Bereich werden im Allgemeinen drei Hauptphasen unterschieden:

- Die **physikalische Phase**: In ca. 10^{-18} Sekunden erfolgen Interaktionen zwischen der ionisierenden Strahlung und den Atomen des betreffenden Gewebes (Energieabsorption => Ionisation, Molekülanregung). Die Energie der Strahlung wird an die Materie/Gewebe übertragen; dabei entstehen hauptsächlich elektronisch angeregte und ionisierte Moleküle. Diese sehr instabilen Primärprodukte reagieren sofort weiter.
  - Physikochemische Phase (direkte oder indirekte Wirkung an der Zelle wird initiiert). Es entstehen reaktionsfähige freie Atome und Radikale, die ein ungepaartes Elektron in der äußeren Schale besitzen.
- Die **chemische Phase**: Binnen ca. 10^{-9} Sekunden durch Umlagerung und Energieübertragung reagieren die angeregten oder ionisierten Atome und freien Radikale, welche die Reaktionen untereinander und mit der Umgebung fortsetzen.
  - Biochemische Phase: Es entstehen aktivierte Moleküle, bzw. organische Moleküle werden Veränderungen z. B. durch Hydroxylierung unterzogen.
- Die **biologische Phase**: Enzymreaktionen beginnen bereits wenige Sekunden nach Bestrahlung (biologische Konsequenzen bis hin zu Jahren), wodurch die chemischen Veränderungen überwiegend repariert werden, dennoch können Störungen der Vitalfunktionen mit Zelltod, Schäden evtl. mit Zelltod oder Mutationen entstehen.

Die Wirkung ionisierender Strahlung auf biologische Systeme ist Bestandteil sog. biochemischer Strahlenwirkungen und kann sich auf unterschiedlichen Ebenen manifestieren – von der molekularen Ebene, mit Schäden an diversen Biomolekülen, bis zur Organismusebene. Grundsätzlich kann als erster Schritt der Strahlenwirkung die Energieabgabe an eine biologische Struktur angesehen werden, die in der Regel an einer molekularen Struktur in der Zelle oder im Zellkern stattfindet. Das Ausmaß biologischer Strahlenwirkung hängt von der absorbierten Energie und der Strahlenart ab. Verschiedene Strahlenarten, wie z. B. Röntgenstrahlung, Elektronen, Photonen, Ionen und Neutronen unterscheiden sich in ihrem schädigenden Einfluss. Die Wirkung von ionisierender Strahlung kann zusätzlich von anderen Faktoren entscheidend moduliert werden, nicht nur Strahlenart oder Strahlenqualität per se, Milieu der Zelle (H_2O und O_2 Gehalt), sondern auch der Wirksamkeit einer bestimmten Dosis (vom LET abhängig, wird mit der relativen biologischen Wirksamkeit – RBW – beschrieben), von der zeitlichen und räumlichen Dosisverteilung, oder der relativen Strahlenempfindlichkeit (Zellzyklusphase, Zelltyp, Individuum), welche die biologische Strahlenkonsequenz beeinflussen.

Als relevante molekulare Störungen werden in der klassischen Strahlenbiologie hauptsächlich die Schädigungen des genetischen Materials betrachtet, d. h. die Veränderungen an der DNS.

Durch die ionisierende Strahlung kommt es an der DNS zu verschiedenen Läsionen, insbesondere zu Einzel- und Doppelstrangbrüchen, zu Basenverlusten, Zerstörung von

Sauerstoffbindungen und intramolekularen DNS-Vernetzungen sowie DNS-Protein-Vernetzungen. Von besonderer Bedeutung für die Strahlenbiologie sind die Einzel- und Doppelstrangbrüche. Hierbei nimmt die Zahl von Einzelstrangbrüchen mit dem Quadrat der Dosis, die Anzahl der Doppelstrangbrüche linear mit der Dosis zu. Der größte Teil dieser Schäden kann durch verschiedene Reparaturmechanismen fehlerfrei behoben werden, besonderes Einzelstrangbrüche, die deshalb nur eine marginale biologische Bedeutung haben. Andererseits werden die Doppelstrangbrüche mit Letalschäden (Mutation und Kanzerogenese oder Zelltod) assoziiert und als wichtigste Veränderungen betrachtet. Die Mutationsschäden an der DNS können zu bleibenden Änderungen des genetischen Codes einer Zelle führen, wobei die Mehrzahl dieser in der Regel repariert wird, ein Teil bleibt jedoch unentdeckt. Hierbei kommt es sowohl zu Genom-Mutationen, Chromosomen-Mutationen als auch zu Punkt-Mutationen. Letztendlich hängt das Ausmaß der Strahlenwirkung von der DNS-Schädigung und vom Erfolg der Reparatur in der Zelle ab. Manche Schäden wie z. B. Chromosomenaberrationen (dizentrische Chromosomen, Ringchromosomen und Anaphasenbrücken) können die Reparaturkapazitäten überschreiten und sind somit für die Zelle letal. Translokationen oder kleine Deletionen dagegen sind mit dem Überleben einer Zelle vereinbar. Die Veränderungen an der Chromosomenstruktur können auch die Onkogene aktivieren oder auch die Tumorsuppressorgene deaktivieren, was zu einer späteren Krebserkrankung führen könnte (Rezidivrisiko oder einer der Mechanismen für Entstehung von Sekundärmalignomen). Anschließend unterscheidet man zwischen somatischen und genetischen Mutationen, bzw. Strahlenschäden.

Somatische Strahlenschäden Hierunter versteht man Folgeerscheinungen, die beim bestrahlten Organismus selbst auftreten.

Genetische Strahlenschäden Diese bezeichnen solche Schäden, die sich als Veränderungen des Genmaterials erst in der nachkommenden Generation bemerkbar machen (z. B. Keimbahnmutationen).

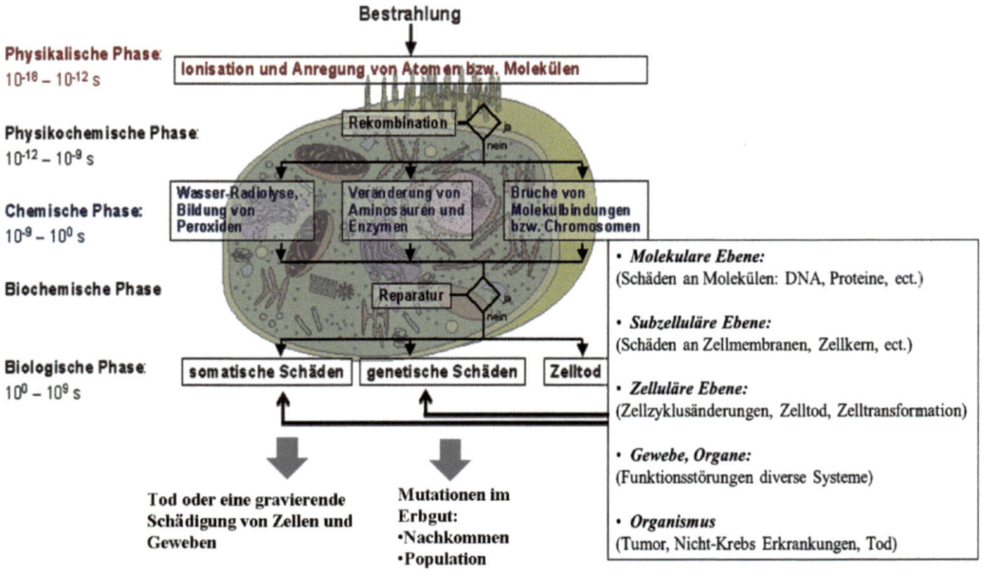

Abbildung 4.3: Chronologie der Wirkung ionisierender Strahlung (modifiziert nach Prys)

Insbesondere ist aber auch die Differenzierung von Störungen nach dem Entstehungsmechanismus wichtig: Man unterscheidet „stochastische“ von „deterministischen“ Strahlenschäden.

Stochastische Strahlenschäden (= zufallsbedingt) Entstehen in vollem Umfang unabhängig von der Dosis der Strahlung („Alles-oder-Nichts-Prinzip“), sind also dem Zufall unterworfen. Strahlenschäden beruhen auf fehlerhaft oder gar nicht reparierten DNS-Mutationen. Sie sind die eigentlichen Strahlenrisiken des täglichen Lebens, weil sie prinzipiell auch nach einer minimalen Dosis auftreten können => lineare Dosis-Wirkungsbeziehung für die Eintrittswahrscheinlichkeit.

Deterministische Strahlenschäden (= kausal bestimmt) Hierunter versteht man Schäden, die als Summe vieler elementarer Strahlenwirkungsprozesse auftreten, sie haben den Zelltod als Ursache und sind deshalb erst oberhalb einer deutlichen Schwellendosis zu erwarten (es müssen viele Zellen getötet sein, damit der Effekt manifest wird).

4.2 Zellzyklus und dessen Kontrolle

Von Bedeutung für die Strahlenwirkung ist auch der Zellzyklus (Abb. 4.4a), da die Zellen in jeder Phase dieses Zyklus eine unterschiedliche Strahlensensibilität aufweisen.

Die Unterteilung des Zellzyklus erfolgt in Bezug auf die DNS-Synthese, wobei die G1-Phase (präsynthetisches Intervall, G = gap), die S-Phase (Synthesephase) und die G2-Phase (postsynthetisches Intervall) unterschieden werden. Im Anschluss an diese drei Phasen erfolgt die eigentliche Mitose (M-Phase). Alle nicht-proliferierenden Zellen verharren in der G0-Phase. Strahlensensibel sind in der Regel proliferierende und differenzierende Zellen, somit sind die Gewebe und Organe wie z. B. das rote Knochenmark, die Schleimhäute oder das Darmepithel besonders empfindlich durch einen erhöhten Zellumsatz. Nach einer Bestrahlung ist eine schnelle und starke Abnahme der Lymphozytenzahl zu beobachten, was auch die Lymphozyten als strahlensensibel kennzeichnen lässt, obgleich sich diese nicht im aktiven Zellzyklus befinden.

Im Hinblick auf den Zelltod sind die Zellen am empfindlichsten in der späten G1-, vor allem aber in der M- und der G2- , sowie in der frühen S-Phase. Im Hinblick auf Chromosomenaberrationen ist die Sensibilität in der M- und der G2-Phase am höchsten (Abb. 4.4b). In der G0-Phase und in der späten S-Phase, in der die DNS Replikation schon vollendet ist, sind Zellen am meisten strahlenresistent. DNS-Stränge sind angeordnet (G0) oder die neu synthetisierten DNS-Stränge liegen noch mit den alten DNS-Strängen in räumliche Nähe, was die Chancen einer erfolgreichen Reparatur erhöht. Dagegen kann in der G2- oder M-Phase die hohe DNS Kondensation ein Grund für schwere Zugänglichkeit für die „Reparaturmaschinerie" sein. Durch die Strahleneinwirkung kann die Progression von der G2-Phase in die M-Phase für kürzere oder längere Zeit blockiert werden. Dadurch erhalten die Zellen eine gewisse Erholungszeit, Chromosomenschäden können repariert werden. Ähnlich wie bei einem mit Ampel regulierten Kreisverkehr gibt es im Zellzyklus verschiedene Kontrollpunkte (Checkpoints), die aktiv – und normalerweise reversibel – das Fortschreiten im Zellzyklus stoppen. So gibt es z. B. Kontrollpunkte am Übergang der G2-Phase zur Mitose oder zwischen der G1- und S-Phase sowie in der S-Phase (S-Kontrollpunkt) und in der M-Phase (M-Kontrollpunkt). An den Kontrollpunkten ist es der Zelle möglich, DNS-Schäden vor kritischen Zyklusphasen zu reparieren.

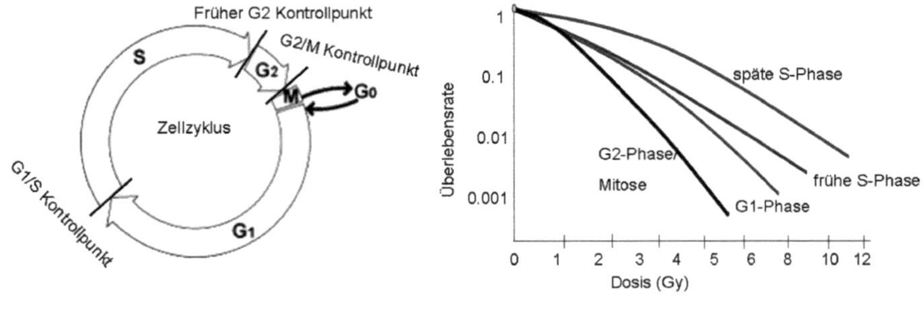

Abbildung 4.4: Darstellung des Zellzyklus a) und der Effekte der Bestrahlung in den einzelnen Zellzyklus-Phasen b), (modifiziert nach Fritz-Niggli 1988)

Diese Erholungsvorgänge laufen überwiegend innerhalb der ersten Stunden nach Einwirkung der Strahlung ab. Bis Reparaturvorgänge abgeschlossen sind, dauert es in der

Regel mindestens 6 bis 8 Stunden, wobei dieser Wert für das Rückenmark etwas höher sein könnte. Von Bedeutung ist dies unter anderem bei der mehrfach täglichen Bestrahlung, wobei ein Mindestintervall von 6 Stunden zwischen den beiden Bestrahlungen (Fraktionen) eingehalten werden muss.

Wenn die Reparatur von Schäden vollständig und ordnungsgemäß verläuft, wird die reproduktive Integrität der Zelle erhalten, falls aber die Reparatur fehlerhaft oder unvollständig endet, kann die Zelle sterben.

4.3 Zelltod: Wichtige Begriffe

Die unterschiedlichen Wege zum Zelltod sind insbesondere beim Sterben von Zellen durch ionisierende Strahlen komplex (Abb. 4.5). Es wird z. B. zwischen morphologischem und funktionellem Zelltod unterschieden. Morphologisch gesehen können die Zellen durch Apoptose oder Nekrose sterben. Nekrose ist ein unkontrollierter Zelltod durch mechanischen Einfluss: Schadenseinwirkung führt zu Membranzerstörung, Zellschwellung, Auflösung von Zellorganellen, Denaturierung von Proteinen und letztlich zur enzymatischen Verdauung der Zelle. Bei der Apoptose zerfällt die Zelle in Membran-umschlossene, apoptotische Körperchen, die von den Nachbar-/Fresszellen durch Phagozytose aufgenommen werden. Da die Zellmembran länger intakt bleibt, werden keine Entzündungsreaktionen ausgelöst. In einem Netzwerk von Apoptosewegen wird die Entscheidung, diesen programmierten Zelltod einzuleiten, in Abhängigkeit von der Summe der pro- und antiapoptotischen Signale vorbereitet. Dieses ist ein aktiver Prozess innerhalb der Zelle, der mit einer enzymatischen Spaltung der DNS beginnt und vom „Schadensdetektor" ATM (Ataxia teleangiectatica mutated) Proteinkinase, der einer der wichtigsten Reparaturproteine ist, überwacht wird. ATM Kinase spielt beispielweise beim G1 Arrest eine wichtige Rolle, indem die die Phosphorylierung und somit Anstieg des Tumorsuppressors TP53 in der Zelle initiiert. TP53 fungiert in der Apoptose als „Schadensverwaltung" und spielt unter anderem eine mittelbare sowie auch eine unmittelbare Rolle bei der Regulation des Zelltodes. TP53 ist involviert in die Induktion unterschiedlicher Zelltodesformen, indem Nekrose, Seneszenz und mitotische Katastrophe sowie Nekroptose gesteuert werden. Nekroptose ist ein „Gemisch"-Zelltod, der durch die Aktivierung desselben Todessignals wie bei der Apoptose eingeleitet wird, jedoch verübt die Zelle folglich statt Apoptose eine Selbstverdauung. Es ist so gesehen eine „programmierte Form" der Nekrose. Mitotische Katastrophe wird als Hauptmechanismus des strahleninduzierten Zelltodes in Zellen mit Defekten in der Zellzyklusregulation und DNS-Reparatur angesehen. Dieser Prozess wird durch aberrante, unkontrollierte Mitosen, Entstehung von Riesenzellen, Zentromeramplifikationen und multiple Nuklei oder Micronuklei gekennzeichnet. Letztendlich wird der Zelltod durch verzögerte Apoptose oder Nekroptose verübt. In Tabelle 4.1 sind die wichtigen Begriffe zum Zelltod durch ionisierende Strahlung aufgelistet. An dieser Stelle ist noch wichtig,

DNS-Schaden-abhängige Autophagie zu erwähnen. Dieser zelluläre „Recycling Mechanismus“ dient der Degradation und Entsorgung geschädigter Proteine und Organelle und kann somit den Zelltod fördern oder auch verhindern. Die Frage, ob dieser Weg vermehrt dem Zellüberleben oder dem Zelltod nach Bestrahlung dient, ist noch nicht eindeutig geklärt, und er wird vermehrt mit Therapieresistenz in Tumorzellen in Zusammenhang gebracht.

Tabelle 4.1: Wichtige Begriffe zum Zelltod durch ionisierende Strahlen

Begriff	Definition/Beschreibung
Apoptose	Zellmembran erhalten, Endogenes Programm („Selbstmord“ der Zelle) oder exogene Stimulierung (Todessignale oder Wegfall von Lebenserhaltungssignalen)
Nekrose	Direkte Zellschädigung, Verlust der Membranintegrität („Mord“) oder sogenannte Nekroptose, die durch die Aktivierung von Todes-Rezeptoren angeleitet wird
Reproduktiver Tod	Zelltod nach mehreren Zellteilungen
Terminale Differenzierung	Bildung von gewebetypischen Funktionszellen
Mitotische Katastrophe	Abnormale Mitosen (Polyploidie), Vergrößertes Zellvolumen. Irreparable Fehler bei Zellteilung leiten das Programm ein, das entweder zum Tod (durch verzögerte Apoptose/Nekroptose) oder zur Seneszenz der Zelle führt.
Seneszenz	Permanenter Zellzyklusarrest (TP53 Beteiligung), Zellen sind metabolisch aktiv und vital, jedoch teilungsunfähig.

Verhinderung von Zellproliferation bzw. die dauerhafte Inaktivierung der Teilungsfähigkeit einer Zelle gilt als funktionale Definition des Zelltodes in der klassischen Strahlenbiologie. Dies kann auf zwei verschiedenen Wegen geschehen. Bislang wurde der klonogene und der reproduktive (speziell interessant in der Tumortherapie) Zelltod unterschieden. Der klonogene Zelltod wird dabei in Interphasetod (= rasches Absterben der Zelle nach entstandenem Schaden, vor Mitose) und Differenzierung (klonogene Zellen werden zu terminalen Funktionszellen, die keine Kolonien mehr bilden können) unterteilt. Der reproduktive Zelltod ist der sog. Mitosetod (= Zelluntergang erst nach mehreren Mitosen): die Zelle ist noch morphologisch intakt und kann nach Einwirkung der Strahlung den Zellzyklus fortsetzen und einzelne Teilungen durchlaufen, dann ist aber keine Teilung mehr möglich => Zelltod. Dieser Zelltod bezieht die mitotische Katastrophe mit ein und verkörpert eine zentrale Bedeutung für die Antitumorwirkung einer Strahlentherapie sowie die Entstehung von Normalgewebsschäden. Wesentliche Einflussfaktoren auf das Zellüberleben nach Bestrahlung sind die genetisch bedingte (intrinsische) Strahlenempfindlichkeit, die Zellzyklusphase, die Fraktionierung der Strahlendosis sowie die Anwesenheit von Sauerstoff.

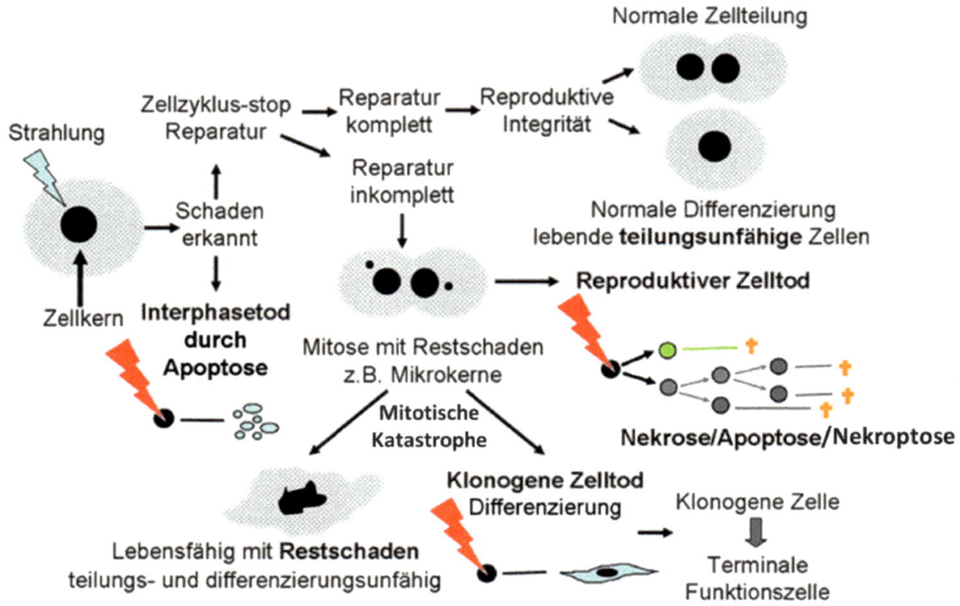

Abbildung 4.5: Einfluss der Bestrahlung auf den Zelluntergang (modifiziert nach Belka et al. 2009)

Die Abbildung zeigt die verschiedenen Wege der Zelle nach Strahleneinwirkung bzw. nach DNS-Schädigung. Die Zelle leitet einerseits Reparaturmechanismen ein, andererseits kann das Ausmaß der Schäden zum Zelltod führen.

4.4 Strahlenwirkung auf das Tumorgewebe und Normalgewebe

Die Wirkung ionisierender Strahlung an Tumor- und Normalgewebe wird durch sogenannte Dosis-Effekt-Kurven beschrieben. Derartige Kurven sind als Holthusen-Diagramm bekannt. Abbildung 4.6 zeigt Dosis-Effekt-Kurven für die Tumorkontrollrate und Komplikationen (Strahlenschäden) an Normalgewebe, woraus sich die therapeutische Breite einer Strahlentherapie (Anwendungssicherheit) und das Dosisoptimum unter Berücksichtigung der Vernichtung der Tumorzellen und der Normalgewebetoleranz ableiten lassen. Der Erfolg einer Behandlung wird somit davon bestimmt, dass die zur Heilung nötige Maximaldosis auf den Tumor appliziert werden muss und gleichzeitig die Toleranzdosis der umliegenden Gewebe nicht überschritten wird.

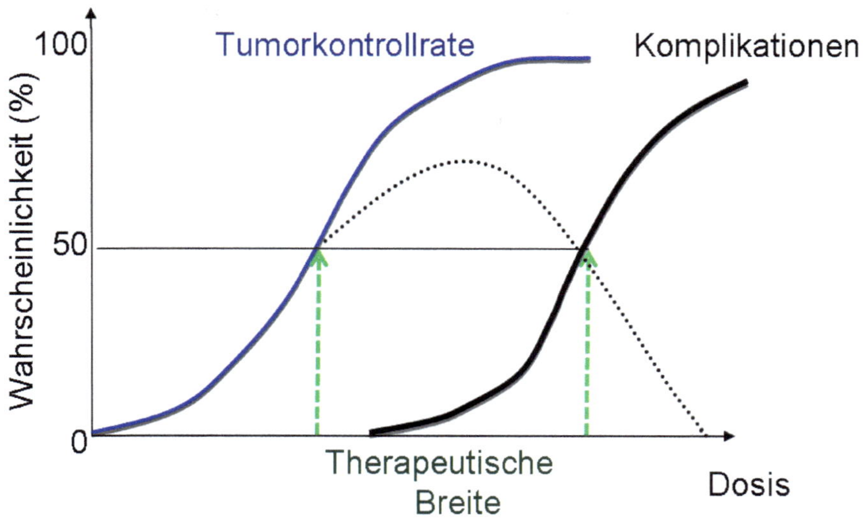

Abbildung 4.6: Dosiseffektkurven für Tumorkontrollrate (= Tumorheilung) und Komplikationen (= Strahlenfolgen) am Normalgewebe. Die gepunktete Kurve zeigt die Wahrscheinlichkeit einer komplikationsfreien Heilung auf (modifiziert nach Holthusen 1936)

Das Ziel der Strahlentherapie ist die Inaktivierung bzw. Eradikation (Auslöschung) von Tumorzellen. Der bedeutsamste biologische Effekt der ionisierenden Strahlung dabei ist die Verhinderung von Tumorzellproliferation bzw. Einleitung von Tumorzelltod. Die Wirkung der Radiotherapie beruht hauptsächlich auf der reproduktiven Inaktivierung (reproduktiver Zelltod) von Stammzellen des Tumors, da Tumorgewebe wie auch Normalgewebe sowohl die ausdifferenzierten Funktionszellen wie auch Stammzellen beinhalten. Tumorstammzellen haben viele erworbene Eigenschaften sowie Unabhängigkeit in Bezug auf Wachstumssignale oder Unempfindlichkeit gegenüber wachstumshemmenden Signalen und – was sehr wichtig ist – unbegrenztes replikatives oder Teilungspotenzial, was bei klinisch-therapeutischer Strahlenanwendung bedeutsam ist. Sehr vereinfacht ausgedrückt: Normalgewebezellen können sich überwiegend nach der Bestrahlung erholen (reparieren), während sich Tumorzellen in erster Linie dem reproduktiven Tod unterziehen. Im Allgemeinen kann es nach Ablauf der chemischen und biochemischen Phasen der Strahlenwirkung auf zellulärer Ebene zu folgenden Reaktionen kommen: Erholung (der Strahleneffekt wird repariert), Mutation (Veränderungen im genetischen Material, wobei die Zelle überlebt), reproduktiver Tod oder klonogener Tod sowie unveränderte Teilung (kein signifikanter Effekt durch die Strahlung, da die Zelle sich in einer strahlenresistenten Zellzyklusphase befindet oder andere Überlebensstrategien angeleitet wurden).

Die unvermeidbare Bestrahlung des Normalgewebes während Strahlentherapie und das damit verbundene Risiko strahleninduzierter akuter oder chronischer Nebenwirkungen limitieren therapeutische Möglichkeiten. Durch die ionisierende Strahlung werden dabei verschiedene Einflüsse auf das Normalgewebe induziert. Wichtig sind dabei

Gesamtdosis, die zeitliche Verteilung der Strahlendosis oder Fraktionierung (Aufteilung der Gesamtdosis in mehrere kleine Dosen), die Dosis pro Tag und die Gesamtdauer der Behandlung (Gesamtbehandlungszeit) sowie das Behandlungsvolumen. Diese Faktoren beeinflussen sich gegenseitig. Früh reagierendes Gewebe hat geringe Reparaturkapazität, spät reagierendes Gewebe hat dagegen hohe Reparaturkapazität und kann sich in Bestrahlungsintervallen erholen, wenn fraktioniert oder protrahiert (längere Gesamtbehandlungszeit) bestrahlt wird. Somit schadet bei gleicher Gesamtdosis protrahierte oder fraktionierte Bestrahlung normales Gewebe weniger als z. B. eine Einzeit-Bestrahlung (Abb. 4.7). Protrahierte oder fraktionierte Bestrahlung erlaubt gesundem Gewebe eine effiziente Reparatur von subletalen DNS-Schäden (letal geschädigte Zellen können ggf. durch Zellproliferation und Aktivierung von G0 Zellen ersetzt werden), während Tumorgewebe ausreichend geschädigt wird. Somit können Tumoren effizienter bei gleichzeitiger Schonung der Umgebung bestrahlt werden. Die biologische Wirksamkeit einer fraktionierten Bestrahlung ist durch die Erholungsvorgänge mit der Reparatur von DNS-Schäden bedingt. Durch die Reparatursysteme werden Strahlenschäden eliminiert, sodass der ursprüngliche Informationsgehalt der DNS wiederhergestellt wird. Dabei spielen die intrinsischen Eigenschaften von Tumorzellen (schneller Proliferation im Vergleich zu Normalgewebe und damit verbundene Akkumulation von genomischer Instabilität, was zu Dekompensation von Reparaturmechanismen führt) eine wichtige Rolle, indem das weniger effiziente Reparaturvermögen zum Zelltod führt.

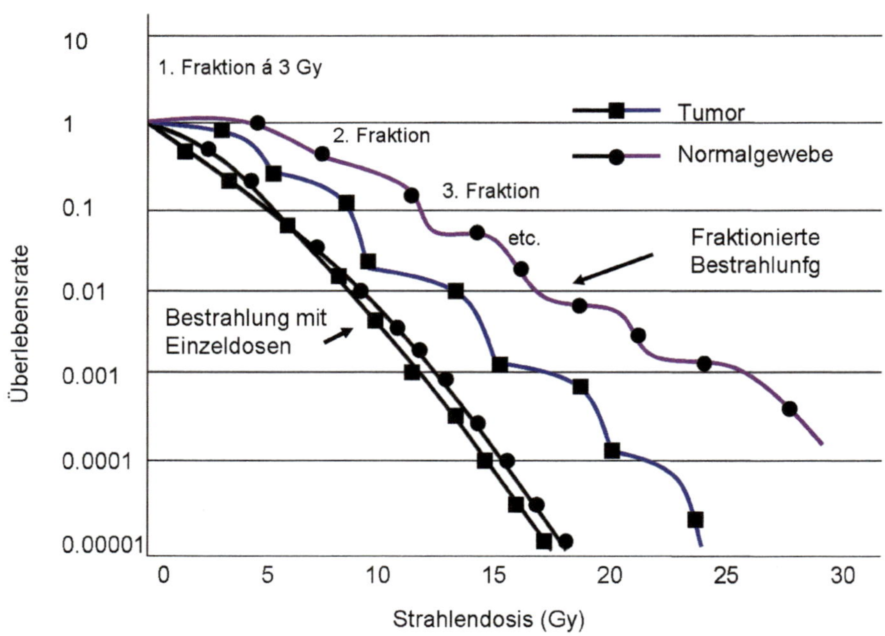

Abbildung 4.7: Einfluss der Fraktionierungen auf die Zellüberlebensrate bei Tumor und Normalgewebe im Vergleich zu ED-Bestrahlung (modifiziert nach Elkind und Sutton 1960)

Wegen der geringen ED ist die fraktionierte Bestrahlung auch für den Patienten die am wenigsten belastende Therapie: Zwischen den Bestrahlungen gibt es Erholungszeiten für den Patienten und für das gesunde Gewebe, sodass bei gleicher Wirkung am Tumor eine geringere Belastung des gesunden Gewebes resultiert.

4.5 Dosis und Fraktionierung

Bezüglich der Fraktionierung wird zwischen der konventionellen Normo-Fraktionierung (1,8 bis 2,0 Gy Einzelfraktionsdosis – EFD, 4–5 x pro Woche), der akzelerierten Fraktionierung (Verkürzung der Gesamtbehandlungszeit), der hyperfraktionierten Bestrahlung (erhöhte Anzahl der Einzelfraktionen pro Tag mit deutlich geringerer EFD), der hypofraktionierten Bestrahlung (Erhöhung der EFD auf mehr als 2,0 Gy) und der kombiniert hyperfraktioniert/akzelerierten Bestrahlung unterschieden (siehe Tab. 4.2).

Tabelle 4.2: Dosis und Fraktionierung

Konventionelle Fraktionierung:	Standardregime mit ED 1,8–2,0 Gy 5x/Woche
Akzelerierte Bestrahlung:	Verkürzung der Gesamtbehandlungsdauer z. B. durch eine Bestrahlung am Wochenende (1,8 Gy 6x/Woche, Mo-Sa) oder eine zweite Fraktion pro Tag
Hyperfraktionierung:	ED <1,8 Gy (z. B. 1,5 Gy mind. 2x/Tag) bei gleich bleibender oder erhöhter Gesamtdosis
Hypofraktionierung:	ED >2 Gy: bei 5 Fraktionen/Woche oder auch weniger als 5 Fraktionen/Woche wobei eine ED von 2–3 Gy als moderate Hypofraktionierung bezeichnet werden kann.

Bei langsam proliferierenden Tumoren kann eine Verlängerung der Gesamtbehandlungszeit sinnvoll sein, um gesundes Gewebe in Bestrahlungspausen zu schonen. Verlängerte Gesamtbehandlungszeit für schnell wachsende Tumoren, die während der Behandlung nicht nur weiterwachsen, sondern auch radioresistente Zellklone selektionieren, kann die Wirksamkeit der Strahlentherapie verschlechtern, was nicht nur eine geringere Tumorrückbildung nach sich zieht, sondern auch ein erhöhtes Rezidivrisiko zur Folge hat.

Für schnell proliferierende Tumoren muss die Gesamtbehandlungszeit verkürzt werden, indem andere Strategien angewandt werden. So ist eine verbesserte Wirkung der Strahlentherapie bei rasch wachsenden Tumoren durch eine hyperfraktionierte oder eine hyperfraktioniert/akzelerierte Bestrahlung zu erwarten. Bei der Hyperfraktionierung werden die Unterschiede in der Erholungskapazität zwischen Tumor und Normalgewebe genutzt, z. B. Tumor in spät reagierende Normalgewebe mit hoher Erholungskapazität kann mit mehreren Fraktionen pro Tag bestrahlt werden.

Die technischen Fortschritte der Radiotherapie in der Genauigkeit und Spezifität sowie Minimierung des bestrahlten Volumens erlauben aktuell in vielen Fällen auch eine erhöhte Einzelfraktionsdosis mit weniger Toxizität in Normalgeweben.

4.6 Modifizierende Faktoren der Strahlenwirkung

Außer Fraktionierung haben auch andere Faktoren einen Einfluss auf den Erfolg einer Strahlentherapie. Zu modifizierenden Faktoren gehören z. B. Tumorgröße (Tumorvolumen), Strahlensensibilität von Tumoren, Oxygenierung von Tumoren, Strahlenqualität (z. B. LET).

Für die klinische Praxis ist das Tumorvolumen von großer Bedeutung. Das klinisch angewandte TNM-System ist allerdings zur Beschreibung der Tumorgröße nur von begrenztem Wert für die strahlentherapeutische Behandlung. Während bei einigen Tumoren die T-Kategorie aufgrund der metrischen Tumorgröße festgelegt wird, ist es bei anderen Tumoren die Tumorinfiltration, die zur Festlegung der T-Kategorie führt. Je größer der Tumor, desto höher ist die Anzahl klonogener Tumorzellen (Stammzellen des Tumors), die abgetötet werden müssen, und die applizierende Strahlendosis, die für die Tumorbekämpfung benötigt wird, steigt mit zunehmendem Tumorvolumen (Abb. 4.8). Aus dieser Tatsache ergibt sich, dass ein multimodales Vorgehen bei den meisten Tumoren angezeigt ist. In diesen interdisziplinären Behandlungskonzepten ist es die Aufgabe der Strahlentherapie, einen subklinischen Tumorbefall zu zerstören. Bei alleiniger Strahlentherapie wird häufig versucht, neben einer Anhebung der Strahlendosis z. B. auch durch die zusätzliche Gabe von Radiosensitizern/einer strahlensensibilierenden Chemotherapie (z. B. Cisplatin), eine lokale Hyperthermie (mit 41,5 bis 42 °C zur Sensibilisierung des Tumorgewebes für ionisierende Strahlung), die Verwendung besonderer Strahlenenergien (vgl. Kap. 3) und die Wahl eines jeweils geeigneten Fraktionierungsschemas die lokale Effektivität der Strahlentherapie zu verbessern.

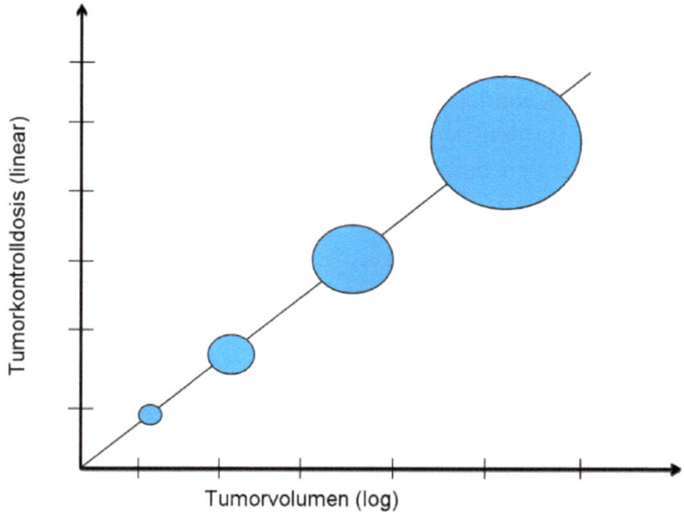

Abbildung 4.8: Anstieg der zur Tumorkontrolle notwendigen Strahlendosis mit dem Logarithmus des Tumorvolumens (nach Hermann und Baumann 2006)

Tumoren mit vergleichbarem Volumen aber einer unterschiedlichen Histologie zeigen sehr variable Strahlenempfindlichkeiten (Tabelle 4.3, Abb. 4.9).

Tabelle 4.3: Strahlenempfindlichkeit verschiedener Tumoren (modifiziert nach Herrmann und Baumann, 2006)

Strahlenempfindlichkeit, Begriff	Definition, Beispiel
Sensitiv	Leukämie, Non-Hodgkin-Lymphom, Seminom
Intermediär	Adenokarzinom, Plattenepithelkarzinom
Gering	Glioblastom
Resistent	Chondrosarkom, Chordom

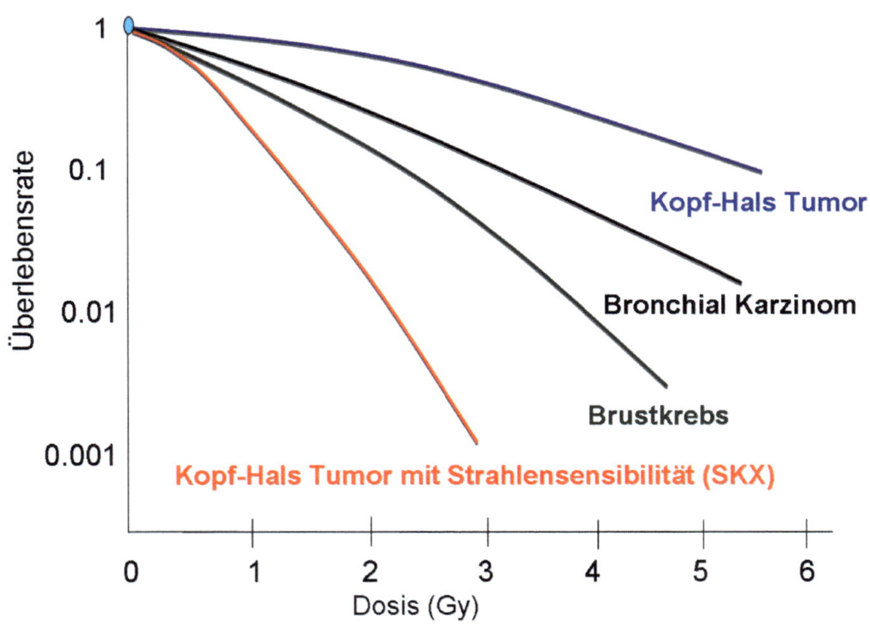

Abbildung 4.9: Strahlensensibilität verschiedener Tumoren

Tumoren gleicher Histologie und gleicher Größe können auch durchaus unterschiedlich strahlenempfindlich sein (Abb. 4.9). Die Strahlensensibilität kann durch sog. intrinsische Faktoren, individuell patientenbezogene Faktoren sowie Hypoxie beeinflusst werden. Bei Anwesenheit von Sauerstoff sind alle Gewebe doppelt bis dreifach strahlensensibler als in Anoxie. Die Strahlenempfindlichkeit einer Zelle ist somit auch von der Oxygenierung abhängig: Je höher der Sauerstoffgehalt, desto strahlensensibler ist die Zelle (Abb. 4.10).

Sauerstoff als sehr wirksamer Einflussfaktor der biologischen Strahlenwirkung kann die Bildung von OH-Radikalen und Peroxyden in der Wasserradiolyse verstärken (Abb. 4.10). Dieser Sauerstoffeffekt kann quantitativ durch das Sauerstoffverbesserungsverhältnis (Oxygen Enhancement Ratio – OER) angegeben werden. Das Verhalten des OER mit Dosis pro Fraktion ist in erster Linie von LET, Sauerstoff-Partialdrück (pO_2) und dem Zell- oder Gewebetyp abhängig, sowie von der räumlichen und zeitlichen Dosisverteilung und von der Dosis selbst. Durch die Fraktionierung während der Radiotherapie wird in hypoxischen (radioresistenten) Tumorzellen der Effekt der biologischen Reoxygenierung genutzt, um eine bessere Strahlenwirkung zu erzielen.

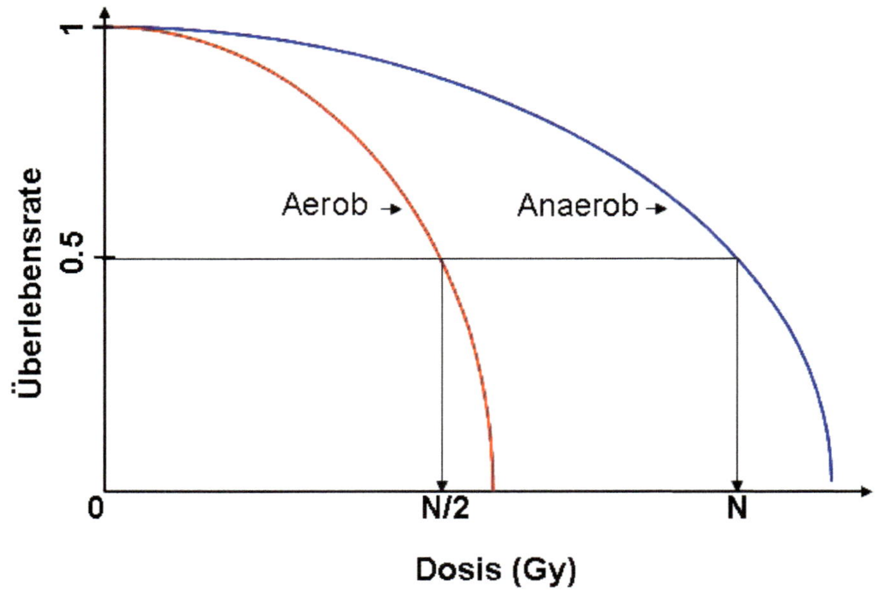

Abbildung 4.10: Sauerstoffeffekt und Strahlenempfindlichkeit einer Zelle (modifiziert nach Radford 1986)

Klinische Konsequenz: Sauerstoffversorgung im Tumor verbessern, um Tumorgewebe für ionisierende Strahlung zu sensibilisieren (z. B. Anämie bei Patienten behandeln, Rauchen untersagen).

Neben einem großen Tumorvolumen als möglicher Ursache für eine verminderte Strahlensensibilität eines Tumors kommen auch eine Hypoxie, eine suboptimale Dosisverteilung sowie individuelle Faktoren in Betracht. Die Ursachen für eine verminderte Strahlensensibilität auf molekularer und zellulärer Ebene werden allgemein als die Reaktionsmuster der Tumorzelle und des Tumors bezüglich Bestrahlung oder so genannte „Rs der Radiotherapie“ zusammengefasst (Tabelle 4.4). Darunter versteht man Reparatur (Erholungsfähigkeit), Redistribution (Verteilung der überlebenden und reparierten Zellen auf alle Phasen des Zellzyklus), Repopulation (starke Tumorproliferation während der Bestrahlung und in den Bestrahlungspausen) und fehlende Reoxygenierung (mangelhafte Sauerstoffversorgung der Tumorzellen unter Strahlen- oder Chemotherapie). Reparatur und Redistribution repräsentieren genetisch determinierte Faktoren, die einen Bezug zur genomischen Integrität der jeweiligen Zelle haben und intrinsische Radiosensitivität darstellen. Im Kontrast sind Repopulation und Reoxygenierung die Faktoren, die nur im Kontext „Tumor als komplexes System“ verstanden werden können.

Tabelle 4.4: Die klassischen „Rs“ der Strahlentherapie nach Daguenet et al. (2020)

„Die Rs der Radiotherapie“	Synonym	Einfluss auf Strahlentherapie/Wirkung
Reparatur	Recovery	Abnahme
Redistribution	Reassortment Sonderfall: Recruitment	Zunahme Abnahme
Radiosensitivität (intrinsisch)	Reparaturvermögen und Erholungsfähigkeit	Zunahme beim Tumor
Repopulation	Regeneration, G0 Reaktivierung	Abnahme
Reoxygenierung	Sauerstoffeffekt	Zunahme beim Tumor

Die verschiedenen ionisierenden Strahlenarten unterscheiden sich in dem Ausmaß ihrer biologischen Wirkung. Um hier einen Vergleichsmaßstab zu gewinnen und diese Unterschiede quantifizieren zu können, wird in der Strahlenbiologie die RBW (Relative Biologische Wirksamkeit) verwendet.Die RBW gibt den Faktor an, bzw. stellt das Verhältnis zwischen der Dosis der Referenzstrahlung und jener Dosis der Teststrahlung dar, die den gleichen biologischen Effekt bewirkt. Als Referenzstrahlung gilt z. B. ^{60}Co-γ-Strahlung.

Die RBW ionisierender Strahlung ist von der Ionisationsdichte, bzw. vom LET (räumliche Verteilung des Energieverlusts längs des Durchgangs eines Teilchens => Energieverlust pro Wegstrecke) abhängig. Bezogen auf die gleiche Dosis in Gy nimmt die biologische Wirkung mit steigendem LET zu. Dieses Phänomen wird mit Hilfe des RBW-Faktors (Faktor der relativen biologischen Wirksamkeit) beschrieben, wobei mit steigendem LET auch der RBW-Faktor zunimmt. Das ist z. B. bei niedrigen EDs und fehlendem Sauerstoffeffekt der Fall. In Bezug auf die ionisierende Strahlung wird zwischen Strahlung mit hohem LET und niedrigem LET unterschieden (Abb. 4.11). Dicht ionisierende Strahlung (hoher LET), wie z. B α-Partikel und Neutronen, haben eine höhere biologische Wirksamkeit im Vergleich zu locker (niedrigere LET) ionisierender Strahlung (wie z. B. Röntgen oder γ-Strahlung), was zu unterschiedlichen Folgereaktionen von Zellen oder Geweben führen kann.

Unterschiedliche Ionisationsdichten bedingen unterschiedliche biologische Wirkungen. Um den gleichen biologischen Effekt hervorzurufen, benötigt man deshalb je nach Strahlenart unterschiedlich hohe Dosen. Daneben haben auch biologische Parameter einen Einfluss auf die RBW, denn unterschiedliche Gewebe können bei gleichen Bestrahlungsbedingungen unterschiedliche RBW-Werte haben. Die RBW-Werte gelten

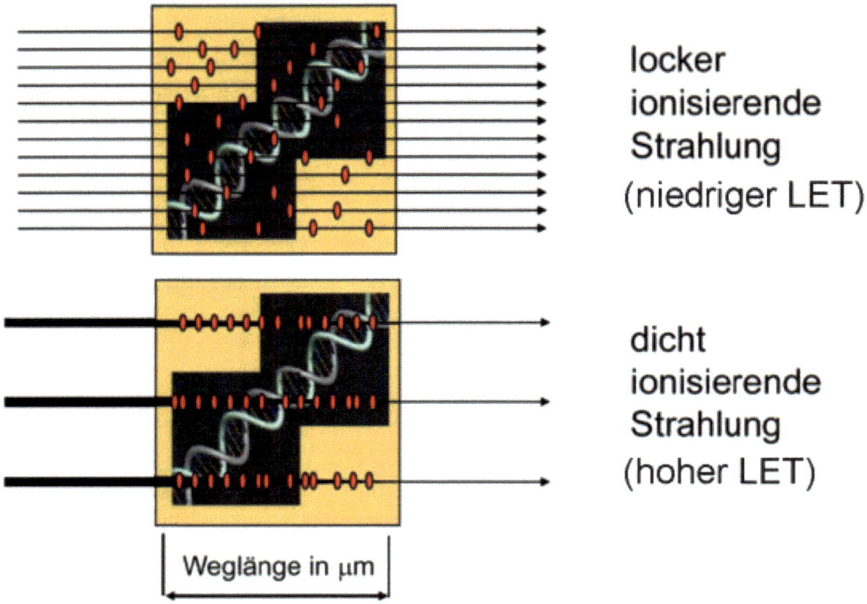

Abbildung 4.11: Ionisationsdichte bei der Strahlung mit hohem LET (dicht ionisierende Strahlung) und niedrigem LET (locker ionisierende Strahlung) (Dörr 2011)

immer nur für eine bestimmte Wirkung. Die geringere biologische Wirksamkeit einer protrahierten und/oder fraktionierten Bestrahlung gilt nur für Strahlung mit niedrigem LET. Bei dieser Art von Strahlung ist eine Strahlenresistenz von besonderer Bedeutung – der Einfluss des Sauerstoffeffekts ist vergleichsweise hoch. Die schädigende Wirksamkeit locker ionisierender Strahlung (niedriger LET) wird durch Sauerstoff um den Faktor 2–3 erhöht. Bei dicht ionisierender Strahlung (hoher LET) können Radikale miteinander reagieren => Peroxide entstehen unabhängig vom Sauerstoffgehalt, der „Sauerstoffeffekt“ nimmt ab.

Um die unterschiedlichen Wirkungen verschiedener Strahlungsarten bei gleicher Dosis zu beschreiben, wird der sog. Strahlungs-Wichtungsfaktor benutzt. Beispielsweise sind Alpha-Teilchen deutlich schädlicher als Photonen und haben daher einen Strahlungs-Wichtungsfaktor von 20, im Vergleich zum Strahlungs-Wichtungsfaktor von 1 für Photonen- oder Elektronenstrahlung. Für Neutronen wurden in verschiedenen Energiebereichen unterschiedliche Wichtungsfaktoren festgelegt.

Die einzelnen Organe und Zelltypen reagieren unterschiedlich empfindlich gegenüber Strahlung. Diese Unterschiedlichkeit wird mittels der Gewebe-Wichtungsfaktoren berücksichtigt. Beispielsweise ist die Leber deutlich strahlenunempfindlicher als die Zellen des Magens (Wichtungsfaktoren 0.04 bzw. 0.12).

Abschließend sollen die bereits erwähnten „4 Rs“ der Strahlentherapie erneut Erwähnung finden. Sie fassen die strahlenbiologischen Mechanismen zusammen, die zur unterschiedlichen Reaktion verschiedener Gewebe auf eine fraktionierte Bestrahlung beitragen.

Reparatur – Wiederherstellung wichtiger Moleküle, bzw. Erholung (Recovery) von Zellen/Gewebe von subletalen Strahlenschäden. Diese Beseitigung von Strahlenschäden ist effizienter im Normalgewebe als im Tumorgewebe. Quantität und Qualität der DNS Schäden, Zelltyp, genetischer Hintergrund (Mutationen) – dies alles kann variieren und somit Reparaturvermögen und die Erholungsfähigkeit der bestrahlten Zelle beeinträchtigen.

Redistribution – Die Zyklusphase einer Zelle bei der Bestrahlung ist sehr wichtig für die zelluläre Strahlensensitivität. Aktivierung von Zellzyklus-Kontrollpunkten und Zelltod in strahlensensitiven Zellzyklusphasen fuhren zu einer Selektion (Umverteilung) der Zellen innerhalb der gemischten Tumorzellpopulation nach der Exposition. So können Zellen, die sich von einer Bestrahlung erholen, fast gleichzeitig (synchronisiert) den aktiven Zellzyklus starten. Diese partielle Synchronisation der Zellzyklusverteilung ist ein wichtiger Faktor, da – wenn nach einem bestimmten Zeitabstand erneut bestrahlt wird – die Effektivität besser ist als bei nicht synchronisierten Zellen. Mit zunehmender Zeit verteilen sich die Zellen wieder auf alle Phasen des Zellzyklus.

Recruitment (Sonderfall) – Einschleusung in den Zellzyklus oder Reaktivierung ruhender G0-Zellen.

Repopulierung – Neubesiedlung von Gewebe mit aktiven Zellen entweder durch Recruitment oder durch Einschleusung gesunder Zellen aus den unbestrahlten umliegenden Geweben. In gesunden Zellen führt die Repopulierung zu einer besseren Toleranz, was Dosissteigerung für den Tumor erlauben kann. In Tumoren führt die Repopulierung zu einer Proliferation klonogener Tumorzellen in Therapiepausen. Aus diesem Grund sollten keine Bestrahlungspausen bei der Behandlung gemacht werden. In solchen Fällen können die Tumoren in der Pause zu Volumenvergrößerungen durch Repopulierung führen, was zur Notwendigkeit von Bestrahlung mit höheren therapeutischen Dosen führt und folglich die Nebenwirkungen auf das gesunde Gewebe irreversibel machen könnte.

Reoxygenierung von Tumoren – Sauerstoffeffekt oder Oxygenierung von Tumoren ist einer der Hauptkriterien, die das Tumoransprechen auf Strahlentherapie prägen. Das Vorhandensein einer Tumorhypoxie ist mit einer schlechten Prognose korreliert.

Einschränkend muss jedoch gesagt werden, dass sich diese „Rs“ vorrangig auf Stammzellen bzw. auf klonogene Zellen des Tumors beziehen.

Mittels der vorgestellten „Rs“ wird in der Strahlenbiologie die Behandlungswirksamkeit der fraktionierten Strahlentherapie historisch erklärt. Die Fortschritte in der Radiobiologie zeigen jedoch, dass diese „Rs“ mit zusätzlichen Reaktionsmustern ergänzt werden müssen. Strahlentherapie ist einerseits in der Lage, das Tumormikromilieu zu modifizieren und somit eine lokale und systemische Immunantwort zu induzieren, andererseits können die immunsuppressive Barrieren erhöht werden, was zu Tumorradioresistenz führen könnte. Vereinfacht ausgedrückt: Fraktionierung und Strahlendosis können die immunmodulatorischen Eigenschaften einer Radiotherapie beeinflussen und die Reaktivierung der Antitumor-Immunantwort kann als das nächste „R“ der Radiobiologie anerkannt werden. Ferner liefern auch experimentelle Daten Hinweise darauf, dass Remote (Bystander) Effekte noch als ein zusätzliches „R“ angesehen werden könnten. Diese Effekte treten auf, wenn nicht bestrahlte Zellen, die sich in der Nähe von bestrahlten Zellen befinden, ähnlich wie die bestrahlten Zellen geschädigt werden. Bystander-Effekte sind im Bereich niedrig dosierter Exposition neben einem weiteren Phänomen – der adaptiven Reaktion/Antwort – gut bekannt und länger beschrieben. Diese Niedrigdosis-Reaktionen koexistieren im Grunde, jedoch mit konträrer Wirkung: adaptive Antwort als ein Abwehrmechanismus und Bystander-Effekte zum Zelltod führend. Bystander Phänomene sind sowohl bei Tumor- als auch bei normalen/gesunden Zellen zu beobachten, was bedeutet, dass solche Fernwirkungen klinische Relevanz haben könnten.

4.7 Individuelle Strahlenempfindlichkeit

Die Strahlentherapie stellt eine der wichtigsten Behandlungsformen onkologischer Erkrankungen dar. Ziel ist in den meisten Fällen die lokale Tumorkontrolle. Dabei kann die Strahlentherapie auch Früh- und Spätnebenwirkungen an Normalgewebe von Bestrahlungspatienten hervorrufen, welche von Patient zu Patient im Schweregrad unterschiedlich sein können, selbst wenn Bestrahlungsart, Gesamtdosis und Fraktionierungsschema identisch sind. Dies zieht mehrere Einschränkungen nach sich, welche die Wirksamkeit einer Tumortherapie beeinträchtigen können. Die radiogenen Nebenwirkungen können unterschiedlich ausgeprägt sein und die Diversität der Strahlensensibilität des Normalgewebes könnte zumindest teilweise die Ursache der unterschiedlichen intrinsischen Strahlenempfindlichkeit der Patientenzellen sein. Somit äußern sich interindividuelle Kontraste in der zellulären Strahlenempfindlichkeit in heterogenen Ausprägungsgraden akuter und chronischer Strahlenreaktionen wie z. B. Mucositis, Teleangiektasie und Fibrose bis zu Organschäden und Lähmungserscheinungen. Eine Ursache für Überreaktionen kann die ungenügende und/oder fehlerhafte DNS-Reparatur sein, etwa durch defekte Reparaturmechanismen. Jeder Organismus besitzt praktisch für alle DNS-Schäden spezifische Reparaturmechanismen, da all diese Schäden auch durch alltägliche biologische Vorgänge oder auch natürliche Umwelteinflüsse erzeugt werden können. Diese Reparatursysteme sind extrem genau und effizient. Dennoch können sehr selten Fehler bei der Reparatur auftreten und sich manifestieren.

Deswegen sind für den Radioonkologen bestimmte Erkrankungen, bei denen die Möglichkeit zur DNS-Reparatur eingeschränkt ist, von besonderer Bedeutung. Beispiel für einen derartigen Reparaturdefekt mit bestehender erhöhter Strahlensensibilität ist die Ataxia teleangiectatica, eine Krankheit, bei der das *ATM*-Gen mutiert ist, dessen Produkt eines der wichtigsten Reparaturproteine ist. Ferner gibt es auch folgende Erkrankungen, die in Zusammenhang mit Strahlensensitivität zu nennen sind: Nijmegen Breakege Syndrom, Xeroderma pigmentosum, Bloom Syndrom, Werner Syndrom und die Fanconi-Anämie.

Anhand der Häufigkeit von verschiedenen Merkmalsausprägungen (verschiedene genetische Veränderungen sowie deren Kombinationen, Hormonhaushalt, Immunsystem sowie verschiedenste Umwelteinflüsse wie Infektionen, Schadstoffe und Ernährung), die bisher mit Strahlenempfindlichkeit in Verbindung gebracht wurden, wird angenommen, dass der Anteil an strahlenempfindlichen Personen in der Normalbevölkerung im Bereich von fünf bis zehn Prozent liegt. Bei Tumorpatienten kann dieser Anteil allerdings erhöht sein und bis zu 30–40 % betragen. Es existiert kein einheitliches Erscheinungsbild für die „Strahlenempfindlichkeit". Insbesondere höhergradige Nebenwirkungen schon während der Strahlentherapie können zum Abbruch der Therapie führen. Hautrötungen und das Absterben von Gewebe stehen im Zusammenhang mit dieser individuellen Strahlenempfindlichkeit.

In einzelnen Fällen sind Personen, die bestimmte Genveränderungen zeigen, wie z. B. Patienten mit Ataxia telangiectasia oder Nijmegen Breakege Syndrom, im Erscheinungsbild auffällig, sodass die klinische Behandlungsmethode entsprechend angepasst werden kann. In den meisten Fällen jedoch sind strahlenempfindliche Personen äußerlich ganz unauffällig. Verfahren zur Bestimmung der individuellen Strahlenempfindlichkeit wären besonders vor einer Strahlentherapie wünschenswert, da der Behandlungsplan der Strahlenempfindlichkeit des Patienten individuell angepasst werden könnte. Dadurch könnte es zukünftig noch besser gelingen, Nebenwirkungen deutlich zu reduzieren. Dabei werden nicht nur strahlensensitive Patienten profitieren, sondern alle, da bei anderen eine Dosissteigerung der Therapie möglich wäre.

Es werden verschiedene Testsysteme auf DNS-Ebene im Labor eingesetzt, um Strahlensensitivität zu ermitteln, wie z. B. die Analyse von Chromosomenschäden. Hier werden falsch reparierte DNS-Brüche nach Bestrahlung erfasst oder Analysen von DNS-Reparaturfähigkeiten von Zellen, die auch direkt über den Nachweis von DNS-Strangbrüchen untersucht werden können, durchgeführt. Die häufig verwendete Methode hierfür ist der γH2AX-Assay, eine Technik, mit der Reparaturproteine an DNS-Bruchstellen sichtbar gemacht werden. Bislang haben sich diese Verfahren im klinischen Bereich aber noch nicht etabliert und sind Bestandteil aktueller strahlenbiologischer, Patienten-orientierter Forschung.

4.8 Sekundäre Karzinome: Spätfolge nach Krebstherapie

Gegenwärtig werden bei etwa 10 % der Tumorpatienten Zweittumoren diagnostiziert, wobei deren Genese sehr unterschiedlich ist: Lifestyle, genetische Disposition, chronische Entzündungen oder Folge einer onkologischen Therapie wie Strahlentherapie und/oder Chemotherapie. Seit der Einführung von ionisierenden Strahlen zur Diagnostik und Therapie ist bekannt, dass Zweittumore radiogen induziert sein können. Im Lebensalter ab 50 Jahren führt dies zu einem zwar geringen jedoch signifikanten Anstieg der Tumorinzidenzen, d. h. zu Sekundärtumoren. Zwei Voraussetzungen müssen hierbei gegeben sein, nämlich einerseits die dauerhafte Tumorkontrolle als Resultat der ursprünglichen Strahlentherapie und andererseits die Kenntnis über das damalige strahlentherapeutische Zielvolumen einschließlich der Dosisverteilungen in Relation zum Zweittumor. Erstaunlich ist, dass zu diesem Punkt mehr Fragen als klare Daten vorliegen.

Der amerikanische Strahlenbiologe Eric Hall (Hall 2006) weist darauf hin, dass die Daten zur Dosisabhängigkeit radiogen induzierter Tumoren hauptsächlich von den Überlebenden der Atombombenabwürfe auf Hiroshima und Nagasaki vom 6. und 9. August 1945 beruhen. Eine lineare Dosis-Wirkungs-Beziehung hinsichtlich der Karzinogenese besteht eindeutig zwischen 0,1 und 2,5 Sv. Strahlenbiologen bewerten diese Daten als „Goldstandard". Doch wie sieht es nun bezüglich der Dosisabhängigkeit unter 0,1 Sv und vor allem über 2,5 Sv aus? Wie aus Abb. 4.12 ersichtlich, gibt es drei mathematische Annahmen für den Bereich über 2,5 Sv, nämlich linearer Anstieg, Plateau oder glockenförmiges Abfallen der Kurve.

Nur ein Teil des Risikos, ein Sekundärmalignom zu entwickeln, ist auf eine Strahlentherapie zurückzuführen. Die grob geschätzte Häufigkeit durch die Therapie induzierten Tumore liegt deutlich unter einem Prozent. Dies gilt für die meisten Tumoren wie z. B. das Prostata- oder Zervixkarzinom. Das Risiko eines lokalen oder lokoregionalen Tumorwachstums mit einer sekundären generalisierten Streuung ist demgegenüber deutlich höher. Kinder und Jugendliche haben diesbezüglich aufgrund der zu erwartenden höheren „Rest-Lebenszeit" ein deutlich höheres Risiko für die Entwicklung einer Strahlen-Karzinogenese als erwachsene Patienten. So wird die Inzidenz, eines Sekundärmalignoms in den ersten 10 Jahren nach Therapie mit 3–5 % angegeben. Die kumulative 30-jährige Inzidenzrate zeigt, dass ca. 2/3 aller Patienten, die im Kindesalter bestrahlt wurden, einen Zweittumor entwickeln können.

Akute DNS-schädigende Effekte ionisierender Bestrahlung lassen vermuten, dass sie bei der Genese eines strahleninduzierten Karzinoms sehr früh im Verlaufe der malignen Transformation eine Rolle spielen. Das Auftreten von Sekundärmalignomen kann zusätzlich durch genetische Tumorprädisposition beeinträchtigt werden. Aktivierte Onkogene und inaktivierte Tumorsuppressorgene sind als Ziel-Gene anzusehen. Erbliche Krebssyndrome und Tiermodelle belegen das. Zahlreiche Fragen bedürfen jedoch noch

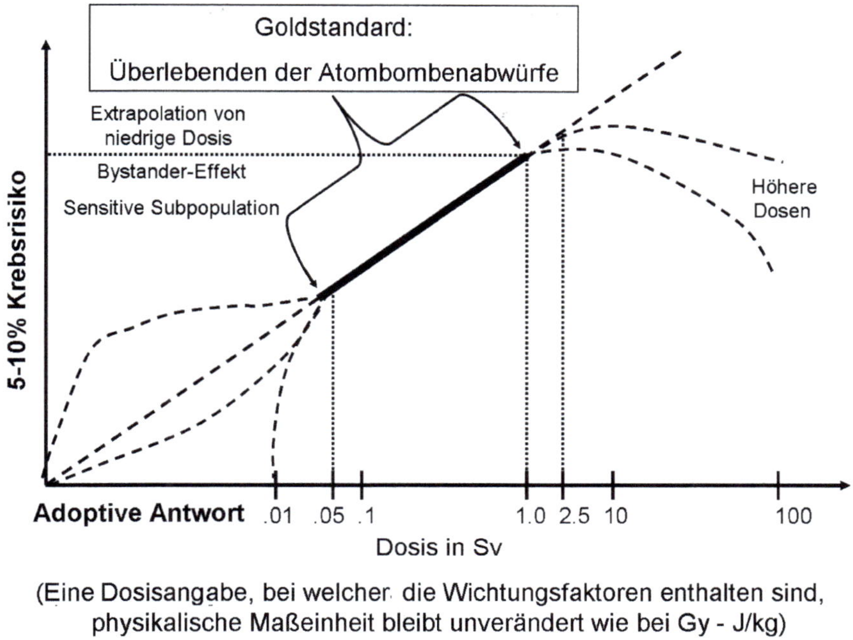

Abbildung 4.12: Dosis-Wirkungs-Beziehung für strahleninduzierte Tumoren (nach Hall 2006)

der Klärung. Zunehmende Bedeutung für die Radioonkologie hat deshalb auch die Kenntnis der erblichen Tumorsyndrome (Tabelle 4.5).

Tabelle 4.5: Ausgewählte erbliche Tumorsyndrome mit erhöhtem Malignomrisiko (vorwiegend nach Aretz et al. 2014).

Erbliches Tumorsyndrom	Gen	Häufigkeit[1]	Engeres Tumorspektrum
		Autosomal-dominanter Erbgang	
Erblicher Darmkrebs ohne Polyposis (HNPCC) Lynch Syndrom	*MSH2* *MLH1* *MSH6* *PMS2* *EPCAM*	1:300 bis 1:500[2]	Kolon-, Endometrium-, Magen-, Dünndarm-, Ovar-, Nierenbecken-, Gallengang- Pankreas-, Urothelkarzinom, Hirntumor (Glioblastom)
Familiärer Brust- und Eierstockkrebs	*BRCA1* *BRCA2* *CHEK2* *ATM* *PALB2* *RAD51C*	1:200 bis 1:800	Mamma-, Ovarial-, Prostatakarzinom sowie Tubenkarzinom, primäres Peritonealkarzinom, Pankreaskarzinom
Neurofibromatose Typ 1 Morbus von Recklinghausen	*NF1*	1:3.000 bis 1:4.000	Neurofibrom, Optikusgliom, Neurofibrosarkom, maligne periphere Nervenscheidentumoren (MPNSTs), Gliom, Meningeom und Phäochromozytom
Familiäres Retinoblastom	*RB1*	1:15.000 bis 1:20.000	oft beidseitiges Retinoblastom im Kindesalter, später Sekundärtumoren
Multiple endokrine Neoplasie Typ 2 (MEN2a)	*RET*	1: 40.000	medulläres Schilddrüsenkarzinom, Phäochromozytom, Hyperparathyreoidismus

Tabelle 4.5: Ausgewählte erbliche Tumorsyndrome mit erhöhtem Malignomrisiko (vorwiegend nach Aretz et al. 2014).

Erbliches Tumorsyndrom	Gen	Häufigkeit[1]	Engeres Tumorspektrum
Familiäre adenomatöse Polyposis (FAP)	*APC*	1:10.000	100 Kolonadenom, Tumoren im oberen Gastrointestinaltrakt, Duodenaladenom/Karzinom, Desmoide, Osteom, Hepatoblastom, Medulloblastom
Familiäre juvenile Polyposis (FJP)	*SMAD4* *BMPR1A*	1:100.000 bis 1:160.000	Gutartige und bösartige juvenile Polypen, Dickdarmkrebs, Magen-, Dünndarm- und Bauchspeicheldrüsenkrebs
Von-Hippel-Lindau-Erkrankung	*VHL*	1:35.000 bis 1:53.000	Kleinhirnhämangioblastom, retinales Angiom, Phäochromozytom, endolymphatische Tumoren im Innenohr, klarzelliges Nierenzellkarzinom und andere, meist gutartige Tumoren sowie Zysten (Nieren, Leber, Pankreas oder Genitaltrakt und in anderen Organen)
Li-Fraumeni-Syndrom Li-Fraumeni-ähnliche Syndrom	*TP53* *CHEK2* *CDKN2A*	1:3.500 bis 1:20.000	besonders breites Tumorspektrum, u. a. Sarkome, Mammakarzinom, Gehirntumoren, Leukämien, Lymphome
Peutz-Jeghers Syndrom	*STK11*	1:25.000 bis 1:300.000	Gastrointestinale(GI)- und Extra-GI-Malignome (Mamma, Ovar, Bauchspeicheldrüse, Lung, Gebärmutterschleimhaut, Zervix, Hoden)
PTEN-Hamartom-Tumor-Syndrom, umfasst: Cowden-Syndrom (CS) Bannayan-Riley-Ruvalcaba-Syndrom (BRRS)	*PTEN (CS und BRSS)* *SDHB* *SDHD* *KLLN (CS)*	extrem selten[4]	Mamma-, Schilddrüsen-, Endometrium-, Nieren-Colorektales-Karzinom
Hereditäre diffuse Magenkarzinom (HDGS)	*CDH1* *MAP3K6* *CTNNA1*	unbekannt[5]	Siegelringzell-Magenkarzinom, lobulärer Brustkrebs
Hereditäres Pankreaskarzinom	*ATM* *BRCA1* *BRCA2* *PALB2* *CDKN2A* *MLH1* *MSH2* *MSH6* *PMS2*	ca. 1:7.000	Maligne Melanome, Mamma-, Ovarial-, Prostatakarzinom, Lymphome, Leukämien
	Autosomal-rezessiver Erbgang		
MUTYH-assoziierte Polyposis (MAP)	*MUTYH*	ca.1:10.000 bis 1:40.000[3]	Kolonkarzinom, Kolonadenome, extraintestinale Malignome, Talgdrüsentumoren
Ataxia teleangiectatica	*ATM*	1:40.000 bis 1:100.000	Non-Hodgkin-Lymphom, Leukämien, Brustkrebs, Prostata-, Pankreaskrebs
Fanconi-Anämie	*FANC* (A-W)	1:100.000 bis 1:130.000	Hämatologische Neoplasien, Brustkrebs, Kopf-, Hals-, Ösophagus-, Vulva-, Analkarzinome
Konstitutionelle Mismatch Repair-Defizienz	*MSH2* *MLH1* *MSH6* *PMS2* *EPCAM*	unbekannt[6]	Leukämien, Lymphomen, Darmkrebs, Hirntumoren, Lynch-Syndrom-assoziierte Tumore

[1] Die Häufigkeitsangaben beziehen sich auf die Zahl der Träger in der Allgemeinbevölkerung
[2] Etwa 2–3 % aller Dickdarmkrebserkrankungen, hieraus Abschätzung der Häufigkeit
[3] In westlichen Ländern, verlässliche epidemiologische Zahlen liegen noch nicht vor
[4] Die Prävalenz ist nicht bekannt (BRRS), weltweit in ungefähr 150 Familien beschrieben (CS)
[5] HDGS macht ca. 1 % aller Magenkarzinome aus
[6] Die Inzidenz ist erhöht in Regionen mit hoher Konsanguinitätsrate

Mindesten drei Minimalkriterien sollten vorliegen, bevor die Vermutungsdiagnose eines strahleninduzierten Zweittumors gestellt wird, bzw. von Rezidiven unterschieden wird: a) Tumorlage im bestrahlten Volumen oder am Rand des ehemaligen Bestrahlungsfeldes; b) nicht zu kurzer Zeitraum zwischen Erst- und Zweittumor (bei soliden Tumoren wenigsten 3–5, meist 10 oder mehr Jahre) und c) unterschiedliche Histologien beider Tumoren. Die Häufigkeit von Zweitkarzinomen hängt von der Strahlendosis, Organ und Art der Therapie ab. Sog. ERR (Enhanced Relative Risk) schwankt zwischen 0,0 und 35 je Gy (ERR von 1,0 = Verdopplung des Spontanrisikos).

Literatur

1. Aretz S. „Erbliche Tumorsyndrome" In Medizinische Genetik für die Praxis, Kapitel 7. Herausgeber: Moog U. und Rieß O. 2014 Thieme Verlagsgruppe, Stuttgart, New York, Delhi, Rio, Buch-DOI: 10.1055/b-002-96297.
2. Belka C, Abend M, Budach W. Mechanismen und Formen des Zelltodes. In: Radioonkologie Band 1: Grundlagen. M. Bamberg, M. Molls, H. Sack (Hrsg.). 2. Aufl. Zuckschwerdt-Verlag München, 2009.
3. Boustani J, Grapin M, Laurent PA, et al. The 6th R of Radiobiology: Reactivation of Anti-Tumor Immune Response. Cancers 2019, 11(6), 860. https://doi.org/10.3390/cancers11060860.
4. Broggini-Tenzer A und Prusch M. Die Wirkung der Radiotherapie auf molekularer Ebene. Schweizer Zeitschrift für Onkologie 1/2015, https://www.rosenfluh.ch/onkologie-2015-01, Serie: „News of the Lab".
5. Daguenet E, Khalifa J, Tolédano A, et al. To exploit the 5 'R' of radiobiology and unleash the 3 'E' of immunoediting: 'RE'-inventing the radiotherapy-immunotherapy combination. Ther Adv Med Oncol 2020, 12.
6. Dörr W., Herrmann T. Second tumors after oncologic treatment. Strahlenther Onkol 2008; 184: 67–72.
7. Dörr W. Strahlenwirkung am Normalgewebe. Prinzipien der Schädigung und Protektion. Nuklearmedizin 2010, S53–S58.
8. Dörr W. Strahlenbiologie der Normalgewebe und Strahlenschutz. 40. Seminar über Versuchstiere und Tierversuche, 2011.
9. Elkind MM, Sutton H. Radiation response of mammalian cells grown in culture. 1. Repair of X-ray damage in surviving Chinese hamster cells. Radiat Res. 1960 Oct;13:556–93.
10. Fritz-Niggli H. Clinical radiation biology. Schweiz Med Wochenschr Suppl., 1988; 25:76–84.
11. Hall EJ. Intensity-Modulated radiation therapy, protons, and the risk of second cancers. Int J. Radiation Oncol Biol. Phys. 2006;65 1–7.
12. Herrmann T, Baumann M. Klinische Strahlenbiologie, kurz und bündig. 4. Aufl., Gustav Fischer Jena–Stuttgart, 2006.
13. Holthusen H. Erfahrungen über die Verträglichkeitsgrenze für Röntgenstrahlung und deren Nutzanwendung zur Verhütung von Schäden. Strahlentherapie 57 (1936), 254–269.
14. Kasten-Pisula U, Menegakis A, Brammer I, et al. The extreme radiosensitivity of the squamous cell carcinoma SKX is due to a defect in double-strand break repair. Radiother Oncol. 2009 90(2):257-64.
15. Li L, Liu WL, Su L, et al. The Role of Autophagy in Cancer Radiotherapy. Curr Mol Pharmacol. 2020;13(1):31-40. doi: 10.2174/1874467212666190809154518. PMID: 31400274.
16. Marcu LG, Dasu IT and Dasu A. The Six Rs of Head and Neck Cancer Radiotherapy. IntechOpen, Buch Abschnitt, 2015. https://www.intechopen.com/chapters/48148. Herausgeber: Moog, Ute; Rieß, Olaf.
17. Müller WU. Genetische Effekte und Kanzerogenese Tumoren. In: Radioonkologie Band 1: Grundlagen. M. Bamberg, M. Molls, H. Sack (Hrsg.). 2. Aufl. Zuckschwerdt-Verlag München, 2009.
18. Prys S. Biologische Strahlenwirkungen. Internet Resource: https://docplayer.org/34414059-Biologische-strahlenwirkungen-prof-dr-s.html
19. Radford IR. Evidence for a general relationship between the induced level of DNA double-strand break-age and cell killing after X-irradiation of mammalian cells. Int J Radiat Biol. 1986, 49:611–620.
20. Reiser M et al. Duale Reihe Radiologie. 3. Aufl., Thieme Verlagsgruppe, Stuttgart, New York, Delhi, Rio, 2011.
21. Sauer, R. Strahlenbiologie. In: Radiologie, 2. Auflage, Urban & Fischer München–Jena, 1998.
22. Sinclair W, Morton R. X-ray sensitivity during the division cycle of cultured Chinese hamster cells. Radiat Res 1966; 29:450–474.
23. Schuster S, Hahn B, Beck JD et al. Langzeit-Nachsorge von krebskranken Kindern, Jugendlichen und jungen Erwachsenen – Vermeiden, Erkennen und Behandeln von Spätfolgen. AWMF-Online, Register-Nr. 025/003 Nachsorge von krebskranken Kindern, Version 04/2021.
24. Trott KR. Can we reduce the incidence of second primary malignancies occurring after radiotherapy? Editorial. Radiother. Oncol 2009, 91:1–3.

Kapitel 5

Multimodale Behandlungskonzepte

Andreas Meyer

Kernaussagen

- Eine prätherapeutische interdisziplinäre Therapieabstimmung ist in jedem Einzelfall Voraussetzung.
- Die Sequenz und wechselseitige Verträglichkeit von Strahlentherapie und medikamentöser Tumortherapie soll individuell überprüft werden, insbesondere bei den neuen Substanzen der zielgerichteten Therapie oder Immuncheckpoint-Modulatoren.
- Außerhalb von Studien sollten bewährte (evidenzbasierte) simultane Behandlungskonzepte gewählt werden.

5.1 Versorgungsstrukturen in der Onkologie

In der Onkologie hat sich in den letzten Jahren die Besprechung jedes Tumorpatienten in einer Tumorkonferenz, an der die jeweiligen Fachdisziplinen teilnehmen, etabliert. Bei zertifizierten Tumor- und Organzentren ist dies verpflichtend mit Facharztpräsenz. Diese Vorstellung in der Tumorkonferenz sollte in der Regel nach abgeschlossener Diagnostik und vor Einleitung der definitiven Therapie stattfinden. Sollte die Therapie aus mehreren

Schritten bestehen (Operation, Chemotherapie, Strahlentherapie), kann ggf. auch eine erneute Besprechung des Patienten nach Komplettierung eines Therapieschritts sinnvoll sein, insbesondere bei neoadjuvanter (präoperativer) Vorgehensweise, wenn die endgültige pathologische Tumorklassifikation und das Therapieansprechen erst während der laufenden Therapie ermittelt werden können.

Regelhaft nehmen folgende Fachdisziplinen an Tumorkonferenzen teil: Pathologie, Radiologie, Radioonkologie, internistische Onkologie und operative Onkologie; bei den organspezifischen Tumorkonferenzen auch die beteiligte Organspezifische Fachdisziplin wie z. B. die Gynäkologie bei der Brusttumorkonferenz. Die beteiligten Fächer verpflichten sich zu regelmäßiger Anwesenheit und Besprechung aller onkologischen Patienten sowie Behandlung der Patienten nach aktuellen Standards und gültigen Leitlinien. Typische Tumorkonferenzen bzw. onkologische Organzentren sind das Brustkrebszentrum und das Prostatakarzinomzentrum. Weitere typische Organzentren sind z. B. das Darm-, Lungen- und Haut-Tumorzentrum. Diese Zentren werden hinsichtlich der Anzahl der Patienten aber auch ihrer Behandlungsqualität regelmäßig überprüft und zertifiziert. Ziel ist eine Verbesserung der Behandlungsergebnisse durch interdisziplinäre Zusammenarbeit mit Standardisierung und Qualitätssicherung auf hohem Niveau.

Für die Bildung eines onkologischen Zentrums als zweite Stufe schließen sich mehrere Organzentren der ersten Stufe zusammen. Die dritte Stufe in der onkologischen Versorgungsstruktur stellen die Comprehensive Cancer Center dar, welche sich die enge Verzahnung von präklinischer Forschung und klinischer Onkologie auch über das Zentrum hinaus („out-reach") als Ziel gesetzt haben.

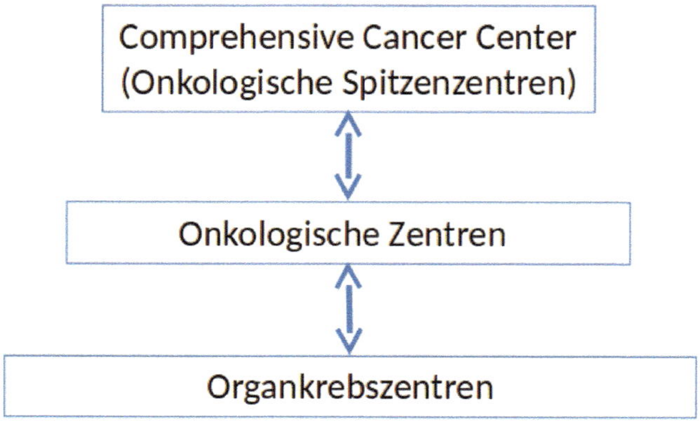

Abbildung 5.1: Aktuelle Versorgungsstrukturen in der Onkologie

5.2 Prinzipien der chirurgischen Tumortherapie im Zusammenhang mit der Strahlentherapie

Die Säulen der Therapie bösartiger Erkrankungen beruhen auf Operation, Medikamentöser Tumortherapie und Strahlentherapie sowie deren wechselseitige sorgfältige Abstimmung. Im Falle einer Operation sollte bereits beim ersten Eingriff, ggf. nach vorheriger Sicherung der Diagnose durch eine Probeentnahme, der komplette Tumor mit einem ausreichenden Sicherheitsabstand ohne verbleibende Tumorreste entfernt und damit die maximale Heilungschance angestrebt werden (R0-Resektion, siehe unten). Onkologische Folgeeingriffe wie beispielsweise Nachresektionen nach unvollständiger Primäroperation (R1- oder R2-Resektion) sollten nach Möglichkeit vermieden werden, da der Bereich der Nachresektion unter Umständen nur sehr erschwert zu definieren und damit diese auch nur schwer durchzuführen ist. Weiterhin weisen bei einigen soliden Tumoren Rezidiveingriffe aufgrund unvollständiger primärer Resektion aus o.g. Gründen deutlich verminderte Heilungschancen auf. Dabei gilt für die operative Vorgehensweise grundsätzlich Folgendes:

- Tumorentfernung im Gesunden, einschließlich des makroskopischen und mikroskopischen Befalls und potentiell befallener Nachbarstrukturen.
- Adäquate Ausräumung des regionären Lymphabflussgebietes entweder als komplette Dissektion oder Bestimmung der möglichen Befallswahrscheinlichkeit durch das Lymphknoten-Sampling im Sinne einer Entfernung des Schildwächter-Lymphknotens (sentinel node).
- Resektion des Tumors wenn möglich als Ganzes (en bloc) zur Vermeidung einer Tumorzellverschleppung durch Eröffnung des Tumors.
- Resektion möglichst unter den Vorgaben eines bestmöglichen Organ- und Funktionserhaltes.

Bei der kompletten Tumorentfernung im Gesunden wird über den makroskopisch sichtbaren Tumorrand hinaus und unter Beachtung der anatomischen Grenzen eine Sicherheitszone mit potentieller mikroskopischer Tumorausbreitung entfernt. Im Bedarfsfall wird die vollständige Resektion bereits intraoperativ mit histologischer Schnellschnittuntersuchung gesichert. Der notwendige Sicherheitssaum unterscheidet sich von den einzelnen Tumorentitäten und Organen. Generell gilt aber die Aussage „Radikalität vor Funktionalität", da in den meisten Fällen eine unvollständige Resektion bei soliden Tumoren nicht durch andere onkologische Folgetherapien wie Chemotherapie oder Strahlentherapie ausgeglichen werden kann.

Erst der Pathologe gibt nach histologischer Bestätigung das Ausmaß der Tumorentfernung und den erreichten Sicherheitssaum an. Dabei wird die Residualtumor-(R)-Klassifikation genutzt, die bei Angabe der Tumorformel immer mit angegeben werden sollte. Die Definition der R-Klassifikationen lautet

Rx = Vorhandensein von Residualtumor kann nicht beurteilt werden
R0 = Kein Residualtumor
R1 = Mikroskopischer Residualtumor
R2 = Makroskopischer Residualtumor.

Die R-Klassifikation ist aus historischen Gründen nicht obligater Bestandteil der TNM-Klassifikation. Aufgrund ihrer prognostischen Bedeutung ist sie aber, insbesondere nach chirurgischer Therapie, unerlässlich und daher auch zu dokumentieren, da für die Indikationsstellung zur postoperativen Strahlentherapie die Bewertung der R-Kategorie von großer Bedeutung sein kann. Ein kleiner, nicht vollständig resezierter Tumor bedarf unter Umständen einer Nachtherapie, wobei ein großer, komplett entfernter Tumor dieser nicht unbedingt bedarf.

Zwischen der Operation und der möglichen erforderlichen Nachbehandlung sollte bezüglich des dazwischen liegenden Zeitintervalls je nach Aggressivität des Tumors, Rekonvaleszenz des Patienten und Wundheilungsverlauf ein Mindest- aber auch ein Maximal-Zeitraum eingehalten werden. Nachstehende Tabelle liefert hierzu einige Beispiele:

Tabelle 5.1: Bedeutung des Intervalls zwischen Operation und Beginn einer Strahlentherapie

Zeitliches Intervall OP-RTx	Beispiele (benigne und maligne Erkrankungen)
Stunden	Radiotherapie unmittelbar nach Keloidexcision als Rezidivprophylaxe
24 h (4 Tage)	Verknöcherungsprophylaxe nach Totalendoprothese der Hüfte bei Risikopatienten, alternativ auch 4 h präoperativ
Wenige Tage – 2 Wochen	Frühzeitige Bestrahlungsplanung und Beginn der Bestrahlung nach Abschluss der Wundheilung: anaplastisches Schilddrüsenkarzinom nach Teilresektion, Tumor(teil)- resektion wegen eines tumorbedingten kompletten bzw. inkompletten Querschnitts
2 – 4 Wochen	Glioblastoma multiforme
4 – 6 Wochen	Rektumkarzinom, Plattenepithelkarzinom im Kopf-Hals-Bereich (bei R2-Resektion ggf. auch früher), Mammakarzinom (wenn keine adjuvante Chemotherapie erfolgt), Bronchialkarzinom, Weichteilsarkom
> 6 Wochen	Wenn zwischen OP und Bestrahlung eine Chemotherapie interponiert wird, können auch längere Intervalle erforderlich werden, wie z. B. beim Mammakarzinom oder beim Prostatakarzinom nach Verbesserung einer möglichen Inkontinenz

5.3 Prinzipien der medikamentösen Tumortherapie im Zusammenhang mit der Radiotherapie

Die medikamentöse Tumortherapie umfasst im weiteren Sinne alle medikamentösen Interventionen, die in der Onkologie herangezogen werden können. Die klassische Chemotherapie umfasst alle Substanzen (Zytostatika), die durch Eingriff in den Stoffwechsel maligner Zellen und deren Zellteilungsvorgänge entweder zytotoxisch oder zytotoxisch-zytolytisch wirken. Prinzipiell können Zytostatika ihre Wirkung sowohl bei Tumor- als auch bei Körperzellen entfalten, Tumorzellen zeigen jedoch u. a. aufgrund ihrer Zyklusphasen-Spezifität eine höhere Empfindlichkeit gegenüber Chemotherapeutika als gesunde Zellen und sterben aufgrund eingeschränkter Reparaturfähigkeiten häufiger ab als gesunde Zellen.

Tabelle 5.2: Zytotoxische Wirkungen häufig angewandter chemotherapeutischer Substanzen

Substanzklasse	Direkte zytotoxische Wirkung	Interaktion mit Strahlentherapie
Alkylantien (z. B. Cyclophosphamid, Mitomycin C, Nitroseharnstoffe, Temozolomid)	Alkylierung und DNA-Quervernetzung, DNA-Strangbrüche	Additive Zytotoxizität
Anthrazykline	Hemmung der DNA-, RNA-, und Proteinsynthese, DNA-Strangbrüche	Additive Zytotoxizität
Platinverbindungen (z. B. Cisplatin, Carboplatin, Oxaliplatin)	DNA-Quervernetzung, Hemmung der DNA-Synthese	Additive Zytotoxizität
Antimetaboliten (z. B. 5-Fluorouracil, Methotrexat, Gemcitabin)	Hemmung der DNA-Synthese	Störung der Zellkinetik, verminderte Reparatur des subletalen / potentiell letalen Strahlenschadens
Topoisomerase-interaktive Substanzen (z. B. Etoposid, Topotecan)	Hemmung der DNA-Synthese, z. T. DNA-Strangbrüche	Störung der Zellkinetik, z. T. verminderte Reparatur des subletalen / potentiell letalen Strahlenschadens
Antimikrotubuli-Substanzen (z. B. Alkaloide, Taxane)	Verhinderung / Fehlfunktion der Mitosespindel	Störung der Zellkinetik

Bei einigen der Zytostatika gehört die gleichzeitige (simultane) Anwendung der Strahlentherapie und der Chemotherapie (Radiochemotherapie) mit angepasster Dosierung zur Standardbehandlung. Dabei kommt die simultane Radiochemotherapie in der neoadjuvanten präoperativen (z. B. Rektumkarzinom mit 5-FU, Ösophaguskarzinom mit Carboplatin / Taxol), in der adjuvanten postoperativen (z. B. Cervixkarcinom mit Cisplatin) oder auch in der definitiven (alleinigen) Behandlung (z. B. Analkarzinom mit Mitomycin / 5-FU, Kopf-Hals-Tumor mit Cisplatin) zum Einsatz.

Zu beachten sind hierbei jedoch die häufig verstärkte Rate und Intensität von Nebenwirkungen. Andere Zytostatika sollten aufgrund von erheblich höheren Nebenwirkungen bei simultaner Anwendung nur sequentiell zur Strahlentherapie gegeben werden, ggf. sogar mit größerem zeitlichen Abstand vor bzw. nach der Strahlentherapie (vgl. hierzu die einzelnen Organkapitel).

Multimodale Behandlungskonzepte setzen entsprechende Kenntnisse zu deren Indikation und Nebenwirkungen (Toxizität) bei allen beteiligten Fachdisziplinen voraus. Dies gilt insbesondere auch für die Verlaufsbeurteilung von Wirkung und Nebenwirkungen, insbesondere Veränderungen des Blutbilds oder der Retentionswerte während und nach Abschluss der interdisziplinären Therapie.

Tabelle 5.3: Strahlenbiologische Rationale bei einer simultanen Radiochemotherapie

Effekt	Strahlenbiologische Rationale
Additive Anti-Tumor-Wirkung	Größere zytotoxische Wirkung durch Addition der Einzeleffekte von Radio- und Chemotherapie
Differente Angriffspunkte	Chemotherapie tötet radioresistente Zellen und umgekehrt
Radiosensibilisierung	Chemotherapie kann intrazelluläre Strahlenwirkung spezifisch verstärken, z. B. in hypoxischen Zellen
Auftrennung der Toxizität	Nebenwirkungen verteilen sich auf unterschiedliche Organsysteme, toxische Dosen einer Modalität können so vermieden werden

Bei hormonabhängigen Tumoren wie z. B. dem Mammakarzinom oder dem Prostatakarzinom entfaltet eine endokrine Therapie bei systemischer Applikation ebenfalls eine antiproliferative Wirkung. Diese kann wie z. B. beim Hoch-Risiko-Prostatakarzinom bei der definitiven Bestrahlung simultan gegeben werden und verstärkt ebenfalls die Strahlentherapie-Wirkung.

5.4 Neue Möglichkeiten der medikamentösen Tumortherapie

In den letzten Jahren ist die Entwicklung der medikamentösen Tumortherapie abseits der klassischen Zytostatika deutlich vorangetrieben worden und hat sich stark weiterentwickelt. Aufgrund des besseren Verständnis der individuellen molekulargenetischen Basis der Tumorentstehung („genetischer Fingerabdruck“) wurden neue Medikamente in der onkologischen Behandlung entwickelt und etabliert, die andere Wirkmechanismen haben als die klassischen über Jahrzehnte bekannten Zytostatika.

Angriffspunkt dieser sog. zielgerichteten („targeted“) medikamentösen Tumortherapie sind z. B. für das Überleben der Zelle wichtige molekulare Signalwege oder auch die Regulation der körpereigenen spezifischen Immunantwort auf die Tumorzellen. Zu dieser Substanzklasse gehören z. B. die Monoklonalen Antikörper, die in Tablettenform vorliegenden Kinase-Inhibitoren („small molecules“) oder die Immuncheckpoint-Rezeptor-Inhibitoren.

Monoklonale Antikörper sind aus einem Zellklon (monoklonal) gewonnene Proteine, die bestimmte Zielstrukturen binden und damit hemmen, aktivieren oder eine weitere Signalkaskade auslösen oder unterbinden können, welches schließlich zur Zytotoxizität führt. Wichtige in der klinischen Routine eingesetzte Monoklonale Antikörper sind in Tab. 5.4 aufgeführt.

Tabelle 5.4: Ausgewählte Monoklonale Antikörper für die zielgerichtete Tumortherapie

Wirkstoff	Zielstruktur	Indikation	Nebenwirkung
Rituximab	CD20	Lymphom	allergische Reaktionen, Immunsuppression (Infektionen)
Bevacizumab	VEGF	Met. kolorektales Karzinom, met. NSCLC, met. Mammakarzinom	Gastrointestinale Perforation, Hämorrhagien, art. Thrombembolien, allergische Reaktion
Cetuximab	EGFR	Met. kolorektales Karzinom, PEC Kopf-Hals-Bereich	akneforme Hautreaktion, allergische Reaktionen
Trastuzumab	HER2	HER2+ Mammakarzinom, met. Magenkarzinom	allergische Reaktionen, kardiotoxische Effekte
Pertuzumab	HER2	HER2+ Mammakarzinom	Durchfall, Neutropenie, Übelkeit, Erbrechen, Kardiotoxizität
Necitumumab	EGFR	Nichtkleinzelliges Bronchialkarzinom	Exanthem
Ramucirumab	VEGFR2	Nichtkleinzelliges Bronchialkarzinom	Neutropenie
Panitumumab	EGFR	Metastasiertes Kolorektales Karzinom (RAS Wildtyp)	Durchfall, Übelkeit, Dermatitis, Anaphylaxie

CD cluster of differentiation (Oberflächenmarker), *EGFR* epidermaler Wachstumsfaktorrezeptor, *HER2* humaner epidermaler Wachstumsfaktor 2, *VEGF* vascular endothelial growth factor

Kinasen aktivieren einen intrazellulären Signalfluss und regulieren dadurch das Wachstum von Zellen. Kinase-Inhibitoren sind zytoplasmagängige niedermolekulare Substanzen, auch „small molecules" genannt, die bestimmte Kinasen blockieren und damit das ungehemmte Wachstum von Tumorzellen blockieren. Dabei kann nur eine bestimmte Kinase, aber auch mehrere Kinasen gleichzeitig blockiert werden. In letzterem Falle spricht man von Multikinase-Inhibitoren. Einige dieser Medikamente wirken nur bei bestimmten Mutationen im Tumorgewebe. Wichtige in der klinischen Routine eingesetzte Kinase-Inhibitoren sind in Tab. 5.5 aufgeführt.

Tabelle 5.5: Ausgewählte Kinase-Inhibitoren

Wirkstoff	Zielstruktur	Indikation	Nebenwirkung
Sunitinib	PDGFR, VEGFR, c-KIT	Nierenzellkarzinom	Erschöpfung, Durchfall, Übelkeit, Erbrechen, Mukositis, BB-Veränderungen
Sorafinib	CRAF, BRAF, c-KIT, VEGFR, PDGFR	Nierenzellkarzinom, Hepatozelluläres Karzinom	Erschöpfung, Durchfall, Übelkeit, Erbrechen, Hautausschlag, Juckreiz, BB-Veränderungen
Erlotinib	EGFR	Nicht-kleinzelliges Bronchialkarzinom mit EGFR-Mutation, Pankreaskarzinom	Akneforme Hautreaktionen, Durchfall, Infektionen
Gefitinib	EGFR	Nicht-kleinzelliges Bronchialkarzinom mit EGFR-Mutation	Durchfall, Übelkeit, Erbrechen, Hautreaktion
Afatinib	EGFR, HER-2	Nicht-kleinzelliges Bronchialkarzinom mit EGFR-Mutation	Durchfall, Stomatitis, Pneumonitis, Akne
Crizotinib	ALK, ROS1	Nicht-kleinzelliges Bronchialkarzinom mit ALK- bzw. ROS1-Translokation	Myelosuppression, Durchfall, Erbrechen, Übelkeit, Hautausschlag, Pneumonitis
Ceritinib	ALK, ROS1	Nicht-kleinzelliges Bronchialkarzinom mit ALK- bzw. ROS1-Translokation	Hepatotoxizität, gastrointestinale Toxizität
Alectinib	ALK, RET	Nicht-kleinzelliges Bronchialkarzinom mit ALK-Translokation	Hepatotoxizität, gastrointestinale Toxizität
Lapatinib	HER2	HER2 positives Mammakarzinom	Durchfall, Anorexie, Übelkeit, Erbrechen, Hautausschlag
Dabrafenib	BRAF	Malignes Melanom mit BRAF-V600E- oder V600K-Mutation	Übelkeit, Erbrechen, Durchfall, Hautausschlag
Osimertinib	EGFR	Nicht-kleinzelliges Bronchialkarzinom mit T790M Mutation	Diarrhoe, Exanthem
Vemurafenib	BRAF	Malignes Melanom mit BRAF-V600E-Mutation	Arthralgie, Hautausschlag, Alopezie, Fatigue, Übelkeit, Erbrechen
Nintedanib	VEGFR, FGFR	Nicht-kleinzelliges Bronchialkarzinom	Diarrhoe
Everolimus	mTOR	Mammakarzinom, Magenkarzinom, Nierenzellkarzinom	Myelosuppression, Übelkeit, Durchfall, Nierenversagen, Hautausschlag, Hyperglykämie, Thrombembolien

ALK Anaplastic lymphoma kinase, *BRAF* B-rapidly accelerated fibrosarcoma oncogene, *c-KIT* Stammzellfaktorrezeptor, *CRAF* C-rapidly accelerated fibrosarcoma oncogene, *EGFR* epidermaler Wachstumsfaktorrezeptor, *HER2* humaner epidermaler Wachstumsfaktor 2, *mTOR* mechanistic target of rapamycin, *PDGFR* platelet-derived growth factor receptor, *ROS1* Protoonkogen Tyrosinkinase ROS-1, *VEGFR* vascular endothelial growth factor receptor

Immuncheckpointrezeptoren verhindern physiologischerweise eine überschießende Immunantwort des Körpers und bremsen immunregulatorische Zellen aus. Tumorzellen werden unter Umständen vom Immunsystem erkannt und abgetötet. Sie haben allerdings auch die Eigenschaft, diese Immunantwort des Körpers zu minimieren, indem sie über zentrale Checkpoint-Rezeptoren (PD-1) die Immunantwort durch Kopplung mit tumorzelleigenen Oberflächenmarkern (z. B. PD-L1; L = Ligand) herunterregulieren und damit der körpereigenen Immunantwort entkommen („escape" Mechanismen). Immuncheckpoint-Inhibitoren sind gegen PD-1 bzw. PD-L1 gerichtete spezifische Antikörper, welche diese negative Rückkopplung des Immunsystems aufheben und damit eine gezielte Immunantwort des Körpers gegen Tumorzellen ermöglichen. Typische Nebenwirkung von Immuncheckpoint-Inhibitoren sind mögliche Autoimmunphänomene wie z. B. Pneumonitis, Hepatitis, Enteritis oder Enzephalitis.

Tabelle 5.6: Ausgewählte Immuncheckpoint-Inhibitoren

Wirkstoff	Zielstruktur	Indikation	Nebenwirkung
Nivolumab	PD-1	Fortgeschrittenes Melanom, Nicht-kleinzelliges Bronchialkarzinom	Übelkeit, Durchfall, Fatigue, Xerostomie, Juckreiz, Autoimmunreaktionen
Pembrolizumab	PD-1	Nicht-kleinzelliges Bronchialkarzinom	Appetitlosigkeit, Fatigue, Autoimmunreaktionen
Durvalumab	PD-1	Nicht-kleinzelliges Bronchialkarzinom	Autoimmunreaktion, Pneumonitis
Atezolizumab	PD-L1	Nicht-kleinzelliges Bronchialkarzinom	Autoimmunreaktionen
Cemiplimab	PD-1	Plattenepithelcarcinom der Haut	Autoimmunreaktionen
Ipilimumab	CTLA-4	Fortgeschrittenes Malignes Melanom	Myelotoxizität, Übelkeit, Erbrechen, Durchfall, Arrhythmien, Autoimmunreaktionen

CTLA-4 cytotoxic T-lymphocyte-associated protein 4, *PD-1* programmed cell death protein 1

Insbesondere in der neuen aktualisierten Leitlinie basieren die aktuellen Therapieempfehlungen des nichtkleinzelligen Bronchialkarzinoms auf dem molekularpathologischem Nachweis spezifischer genetischer Marker, welche eine Vorhersage zur Wirksamkeit und damit Indikation zur Verwendung der o. g. monoklonalen Antikörper, Kinase-Inhibitoren und Checkpoint-Inhibitoren ermöglichen (siehe entsprechendes Organkapitel).

Problematisch ist derzeit, dass bei vielen neuen Substanzen die möglichen additiven Effekte (Wirkung und Nebenwirkung) bei gleichzeitiger Anwendung mit einer Strahlentherapie in klinischen Studien nicht oder nur sehr unzureichend bekannt sind, so dass hier eine interdisziplinäre Absprache hinsichtlich der Sequenz mit entsprechender Pause der medikamentösen Tumortherapie vor, während und nach einer Strahlentherapie erforderlich sein kann. Interessant ist die mögliche Verstärkung der immunogenen Wirkung einer Bestrahlung durch die nachfolgende Gabe von Immuncheckpoint-Inhibitoren im Sinne sog. abskopaler Tumoreffekte (strahlentherapie-induziertes Ansprechen des Tumorsaußerhalb des eigentlichen Bestrahlungsvolumens).

Literatur

1. Kombinationswirkungen Strahlentherapie/medikamentöse Tumortherapie, Empfehlung der Strahlenschutzkommission mit wissenschaftlicher Begründung, verabschiedet in der 264. Sitzung der Strahlenschutzkommission am 21. Oktober 2013.

2. Khaled NB, Piseddu I, Boehmer DFR et al. Checkpoint-Inhibition bei Tumorerkrankungen. Der Onkologe 2021.
3. Sobottka B, Weber A. Molekulare Tumordiagnostik – aktuelle Methoden, Anwendungsbeispiele und Ausblick. Der Pathologe 2020.
4. Wittekind Ch. TNM-Klassifikation Maligner Tumoren. 8. Aufl. 2017.

Kapitel 6

Supportive Maßnahmen und Pflege in der Radioonkologie

Heike John & Diana Steinmann

Allgemeine Kernaussagen

- Die Reaktion auf und das Leben mit der Diagnose Krebs bedingt mehrdimensionale menschliche und mitmenschliche d. h. physische, psychische, soziale und spirituelle Reaktionen.
- In der modernen Onkologie mit ihrer Spezialisierung und Hochtechnisierung werden Betroffene dann gut behandelt, wenn neben den körperlichen Aspekten auch ihre psychosozialen und geistigen Bedürfnisse wahrgenommen werden und Berücksichtigung finden.
- Infolge immer besserer Behandlungserfolge wird Krebs aber zunehmend auch zu einer chronischen Erkrankung. Betroffene leben länger, müssen sich aber oft neuen Schwierigkeiten stellen. Die langfristige Unterstützung bei der Krankheitsbewältigung ist daher ein wichtiger Aspekt.
- Zusammenwirken von verschiedenen Disziplinen führt zu einem besseren Behandlungsergebnis für den Patienten.

Die supportive Therapie und Pflege der Patienten mit bösartigen Erkrankungen sind wesentlicher Bestandteil der Krebstherapie. Diese muss begleitend zu jeglicher Therapie onkologischer Erkrankungen, von Diagnosestellung bis in die palliative Behandlung für Patienten aller Altersgruppen, selbstverständlicher Baustein der Versorgung sein. Die Therapie- bzw. Maßnahmen-Auswahl, sowie Information, Schulung und Beratung zielen darauf ab, Nebenwirkungen und Komplikationen präventiv entgegenzuwirken und die Alltagsbewältigung für den Erkrankten und seine Zugehörigen im Kontext von Krankheit und Therapie zu unterstützen.

Auswahl der supportiven Therapiemethoden und -maßnahmen

Die Auswahl der supportiven Unterstützung muss individuell und leitliniengestützt erfolgen. Hierfür ist ein Konzept erforderlich, das auf die Patientenperspektive fokussiert ist und die Bewältigungs- und Anpassungsleistungen von Patienten und Angehörigen berücksichtigt (Handhabbarkeit, Verstehbarkeit, Sinnhaftigkeit). Einschränkungen durch die Erkrankung erfordern veränderte Rollen im sozialen Gefüge und zur Bewältigung des Krankheitsgeschehens, besonderes Verständnis und Fertigkeiten. Somit wird garantiert, dass der therapeutische Prozess zum individuellen Lebensentwurf des Patienten passt, die Therapietreue wahrscheinlicher ist und Komplikationen frühzeitig identifiziert werden können.

Das Integrative Beratungskonzept personenzentrierter Beratungsgespräche nach Sander bildet beispielhaft eine Grundlage für die Systematisierung des Beratungsprozesses durch die Unterscheidung zwischen Information und Orientierung, Deutung und Klärung sowie Handlung und Bewältigung. Sander unterscheidet Problemerfahrungsfelder, in denen Probleme entstehen können und denen entsprechende Lösungsangebote zugeordnet werden können.

- Selbsterfahrung und Reflexion des eigenen Erlebens
- Beziehungserfahrung mit „Anderen“
- Lebenswelterfahrung mit ihren sachlich-materiellen Aspekten (z. B. Rechtliches und Ansprüche)

Den Problem-Erfahrungsfeldern werden drei Lösungsangebote zugeordnet:

- Information und Orientierung zur Aneignung von Wissen, Sachverhalten und als Handlungsgrundlage,
- Deutung und Klärung zum Ordnen von Erlebtem, Erfahrungen, Unbekannten, möglichen Zusammenhängen, Einstellungen
- Handlung und Bewältigung zum Kompetenzerwerb (vgl. Hüper/Hellige 2007, S.96).

Tabelle 6.1: Beispielhafte Systematisierung von Bedarfen, modifiziert nach Sander

	Problemerfahrungsfelder		
	Selbsterfahrung	**Beziehungserfahrung**	**Lebenswelterfahrung**
Information/ Orientierung	**Informationsbedarf** • zum Therapie-/ Krankheitsverlauf (CTX, RTX) • zur Medikamentenwirkung und -einnahme, -applikation • zur medikamentösen Therapie z. B. Analgetika (Prophylaxe/ Supportivtherapie)	**Informationsbedarf** • Zu Unterstützungsmöglichkeiten zu Hause • zu Entlastungsmöglichkeiten der Bezugsperson(en), Angebote für Angehörige	**Informationsbedarf** • zu Leistungen der Pflegeversicherung
Deutung/ Klärung	**Klärungsbedarf** • Hilfe beim Ordnen der Probleme, sich gesundheitsförderlich zu verhalten	**Hilfe beim Ordnen** • Unterstützung beim Deuten der Sorge, die Familie zu stark zu belasten	**Klärungsbedarf** • bei der Schwierigkeit, Hilfen in Anspruch zu nehmen • Belastung durch einschneidende Veränderungen
Handlung/ Bewältigung	**Anleitungsbedarf** • zur selbstständigen Bewegung **Unterstützungsbedarf** • bei der Erstellung eines Ernährungsplans • Umgang mit dem Portsystem • Bedarfsmedikation bereitstellen	**Beratungsbedarf** • des Ehepartners bei der Mobilisation Erhaltung der sozialen Kontakte	**Unterstützungsbedarf** • bei der Antragsstellung zur Pflegestufe • Wohnraumanpassung • Beantragung professioneller Hilfen (Physiotherapie)

Kommunikation und Partizipation

Die Pflege und Behandlung des onkologisch erkrankten Menschen erfordert eine tragfähige, stabilisierende und individuelle Beziehungsgestaltung mit konsequenter Patientenorientierung bei der Interaktionsgestaltung zwischen Patienten und therapeutischem Team. Die Behandlung, Pflege und Begleitung eines onkologisch erkrankten Menschen wird durch Fähigkeiten wie Empathiefähigkeit, Zuverlässigkeit und Geduld beim therapeutischen Team ermöglicht. Auf der Basis sensibler, aufrichtiger Kommunikation kann es gelingen, mit den Patientinnen und Patienten gemeinsam diagnostische und therapeutische Maßnahmen zu beschließen und zu tragen. Sowohl das patientenzentrierte Gespräch als auch eine partizipative Entscheidungsfindung setzen neben kommunikativen Kompetenzen seitens des berufsgruppenübergreifenden Expertenteams auch entsprechende Kompetenzen auf Seiten der Betroffenen voraus. Daher sind weitere Ziele die Stärkung der Patientenkompetenz und der partizipativen Entscheidungsfindung.

Wurde früher der Begriff Compliance verwendet, so spricht man heute von Adhärenz, um das Therapieverhalten von Patienten zu beschreiben. Auch wenn die beiden Begriffe bis heute häufig synonym verwendet werden, haben sie durchaus eine zu unterscheidende Bedeutung. Während der Begriff „Compliance“ das Befolgen eines vom Therapeuten vorgelegten Therapieplans beschreibt, ist der schwerkranke Patient bei einer adhärenten

Haltung Teil der Therapieplanung. Hierdurch wird garantiert, dass der therapeutische Prozess zum individuellen Lebensentwurf des Patienten passt, eine Therapietreue wahrscheinlicher ist und Komplikationen frühzeitig identifiziert werden können.

Immer mehr Patienten mit einer Krebserkrankung möchten nicht nur in Therapieentscheidungen eingebunden werden, sondern zusätzlich zur Standardtherapie einen eigenen Beitrag zur Heilung bzw. Verbesserung ihrer Prognose leisten. Zur Entwicklung ihrer individuellen Selbsthilfekonzepte suchen sie dabei Rat und Hilfe bei unterschiedlichen Personen und Institutionen (Ärzte, andere Therapeuten, Apotheker, Internet etc.). Während in den klassischen Bereichen der konventionellen Medizin überwiegend gut beraten wird, fühlt sich gerade in den Selbsthilfebereichen: Selbstmedikation, Ernährung und seltenen Therapieformen wie Musik- und Kunsttherapie ein Großteil der Patienten eher schlecht betreut. Es besteht die Gefahr, dass diese sich anderen, möglicherweise gesundheitsschädlichen oder bestenfalls wenig hilfreichen und teuren Methoden zuwenden. Hier liegt eine hohe Verantwortung beim Behandlungsteam (vgl. Kapitel Kap. 16 Komplementärmedizin in der Strahlentherapie).

Vulnerable Patientengruppen

„Cancer Survivorship“ beschreibt einen Prozess, der im Moment der Diagnose beginnt und bis zum Ende des Lebens andauert. Diese Definition hebt die lebenslänglichen medizinischen, psychologischen und rechtlichen Bedürfnisse des Patienten hervor. Es gibt Hinweise darauf, dass betagte Patienten bzw. mit Komorbiditäten oder Progressangst einen besonders hohen Bedarf an Beratungs- bzw. Gesprächsbedarf haben. Die Unterstützung von Pflegebedürftigen und ihren Angehörigen beabsichtigt neben der medizinischen, medikamentösen Therapie die umfassende Information und Unterstützung bei der Auswahl und Inanspruchnahme notwendiger Hilfe- und Pflegeleistungen. Sie ist Voraussetzung dafür, dass Pflegebedürftige in ihren häufig komplexen Problemlagen Orientierung und Transparenz erlangen können. Die Identifikation der vulnerablen Personen kann gezielte Therapieangebote begründen und ungünstigen Behandlungsverläufen oder Therapieabbrüchen entgegenwirken (vgl. Kapitel Kap. 13 Strahlentherapie bei alten Patienten).

Frailty

Parallel zum inhaltlichen Wandel steigen die Inzidenz und Prävalenz der Krebserkrankungen in Deutschland, begleitet von einer Verschiebung zu älteren Patienten und ambulanten Therapien (vgl. Robert Koch-Institut, Berlin 2019, S. 6). Die steigende Patientenzahl und die immer komplexer werdenden onkologischen Therapien rechtfertigen eine intensive Beschäftigung mit der Frage, wie die Versorgung dieser Patientengruppe sicherzustellen ist. Es wird erwartet, dass die Prävalenz von Frailty mit dem raschen Wachstum der alternden Bevölkerung zunimmt.

Das Gleichgewicht, welches den älteren Menschen befähigt, Alltagsroutinen zu bewältigen, ist oftmals aufgrund von Komorbiditäten, Veränderung der kognitiven Funktion oder allgemeiner Schwäche fragil. Dies kann aufgrund fehlender Reservekapazitäten eine Verschlechterung in mehreren Gesundheitsbereichen (physisch, funktional, psychologisch, sozial) bedingen.

Interventionen

- Ermitteln, ob ein Frailty-Syndrom vorliegt (Mithilfe eines Risikoassessments parallel zur Planung der onkologischen Therapie)
- Feststellen des physischen kognitiven Zustandes (z. B. Aktivitätstoleranz)
- Feststellen des Ernährungszustandes (z. B. Malnutrition)
- Feststellen der Lebenssituation (z. B. allein oder in einer Einrichtung lebend) und der Sicherheit in der Häuslichkeit
- Kooperation im multidisziplinären Team und ggf. Vermittlung an weitere Ressourcen (z. B. Ernährungsberatung, Sozialdienst)

Prävention von Nebenwirkungen und Komplikationen – Allgemeine Empfehlung

Prophylaxe

Als Prophylaxe bezeichnet man die Gesamtheit aller Maßnahmen, die dazu dienen, eine Beeinträchtigung der Gesundheit durch Risikofaktoren, Krankheiten oder Unfälle zu verhindern. Unvermeidliche Begleiterscheinungen können durch eine Reihe von Maßnahmen gemildert werden. Diese sind als Teil der Gesamtbehandlung anzusehen. Patienten/innen können z. B. durch eine angepasste und sorgfältige Hautpflege und Lebensführung viel zu Ihrem Wohlbefinden beitragen.

Körperbild und Selbstbeobachtung

Mit der Strahlentherapie erhalten Patienten/innen oftmals eine ambulante Therapie, die erfordert, dass sie die empfohlene Hautpflege selbst durchführen und das Bestrahlungsfeld auf Veränderungen beobachten. Das kann nach einer Operation, die den Körper verändert oder Narben hinterlässt, eine Herausforderung für Patienten/innen darstellen.

Intimität und Sexualität

Besonders, wenn die Erkrankung oder Operationen zu Körperbildveränderungen geführt haben, Geschlechtsorgane betroffen sind, sich Patienten/innen immer wieder entblößen müssen, kann es schwer sein, sich wieder als „lustvoller" Mensch wahrzunehmen. Sexuelle Beschwerden sind eine häufige Komplikation der Krebsbehandlung und selten Gegenstand einer onkologischen Beratung.

Chemotherapie oder auch eine Hormontherapie, welche die Wechseljahre einleiten, können zu einer vaginalen Trockenheit führen, was dann wiederum zu Schmerzen beim Geschlechtsverkehr führen kann.

Die Anamnese der Sexualgeschichte und ein offensiver Umgang mit dem Thema Sexualität ist der erste Schritt zur Entwicklung eines therapeutischen Ansatzes (vgl. Alder/ Bitzer, 2010).

Nebenwirkungen/Unerwünschte Ereignisse (UE) einer strahlentherapeutischen Behandlung

Akute Nebenwirkungen sind definitionsgemäß diejenigen, welche während oder innerhalb eines Zeitintervalls von 90 Tagen nach Abschluss einer Strahlentherapie auftreten. Diese betreffen vor allem schnell reagierende Gewebe, sind häufig, aber nach Abschluss der Therapie grundsätzlich reversibel. *Spätnebenwirkungen* treten mehr als 90 Tage nach Therapieabschluss auf. Diese sind selten höhergradig, aber ggf. irreversibel.

Nebenwirkungen müssen definiert, standardisiert und kommuniziert werden. Etabliert für die interdisziplinäre Definition der Akutreaktionen ist beispielsweise die CTCAE-Klassifikation (Allgemeine Terminologiekriterien von unerwünschten Ereignissen) als einheitliches Bewertungssystem (s. u.). Sie stellt eine Grundlage für die Bewertung und Stufentherapie dar. Weitere Hinweise zu spezifischen Tumorfolgen und Therapienebenwirkungen finden sich im Folgenden organspezifisch in diesem und auch in den einzelnen Kapiteln.

Einteilung

Die Intensität von akuten Nebenwirkungen wird international nach den „Common Toxicity Critera for Adverse Events (CTCAE)" in unterschiedliche Schweregrade klassifiziert. Die Schweregrade beziehen dabei sich auf die Stärke des UE. Die CTCAE stellen prinzipiell jeweils Grade 1 bis 5 mit eindeutigen Beschreibungen des Schweregrades für jedes UE dar.

Tabelle 6.2: Grundsätzliche Einteilung der Schweregrade unerwünschter Ereignisse / akuter Nebenwirkungen (nach CTCAE)

Schweregrad	Unerwünschte Ereignisse/Nebenwirkungen
Grad 1	Gering; asymptomatisch oder milde Symptome; nur klinische oder diagnostische Beobachtungen; Intervention nicht indiziert.
Grad 2	Mäßig; minimale, lokale oder nicht-invasive Intervention indiziert; Begrenzung der altersgerechten instrumentellen ATL*.
Grad 3	Schwer; medizinisch signifikant, aber nicht unmittelbar lebensbedrohlich; stationäre Aufnahme oder Verlängerung der stationären Behandlung angezeigt; behindernd; Begrenzung der selbstversorgenden ATL**.
Grad 4	Lebensbedrohliche Auswirkungen; dringende Intervention indiziert.
Grad 5	Tod (für einige UE nicht angemessen)

* Instrumentelle ATLs sind: Zubereitung von Mahlzeiten, Einkäufe von Lebensmitteln oder Kleidern, Benutzung des Telefons, Umgang mit Geld etc.

** Selbstversorgende ATLs sind: Baden, An- und Ausziehen, selbständig essen, Toilettenbenutzung, Einnahme von Medikamenten und fehlende Bettlägerigkeit

6.1 Übelkeit und Erbrechen

Zum Symptomkomplex gehören Übelkeit, Würgereiz und Erbrechen.

Kernaussagen

- Übelkeit/Erbrechen und Durchfall können zu einer gravierenden Verschlechterung der Lebensqualität führen.
- Die Intensität und Dauer einer Tumortherapie-induzierten Nausea und Emesis sind abhängig vom emetogenen Potential der Strahlen-/Chemotherapie oder deren vielfältigen Kombinationstherapien.
- Zusätzlich wird durch patientenspezifische Risikofaktoren das Emesisrisiko erhöht.

Strahlentherapiespezifische Faktoren des emetogenen Risikos

- Lokalisation der Strahlentherapie
- Strahlentherapievolumen
- Dosis-/Fraktionierungskonzept
- Strahlentherapietechnik

Patientenindividuelle Risikofaktoren

Das Patienten-bezogene risikostratifizierte Vorgehen ermöglicht eine gute Risikoabschätzung und prophylaktische Intervention (vgl. Tabelle 6.3).

Tabelle 6.3: Patientien-bezogenenes Risiko für Therapie-assoziierte Nausea und Emesis

Faktor	Risiko von Übelkeit und Erbrechen
Geschlecht	Höher bei Frauen
Alter	Höher bei jüngeren Patienten
Allgemeiner Gesundheitszustand	Höher bei schlechtem Gesundheitszustand
Vorgeschichte von Übelkeit und Erbrechen	Höher bei Patienten mit Vorbelastung, auch in einer vorherigen Chemotherapie
Tumorstadium	Höher bei höherem Tumorstadium
Ängstlichkeit	Höher bei ängstlichen Patienten

Einteilung

Nausea und Emesis werden nach dem Zeitpunkt des Auftretens der Symptomatik in 3 Formen eingeteilt:

- Akut: Auftreten innerhalb von 24 Stunden nach Beginn der Strahlentherapie
- Verzögert: Auftreten später als 24 Stunden nach Beginn der Strahlentherapie
- Antizipatorisch: Folge einer klassischen Konditionierung ausgelöst durch externe Faktoren wie Geruch, Geschmack und visuelle Eindrücke, durch psychische Faktoren wie Angst und Anspannung oder geprägt durch Übelkeit und Erbrechen bei einer vorherigen Chemotherapie und/oder Strahlentherapie.

Tabelle 6.4: Intensität von Übelkeit und Erbrechen (nach CTCAE)

Kriterium	Grad 0	Grad 1 mild	Grad 2 mäßig	Grad 3 schwerwiegend	Grad 4 lebensbedrohlich
Übelkeit	Keine Übelkeit	Etwas, Nahrungsaufnahme nicht eingeschränkt	Mäßig, Nahrungsaufnahme eingeschränkt	Stark, keine Nahrungsaufnahme	-
Erbrechen	Kein Erbrechen	1–2x/Tag	3–5x/Tag	> 6x/Tag	lebensbedrohlich

Tabelle 6.5: Ematogenes Potential der Strahlentherapie und antiemetischen Prophylaxe bei Bestrahlung

Emesis Risiko	Bestrahlte Körperregionen	Antiemetische Prophylaxe
Hoch	Ganzkörperbestrahlung	5-HT3-RA und Dexamethason
Moderat	Oberes Abdomen, BWS/LWS, Neuroachse in Abhängigkeit von der Technik	5-HT3-RA und Dexamethason „kann“ für Dexamethason
Gering	Becken, Hirnschädel, HNO, Thorax	5-HT3-RA oder Rescue-Therapie
Minimal	Extremitäten, Brust	Keine Routineprophylaxe

Pflegerische Interventionen

- Patientenedukation in Bezug auf angepasste Ernährung, die Medikamenteneinnahme und unerwünschte Wirkung der Antiemetika
- Sicherstellen einer adäquaten ärztlichen Verordnung für Antiemetika (auch bei Bedarf)
- Abklärung des Unterstützungsbedarfs bei ambulanten Therapien
- Erfassung und Dokumentation
- Erkennen von Komplikationen und Intervention bei z. B. Gefahr von Flüssigkeitsdefizit, Mangelernährung

6.2 Tumorschmerzen und medikamentöse Schmerztherapie

„Schmerz ist ein unangenehmes Sinnes- und Gefühlserlebnis, das mit aktueller oder potentieller Gewebsschädigung verknüpft ist oder mit Begriffen einer solchen beschrieben wird“ (Definition der International Association for the Study of Pain – IASP)

Kernaussagen

- Schmerzanamnese und schmerzbezogene klinische Untersuchung sollen Bestandteil jeder Schmerzdiagnostik sein.
- Die Einschätzung der Schmerzintensität soll nach Möglichkeit durch den Patienten selbst erfolgen, z. B. durch einfache eindimensionale Schmerzintensitätsskalen im Rahmen einer mehrere Symptome einschließenden Erfassung.
- Bei Patienten mit einer nicht heilbaren Krebserkrankung und Schmerzen sowie einer deutlichen kognitiven oder körperlichen Einschränkung soll die Erfassung der Schmerzintensität durch Fremdeinschätzung von Angehörigen oder Personal erfolgen.

- Mittlere bis starke Tumorschmerzen sind häufig und treten bei 70–80 % der Patienten im fortgeschrittenen Stadium der Krebserkrankung auf.
- Nach dem derzeitigen Kenntnisstand können Tumorschmerzen bei fast allen Patienten gelindert werden.
- Daten belegen, dass dennoch viele Patienten unter mittleren oder starken Schmerzen leiden und keine angemessene Therapie erhalten.
- Schmerzen treten mit starker Varianz auf, zunehmend mit der Progredienz der Tumorerkrankung.
- Die subjektive Schmerzeinschätzung wird durch psychische, soziale und spirituelle Aspekte moduliert.

Schmerzursachen

- Tumorbedingter Schmerz
  - z. B. Knochenmetastasen, Nervenkompression, Infiltration eines Hohlorganes
- Therapiebedingte Schmerzen
  - Medizinische Intervention (z. B. Operation, Mukositis durch Radio-, Chemotherapie)
- Tumorunabhängige Schmerzen

Schmerzeinteilung

Der Schmerz ist abhängig von der Lokalisation der Raumforderung bzw. der Metastasen, weniger vom Stadium der Erkrankung. Die Einteilungen sind für die Wahl der Therapie und die Prognose von Bedeutung.

Dauer des Schmerzes

- Akut
- Chronisch

Ort der Auslösung

- Nozizeptive Schmerzen: Reizung der Schmerzleitung
- Neuropathische Schmerzen: Schädigung der Schmerzleitung

Bei nozizeptiven Schmerzen erfolgt die Reizleitung noch physiologisch, wobei der Schmerz somatisch (Knochen, Haut, Muskeln, Weichteile) oder viszeral (Eingeweide) bedingt sein kann. Metastasen-bedingter Knochenschmerz ist eigentlich nozizeptiv, wohl eher aber ein eigenständiger Subtyp (Grund: extrem hohe Konzentrationen von Immunmediatoren in den Randzonen der Metastase).

Schmerzfolgen und verstärkende Faktoren

- Depressivität
- Schlafstörungen
- Appetitlosigkeit
- Konzentrationsstörungen
- Sozialer Rückzug
- Angst

Schmerztherapie (Empfehlungen der WHO)

Bis zum Eintritt der analgetischen Wirkung einer symptom-orientierten Strahlentherapie beispielsweise bei schmerzhaften Knochenmetastasen oder Weichteilmetastasen steht die medikamentöse Schmerztherapie im Vordergrund. Diese sollte nach den Empfehlungen der WHO wie folgt erfolgen:

1. Behandlung nach Stufenschema der WHO
2. Nicht-invasive, wenn möglich orale Gabe der Analgetika (Vorteil: Unabhängigkeit vom Therapeuten)
3. Applikation erfolgt nach festem Zeitplan, d. h. der Applikationsrhythmus zur Schmerzprophylaxe richtet sich nach der Wirkdauer des Präparats

Stufenschema der WHO zur Tumorschmerztherapie

Das Stufenschema der WHO schlägt verschiedene, aufeinander aufbauende Behandlungen vor, die im jeweiligen Fall den individuellen Bedürfnissen des Patienten angepasst werden müssen. Es sind drei Stufen vorgesehen:

- Stufe I: Bei schwachen bis mäßigen Schmerzen genügen nicht-opiathaltige Schmerzmittel, beispielsweise Azetylsalicylsäure, Ibuprofen oder Paracetamol.
- Stufe II: Bei stärkeren Schmerzen stehen schwache Opioide zur Verfügung, beispielsweise Tilidin oder Tramadol. Häufig werden diese Substanzen mit Analgetika aus der Stufe I kombiniert.
- Stufe III: Bei starken Schmerzen werden starke Opioide eingesetzt, beispielsweise Morphin, Oxycodon, Hydromorphon (möglichst in retardierter Form) oder Fentanyl, Buprenorphin (als Pflaster). Auch diese Substanzen können mit anderen Analgetika kombiniert werden.

Neben den Schmerzmitteln verordnen Ärzte auch – falls erforderlich – andere zusätzliche Medikamente, beispielsweise Antidepressiva oder Neuroleptika, denn diese ergänzen die Schmerztherapie sinnvoll: Sie lindern Beschwerden wie Angst, Anspannung und Niedergeschlagenheit. Einige dieser Substanzen beeinflussen dadurch auch die Schmerzverarbeitung im Gehirn.

Pflegerische Interventionen

(vgl. auch Kränzle, Schmid 2014)

- Patientenedukation in Bezug auf angepasste Lebensführung, Medikamenteneinnahme und unerwünschte Wirkung der Analgetika
- Vernetzung im multiprofessionellen Team (Berufsgruppen, Institutionen und Kompetenzen)
- Wahrnehmung und kontinuierliche Einschätzung des Schmerzverlaufs (in Kooperation mit dem Patienten)
- Durchführung der Grundprinzipien der medikamentösen Schmerztherapie
- Kommunikation und Vermittlung zwischen allen Beteiligten (Patient, Angehörige, Schmerztherapeut, andere)

6.3 Tumortherapie-induzierte Hauttoxizität

Kernaussagen

- Hautreaktionen können die Lebensqualität von Krebspatienten während der Strahlentherapie erheblich beeinträchtigen.
- Grundlage der Dermatitisprophylaxe ist eine angepasste Hautpflege unter Vermeidung von chemischen, thermischen und mechanischen Reizungen.

Häufig kommt es im Rahmen einer Tumortherapie zu unerwünschten Hautreaktionen, die als deutliche Einschränkung der Lebensqualität erlebt werden und einen negativen Einfluss auf die Therapieadhärenz des Patienten nehmen kann. Entscheidend ist, dass der Patient/die Patientin eindeutige und von Seiten der verschiedenen Fachdisziplinen innerhalb der behandelnden Institution gleichlautende Empfehlungen bekommt.

Erscheinungsbilder der durch Radiotherapie oder multimodale Tumortherapie induzierten Hauttoxizität

- Radiodermatitis
- Alopezie
- Akneiformes Exanthem (für EGFR-Inhibitoren ist in Kombination mit Strahlentherapie in mehreren Publikationen eine erhöhte Inzidenz der akuten radiogenen Dermatitis beschrieben)

Radiodermatitis

Die akute Radiodermatitis ist eine häufige, meist gering ausgeprägte unerwünschte Wirkung der Strahlentherapie, die das Bestrahlungsfeld und ggf. das „Gegenfeld" betrifft. Das klinische Bild besteht aus Erythem mit Überwärmung, Juckreiz, Brennen und Schmerz. Im weiteren Verlauf kann eine trockene Schuppung auftreten, oder es kann, insbesondere in den Hautfalten (Intertrigines), zu einer Blasenbildung und Erosion bis hin zur Ulzeration kommen.

Risikofaktoren

Die Gefahr, eine Strahlendermatitis zu entwickeln, sowie deren Ausprägung sind von unterschiedlichen Faktoren abhängig (s. Tabelle 6.6):

- Dosis-/Fraktionierungskonzept (Einzel-/Gesamtdosis)
- Zeitabstand zwischen den Bestrahlungen
- Strahleneigenschaften
- Lokalisation der bestrahlten Region
- Multimodale Therapien (wie z. B. kombinierte Radiochemotherapie oder Radiotherapie mit EGFR-Inhibitoren)

Tabelle 6.6: Graduierung der Radiodermatitis (nach CTCAE)

Graduierung	Hauterscheinung
Grad 0	keine Hautirritation sichtbar
Grad 1	leichtes Erythem oder trockene Desquamation
Grad 2	mäßiges bis deutliches Erythem oder fleckige feuchte Desquamation, überwiegend auf Hautfalten begrenzt; mäßiges Erythem
Grad 3	konfluierende feuchte Desquamation >/= 1,5 cm Durchmesser und nicht auf Hautfalten begrenzt; narbiges Erythem
Grad 4	Hautnekrose oder Ulzeration aller Hautschichten; eventuell mit Blutungen, die nicht von leichteren Traumata oder Schürfungen verursacht wurden

Basismaßnahmen

Hautpflege und spezifische Therapie sollen das Wohlbefinden der Patientinnen und Patienten unter Strahlentherapie verbessern, das Auftreten einer Strahlenreaktion an der Haut verhindern bzw. Stärke und Ausprägung der Radiodermatitis vermindern sowie die Symptome und Folgen bei Eintreten einer Radiodermatitis mildern und zur Abheilung bringen.

Grundlage der Prophylaxe ist eine angepasste Hautpflege unter Vermeidung von chemischen, thermischen und mechanischen Reizungen, um den oberflächlichen Zellverlust zu reduzieren:

- Zur Prophylaxe der Radiodermatitis sollen Haut und Haare mit oder ohne pH-neutraler Seife gewaschen werden.
- Die Haut soll mit pflegenden, nicht allergisierenden Substanzen (z. B. Duftstoffe, pflanzliche Inhaltsstoffe, Alkohol) gepflegt werden.
- Deodorantgebrauch direkt vor Bestrahlung sollte erlaubt werden.
- Das Auftragen einer Creme oder Lotion direkt vor Bestrahlung sollte erlaubt werden.
- Puder sollte wegen austrocknender und verklebender Eigenschaften nicht zur Prophylaxe der Radiodermatitis angewandt werden.
- Pflaster dürfen nicht im Bestrahlungsfeld aufgeklebt werden.
- Alle Maßnahmen werden bis zur kompletten Abheilung der Symptome beibehalten. Anschließend wird die angepasste Hautpflege bis zur Regeneration für mindestens 6 Wochen fortgeführt.
- Bestrahlte Haut ist auf Dauer sonnenempfindlicher als nicht bestrahlte Haut.
- Markierungen der Strahlenfelder sind unbedingt zu beachten und zu erhalten.

Therapie der akuten Radiodermatitis

Die Therapie der mäßig ausgeprägten Radiodermatitis (Erythem, Juckreiz, Schmerz) sollte symptomatisch mit kühlenden Maßnahmen erfolgen:

- Feuchte Umschläge mit nicht traumatisierenden Kompressen werden bei Verträglichkeit mit antiseptischer Lösung und/oder steroidhaltiger Creme angewandt.
- Die feuchte Desquamation sowie auch das Strahlenulkus sollen nach den allgemeinen Regeln der Wundversorgung behandelt werden.
- Es sollten Verbände mit einem Klebstoff verwendet werden, der die Wunde bzw. Haut nicht weiter schädigt.
- Die Wahl der geeigneten atraumatischen Wundauflage muss sich nach Exsudatmenge, Aussehen des Wundbetts bzw. Zustand der Wunde sowie Lage und Größe der Wunde richten.
- Die Boluswirkung bei feuchter Wundauflage wird diskutiert und ist daher vor der Bestrahlung zu entfernen.

Therapie der chronischen Radiodermatitis

Die Therapie der chronischen Radiodermatitis mit Trockenheit, Atrophie und Fibrosierung erfolgt symptomatisch. Bei Ulzerationen oder Fistelbildung ist eine dermatologische bzw. chirurgische Wundversorgung zu empfehlen.

Alopezie

Alopezie (Haarausfall) ist unter einer Vielzahl von antitumorösen Therapien möglich. Dabei ist Haarausfall eine emotional stark beeinträchtigende Nebenwirkung der Tumortherapie. Bei einer Strahlentherapie kann es ab einer Strahlendosis ab 40–50 Gy zu irreversiblem Haarverlust im Bestrahlungsbereich kommen.

Das nachwachsende Haar kann sich gegenüber der ursprünglichen Behaarung in Farbe und Struktur anders darstellen.

Aufgrund der Stigmatisierung bei Tumortherapie induzierter Alopezie und fehlender Prophylaxe- und Therapieoptionen sollen Patienten auf die Situation frühzeitig vorbereitet, unterstützende Gespräche angeboten und ein gewünschter Haarersatz rezeptiert werden.

Akneiformes Exanthem

Das papulopustulöse Exanthem ist die häufigste Nebenwirkung der gegen den epidermalen Wachstumsfaktorrezeptor EGFR gerichteten Tumortherapien (z. B. Cetuximab). Die Akzeptanz der Therapie (und des Exanthems) kann durch entsprechende Information des Patienten über diesen Zusammenhang gesteigert werden.

Tabelle 6.7: Graduierung des akneiformen Exanthems (nach CTCAE)

Graduierung	Schwere	Hauterscheinung
Grad 0	Leichte Hautreaktion	Papeln und/oder Pusteln < 10% Körperoberfläche (KOF) mit oder ohne Pruritus und Gespanntheit
Grad 1	Moderate Hautreaktion	Papeln und/oder Pusteln 10–30 % KOF, mit oder ohne Pruritus oder Gespanntheit; psychosoziale Auswirkungen
Grad 2	Schwere Hautreaktion	Papeln und/oder Pusteln > 30 % KOF, mit oder ohne Pruritus und Gespanntheit, häufig assoziiert mit lokaler Superinfektion
Grad 3	Lebensbedrohliche Hautreaktion	Papeln und/oder Pusteln jede % KOF, mit oder ohne Pruritus und Gespanntheit; extensive Superinfektion, i.v.-Antibiose
Grad 4	Tod	Papeln und/oder Pusteln, jede % KOF

Erscheinungsbild

Das akneiforme Exanthem manifestiert sich am Körper primär an lichtexponierten Stellen, d. h. in erster Linie im Gesicht sowie im Bereich des Dekolletés. Bei schütterem Haar oder Bestehen einer Alopezie kommt es zudem häufig zu einer Photosensibilisierung der Kopfhaut.

Empfehlung

Zur Prophylaxe des akneiformen Exanthems und der folgenden Xerosis cutis sollen dem Patienten folgende Verhaltens- und Basismaßnahmen während einer EGFR-Inhibitor-Therapie empfohlen werden:

- Vermeidung mechanischer und chemischer Noxen mit Mikrotraumatisierungen der Haut (z. B. Hitze, Feuchtigkeit, Nassrasur, Okklusionseffekte durch enges Schuhwerk)
- UV-Schutz: Vermeidung von direkter Sonneneinstrahlung oder künstlicher UV-Strahlung (Solarien), durch Sonnencreme vergleichend schlechter Schutz, daher entsprechende Kleidung
- Basispflegemaßnahmen: Verwendung pH neutraler Bade-/Duschöle, Pflege mit harnstoffhaltigen Cremes 5–10 % mindestens 2x täglich

Die genannten Basispflegemaßnahmen wurden dabei nicht in Studien untersucht, sondern entsprechen der „good clinical practice". Die Empfehlung zur hydratisierenden Pflege erfolgt in Analogie zu ähnlichen dermatologischen Erkrankungen wie zum Beispiel Psoriasis oder atopischem Ekzem.

Pflegerische Interventionen

- Frühzeitige Information und Beratung des Patienten über die Notwendigkeit der angepassten Hautpflege
- Wahrnehmung und Einschätzung der Hautveränderung auch in Bezug auf die psychische Belastung des Patienten und seiner Angehörigen

6.4 Radiogene orale Mukositis (OM)

Kernaussagen

- Die Mitwirkung des Patienten ist für die Prophylaxe und Therapie der radiogenen oralen Mukositis von zentraler Bedeutung.
- Die orale Mukositis stellt eine häufige und belastende Komplikation dar, die sich unbehandelt verschlimmert.
- Das Spülen der Mundhöhle hat unabhängig vom Wirkstoff einen positiven Einfluss auf die Mundschleimhaut.

Die orale Mukositis (OM) stellt eine häufige und belastende Komplikation dar, die sich unbehandelt rasch verschlimmert. Akut kommt es an der Schleimhaut durch die Depletion proliferativer Zellen zu einer Hypoplasie mit Ausdünnung der oberflächlichen Zellschicht, einhergehend mit Vasodilatation, die zu einer Rötung führt. Die Effekte werden durch eine simultane Systemtherapie mit Chemotherapeutika oder Antikörpern verstärkt.

Aufgrund der sehr kurzen Regenerationszeit von 10–14 Tagen sind die Schleimhautzellen besonders anfällig für Schäden durch Tumortherapien.

Die Mitwirkung des Patienten ist von zentraler Bedeutung, da viele Tumortherapien ambulant durchgeführt werden und die Mukositis erst nach Abschluss der Tumortherapie entstehen oder sich verstärken kann.

Phasen der OM

Das Phänomen der OM durch Tumortherapie ist noch nicht vollständig entschlüsselt. Während frühere Ansätze OM als Folge einer lokalen viralen oder bakteriellen Infektion oder unspezifischen zytotoxischen Effekten von Chemo- oder Radiotherapien an basalen Epithelstammzellen der Mucosa ansahen, nehmen aktuelle Untersuchungen ein Zusammenwirken von verschiedensten zellulären Elementen der Mucosa an.

Der Verlauf der OM kann in fünf klinische Phasen eingeteilt werden und ist entgegen früherer Annahmen nicht nur eine Reaktion auf ein einmaliges schädigendes Ereignis (siehe Tabelle 6.8)

Tabelle 6.8: Phasen der OM (vgl. S3-Leitlinie-Supportivtherapie)

Phase	Beschreibung der Phase	Abläufe und Folgen
Phase 1	Initiierung	direkte und irreversible Schädigung der DNA
Phase 2	Hochregulierung und Erzeugung von Messenger-Signalen	Transkriptive Faktoren regeln eine Anzahl von Genen in Endothelium, Fibroblasten, Makrophagen und Epithelium hoch, was zu einer Produktion von Boten- und Wirkproteinen führt, bspw. entzündungsförderliche Zytokine und Enzyme
Phase 3	Signalübertragung und Amplifikation	führt zur Apoptose (Zelltod) und Gewebeschädigung, durch eine Abfolge von biologisch vermittelten Ereignissen kommt es zu einer Verstärkung (Amplifikation) des Effekts
Phase 4	Ulzeration und Entzündung	dieser Prozess führt zu Ulzeration des Epithelgewebes mit dem erhöhten Risiko der Bakteriämie und Sepsis, v. a. bei Granulozytopenie (< 1,0 Gpt/l)
Phase 5	Wundheilung	geschieht meist spontan und hängt von einer erfolgreichen Kommunikation zwischen Mesenchym- und Epithelgewebe ab

Risiko für orale Mukositis (OM)

Verschiedene Faktoren können die Inzidenz und Ausprägung der oralen Mukositis erhöhen (vgl. S3-Leitlinie-Supportivtherapie).

Patientenbezogene Risikofaktoren

- abhängig von der Qualität der Mundpflege durch den Patienten
- reduzierter Speichelfluss
- genetische Faktoren
- eingeschränkte Nieren-/Leberfunktion
- vorausgegangene Tumortherapie (z. B. Kopf-Hals-Tumoren)

Bei Systemtherapie

- abhängig von eingesetzten Substanzen
- abhängig von der Dosis, der Applikationsart und der gewählten Kombination

Bei Strahlentherapie unter Einschluss der Mundhöhle

- abhängig von der Gesamtdosis
- abhängig von der Dosis pro Tag und der Fraktionierung (Bestrahlung 1x oder 2x pro Tag etc.)
- erhöhtes Risiko bei kombinierter Radiochemotherapie

Besonders ausgeprägt ist das Risiko für eine OM bei Strahlentherapie mit oder ohne Chemotherapie im Kopf-Hals-Bereich.

Folgen der Oralen Mukositis

Die *akute radiogene Mukositis* ist schmerzhaft, führt zu verringerter Zufuhr von Flüssigkeit und Nahrung und bei fehlender Gegensteuerung bis zur Exsikkose. Bei Progress geht diese über in Ulzerationen (Epitheliolysen). Die geschädigte Schleimhaut neigt zur Superinfektion. Die akuten Veränderungen sind überwiegend reversibel.

Das Risiko für orale Mukositis sollte im Vorfeld eingeschätzt und ggf. bei Therapieplanung die Anlage einer PEG oder eines Port-Systems erwogen werden.

Spätfolgen sind gekennzeichnet von Teleangiektasien, Atrophie und Xerostomie (abhängig auch vom Ausmaß der Speicheldrüsenschädigung). Die Mundschleimhaut ist ein typisches Gewebe für das Auftreten sogenannter consequential late effects (CLE), d. h. abhängig von der Akutreaktion finden sich auch Spätfolgen im Langzeitverlauf.

Tabelle 6.9: Einteilung der Schweregrade der OM (nach CTCAE)

CTC-Grad 0	keine Anzeichen
CTC-Grad 1	Aufnahme fester Nahrung möglich
CTC-Grad 2	Schmerzen, Aufnahme fester/breiiger Nahrung möglich
CTC-Grad 3	starke Schmerzen, nur noch flüssige Nahrung möglich
CTC-Grad 4	massive Schmerzen, Ernährung ausschließlich über enterale Sonde oder parenteral, lebensbedrohliche Nebenwirkung

Zur Erfassung und Risikoeinschätzung der OM gehört neben einer Befragung des Patienten bezüglich der Symptomatik eine standardisierte Untersuchung der Mundschleimhaut. Die Ergebnisse sollten entsprechend eines etablierten Klassifikationssystems erfasst und dokumentiert werden. Eine Kombination von Selbst- und Fremdbeobachtungsskalen kann sinnvoll sein. Vom Patienten geäußerte Symptome (Schmerz, Veränderung der Stimme, Inappetenz, Gewichtsabnahme, Geschmacksveränderung) machen evtl. eine Begleittherapie erforderlich.

Basispflege

Standardisierte Mundpflege zur Prophylaxe oraler Mukositis sollte in allen Altersgruppen und bei allen Behandlungsarten mit einem Risiko für orale Mukositis erfolgen. Die Intensität der Prophylaxe ist abhängig vom erwarteten Risiko.

Pflege durch den Patienten wie folgt:

- Regelmäßige prophylaktische Mundspülungen/Befeuchtung (4–6x tägl.)
- Zahnpflege mit einer weichen Zahnbürste
- Reinigung der Zahnzwischenräume mit Zahnseide und/oder Interdentalbürstchen

- Vermeidung von Noxen (Alkohol- oder zuckerhaltige Lösungen, Tabak, scharfe und heiße Speisen, säurehaltige Lebensmittel)
- Wenn Metall Kontakt zur Schleimhaut hat, sollte während der Bestrahlung eine Silikonschiene mit mind. 3 mm Dicke getragen werden (sog. Schleimhautretraktor)
- Fluoridierung zum Schutz der Zähne

Fortlaufende Kontrolle auf Läsionen und Schmerzen

- Vor Beginn der Therapie Kontrolle des Zahnstatus durch den Zahnarzt
- Engmaschige klinische Kontrolle und Beratung unter laufender Therapie

Therapie der akuten Mukositis

Mit Auftreten der Mukositis sollten die Pflegemaßnahmen evaluiert und angepasst werden.

- Auch bei manifester Mukositis ist eine intensive Schleimhautpflege fortzusetzen (ggf. Variation der Mundpflegemittel)
- Die Behandlung von Schmerzen durch die orale Mukositis mit sowohl topischen als auch systemischen Schmerzmitteln ist selbstverständlich und folgt den etablierten Regeln (primär sollten lokal wirksame Schmerzmittel eingesetzt werden)
  - Topisch: Lokalanästhetika (als Gel oder Lösung, ggf. nach Rezepturvorschrift)
  - Systemisch (nach WHO-Schema) angepasst an Schmerzintensität und Gesamtbild des Patienten
- Weitere Symptome und Folgeerscheinungen – neben Schmerzen und Infektion vor allem Unterernährung und Flüssigkeitsmangel – sollen angemessen behandelt werden
- Regelmäßige Untersuchungen der Mundhöhle einschließlich der Erfassung von Schmerzen, Schluckbeschwerden und Superinfektion sollten zum Zwecke einer frühzeitig symptomorientierten und antiinfektiven Therapie durchgeführt werden
- Nach Bedarf sollte eine zunehmende Umstellung auf hochkalorische Lebensmittel; mit Schmerzzunahme auf weiche, feuchte Ernährung, später ggf. Trinknahrung, ggf. parenterale Ernährung erfolgen – dabei auf Mangelsyndrome achten (Zink, Elektrolyte, Albumin, Eiweiß, Vitamine) ggf. Substitution; ggf. PEG oder Port-System
- Bei Anzeichen für Soor sollte eine antimykotische Therapie erfolgen

Pflegerische Interventionen

- Dokumentation von Ausgangsbefund und Risikoprofil
- Aufklärung, Verlaufsdokumentation und Beratung des Patienten und seiner (pflegenden) Angehörigen
- Anleitung zur Inspektion der Mundhöhle
- bei Pflegeabhängigkeit des Patienten Durchführung der speziellen Pflege

6.5 Ernährung

Kernaussagen

- Die Ernährung sollte ausgewogen sein, Energiezufuhr und Energieverbrauch sollten sich die Waage halten. Zusätzliche Vitamine oder Nahrungsergänzungsmittel sind bei ausgewogener Ernährung nicht notwendig.
- Starker Gewichtsverlust (> 10 % des Körpergewichtes) während einer Strahlen- oder Strahlenchemotherapie kann Komplikationen und Therapieunterbrechungen begünstigen und sollte vermieden werden.

Radio- und Radiochemotherapie-assoziierte Ernährungsstörungen

Bei Tumorpatienten führen sowohl Erkrankung als auch therapieassoziierte Belastungen häufig zu einer Mangelernährung. Der ungewollte Gewichtsverlust geht der Tumordiagnose häufig voraus und ist Ursache für die Diagnosestellung.

Die konsequente Erfassung von Ernährungsstatus oder -störungen sowie eine angepasste Ernährung unterstützen den Erhalt körperlicher Aktivität und Mobilität (vergl. Tabelle 6.9). Die Therapietoleranz, der Erkrankungsverlauf und letztendlich die Lebensqualität können so positiv beeinflusst werden. (vgl. S3-Leitlinie-DGEM)

Zur Normalisierung, Verbesserung oder Stabilisierung der Nahrungsaufnahme sowie des Gewichts, der körperlichen Leistungsfähigkeit und der Stoffwechselsituation sollen Interventionen (besonders enterale oder eine parenterale Ernährungstherapie) nur dann getroffen werden, wenn die erwarteten Vorteile gegenüber den Belastungen durch die Therapie überwiegen – und wenn der Patient die Therapie wünscht. (vgl. S3-Leitlinie-DGEM)

Risikofaktoren für den therapieassoziierten Gewichtsverlust

Die Art und Ausprägung der Ernährungsstörung sind von Bestrahlungsregion und -volumen, der Fraktionierung und Dosis abhängig. Andere Therapiemodalitäten wie Chirurgie oder Chemotherapie können die nutritiven Auswirkungen einer Strahlentherapie weiter verstärken, außerdem bei:

- Kopf-Hals- und Ösophaguskarzinomen
  - durch die radiogene Mukositis mit Odynophagie, Dysphagie, Xerostomie und Geschmacksveränderungen
- Mediastinalbestrahlungen
- Abdominal-, Beckenbestrahlungen
  - durch Nausea, Emesis und Diarrhöen, auch Gastritis, Ulzera und radiogene Späteffekte wie Enteropathien oder Darmstenosen

Empfehlungen

Starker Gewichtsverlust (> 10 % des Körpergewichtes) während einer Strahlen- oder Strahlenchemotherapie kann Komplikationen und Therapieunterbrechungen begünstigen und sollte vermieden werden.

Eine Nahrungsergänzung sollte durchgeführt werden, insbesondere auch mit hochkalorischer Trinknahrung (1,5–2,7 kcal/ml), um den Gewichtsverlust unter Therapie bei Kopf-, Hals- und Beckenbestrahlungen einzuschränken oder sogar zu einer Gewichtszunahme zu verhelfen.

Bei nicht ausreichender oraler Ernährung vor, während und nach der Therapie sollte für Patienten mit Risikofaktoren eine enterale Substitution über eine PEG- oder PEJ-Sonde gegeben werden. Nahrungsergänzung über enterale Sonden stabilisiert das Körpergewicht unter der Therapie und verbessert die Lebensqualität.

Nasogastrale Sonden sind für Strahlentherapiepatienten weniger geeignet.

Sogenannte „Krebsdiäten“ werden nicht empfohlen. Diätvorschriften, welche die Nahrungsaufnahme bei Patienten mit (drohender) Mangelernährung einschränken, können potenziell schädlich sein und sollten vermieden werden. (vgl. S3-LL-DGEM – starker Konsens)

Bei einer ernährungsabhängigen Erkrankung oder bei medizinischer Notwendigkeit nach ärztlicher Verordnung können Patienten/innen eine individuelle Ernährungsberatung bzw. -therapie in Anspruch nehmen. Die Kosten werden in diesen Fällen im Rahmen der Prävention nach § 20 SGB V oder der Therapie nach § 43 SGB V von gesetzlichen Krankenkassen (anteilig) übernommen.

(Weiterführende) Literatur

1. ASORS – Arbeitsgemeinschaft Supportive Maßnahmen in der Onkologie, Rehabilitation und Sozialmedizin der Deutschen Krebsgesellschaft: www.onkosupport.de
2. CTCAE-Kriterien: https://ctep.cancer.gov/protocoldevelopment/electronic_applications/ctc.htm
3. International Organization for the Study of Pain: https://www.iasp-pain.org/
4. http://www.onkosupport.de/asors/content/e4125/e4405/e4406/OraleMucositisMerkblatt.pdf
5. Supportive Maßnahmen in der Radioonkologie Version 1.2 Februar 2015
6. S3-Leitlinie-Supportivtherapie bei onkologischen Pat.: http://www.leitlinienprogramm-onkologie.de/leitlinien/supportive-therapie/
7. S3-Leitlinie Palliativmedizin für Patienten mit einer nicht-heilbaren Krebserkrankung: http://www.awmf.org/leitlinien/detail/ll/128-001OL.html
8. Leitlinen der Deutschen Gesellschaft für Ernährungsmedizin: https://www.dgem.de/leitlinien
9. Arzneimittelkommission der Deutschen Ärzteschaft: Empfehlungen zur Tumorschmerztherapie. Sonderheft Therapieempfehlungen 2000.
10. Blanc B, Finch CA, Hallberg L et al. Nutritional anaemias. Report of a WHO Scientific Group. WHO Tech Rep Ser. 1968;405:1–40.
11. Chakkalakal, D., & Weißbach, L. (2015). Sexualität im Alter. Der Urologe, 54(12), 1710–1716.
12. Benzinger, P., Eidam, A. & Bauer, J.M. Klinische Bedeutung der Erfassung von Frailty. Z Gerontol Geriat 54, 285–296 (2021).
13. Doenges, Marilynn E.; Moorhouse, Mary Frances; Murr, Alice C. (2018): Pfle-gediagnosen und Pflegemaßnahmen, 6. Auflage. Bern: Hogrefe Verlag, (S. 379–384).
14. Hüper, C., & Hellige, B. (2007). Professionelle Pflegeberatung und gesundheitsförderung für chronisch Kranke. Rahmenbedingungen–Grundlagen–Konzepte–Methoden. Frankfurt am Main: Mabuse-Verlag GmbH.
15. Höller U, Schubert T. Supportive Therapie in der Radioonkologie. Der Onkologe 2015;21:318–322.
16. Karnofsky DA, Abelman WH, Craver LF, Burchenal JH. The use of the nitrogen mustards in the palliative treatment of carcinoma. With particular reference to bronchogenic carcinoma. Cancer 1948;1:634–656.
17. Lacouture ME, Mitchell EP, Piperdi B et al. Skin toxicity evaluation protocol with panitumumab (STEPP), a phase II, open-label, randomized trial evaluating the impact of a pre-Emptive Skin treatment regimen on skin toxicities and quality of life in patients with metastatic colorectal cancer. J Clin Oncol 2010;28:1351–1357.
18. Lalla RV, Bowen J, Barasch A et al. MASCC/ISOO clinical practice guidelines for the management of mucositis secondary to cancer therapy. Cancer. 2014;120:1453–1461.
19. Ottery FD. Definition of standardized nutritional assessment and interventional pathways in oncology. Nutrition. 1996;12(1 Suppl):S15–19.
20. Onkologische Krankenpflege (6. Auflage) Margulies A, Korner T, Gaissner A, Bachmann-Mettler I (Hrsg.). Springer-Verlag Berlin, Heidelberg, 2017.
21. Palliative Care – Handbuch für Pflege und Begleitung (5. Auflage). Kränzle S, Schmid U, Seeger C (Hrsg.). Springer-Verlag Berlin, Heidelberg, 2014.
22. Praxismanual Strahlentherapie (1. Auflage). Söver I, Feyer P (Hrsg.). Springer-Verlag Berlin, Heidelberg, 201Pirlich M, Schütz T, Kemps M et al. Prevalence of malnutrition in hospitalized medical patients: impact of underlying disease. Dig Dis. 2003;21:245–251.
23. Verger E, Salamero M,Conill C. Can Karnofsky Performance Status be transformed to the Eastern Cooperative Oncology Group Scoring Scale and vice-versa. European Journal of Cancer 1992;28A:1328–1330.
24. Sfintizky, A., Kraus-Tiefenbacher, U., Welzel, G., Simeonova, A., Siebenlist, K., Sütterlin, M., & Wenz, F. (2012). Potentielle Einflussfaktoren auf die Hauttoxizität während einer Strahlentherapie nach brusterhaltender Operation. Senologie-Zeitschrift für Mammadiagnostik und-therapie, 9(02).

Kapitel 7

Allgemeinmedizin und Strahlentherapie

Roland Merten

Die ambulante Betreuung der Patienten in laufender strahlentherapeutischer Behandlung (80 % ambulante Patienten) beinhaltet neben der Therapie fachbezogener Nebenwirkungen auch Aufgaben, die dem Fachgebiet der Allgemeinmedizin zugeordnet werden können. So ist innerhalb des Therapiezeitraumes der Strahlentherapeut oft der erste Ansprechpartner für Patienten auch bei Beschwerden, die nicht unmittelbar radiogen induziert sind, sondern Folge einer Komorbidität. Unter den vielen mitunter harmlosen Veränderungen ist es von eminenter Bedeutung, schwerwiegende Erkrankungen zu erkennen und ggf. eine weitere Diagnostik einzuleiten. In diesem Zusammenhang ist der Begriff der „abwendbar gefährlichen Verläufe" von hoher Bedeutung.

Der Pionier der berufstheoretischen Forschung in der Allgemeinmedizin – R. N. Braun – führte in den sechziger Jahren diesen Begriff des „abwendbar gefährlichen Verlaufes (AGV)" ein. Hiermit sind Erkrankungen gemeint, deren potentiell gefährliche Folgen durch rasches ärztliches Eingreifen abgewendet werden können. Der Begriff „abwendbar" betont dabei die besondere Verantwortung des Arztes. Ein Beispiel wäre eine übersehene Lungenembolie bei einem Bronchialkarzinom – z. B. Patienten mit Dyspnoe und / oder Husten. Von den abwendbar gefährlichen Verläufen abzugrenzen ist das „abwartende Offenlassen". Diese in der Allgemeinmedizin häufig eingesetzte Methode beschreibt den bewussten Verzicht auf weitere Diagnostik, wenn anhand von Anamnese und klinischer Untersuchung eine sofort behandlungsbedürftige Erkrankung weitestgehend ausgeschlossen werden kann. Beim abwartenden Offenhalten muss der weitere Symptomverlauf genau verfolgt werden, um dann eine gezielte Abklärung zu veranlassen. Zwischen den beiden beschriebenen Begriffen gibt es einen fließenden Übergang.

Die nachstehende Tabelle 7.1 führt einige Beispiele abwendbarer gefährlicher Verläufe in der Allgemeinmedizin auf. Dem gegenüber gestellt sind in Tabelle 7.2 einige Ereignisse, die auch im Alltag einer strahlentherapeutischen Einrichtung denkbar sind. Schon die Heterogenität der angeführten Beispiele impliziert, dass die Tabelle keineswegs Anspruch auf Vollständigkeit erhebt. Die gemischte Aufzählung soll das bunte Vorkommen in der Wirklichkeit der allgemeinärztlichen oder strahlentherapeutischen Berufsausübung betonen. Die umfangreichen, Evidenz-basierten Guidelines für Allgemeinmedizin in Buchform und im Internet ergänzen die Erfahrungsgestützte Kompetenz durch Evidenzgestützte Kompetenz.

Tabelle 7.1: Allgemeinmedizin – 10 ausgewählte Beispiele

Blutabgang per anum als Hinweis auf Malignom
Hämaturie als Hinweis auf Malignom
Hämoptysen als Hinweis auf Malignom
Extrauterine Gravidität
Gelenkschmerzen als Hinweis auf Knochenbruch
Schläfrigkeit bei Schlafmittelüberdosierung
Oberarmschmerzen links bei Myokardinfarkt
Bauchschmerz und Übelkeit bei akuter Appendizitis
Hohes Fieber/ Schüttelfrost bei Erysipel
Kopfschmerzen als Hinweis auf Glaukomanfall

Tabelle 7.2: Radioonkologie – 10 ausgewählte Beispiele

Myokardinfarkt
Appendizitis
Erysipel
Glaukomanfall
Thrombembolisches Ereignis
Metabolische Störungen
Hirndrucksteigerung
Glottisödem
Sepsis
Krampfanfall

Die AWMF- Leitlinien für Allgemeinmedizin sind darüber hinaus im Internet kostenfrei einsehbar, Patienten-Faltblätter lassen sich auch ausdrucken. Untenstehend sind die zum Teil als nationale Versorgungsleitlinien anerkannten S3-Leitlinien für Allgemeinmedizin tabellarisch aufgeführt (Tabellen 7.3 und 7.4).

Tabelle 7.3: S3-Leitlinien der deutschen Gesellschaft für Allgemeinmedizin

Fibromyalgiesyndrom
Typ-II-Diabetes: Netzhautkomplikationen
Typ-II-Diabetes: Fußkomplikationen
Asthma
COPD
Chronische KHK

Tabelle 7.4: S3-Leitlinien mit Beteiligung der deutschen Gesellschaft für Allgemeinmedizin

Müdigkeit
Kreuzschmerz
Pflegende Angehörige
Ohrenschmerz
Schlaganfall
Rhinosinusitis
Husten
Herzinsuffizienz
Demenz

7.1 Rehabilitation

Teil der Rehabilitation ist die Anschlussheilbehandlung (AHB), welche stationär (in Ausnahmefällen auch teilstationär) durchgeführt wird. Deren Dauer beträgt drei, zum Teil vier Wochen. Die AHB beginnt 14 Tage nach der Entlassung, im Falle einer postoperativen Strahlentherapie auch im Anschluss nach der ambulant durchgeführten Bestrahlung. Kostenträger sind in der Regel Rentenversicherung oder Krankenversicherung. Voraussetzungen sind das Vorliegen einer Indikation, einer AHB-Fähigkeit (Bartelindex 75), Zustimmung der Patienten, Erfüllung der sozialversicherungsrechtlichen Voraussetzungen und ein Rehapotential. Man unterscheidet die Rehabilitationsbedürftigkeit, die Rehabilitationsfähigkeit und das Rehabilitationsziel.

Literatur

1. Allgemeinmedizin und Praxis, 7. Auflage, Mader F., Springer, Heidelberg 2013.
2. EbM-Guidelines für Klinik und Praxis, Sönnichsen A. (Hrsg.). 7. Auflage. Deutsche Ärzte Verlag Köln 2018.
3. Lehtonen et al. Both comorbidity and worse performance status are associated with poorer overall survival after external beam radiotherapy. BMC Cancer (2020) 20:324 https://doi.org/10.1186/s12885-020-06812-6

Kapitel 8

Dringliche Fälle in der Radioonkologie

Martina Becker-Schiebe

In der Radioonkologie können Notfallsituationen als Manifestation der malignen Grunderkrankung, aber auch therapieassoziiert auftreten. Bei onkologischen Patienten sind zudem häufiger Komplikationen wie eine Phlebothrombose mit konsekutiver Lungenembolie (durch Immobilität oder paraneoplastischer Genese), eine Sepsis (durch Immunsuppression), aber auch Elektrolytentgleisungen wie Hyperkalzämie (paraneoplastisch oder durch Osteolysen), Hyponatriämie (paraneoplastisch bei SIADH = Syndrome of Inappropriate ADH Secretion) oder Elektrolytverschiebungen im Rahmen des Tumorlyse-Syndroms zu sehen. Daneben existieren weitere systemtherapiebedingte Risiken. Im Folgenden werden die dringlichen Fälle erwähnt, die bei Tumorpatienten eine strahlentherapeutische Intervention erforderlich machen.

Durch die gezielte Einwirkung ionisierender Strahlung wird eine rasche Verkleinerung von Tumormanifestationen erreicht, die so zu einer Besserung der Beschwerdesymptomatik führt. Die klassischen Indikationen sind das spinale Kompressionssyndrom, die obere Einflussstauung, die akute tumorbedingte Blutung sowie die akute intrakranielle Drucksteigerung.

8.1 Akute Rückenmarkkompression

Eine akute metastatische Kompression des Rückenmarks kann durch eine extradurale, paraspinale, intramedulläre oder leptomeningeale Tumorausbreitung bedingt sein, aber auch knöchern durch pathologische Wirbelkörperfraktur mit Vordringen eines Fraktursegments in den Spinalkanal. Die metastatisch bedingte akute Querschnittssymptomatik betrifft ca. 5–10 % aller Patienten mit einer metastasierten Erkrankung, kann aber auch Erstmanifestation einer Fernmetastasierung bei zunächst unbekanntem Primärtumor sein.

Am häufigsten betroffen sind Patienten mit Bronchial-, Mamma- und Prostatakarzinom sowie Plasmozytompatienten. Die wichtigsten prognostischen Kriterien für den Erhalt bzw. die Wiederherstellung der Gehfähigkeit sind der Tumortyp, die Gehfähigkeit vor Therapie und der Entwicklungszeitraum der neurologischen Defizite (Tab. 8.1). Dem therapeutischen Ansprechen einer kompressionsbedingten Myelonschädigung liegen unterschiedliche pathophysiologische Entstehungsmechanismen zugrunde. Während ein rasch einsetzender Funktionsverlust Ausdruck einer Schädigung der arteriellen Versorgung mit Ischämie und irreversibler Infarzierung des Myelons ist, liegt der allmählichen Entwicklung neurologischer Defizite eine Schädigung des venösen Schenkels mit Kongestion bzw. Hämorrhagie zugrunde, welche in gewissem Umfang rückbildungsfähig ist.

Wirbelkörpermetastasen treten in etwa 70 % der Fälle thorakal auf, die Hals- und Lendenwirbelsäule sind mit 10 % bzw. 20 % seltener betroffen. Als wichtigste Differentialdiagnose der metastatischen Myelonkompression ist die bakterielle Spondylodiszitis zu nennen, selbst wenn in der Anamnese bereits eine Tumorerkrankung bekannt ist. Eine sichere Unterscheidung gelingt regelhaft mit einer spinalen MRT-Untersuchung, welche deshalb auch in der Notfallsituation immer zu fordern ist.

Tabelle 8.1: Prognostische Faktoren für Erhalt bzw. Wiederherstellung der Gehfähigkeit bei metastatisch bedingter Myelonkompression.

Kriterium	Prognostisch günstig
Motorische Defizite vor Therapiebeginn	Gehfähigkeit vor Therapiebeginn
Zugrundeliegender Tumortyp	Lymphom, Plasmozytom, Mammakarzinom
Entwicklungszeitraum neurologischer Defizite vor Therapiebeginn	Langsam (> 2 Wochen)

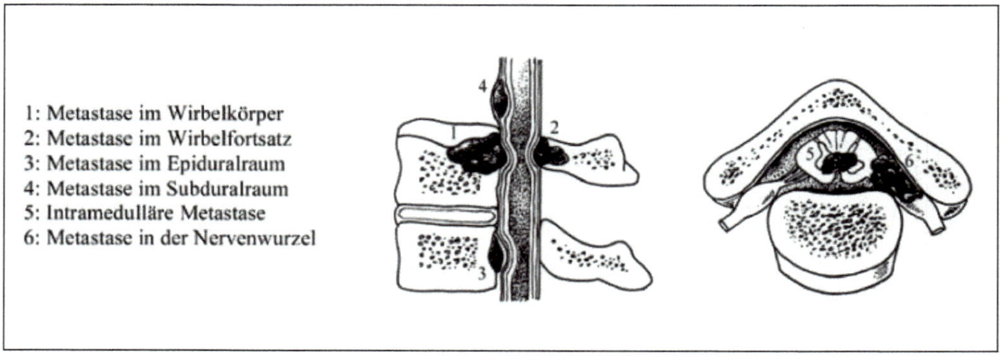

Abbildung 8.1: Darstellung der akuten Rückenmarkskompression durch Knochenmetastasen.

Diagnostische Maßnahmen

●●● Anamnese, eingehende neurologische Untersuchung, CT des betreffenden Wirbelsäulenabschnitts (Beurteilung der Stabilität), MRT der gesamten Wirbelsäule (Weichteilanteil, Höhe und segmentale Ausdehnung der Myelonkompression, weitere Metastasen, Ausschluss Spondylodiszitis)

●● Diagnosesicherung durch Zytopunktion oder Feinnadelbiopsie bei singulärer/solitärer Metastase ohne bekannten Primärtumor, Liquorpunktion (Ausschluss einer Meningeosis carcinomatosa), CRP (bei V.a. Spondylodiszitis)

Therapiestrategie

Das therapeutische Vorgehen sollte immer interdisziplinär abgestimmt werden. Initial sollte eine antiödematöse Therapie mit Steroiden wie z. B. Dexamethason erfolgen mit dem Ziel einer Rückbildung des Ödems und einer messbaren Druckentlastung. Die Empfehlungen zur Dosierung sind nicht einheitlich und sollten sich nach dem zeitlichen Verlauf und Ausmaß der neurologischen Symptomatik richten. Die nachfolgende Therapie beinhaltet die Operation (Dekompression, dorsale Stabilisierung) mit postoperativer Radiatio oder die alleinige Radiatio.

Die Kombinationsbehandlung gilt bei Metastasen solider Tumoren hinsichtlich der relevanten Endpunkte wie Wiederherstellung bzw. Erhalt der Gehfähigkeit, Steroid- und Opiatbedarf und Kontinenzerhalt gegenüber der alleinigen Bestrahlung als überlegen. Die alleinige Bestrahlung ist in bestimmten klinischen Situationen und bei Patienten mit schlechtem Allgemeinzustand bzw. einer metastatischen Myelonkompression von mehr als einem Segment jedoch als adäquat und effektiv anzusehen.

Bestrahlungsindikation und Durchführung der Bestrahlung

Die metastatische Myelonkompression stellt stets eine dringliche Bestrahlungsindikation dar, welche frühzeitig innerhalb von 24 Stunden nach Diagnosestellung begonnen werden sollte. Falls ein kombiniertes Vorgehen mit Operation durchgeführt wird, beginnt die Bestrahlung nach erfolgter Wundheilung. Unabhängig von der zugrundeliegenden Histologie kann durch die Bestrahlung eine ausreichende lokale Wirkung erzielt werden und sollte daher keinem Patienten vorenthalten werden. Die Bestrahlung erfolgt üblicherweise CT-basiert und rechnergeplant und sollte jeweils einen Wirbelkörper kranial und kaudal der spinalen Kompression sowie paravertebrale Tumoranteile sicher einschließen. Aufwändigere (bildgeführte) Bestrahlungstechniken erlauben individualisierte, d. h. kleinere Sicherheitssäume, welche insbesondere im Fall einer Re-Bestrahlung regelhaft zu fordern sind. Hinsichtlich der Fraktionierungsschemata werden am häufigsten 10x 3 Gy oder 14–15x 2,5 Gy eingesetzt, je nach Gesamtsituation und Prognose können aber auch 20–22x 2 Gy (Oligometastasierung), 5x 4 Gy oder 1x 8 Gy eingestrahlt werden.

Da eine stärker fraktionierte Radiotherapie wegen der höheren biologischen Gesamtdosis mit einer höheren Rekalzifizierungsrate und lokalen Kontrolle einhergehen kann, sollte diese bei Patienten mit einer günstigeren Prognose bevorzugt zum Einsatz kommen. Eine Schmerzreduktion wird durch die Bestrahlung in bis zu 80 % der Fälle erreicht.

8.2 Obere Einflussstauung (Vena Cava Superior-Syndrom)

Die obere Einflussstauung ist durch die Obstruktion der zentralen Venen der oberen Körperhälfte bedingt. Hierbei ist vorrangig die Vena cava superior betroffen. Ein bösartiger Tumor ist zu 85 % die Ursache für eine obere Einflussstauung, wobei Bronchialkarzinome und maligne Lymphome bei 95 % der Patienten mit tumorbedingter oberer Einflussstauung zu finden sind. Hierbei kann sowohl eine Kompression des Tumors von außen und/oder auch eine direkte Gefäßinfiltration bestehen. Eine Thrombosierung großer Gefäße kann ursächlich vorliegen und konsekutiv bei Gefäßobstruktion den venösen Rückstrom weiter reduzieren und so die klinische Symptomatik verschärfen.

Das klinische Bild mit Schwellung der Gesichts- und Halsweichteile, Zyanose, Dyspnoe, Erweiterung der Hals- und Thoraxvenen bzw. Kollateralen kann in seiner Dynamik in Abhängigkeit vom Tumorwachstum erheblich variieren. Die obere Einflussstauung wird in der Regel primär klinisch diagnostiziert. Zur weiteren Abklärung sollte eine Computertomographie des Thorax erfolgen. Bei nicht bekannter Tumoranamnese sollte eine histologische Sicherung angestrebt werden. Die Auswahl des Therapieverfahrens hängt maßgeblich von der Ausdehnung und zugrunde liegenden Histologie des Tumors ab und sollte auch in der Notfallsituation einen potentiell kurativen Therapieansatz berücksichtigen.

Als initiale antiödematöse Therapie können Kortikosteroide verabreicht werden, allerdings kann dadurch eine zytologische oder histologische Sicherung der Diagnose eines malignen Lymphoms erschwert werden. Weiterhin kann bei der Therapie der oberen Einflussstauung die Gabe von Antikoagulantien hilfreich sein, wobei vorher geklärt werden sollte, welche weiterführenden invasiven diagnostischen Maßnahmen zur Sicherung der Diagnose noch erforderlich sind. Ausgesprochen chemosensible Tumore wie das kleinzellige Bronchialkarzinom (SCLC), das maligne Lymphom oder maligne (extragonadale) Keimzelltumoren können primär systemtherapeutisch behandelt werden.

Die Indikation zum Einbringen eines Gefäßstents als akute interventionelle Maßnahme sollte ebenfalls geprüft werden. In der Literatur wird durch den Einsatz von Stents über eine komplette Symptomfreiheit innerhalb von 48 Stunden in bis zu 84 % der Patienten berichtet, eine partielle Besserung tritt noch bei 15 % der Patienten auf. Die weitere radio- und oder chemotherapeutische Behandlung wird dadurch nicht beeinträchtigt.

Die Radiotherapie sollte möglichst ausnahmslos (entweder primär oder unverzüglich nachgeholt) CT-geplant erfolgen und ggf. mit initial höheren Einzeldosen von z. B. 3.0–4,0 Gy begonnen werden mit dem Ziel einer raschen Verbesserung der klinischen Symptomatik. In 85–90 % der Fälle kommt es so innerhalb weniger Tagen zu einer Besserung der Dyspnoe. Die weitere Fraktionierung und die Gesamtdosis richten sich je nach Tumorhistologie und der interdisziplinären Festlegung des Therapiekonzeptes, das sich an den Empfehlungen der entsprechenden Tumorentität orientiert.

8.3 Akute tumorbedingte Blutung

Durch Arrosion oder Infiltration von Gefäßen durch einen Tumor kann es zu tumorbedingten Blutungen kommen. Dabei ist immer ein interdisziplinär abgestimmtes Vorgehen notwendig. Es kann neben einer Embolisation auch eine endoskopische Stillung einer Blutung sinnvoll sein. Die Indikation zur Bestrahlung richtet sich nach der Schwere der Blutung. Häufige Indikationen für die palliative Strahlentherapie sind vaginale Blutungen bei ausgedehntem, exulzeriertem Zervixkarzinom, exulzerierte blutende Hauttumoren/Hautmetastasen, Hämoptysen oder Blutungen beim Harnblasenkarzinom.

Die Strahlentherapie bei Patienten mit einer akuten, Hb-wirksamer und nicht mit interventionellen Maßnahmen beherrschbarer (Sicker-) Blutung sollte dringlich begonnen werden. Empfohlen wird zunächst eine Dosierung mit höheren Einzeldosen von 3,0–4,0 Gy Gy, um einen raschen Effekt zu erzielen. Nach drei bis vier Bestrahlungen wird in der Regel eine deutliche Besserung der Symptomatik erreicht. Je nach Allgemeinzustand, Prognose und interdisziplinärer Falldiskussion sollte dann über eine Umstellung des Fraktionierungskonzeptes entschieden werden. Insbesondere bei jüngeren Patienten mit potentiell kurativem Therapieansatz (z. B. beim Zervixkarzinom) sollte die Festlegung des weiteren Therapiekonzepts interdisziplinär und leitliniengerecht erfolgen. In Fällen mit ungünstiger Prognose wird die Bestrahlung mit dem Ziel der möglichst lang anhaltenden Blutstillung mit Einzeldosen von 3 Gy bis zu einer Gesamtdosis von 30 Gy, ggf. auch noch stärker hypofraktioniert mit z. B. 5x 4 Gy, weitergeführt.

8.4 Akute intrakranielle Drucksteigerung

Ein akuter Hirndruck durch eine intrakranielle Volumenzunahme durch eine zerebrale Metastasierung (häufigste Ursache), einen hirneigenen malignen Tumor (z. B. Glioblastom) oder ein primäres ZNS-Lymphom stellt eine potentiell lebensbedrohliche Situation dar, die unverzüglich diagnostisch abgeklärt werden muss. Konsekutiv kann es zu einem interstitiellen Ödem und einem Aufstau des venösen- und Liquorraumsystems kommen. Differentialdiagnostisch sollten immer auch andere Ursachen wie z. B. bakterielle Abszesse bei chemotherapeutisch vorbehandelten und damit ggf. immunsupprimierten Patienten abgeklärt werden.

Die Symptomatik ist abhängig von der Tumorlage und des umgebenden Hirnödems. Häufige Symptome sind Kopfschmerzen, fokale neurologische Ausfälle, Krampfzustände, Einschränkungen der zerebralen Leistungsfähigkeit, psychische Veränderungen, Erbrechen auch ohne Übelkeit oder Nackensteifigkeit. Eine Stauungspapille kann zu unspezifischen Sehstörungen führen. Bei voranschreitendem Hirndruck kommt es zu Bewusstseinsverlust sowie Beuge- und Strecksynergismen. Besteht der klinische Verdacht auf eine akute intrakranielle Drucksteigerung, ist eine eingehende neurologische Untersuchung durchzuführen. Als schnell verfügbares bildgebendes Verfahren sollte eine kraniale Computertomographie durchgeführt werden. Nach Besserung der akuten Symptomatik sollte zusätzlich eine MRT-Untersuchung des Schädels erfolgen.

Die allgemeinen Therapiemaßnahmen umfassen die Hochlagerung des Oberkörpers über 45°, die Anwendung von Kortikosteroiden (z. B. Dexamethason) und eine Druckentlastung z. B. mit Mannitol oder Glyzerol. Alternativ besteht als Ausweichmöglichkeit die Gabe von Furosemid. Durch Kortikosteroide kann eine histologische Abklärung eines primären, intrazerebralen malignen Lymphoms erschwert sein, so dass bei Bestehen dieser Verdachtsdiagnose eine antiödematöse Medikation primär mit Mannitol erfolgen sollte. Nach der medikamentösen Drucksenkung sollte die möglichst kausale, onkologische Behandlung erfolgen. Die Therapiemöglichkeiten umfassen die chirurgische Druckentlastung und die Bestrahlung und ggf. eine sekundäre medikamentöse Tumortherapie und sollten entsprechend interdisziplinär abgestimmt werden.

Bei Vorliegen einer limitierten Hirnmetastasierung (1–4 Hirnmetastasen geeigneter Größe) sollte vorzugsweise nur kleinvolumig bestrahlt werden mittels hypofraktionierter bildgeführter (stereotaktischer) Bestrahlung. Dieses Vorgehen ist auch postoperativ im Bereich des Tumorbetts möglich. Nach 3D-Rechnerplanung mit konformaler Mehrfeldertechnik oder intensitätsmodulierter Bogenbestrahlung (VMAT)beträgt die typische Fraktionierung hier 3x 8 Gy, 7x 5 Gy oder auch 10x 4 Gy. Bei multiplen zerebralen Metastasen erfolgt eine primäre 3D- geplante Ganzhirnbestrahlung. Eine Hippocampus-schonende Ganzhirnbestrahlung mittels IMRT/VMAT Techniken zur Vermeidung von radiogen bedingten kognitiven Einschränkungen sollte in geeigneten Fällen (guter Allgemeinzustand, keine Metastasen in der Hippocampusregion) geprüft werden. Die Fraktionierung beträgt in

Abhängigkeit von der Gesamtprognose des Patienten 10x 3,0 Gy, ggf. mit zusätzlichem lokalen Boost auf größere Herde (3x 3 Gy), 5x 4 Gy, bei sehr günstiger Prognose auch mittel stärkerer Fraktionierung von 15x 2,5 Gy oder 20x 2,0 Gy (z. B. Metastasen von Keimzelltumoren).

Literatur

1. Brown PD, Gondi V, Pugh S et al. (2020): Hippocampal Avoidance During Whole-Brain Radiotherapy Plus Memantine for Patients With Brain Metastases: Phase III Trial NRG Oncology CC001. J Clin Oncol;38:1019–1029.
2. Feyer P, Steingräber M, Palliative Strahlentherapie in Lehrbuch der Palliativmedizin, Aulberb, Nauck, Radbruch 2. Aufl. Schattauer, Stuttgart.
3. Hoskin P, K Hopkins, V Misra, et al. (2019): Effect of Single-Fraction vs Multifraction Radiotherapy on Ambulatory Status Among Patients With Spinal Canal Compression From Metastatic Cancer: The SCORAD Randomized Clinical Trial. JAMA. 322(22084–2094.
4. Liu H, Li Y, Wang Y et al. (2021): Percutaneous transluminal stenting for superior vena cava syndrome caused by malignant tumors: a single-center retrospective study. J Cardiothorac Surg; 16: 39.
5. Rades D, Huttenlocher S, Šegedin B et al. (2015):. Single-Fraction Versus 5-Fraction Radiation Therapy for Metastatic Epidural Spinal Cord Compression in Patients With Limited Survival Prognoses: Results of a Matched-Pair Analysis. Int J Radiat Oncol Biol Phys;93:368–72.
6. Rowell NP, Gleeson FV (2015): Steroids, radiotherapy, chemotherapy and stents for superior vena caval obstruction in carcinoma of the bronchus. Cochrane Database Syst Rev(3):CD001316. doi: 10.1002/14651858.CD001316.pub2. Review.
7. Scott BJ. Neuro-Oncologic Emergencies. Semin Neurol. 2015;35:675–82. retrospective studyJ Cardiothorac Surg. 2021; 16: 39.

Kapitel 9

Symptomorientierte, palliative Strahlentherapie

Frank Bruns

Kernaussagen

- Die Histologie des Primärtumors spielt für die Strahlentherapie von Metastasen eine untergeordnete Rolle.
- Die diagnostischen Maßnahmen sollten individuell in Relation zur geplanten Therapie festgelegt werden.
- Bei allen palliativen Zielsetzungen sollte eine Prognoseabschätzung erfolgen.
- Bei limitierter Prognose sollte eine Kurzzeitfraktionierung angestrebt werden.

9.1 Allgemeines

Etwa 30 % aller Patienten in der Strahlentherapie werden symptomorientiert behandelt. Die genannten vier Kernaussagen sollten bei der strahlentherapeutischen Behandlung von Metastasen oder ausgeprägten Lokalsymptomen berücksichtigt werden. Für die Zielsetzungen sollte ein Endpunkt festgelegt werden, der in erster Linie das den Patienten belastende Symptom beschreiben sollte, wie z. B. eine tumorbedingte vaginale Blutung oder Knochenschmerzen. Andererseits kann ein Patient mit einer frakturgefährdeten Knochenmetastase manchmal kein belastendes Symptom oder Beschwerden angeben, sodass durch die Bestrahlung als präventiv-palliative Maßnahme auch keine unmittelbar messbare Symptomverbesserung zu erwarten ist. Typische Bestrahlungsindikationen und korrespondierende Endpunkte finden sich in Tab. 9.1.

Tabelle 9.1: Beispiele für typische Indikationen und deren korrespondierende Endpunkte bei der palliativen Radiotherapie (nach Adamietz).

Diagnose	Indikation	Angestrebter Endpunkt der Behandlung
intracerebrale Raumforderung	Hirndrucksymptomatik*	Besserung der Hirndrucksymptomatik
	drohende zerebrale Symptomatik	Auftreten der zerebralen Symptomatik soll verhindert werden
	Akut	Besserung der neurologischen Symptomatik
Meningealer Befall	neurologische Symptomatik	Rückbildung der neurologischen Symptome
Knochenmetastasen	Funktionseinschränkung	Wiederherstellung der Funktion
	Schmerz	Schmerzlinderung
	Frakturgefährdung	Auftreten einer pathologischen Fraktur soll verhindert werden
Trachealkompression	Luftnot	Besserung der Luftnot
Oesophagusstenose	Funktionsstörung	Wiederherstellung der Passage
Blutung	akute (lebensbedrohliche) oder chronische Blutung	Sistieren der Blutung
Manifeste Raumforderung (außerhalb des ZNS)	a. Funktionsstörung b. Schmerzursache c. Kosmetische Störung d. Ulzeration	Rückgang der genannten Störung (a-d) bei gleichzeitiger Verbesserung des Befindens. Objektive Rückbildung der Raumforderung.

* Hirndrucksymptomatik – Kopfschmerzen, Übelkeit, Erbrechen

Durch Fortschritte in der Behandlung von Tumorpatienten steigt die Anzahl der langzeitüberlebenden Patienten, die im Verlaufe ihrer Erkrankung dann auch eine palliative Strahlentherapie benötigen. Noch vor wenigen Jahren wurden überwiegend Patienten mit einem Rezidiv oder aber einer oder einiger weniger umschriebener Metastasen zur palliativen Strahlentherapie überwiesen, wobei die Strahlentherapie dabei nicht selten die primäre Behandlungsmaßnahme darstellte. Heute werden dem Strahlentherapeuten überwiegend Patienten nach ausgiebiger zytostatisch-chemotherapeutischer, immunologischer oder endokriner Vorbehandlung und/oder nach vorangegangenen palliativ-chirurgischen Eingriffen vorgestellt. Dadurch hat sich die Ausgangssituation für die Strahlentherapie grundsätzlich verändert, die sich in einer starken Zunahme der Problemvielfalt widerspiegelt. Dabei taucht die Problematik von Re-Bestrahlungen in einem bereits zuvor behandelten Zielvolumen immer häufiger auf.

Zur symptomorientierten Bestrahlung soll in diesem Zusammenhang besonders auf die drei Indikationen Hirnmetastasen, Skelettmetastasen und (Oligo-)Metastasen im Bereich von Leber und Lunge eingegangen werden.

9.2 Hirnmetastasen

Histologie, anatomische Ausbreitung und prognostische Faktoren

Etwa 20–30 % aller Tumorpatienten entwickeln im Laufe ihrer Erkrankung Hirnmetastasen. 80 % der Hirnmetastasen liegen in den Großhirnhemisphären, 16–18 % im Kleinhirn und nur selten im Hirnstamm. Hirnmetastasen sind in bis zu 20 % der Fälle die Ursache für krebsbedingte Todesfälle. Symptome können je nach Lokalisation Kopfschmerzen, Krampfanfälle, Wortfindungs- oder Gleichgewichtsstörungen sein. Bei den zugrundeliegenden Primärtumoren dominieren zahlenmäßig Lungen- und Mammakarzinome, maligne Melanome und Nierenzellkarzinome. Ist im MRT des Kopfes lediglich eine einzige Hirnmetastase nachweisbar, unterscheidet man begrifflich zwischen einer solitären (keine weiteren Metastasen extrazerebral) und einer singulären Hirnmetastase (extrazerebrale Metastasierung nachweisbar). Differentialdiagnostisch sind hirneigene Tumoren oder ein infektiöses Geschehen (z. B. Hirnabszess) abzugrenzen. Zu beachten ist, dass bei Patienten mit Hirnmetastasen eines Keimzelltumors zum Zeitpunkt der Primärdiagnose durch die Kombination von Cisplatin-haltiger Chemotherapie und Bestrahlung langfristige Heilungen in 33–45 % erreichbar sind. Hinsichtlich der Prognoseabschätzung hat sich die Einteilung in 3 prognostische Klassen entsprechend der RTOG bewährt. Als prognostisch günstig (mediane Überlebenszeit > 7 Monate) gelten ein Karnofsky-Index >70 %, ein Alter <65 Jahre, ein kontrollierter Primärtumor und das Fehlen extrakranieller Metastasen; auf der anderen Seite weist ein Karnofsky-Index <70 % auf eine mediane Überlebenszeit <3 Monate hin.

Diagnostische Maßnahmen

- ●●● Anamnese (Fremdanamnese), körperliche Untersuchung, Labor, kranielles MRT oder KM-gestütztes kranielles CT (z. B. bei Herzschrittmacher oder fehlender Kooperation des Patienten)
- ●● gegebenenfalls Lumbalpunktion bei klinischen Hinweisen auf eine Meningeosis carcinomatosa (zuvor: kranielles MRT, spinales MRT, Ausschluss von Hirndruckzeichen)

Therapiestrategie

Die Therapie hat bei Hirnmetastasen solider Tumoren mit wenigen Ausnahmen (Oligometastasierung) eine palliative Zielsetzung, nämlich die Verbesserung bzw. den Erhalt der Lebensqualität. Häufig werden initial Steroide verabreicht, um die durch das begleitende Ödem verursachten Symptome schnell zu reduzieren. Bei unbekanntem Primärtumor oder Verdacht auf ein primäres ZNS-Lymphom sollte jedoch vor Diagnosesicherung unbedingt auf die Gabe von Steroiden verzichtet werden. Die Behandlung von Hirnmetastasen hat sich insbesondere in den letzten beiden Jahrzehnten aufgrund technischer und medikamentöser Weiterentwicklungen zunehmend individualisiert.

Bei Vorliegen einer solitären bzw. limitierten Hirnmetastasierung besteht die Therapie bei kontrolliertem Primärtumor häufig – abhängig von der Metastasenlokalisation – zunächst in einer operativen Metastasenresektion. Falls im interdisziplinären Konsens keine primäre Resektion angestrebt wird, ist bei einer limitierten Anzahl von bis zu vier Hirnmetastasen eine alleinige stereotaktisch-geführte Hochpräzisionsbestrahlung indiziert, die entweder als Einzeitbestrahlung (Radiochirurgie) oder hypofraktioniert (z. B. 3x–10x) erfolgen kann. Auch nach Resektion einer Hirnmetastase sollte postoperativ zunächst eine kleinvolumige Hochpräzisions-Bestrahlung des Tumorbetts anstelle einer Ganzhirnbestrahlung geprüft und mit dem Patienten besprochen werden.

Die primäre Ganzhirnbestrahlung (up-front) wird bei limitierten Hirnmetastasen kritisch gesehen, da sie keinen zusätzlichen Überlebensvorteil bietet und mit u. U. gravierenden Einschränkungen der Lebensqualität durch strahlenbedingte Nebenwirkungen (z. B. neurokognitive Beeinträchtigung) einhergehen kann. Da bei der alleinigen stereotaktischen Bestrahlung das intrazerebrale Rezidivrisiko lokal und distant, also an anderer Stelle im Gehirn, höher ist als bei zusätzlich applizierter Ganzhirnbestrahlung, sollten regelmäßige cMRT Kontrolluntersuchungen erfolgen, um im Rezidivfall frühzeitig und möglichst vor Einsetzen neurologischer Defizite eine Salvage-Bestrahlung (ggf. erneut stereotaktisch) einleiten zu können.

Bei Vorliegen multipler Hirnmetastasen beschränkt sich ein operativer Eingriff allenfalls auf die Entfernung großer Metastasen, welche durch Masseneffekte eine neurologische Symptomatik verursachen oder eine lebensbedrohliche Situation mit Behinderung der Liquorzirkulation (z. B. Hydrocephalus occlusus bei infratentorieller Metastase) darstellen; eine Operation kann in diesen Fällen eventuell auch eine Shunt-Implantation bedeuten. Strahlentherapeutisch erfolgt in der Regel eine Ganzhirnbestrahlung, in geeigneten Fällen kann ergänzend eine lokale Dosiserhöhung (Boost) einzelner Herde sinnvoll sein.

Beim malignen Lymphom, Hirnmetastasen von malignen Keimzelltumoren oder der Meningeosis carcinomatosa (ohne im MRT erkennbare adhärente bzw. makroskopische Hirnmetastasen) sollte hingegen zunächst eine initiale systemische bzw. intrathekale Chemotherapie geprüft werden. Dies gilt auch für Patienten mit asymptomatischen Hirnmetastasen und relevanter extrakranieller Tumorlast, die wegen des extrazerebralen Tumorbefalls ohnehin eine Chemotherapie benötigen. Eine besondere Situation stellt auch die asymptomatische Hirnmetastasierung dar, welche auf eine medikamentöse Therapie mit einem zielgerichteten Kinase-Inhibitor ansprechen kann – hierzu zählen derzeit neben dem Nicht-kleinzelligen Bronchialkarzinom mit Nachweis einer EGFR- oder ALK-Treibermutation, das BRAF positive maligne Melanom sowie das EGFR-2 positive Mammakarzinom. Andererseits sollte eine mögliche Wechselwirkung der Bestrahlung mit einer der sog. „Neuen Substanzen“ (zielgerichtete Therapie mit einem

Kinase-Inhibitor oder Immunmodulation mit einem Immun-Checkpoint-Inhibitor) im Sinne eines strahlensensibilisierenden Effektes immer berücksichtigt werden, um eine Steigerung von Nebenwirkungen zu vermeiden.

Als Zweit- oder sogar Dritt-Therapie von erneut auftretenden oder progredienten Hirnmetastasen ist in Abhängigkeit von der Prognose eine stereotaktische Bestrahlung als Re-Bestrahlung bei geeigneter Anzahl (bis zu vier Herde) und Größe in Betracht zu ziehen. Nach einer Radiochirurgie als Erst-Therapie kann die Zweit-Therapie entweder in Form einer erneuten stereotaktischen Bestrahlung oder auch als Ganzhirnbestrahlung erfolgen.

Bestrahlungsindikation und Durchführung der Bestrahlung

Durch die Radiotherapie multipler Hirnmetastasen lässt sich in 75–80 % der Fälle eine Verbesserung der neurologischen Symptome und damit eine Verbesserung der Lebensqualität erreichen, welche bei zwei Dritteln bis zum Lebensende anhält. Die Ganzhirnbestrahlung erfolgt über lateral opponierende Felder und üblicherweise in Maskenfixation. Auf eine vollständige Erfassung von Frontal- und Temporallappen ist zu achten, gegebenenfalls wird zur Schonung von Augenlinsen und Mittelgesicht eine individuelle Feldausblockung eingesetzt. Bei Verwendung moderner Bestrahlungstechniken (IMRT, VMAT) können weitere Individualisierungen der Ganzhirnbestrahlung realisiert werden, wie beispielsweise die Hippocampusschonung und/oder die lokale Dosiseskalation in Form eines simultan integrierten Boostes (SIB), sofern klinisch sinnvoll.

Die Höhe der Einzeldosis hängt bei der Ganzhirnbestrahlung von der Prognose, aber auch von einer begleitenden Chemotherapie ab und variiert zwischen 10x3, 15x2,5 oder selten auch 20x2 Gy. Eine Ganzhirnbestrahlung mit 5x4 Gy sollte bei eingeschränkter Prognose in Erwägung gezogen werden. In Einzelfällen sollte bei sehr eingeschränkter Prognose auch der Verzicht auf eine Radiotherapie mit dem Patienten besprochen werden, beispielsweise bei Vorliegen eines ausgeprägten hirnorganischen Psychosyndroms ohne Ansprechen auf eine initiale Steroidtherapie. Bei alleiniger stereotaktischer Einzeitbestrahlung werden abhängig von Größe und Lage der Metastase Dosen von 15–24 Gy eingestrahlt, bei zusätzlicher Ganzhirnbestrahlung oder bei Bestrahlung von Metastasen im Hirnstamm fällt die Dosis niedriger aus. Bei der hypofraktionierten stereotaktischen Bestrahlung variieren die Dosen ebenfalls: typische Dosierungskonzepte sind beispielsweise 3x8 Gy, 5x6 Gy, 7x5 Gy oder 10x4 Gy. Stets ist die Sequenz einer Hirnbestrahlung mit einer wegen extrakraniellem Tumorbefall indizierten Systemtherapie sorgfältig interdisziplinär abzustimmen.

Nachsorge und Rehabilitation

Eine erste bildgebende Kontrolle sollte ca. 3 Monate nach Ende der Strahlentherapie erfolgen, um das Ausmaß der Rückbildung der Metastasen beurteilen zu können. Die Notwendigkeit weiterer Kontrolluntersuchungen ist vom Allgemeinzustand und Prognose des Patienten abhängig. Eine antiödematöse Therapie mit Steroiden kann bei Symptomkontrolle bereits unter Bestrahlung stufenweise dosisreduziert werden. In vielen Fällen kann das Kortison 2–4 Wochen nach Beendigung der Strahlentherapie auch vollständig abgesetzt werden. Bei Patienten mit diabetogener Stoffwechsellage sollten regelmäßige Blutzuckerkontrollen erfolgen. Bei eingeschränkter Beweglichkeit werden eine vorsichtige physikalische Therapie und ggf. eine Versorgung mit Hilfsmitteln empfohlen. Bei bettlägerigen Patienten sollte eine entsprechende Dekubitusprophylaxe erfolgen.

9.3 Knochenmetastasen

Histologie und onkologische Besonderheiten

Knochenmetastasen sind assoziiert mit erheblichen, meist schmerzbedingten Bewegungseinschränkungen, pathologischen Frakturen (insbesondere bei tragenden Skelettabschnitten), einer metastatisch bedingten Kompression des Rückenmarks oder von Nervenwurzeln, einer Hyperkalziämie oder durch verdrängendes Tumorwachstum hervorgerufene Einschränkungen der Knochenmarkfunktion. Die Prognose von Patienten mit alleiniger Knochenmetastasierung ist jedoch abhängig von der zugrunde liegenden Tumorerkrankung und häufig verhältnismäßig günstig, insbesondere wenn es sich um eine Oligometastasierung mit Beschränkung auf den Knochen handelt. Hervorzuheben ist, dass die Histologie des Primärtumors bei Patienten mit Knochenmetastasen für die Radiotherapie keine Bedeutung für das Therapieziel hat: eine Schmerzreduktion kann bei bis zu 90 % der Patienten unabhängig von der Histologie erreicht werden. Die häufigsten Krebserkrankungen mit Bildung von Knochenmetastasen sind Lungen-, Mamma- und Prostatakarzinome.

Diagnostische Maßnahmen

- ●●● Anamnese, körperliche Untersuchung, Rö-Untersuchung in 2 Eb. (bei langen Röhrenknochen), CT des betreffenden Wirbelsäulenabschnitts, Skelettszintigraphie, Diagnosesicherung durch Stanzbiopsie (besonders bei solitärer Metastase)
- ●● spinales MRT (Weichteilanteil, epidurale Ausdehnung)
- ● FDG-PET/CT (insbes. beim Bronchialkarzinom), PSMA-PET/CT (beim Prostatakarzinom)

Therapiestrategie

Die Behandlung von Knochenmetastasen sollte im interdisziplinären Konsens erfolgen. Im Falle von stark schmerzhaften Knochenmetastasen sollte eine ausreichende Analgetikatherapie eingeleitet bzw. diese optimiert werden. Im Falle von osteolytischen Knochenmetastasen tragender Knochenabschnitte, bei drohenden oder eingetretenen pathologischen Frakturen sowie bei metastatisch bedingter Kompression von Myelon oder Nervenwurzeln sollte die Möglichkeit einer Operation mit Stabilisation oder Dekompression geprüft werden. Nach der Operation wird eine postoperative Bestrahlung der betreffenden Region durchgeführt, wobei nach Implantation einer Prothese bzw. nach ausreichender Knochenstabilisierung eine zusätzliche Strahlentherapie nicht in jedem Falle erforderlich erscheint.

Ein weiterer Therapieansatz bei schmerzhaften osteolytischen Wirbelkörpermetastasen bildet die Vertebroplastie als radiologisch-interventionelle Methode, die ggf. auch mit einem lokal-ablativen Verfahren wie der Radiofrequenzablation (RFA) kombiniert werden kann. Systemisch zeigt die Applikation von Osteoklasten-Inhibitoren, wie z. B. Bisphosphonate und Denosumab, im metastasierten Tumorstadium eine Verbesserung der Lebensqualität durch günstige Beeinflussung der Schmerzsituation und zahlenmäßige Reduktion von Bruchereignissen, aber keine Lebensverlängerung. Die Applikation von Osteoklasten-Inhibitoren ersetzt jedoch meist nicht die lokale Bestrahlung, da nur letztere eine ausreichende Schmerzreduktion bzw. Tumormassenreduktion erreichen kann. Die Kombination mit der Strahlentherapie wird vielfach praktiziert und ist gut verträglich. In speziellen Indikationen, wie insbesondere dem ossär metastasierten kastrationsrefraktären Prostatakarzinom, kann bei ausgedehnter Skelettmetastasierung auch eine nukleamedizinische Behandlung mit Radiopharmazeutika (z. B. Radium-223 oder PSMA-Liganden-Therapie [PRLT] mit Lutetium-177) durchgeführt werden.

Bestrahlungsindikation und Durchführung der Bestrahlung

Die Strahlentherapie von Knochenmetastasen stellt mit 40 %–60 % die häufigste palliative Behandlungsindikation dar. Dabei handelt es sich bei dieser Art von Behandlung um eine effektive, gut verträgliche und kostengünstige Therapiemöglichkeit, welche keinem Patienten vorenthalten werden sollte. Insbesondere bei dem Aspekt Schmerzlinderung ist mit einer palliativen Strahlentherapie unabhängig von der zugrunde liegenden Histologie eine rasche und ausreichende Wirkung erzielbar (s. Abbildung 9.1). Bei Vorliegen multipler Knochenmetastasen erfolgt die Auswahl der zu bestrahlenden Knochenherde nach dem aktuellen Beschwerdebild oder den im weiteren Verlauf zu erwartenden Komplikationen wie pathologischer Fraktur tragender Knochenabschnitte oder einer Myelonkompression. Hinsichtlich der Fraktionierungsschemata existiert eine große Variationsbreite mit

Kurzzeitregimen von 1x8 Gy oder 5x4 Gy bis hin zu stärker fraktionierten Konzepten wie 10x3 Gy oder 15x2,5 Gy.

Hinsichtlich des Aspektes der Schmerzreduktion war in zahlreichen randomisierten Studien kein signifikanter Unterschied zwischen den verschiedenen Schemata zu verzeichnen. Allerdings zeigte sich bei den kürzer fraktionierten Schemata, dass die Notwendigkeit einer erneuten Behandlung in dieser Region bei prognostisch günstigeren Patienten erhöht war. Andere relevante Endpunkte sind hinsichtlich der Äquivalenz der unterschiedlichen Fraktionierungsschemata weniger gut untersucht, wobei es möglicherweise Untergruppen gibt, welche von einer stärker fraktionierten Bestrahlung und der damit erzielbaren höheren biologisch wirksamen Gesamtdosis profitieren (Tab. 9.2). Dies betrifft insbesondere Patienten mit günstiger Prognose und drohenden oder manifesten pathologischen Frakturen, bei Vorliegen einer metastatischen Myelonkompression oder sogenannten neuropathischen, vom Ursprungsort des Schmerzes entfernte, durch Nervenkompression bedingte Dermatombezogene Schmerzen.

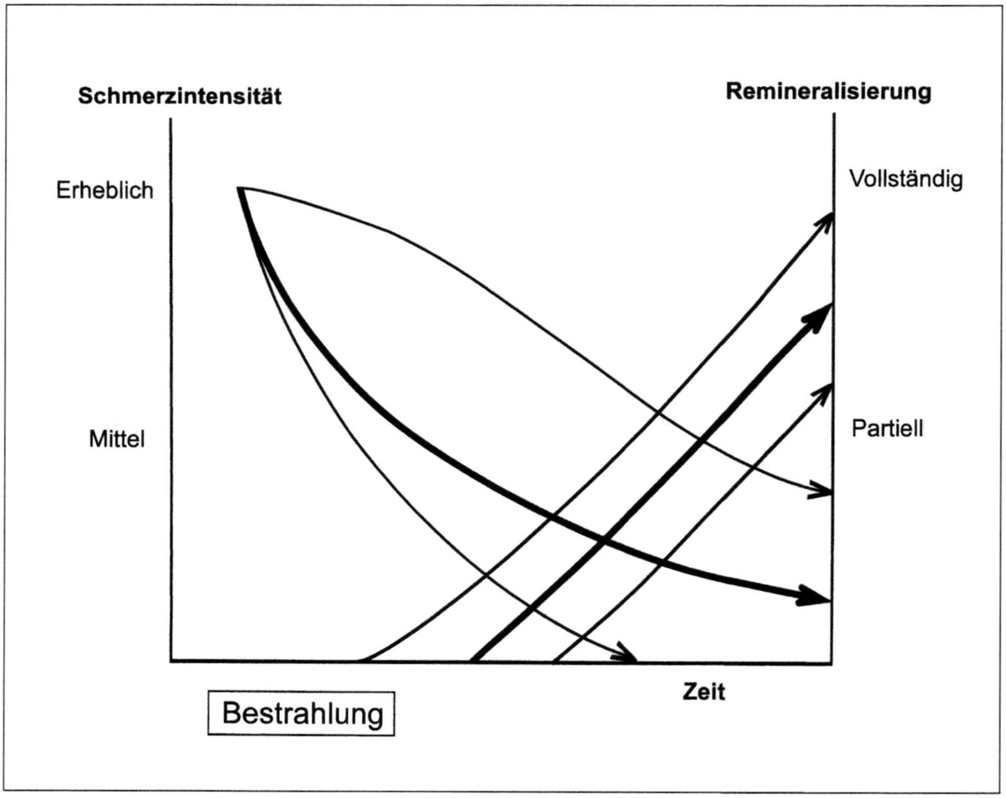

Abbildung 9.1: Schmerzlinderung und Remineralisierung bei Knochenmetastasen. Im Gegensatz zur raschen Schmerzlinderung setzt die Remineralisierung erst mit einer Verzögerung ein.

Tabelle 9.2: Gegenüberstellung von Kurzzeitregimen und mehr konventionell fraktionierten Therapiekonzepten bei der Bestrahlung von Knochenmetastasen in Abhängigkeit von Prognose und jeweiligem Endpunkt.

Kurzzeitregimen	Fraktionierungen
Schmerzlinderung	1x8 Gy besonders rasch wirksam
Günstige Gesamtprognose	$\geq$ 10 Fraktionierungen
Remineralisierung	Stärkere Fraktionierung teilweise günstiger
Frakturgefahr	5–10 Fraktionen
Neuropathischer Schmerz	$\geq$ 10 Fraktionierungen
Myelonkompression	$\geq$ 10 Fraktionierungen aber auch 5x4 Gy

Bei Vorliegen einer ossären Oligometastasierung sollte – wenn individuell möglich und sinnvoll – eine höhere biologisch wirksame Dosis angestrebt werden, vorzugsweise mit bildgeführten (stereotaktischen) Hochpräzisionstechniken (SBRT, s. u.) zur Minimierung zusätzlicher Nebenwirkungen. Ziel ist hierbei eine längerfristige lokale Metastasenkontrolle mit Verbesserung des progressionsfreien Überlebens (stabiler Krankheitsverlauf).

Nachsorge und Rehabilitation

Eine bildgebende Kontrolle des bestrahlten Knochenabschnitts kann 3 Monate nach Ende der Strahlentherapie erfolgen, um das Ausmaß der Remineralisierung zu beurteilen. Die Notwendigkeit weiterer Kontrolluntersuchungen ist vom Allgemeinzustand und Prognose des Patienten abhängig. Die Bestimmung des Blutbilds sollte nach Mitbestrahlung des blutbildenden Knochenmarks und eine Bestimmung der Serumelektrolyte bei Vorliegen einer Hyperkalzämie erfolgen. Bei eingeschränkter Beweglichkeit wird eine vorsichtige physikalische Therapie empfohlen, insbesondere bei paraplegischen Patienten sollte eine entsprechende Dekubitusprophylaxe erfolgen.

9.4 Leber- und Lungenmetastasen

Onkologische Besonderheiten

Bei der Therapie von hepatischen und pulmonalen Metastasen ist die Art und Histologie des Primärtumors der wichtigste Faktor. Während eine oder sogar mehrere Metastasen eines kolorektalen Karzinoms durchaus unter kurativer Intention chirurgisch behandelt werden können, trifft dies für andere Tumorarten wie zum Beispiel dem Bronchialkarzinom nicht zu.

Diagnostische Maßnahmen

- ●●● Anamnese (progress- bzw. rezidivfreies Intervall), körperliche Untersuchung, Labor (Tumormarker in Abhängigkeit vom Primärtumor), bei Lebermetastasen: Abdomen-Sonographie, Abdomen-CT oder MRT-Abdomen mit KM, bei Lungenmetastasen: Thorax-CT
- ●● PET/CT
- ● Laparoskopie bei fraglicher OP-Indikation

Therapiestrategie

Bei Patienten mit einem bekannten Primärtumor kann nach kompletter bildgebender Diagnostik auf die zytologisch-histologische Diagnostik des Leber- bzw. Lungenrundherdes verzichtet werden, wenn eine Resektion geplant ist. Bei unbekanntem Primärtumor sollte bei beabsichtigter zytostatischer Therapie eine histologische Sicherung mittels Biopsie erfolgen, wenn trotz nicht-invasiver Diagnostik eine erhebliche diagnostische Unsicherheit verbleibt und sich aus dem Ergebnis der histologischen Aufarbeitung eine direkte therapeutische Konsequenz ableitet.

Ähnlich wie bei den Hirnmetastasen erfolgt bei multipler Metastasierung im Bereich von Leber und Lunge in der Regel eine medikamentöse Tumortherapie. Eine chirurgische oder lokal ablative Therapie kommt additiv in Frage, wenn aufgrund der Größe oder der Lokalisation einzelner Herdbefunde Komplikationen erwartet werden oder aber bereits eingetreten sind. Im Bereich der Leber kann bei limitierter Tumorlast alternativ oder additiv die Chemotherapie ggf. auch regional (intraarteriell) appliziert werden; auch kann bei entsprechender Indikation eine selektive Embolisation der Leber erfolgen, deren Effektivität durch die Kombination mit einer Chemotherapie oder mit Radiopharmazeutika (selektive interne Radiotherapie, SIRT) erhöht werden kann.

Bei Vorliegen einer limitiertenen Metastasierung der Leber kann bei kontrolliertem Primärtumor – abhängig von der Metastasenlokalisation – eine operative Metastasenresektion erfolgen: Grundlage der Resektion von Lebermetastasen ist die Kenntnis der vaskulären Anatomie der Leber, aus der sich nach Couinaud die Einteilung der Leber in acht Segmente ergibt. Hieraus leiten sich anatomieorientierte Resektionsverfahren wie die Segmentektomie und die Hemihepatektomie ab. Die kurative operative Therapie setzt die Resektion der Metastasen mit einem Sicherheitsabstand von 1 cm voraus. Eine Metastasenresektion zur Verbesserung der Prognose ist nicht sinnvoll bei inkompletter Resektion (R1- oder R2-Resektion), bei extrahepatischem Tumorwachstum, bei Beteiligung von mehr als 70 % der Leber, bei postoperativ ungenügender Leberreserve und Beteiligung der Arteria hepatica, der Portalvene oder der intrahepatischen Hauptgallengänge; lediglich etwa 15 %–25 % der Oligometastasen der Leber lassen sich sinnvoll chirurgisch sanieren.

In allen anderen Fällen ist eine lokal ablative Therapie zu prüfen: An Verfahren stehen die perkutane Direktinjektion toxischer Substanzen, die transarterielle Embolisation (TACE), die Radiofrequenzablation (RFA), die Laserinduzierte Thermotherapie (LITT), die interstitielle Brachytherapie und die (perkutane) bildgeführte hypofraktionierte Hochpräzisionbestrahlung („stereotactic body radiotherapy", SBRT) zur Verfügung – letztere stellt das einzige wirklich nicht-invasive („unblutige") Verfahren dar. Die zu erwartenden lokalen Kontrollraten liegen für die SBRT im Bereich der Leber bei Applikation ausreichend hoher (sog. ablativer) Dosen in vergleichbarer Größenordnung zu den anderen etablierten Verfahren, wie der Metastasenchirurgie und der RFA, auch wenn direkt vergleichende Studien hierzu nicht vorliegen.

Bei Vorliegen einer limitierten Metastasierung der Lunge kann bei kontrolliertem Primärtumor – abhängig von der Metastasenlokalisation – ebenfalls eine operative Metastasenresektion erfolgen: Auch bei der Lunge erfolgt die Resektion anatomieorientiert und der Eingriff spiegelt den Umfang des entfernten Lungengewebes wieder (z. B. Keilresektion, Segmentresektion, Lobektomie). Neben der offenen Thorakotomie werden auch minimal-invasive Verfahren eingesetzt (z. B. videoassistierte thorakoskopische Chirurgie, VATS). Da ähnlich wie bei der Metastasenchirurgie der Leber nur ein vergleichsweise kleiner Anteil der Patienten für eine Metastasenresektion in Frage kommt, sind alternative lokal ablative Therapien zu prüfen: Als ein nichtinvasives hocheffektives und gut etabliertes Verfahren zur Behandlung einzelner Lungenmetastasen steht auch hier die bildgeführte Hochpräzisionbestrahlung („stereotactic body radiotherapy", SBRT) zur Verfügung. Bei Applikation ablativer Dosen lassen sich mittelfristig lokale Kontrollraten von etwa 90 % erreichen. Invasive lokal ablative Verfahren, wie z. B. die Radiofrequenzablation (RFA) oder die interstitielle Brachytherapie werden deutlich seltener im Bereich der Lunge eingesetzt.

Bestrahlungsindikation und Durchführung der Bestrahlung

Nach der Etablierung der intrakraniellen stereotaktischen Bestrahlung wurde in den letzten Jahren als wichtige technische Neuerung die sog. extrakranielle stereotaktische Strahlentherapie (SBRT) eingeführt (siehe Kap. 3.5: Bestrahlungstechniken in der Strahlentherapie). Hierbei werden ausgewählte Metastasen in nur wenigen Therapiesitzungen mit hohen Einzel- und Gesamtdosen atemkontrolliert mit höchster Präzision und kleinen Sicherheitssäumen bestrahlt. Dieses Verfahren eignet sich somit auch für die Bestrahlung von Metastasen im strahlenempfindlichen Lungen- und Lebergewebe. Klinisch etabliert ist die extrakranielle stereotaktische Strahlentherapie (SBRT) als hocheffektives und gut verträgliches Verfahren beim lokal begrenzten, inoperablen Lungenkarzinom (siehe auch Kap. 10.4.1 Bronchialkarzinome). Bei limitierter Lungenmetastasierung (Oligometastasierung mit bis zu 5 Herdbefunden) wird die SBRT als nicht-invasives, lokal ablatives Verfahren ebenfalls eingesetzt. Für eine lokale Kontrollrate von ca. 90 % ist eine biologisch effektive Dosis (BED; α/β=10) von mind. 100 Gy erforderlich (siehe Kap. 4). Bei der meist hypofraktioniert durchgeführten stereotaktischen Bestrahlung variieren die Dosen ebenfalls: Ein typisches Dosierungskonzept bei peripheren Lungenherden ist beispielsweise 3x15 Gy (BED: 112,5 Gy). Bei zentral sitzenden Lungenherden sollte stärker fraktioniert werden (z. B. 5–8 Fraktionen), um die therapeutische Breite zu verbessern. Stets ist die Sequenz einer SBRT mit einer ggf. indizierten Systemtherapie sorgfältig interdisziplinär abzustimmen.

Die Wirksamkeit einer SBRT ist ebenfalls belegt für die Therapie von bis zu vier Lebermetastasen bei entsprechender interdisziplinärer Indikationsstellung, wenn andere lokal ablative Verfahren, wie z. B. die TACE oder Radiofrequenzablation, wegen Lage und Größe der Herde nicht oder nicht mehr anwendbar sind. Gemäß den Empfehlungen der DEGRO-Arbeitsgruppe SBRT ist auch hier für eine 90 %ige lokale Kontrollrate eine biologisch effektive Dosis (BED) von mind. 100 Gy erforderlich. Bei der meist hypofraktioniert durchgeführten stereotaktischen Bestrahlung variieren die Dosen ebenfalls: ein typische Dosierungskonzept ist beispielsweise 6x9 Gy (BED: 102,6 Gy), abhängig von Größe und Lage der Metastase(n). Neben einer suffizienten Kontrastmittelverstärkten Bildgebung in immobilisierter Bestrahlungsposition ist auch eine effektive Atemkontrolle während der Bestrahlung obligat. Bei der praktischen Durchführung sollte ebenfalls darauf geachtet werden, dass der Patient etwa 3 Stunden vor jeder Bestrahlung nüchtern bleiben sollte, um eine vergleichbare Magenfüllung zu erreichen

Nachsorge und Rehabilitation

Nach stereotaktischer Bestrahlung erfolgt eine erste bildgebende Kontrolle ca. 12 Wochen nach Ende der Strahlentherapie, um das Ansprechen auf die Bestrahlung beurteilen zu können. Die Nachsorge bei Patienten mit Leber- und/oder Lungenmetastasen erfolgt überwiegend symptomorientiert. Die Nachsorge richtet sich hauptsächlich nach der Histologie und Ausbreitung des Primärtumors und ist vom Allgemeinzustand und Prognose des Patienten abhängig. Die Bestimmung von Leber- respektive Lungenfunktionsparametern sollte im Verlauf erfolgen. Bei Patienten mit Lebermetastasen eines prognostisch günstigen Primärtumors (z. B. kolorektales Karzinom) kann in Abhängigkeit vom weiteren Metastasierungsgrad der Erkrankung bei einem Rückfall (Metastasenrezidiv) durchaus in Einzelfällen eine erneute Resektion oder eine lokal ablative Therapie in Frage kommen.

Literatur

1. Andratschke N, Alheid H, Allgäuer M, er al.: The SBRT database initiative of the German Society for Radiation Oncology (DEGRO): patterns of care and outcome analysis of stereotactic body radiotherapy (SBRT) for liver oligometastases in 474 patients with 623 metastases. BMC Cancer 2018;18:283.

2. Brown PD, Ahluwalia MS, Khan OH, et al.: Whole-Brain Radiotherapy for Brain Metastases: Evolution or Revolution? J Clin Oncol 2018;36(5):483–491.

3. Gutiérrez E, Sánchez I, Díaz O, et al.: Current Evidence for Stereotactic Body Radiotherapy in Lung Metastases. Current Oncology 2021;28:2560–2578.

4. van Hazel GA, Heinemann V, Sharma NK, et al.: SIRFLOX: Randomized phase III trial comparing first-line mFOLFOX6 (plus or minus Bevacizumab) versus mFOLFOX6 (plus or minus Bevacizumab) plus Selective Internal Radiation Therapy (SIRT) in patients with metastatic colorectal cancer. J Clin Oncol 2016; 34:1723.

5. Huisman M, van den Bosch MA, Wijlemans JW, et al.: Effectiveness of reirradiation for painful bone metastases: a systematic review and meta-analysis. Int J Radiat Oncol Biol Phys 2012; 84:8.

6. Mulvenna P, Nankivell M, Barton R, et al.: Dexamethasone and supportive care with or without whole brain radiotherapy in treating patients with non-small cell lung cancer with brain metastases unsuitable for resection or stereotactic radiotherapy (QUARTZ): results from a phase 3, non-inferiority, randomised trial. Lancet 2016; 388:2004.

7. Navarria P, De Rose F, Ascolese AM. SBRT for lung oligometastases: Who is the perfect candidate? Rep Pract Oncol Radiother 2015;20:446–453.

8. Parker C, Nilsson S, Heinrich D, et al.: Alpha emitter radium-223 and survival in metastatic prostate cancer. N Engl J Med 2013; 369:213.

9. Rich SE, Chow R, Raman S, et al.: Update of the systematic review of palliative radiation therapy fractionation for bone metastases. Radiother Oncol 2018;126:547–557.

10. Sahgal A, Aoyama H, Kocher M, et al.: Phase 3 trials of stereotactic radiosurgery with or without whole-brain radiation therapy for 1 to 4 brain metastases: individual patient data meta-analysis. IJROBP 2015;91:710–717.

11. Skourou C, Hickey D, Rock L, et al.: Treatment of multiple intracranial metastases in radiation oncology: a contemporary review of available technologies. BJR Open. 2021;3(1):20210035.

12. Soffietti R, Abacioglu U, Baumert B, et al.: Diagnosis and treatment of brain metastases from solid tumors: guidelines from the European Association of Neuro-Oncology (EANO). Neuro-Oncology 2017;19:162–174.

Kapitel 10

Organtumore

10.1 Primäre Hirntumoren

Andreas Meyer

Kernaussagen

- Therapie- und prognoserelevant ist der Nachweis von verschiedenen Biomarkern (z. B. IDH-Genmutation, 1p19q Kodeletion).
- Oligodendrogliome, IDH-mutiert und 1p/19q kodeletiert, WHO Grad 2 und Astrozytome, IDH-mutiert, WHO Grad 2 können bei fehlenden Risikofaktoren nachbeobachtet werden, sonst erfolgt eine postoperative Bestrahlung und sequentiell eine Chemotherapie mit PCV.
- Oligodendrogliome, IDH-mutiert und 1p/19q kodeletiert, WHO Grad 3 werden postoperativ bestrahlt und sequentiell mit PCV behandelt.
- Astrozytome, IDH-mutiert, WHO Grad 3 werden postoperativ bestrahlt und sequentiell mit Temozolomid behandelt.
- Glioblastome, IDH Wildtyp, werden ebenso wie Astrozytome, IDH-mutiert, WHO Grad 4 postoperativ bestrahlt mit simultaner und adjuvanter Gabe von Temozolomid.
- Bei älteren Patienten mit schlechter Prognose erfolgt eine hypofraktionierte Bestrahlung zur Verkürzung der Therapiezeit.
- Eine kleinvolumige (meist hypofraktionierte) Re-Bestrahlung ist in Abhängigkeit vom Zeitintervall zur Erstbestrahlung möglich.
- Beim primären ZNS-Lymphom (PCNSL) verbessert eine konsolidierende Ganzhirnbestrahlung nach Methotrexat-basierter Chemotherapie die Progressionsfreiheit, nicht aber das Überleben.

10.1.1 Gliome

Histologie, anatomische Ausbreitung und onkologische Besonderheiten

Hirntumoren zeichnen sich durch verschiedene Eigenschaften aus, worin sie sich von extrazerebralen Tumorerkrankungen unterscheiden. Jeder raumfordernde Prozess im Schädelinnern kann bei Überschreiten eines kritischen Volumens zu einer lebensbedrohlichen Hirndrucksteigerung führen, indem Hirngewebe an der Schädelkalotte gequetscht wird. Dadurch entstehen je nach Tumorlage verschiedene klinische Symptome wie z. B. fokale oder generalisierte Krampfanfälle, neurologische Herdsymptome, Persönlichkeitsveränderungen oder Zeichen erhöhten Hirndrucks wie Übelkeit oder Erbrechen. Besonders supratentorielle Tumoren werden in Abhängigkeit von ihrer Lokalisation in bestimmten Hirnregionen für die Funktionsfähigkeit von Motorik, Sensorik oder höheren kortikalen Leistungen entsprechend symptomatisch.

In der aktuellen WHO-Klassifikation (5. Edition) für Tumoren des Nervensystems aus dem Jahr 2021 werden histologische Tumortypisierung, Gradierung und zusätzliche molekulare Biomarker (z. B. IDH-Gen Mutation, ATRX Expression nukleär, 1p/19q-Kodeletion, CDKN2A/B Deletion, TERT Mutation) kombiniert, da diese Einfluss auf Prognose und adjuvante Therapiemaßnahmen haben.

Neben der Einteilung in die WHO Grade 1–4 haben insbesondere bei den höhergradigen Gliomen der Allgemeinzustand und das Alter des Patienten eine deutliche Relevanz für die Prognose. Wichtig ist auch beim Glioblastoma multiforme, IDH-Wildtyp, WHO 4 die Bestimmung des Methylierungsstatus des MGMT-Promoters (kodiert für ein Reparaturenzym, welches die Wirkung von Alkylanzien auf DNA-Ebene aufhebt), da dieses mit dem Ansprechen auf die Chemotherapie mit Temozolomid korreliert und auch therapeutischen Einfluss haben kann.

Diagnostische Maßnahmen

- ●●● Anamnese (besondere Bedeutung der Fremdanamnese mit Erfassung der Art und Dauer der neurologischen oder psychischen Veränderungen), körperliche Untersuchung (z. B. Zeichen erhöhten intrakraniellen Drucks, Hirnnervenparesen, fokale segmentale Defizite), neurologische Untersuchung, KM-gestütztes cranielles MRT mit KM
- ●● Craniales CT bei Nachweis von Verkalkungen, EEG als Indikator der Krampfbereitschaft
- ● PET/CT für die diagnostische Abklärung von Gliomen und als zusätzliche Untersuchung zum Monitoring des Therapieerfolgs sollte durch weitere Studien untermauert werden, cerebrale Angiographie, ggf. Liquordiagnostik zum Ausschluss von Lymphom oder entzündlichen Erkrankungen

Tabelle 10.1: WHO Gradierung von ausgewählten ZNS Tumortypen (5. Edition 2021)

Tumortyp	WHO Grad
diffuse Gliome	
Oligodendrogliom IDH-mutiert und 1p/19q kodeletiert	2 oder 3
Astrozytom IDH-mutiert	2, 3 oder 4
Glioblastom IDH-Wildtyp	4
Diffuses hemisphärisches Gliom, H3.3 G34-mutiert	4
Diffuses Mittelliniengliom, H3 K27M-mutiert	4
umschriebene astrozytische Tumore	
Pilozytisches Astrozytom	1
Subependymales Riesenzellastrozytom	1
Pleomorphes Xanthoastrozytom	2 oder 3
ependymale Tumore	
Supratentorielles Ependymom	2 oder 3
Posterior-Fossa Ependymom	2 oder 3
Spinales Ependymom	2 oder 3
Myxopapilläres Ependymom	2
Subependymom	1

Therapiestrategie

Im Falle eines operablen primären Hirntumors hat die primäre neurochirurgische Resektion therapeutisch den größten Stellenwert. Der operative Eingriff ist dabei oft gleichzeitig eine diagnostische und therapeutische Maßnahme. Unter Anwendung von z. B. mikrochirurgischer Operationstechniken, Neuronavigation, intraoperativer Kernspintomographie und fluoreszenzgestützten Verfahren mit 5-Aminolävulinsäure (5-ALA) wird eine möglichst vollständige Tumorresektion angestrebt, wobei im Gegensatz zu Tumoren an anderer Lokalisation im Körper die Funktionserhaltung unter Vermeidung zusätzlicher neurologischer Defizite eine höhere Priorität als eine komplette Tumorresektion hat. Falls eine Tumorresektion aufgrund der Lage bzw. Ausbreitung des Tumors und des Allgemeinzustands des Patienten nicht vertretbar möglich ist oder neuroradiologisch der Verdacht auf ein primäres ZNS-Lymphom besteht, wird zur histologischen Sicherung eine stereotaktische Biopsie angestrebt, die in mehr als 90 % der Fälle zu einer histologischen Diagnose als sichere Grundlage für therapeutische Entscheidungen führt. Bei symptomatischen oder progredienten Tumoren sollte eine möglichst vollständige Resektion angestrebt werden, soweit sie sicher durchführbar ist.

Die überwiegend im Kindesalter auftretenden seltenen pilozytischen Astrozytome (WHO Grad 1) wachsen eher zystisch verdrängend als invasiv und können durch eine vollständige Resektion geheilt werden (5-Jahresüberleben von ca. 90 %). Auch im Rezidivfall sollte eine erneute Operation durchgeführt werden. Bei inkompletter Resektion kann ein abwartendes Verhalten oder je nach Restbefund auch eine postoperative Strahlentherapie durchgeführt werden. Bei fehlender Möglichkeit der Operation kann bei symptomatischen Tumoren ebenfalls die Strahlentherapie erwogen werden. Der Nachweis von Genveränderungen des MAPK-Signalwegs als molekulare Treiber von pilozytischen Astrozytomen ermöglicht neue medikamentöse Therapiemöglichkeiten mittels BRAF- und MEK-Inhibitoren.

Beim Oligodendrogliom, IDH-mutiert und 1p/19q-kodeletiert, WHO Grad 2 kann bei günstigen prognostischen Faktoren wie Alter < 40 Jahren, Fehlen von neurologischen Defiziten und kompletter Resektion bzw. bildgebend stabilem Befund ein abwartendes Verhalten im Sinne einer „watch & wait" Strategie durchgeführt werden, bei Vorliegen von Risikofaktoren sollte postoperativ eine adjuvante Bestrahlung gefolgt von einer Chemotherapie mit PCV (ggf. alternativ Temozolomid) angewandt werden. Beim Oligodendrogliom WHO, IDH-mutiert und 1p/19q-kodeletiert, Grad 3 schließt sich postoperativ regelhaft eine adjuvante Strahlentherapie an, gefolgt von einer Chemotherapie mit PCV (ggf. alternativ Temozolomid).

Beim diffusen Astrozytom, IDH-mutiert, WHO Grad 2 kann bei Patienten ohne Risikofaktoren (Alter < 40 Jahre, Tumordurchmesser < 6cm, fehlende Mittellinienüberschreitung, fehlende neurologische Defizite) postoperativ eine „watch & wait" Strategie verfolgt werden, ansonsten schließt sich eine adjuvante Strahlentherapie an, sequentiell gefolgt von einer PCV-Chemotherapie. Beim diffusen Astrozytom, IDH-mutiert, WHO Grad 3 sollte postoperativ immer eine adjuvante Strahlentherapie und eine sequentielle Chemotherapie mit 12 Zyklen Temozolomid erfolgen, wodurch das Überleben verbessert wird. Der Stellenwert der zusätzlichen simultanen Gabe von Temozolomid bleibt hingegen ungewiss (aktualisierte CATNON-Studiendaten). Das diffuse Astrozytom, IDH mutiert, WHO Grad 4 ist mit einer schlechten Prognose verbunden und spezifische Studien für diese Patienten fehlen. Die postoperative Therapieempfehlung entspricht dem eines Glioblastoms, also einer Radiochemotherapie mit Temozolomid und anschließend 6 Zyklen Temozolomid Erhaltungstherapie. Auch eine Bestrahlung mit sequentieller Gabe von 12 Zyklen Temozolomid (wie beim diffusen Astrozytom, IDH-mutiert, Grad 3) ist möglich.

Beim Glioblastom, IDH Wildtyp, WHO Grad 4 sollte bei Patienten < 70 Jahren und in einem guten Allgemeinzustand unabhängig von der Methylierung des MGMT postoperativ eine simultane Radiochemotherapie mit Temozolomid durchgeführt werden, gefolgt von einer sequentiellen Chemotherapie mit 6 Zyklen Temozolomid. Während der sequentiellen Temozolomid-Gabe kann eine zusätzliche Behandlung mit elektrischen Wechselfeldern (Tumor Treatment Fields, TTF) erfolgen. Bei methyliertem MGMT kann bei jüngeren Patienten in gutem Allgemeinzustand zusätzlich CCNU zur Radiochemotherapie mit Temozolomid verabreicht werden.

Beim Glioblastom, IDH Wildtyp, WHO Grad 4 sollte bei Patienten > 70 Jahren die postoperative Therapie in Abhängigkeit vom MGMT-Methylierungsstatus erfolgen.

Entscheidend für die Therapieentscheidung sind aber auch der Allgemeinzustand und die Komorbiditäten. Bei methyliertem MGMT-Promoter-Status ist eine Radiotherapie simultan mit Temozolomid normofraktioniert über 6 Wochen oder auch hypofraktioniert über 3 Wochen möglich, gefolgt von 6 Zyklen adjuvanter Temozolomid-Gabe. Bei schlechtem Allgemeinzustand kommt bei diesen Patienten eine alleinige hypofraktionierte Bestrahlung oder auch – bei methyliertem MGMT-Promoter – eine alleinige Temozolomid-Therapie in Frage (NOA-08 Studiendaten).

Im Falle der häufigen Tumorrezidive erfolgt das therapeutische Vorgehen interdisziplinär und individualisiert. Prinzipiell stehen je nach Vorbehandlung und klinischem Status des Patienten die Optionen erneute Operation, erneute Strahlentherapie oder erneute Chemotherapie zur Verfügung. Eine Re-Bestrahlung kann insbesondere bei ausreichend langem Intervall zur Vorbestrahlung von mindestens 6 Monaten und bei kleinem gut abgrenzbaren Tumor distant von kritischen Organen wie Hirnstamm erfolgen. Dabei ist von einem Rezidiv der sogenannte Pseudoprogress abzugrenzen, welcher insbesondere nach kombinierter Radiochemotherapie beschrieben wird und bildgebend einer relativ früh auftretenden Befundzunahme entspricht. Dabei bildet sich im Vergleich zum Rezidiv der Pseudoprogress ohne weitere Therapiemaßnahme zurück und entspricht histologisch überwiegend einer Tumorgewebsnekrose. Ggf. kann hier ein Aminosäure-PET zur Unterscheidung beitragen.

Bestrahlungsindikation und Durchführung der Bestrahlung

Bei allen Therapieentscheidungen sind Risiken und Nutzen einer aggressiven Operation vs. neurologischer Beeinträchtigung gegeneinander abzuwägen und in das Therapiekonzept einzubeziehen. Dabei gilt, dass die Vermeidung bleibender neurologischer Einschränkungen bei der Operation operativer Radikalität vorzuziehen ist, sodass unter Umständen bei kritischer Lage des Tumors auch nur eine Probebiopsie erfolgen kann. Bei malignen Gliomen ist aufgrund der Wachstumsdynamik und der Aggressivität dieser Tumoren der zeitliche frühe Beginn der postoperativen Bestrahlung von besonderer Bedeutung, soweit es der allgemeine Zustand des Patienten und die Wundheilung erlauben.

Grundsätzlich erfolgt nur eine Teilhirnbestrahlung auf der Basis der prä- und postoperativen Schnittbilddiagnostik mittels Maskenfixation und CT-gestützter Bestrahlungsplanung, vorzugsweise unter Verwendung von IMRT/VMAT-Techniken.

Insbesondere bei höhergradigen Gliomen ist eine Tumorzellinfiltration über die Randzonen des in der MRT-Bildgebung erkennbaren Tumors anzunehmen, sodass dies bei den entsprechenden Sicherheitssäumen bei der Zielvolumendefinition eingeplant werden sollte. Im Bereich der Falx cerebri als natürliche Ausbreitungsschranke kann der Sicherheitssaum zur kontralateralen Seite enger gewählt werden.

Bei Gliomen WHO Grad 2 werden in Abhängigkeit vom Bestrahlungsvolumen Dosen zwischen 50 und 54 Gy empfohlen. Aufgrund der ggf. längeren Überlebenszeiten bei den niedriggradigen Gliomen im Vergleich zu Glioblastomen muss die Toleranz des normalen Gehirngewebes bei der Dosisfraktionierung besonders beachtet werden. Bei Gliomen WHO Grad 3 und 4 sollte die Gesamtdosis in der Regel 60 Gy bei einer Einzeldosis von 2 Gy (konventionelle Fraktionierung) betragen, wobei die Toleranzdosen von strahlensensiblen Risikostrukturen wie Sehnerv, Chiasma und Hirnstamm ggf. dosislimitierend sein können.

Bei der hypofraktionierten Bestrahlung erfolgt eine Teilhirn-Bestrahlung mit z. B. 15x2,67 Gy, welche insbesondere bei älteren oder im Allgemeinzustand eingeschränkten Patienten angewandt wird und auch – je nach MGMT-Methylierungsstatus – mit Temozolomid kombiniert werden kann. Bei vergleichbaren Therapie-Ergebnissen geht die verkürzte Gesamtbehandlungszeit mit einer Entlastung des Patienten und einer geringeren Abbruchrate einher. Bei Patienten im schlechten Allgemeinzustand ist eine alleinige Bestrahlung mit noch stärkeren Hypofraktionierungsschemata mit 10x3,4 Gy oder sogar 5x5 Gy möglich.

Eine Re-Bestrahlung sollte möglichst als stereotaktische Hochpräzisionsbestrahlung mit umschriebenem Zielvolumen und Berücksichtigung der Vorbelastung von Risikostrukturen erfolgen. Die Dosierung beträgt z. B. normofraktioniert 36 Gy bei einer Einzeldosis von 2 Gy oder hypofraktioniert (z. B. 7–8 x 4 Gy), um die Gesamtbehandlungszeit möglichst gering zu halten.

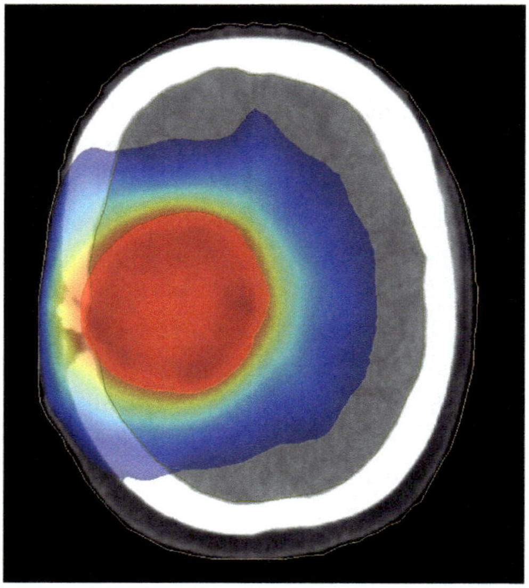

Abbildung 10.1: Isodosenplan für die Bestrahlung eines Hirntumors mittels Rotations-IMRT

Nebenwirkungen und Begleitbehandlung

Bei Vorliegen einer Hirndrucksymptomatik durch ein peritumorales Hirnödem erfolgt eine Behandlung mit systemischen Kortikosteroiden (Dexamethason). Nach operativer Beseitigung der Raumforderung bzw. Rückbildung von Hirnödem und Symptomen ist ein zeitnahes Ausschleichen der Steroide anzustreben, um die Nebenwirkungen einer längerfristigen Steroidtherapie wie Gewichtszunahme, Steroiddiabetes, Thrombembolierisiko und Myopathie zu begrenzen. Patienten mit stattgehabtem Krampfanfall oder erhöhter Krampfbereitschaft sollten antikonvulsiv therapiert werden. Differentialdiagnostisch ist beim Wiederauftreten neurologischer Symptome auch an einen Tumorprogress, unter Umständen auch während der laufenden Bestrahlungsserie, zu denken.

Nachsorge und Rehabilitation

Die weiteren klinischen Nachkontrollen hängen vom Malignitätsgrad und von der gewählten postoperativen Therapie ab und sollten auch im Hinblick auf die therapeutischen Möglichkeiten im Rezidivfall festgelegt werden. Diese schließen neben der klinisch-neurologischen Untersuchung auch bildgebende Kontrollen mittels MRT ein. Insbesondere bei Patienten mit WHO-Grad 2 Gliomen sollten beim kontrollierten Zuwarten MRT-Kontrollen in 3–6-monatigen Abständen erfolgen.

Literatur

1. Baumert BG, Hegi ME, van den Bent MJ et al. Temozolomide chemotherapy versus radiotherapy in high-risk low-grade glioma (EORTC 22033-26033): a randomised, open-label, phase 3 intergroup study. Lancet Oncol 2016; 17: 1521–1532.
2. Wick W. Neue Behandlungsoptionen bei Gliomen. Onkologe 2019; 25: 60–66.
3. Louis DN, Perry A, Wesseling P, et al. The 2021 WHO classification of tumors of the central nervous system: a summary. Neuro Oncol 2021; 23: 1231–1251.
4. S2k-Leitlinien für Diagnostik und Therapie in der Neurologie, Gliome, AWMF-Registernummer 030/099, 2021.
5. Weller M, van den Bent M, Preusser M, et al. EANO guidelines on the diagnosis and treatment of diffuse gliomas of adulthood. Nature Reviews Clinical Oncology 2021; 18: 170–186.
6. Shaw EG, Wang M, Coons SW et al. Randomized trial of radiation therapy plus procarbazine, lomustine, and vincristine chemotherapy for supratentorial adult low-grade glioma: initial results of RTOG 9802. J Clin Oncol 2012; 30: 3065–70.
7. Wick W, Hartmann C, Hau P, et al. Long-term analysis of the NOA-04 randomized phase III trial of sequential radiochemotherapy of anaplastic glioma with PCV or temozolomide. Neuro Oncol 2016; 18: 1529–1537.
8. Stupp R, Taillibert S, Kanner AA, et al. Maintenance Therapy With Tumor-Treating Fields Plus Temozolomide vs Temozolomide Alone for Glioblastoma: A Randomized Clinical Trial. JAMA 2015; 314: 2535–43.
9. JR Perry, N Laperriere, CJ O´Callaghan, et al. Short Course Radiation plus Temozolomide in Elderly Patients with Glioblastoma. N Engl J Med 2017; 376: 1027–37.
10. van den Bent MJ, Tesileanu CMS, Wick W et al.: Adjuvant and concurrent temozolomide for 1p/19q non-co-deleted anaplastic glioma (CATNON; EORTC study 26053-22054): second interim analysis of a randomised, open-label, phase 3 study. Lancet Oncol. 2021 ;22:813–823.
11. Roa W, Kepka L, Kumar N, et al. International Atomic Energy Agency Randomized Phase III Study of Radiation Therapy in Elderly and/or Frail Patients With Newly Diagnosed Glioblastoma Multiforme. J Clin Oncol. 2015; 33: 4145–4150.
12. Malmström A, Grønberg BH, Marosi C, et al. Temozolomide versus standard 6-week radiotherapy versus hypofractionated radiotherapy in patients older than 60 years with glioblastoma: the Nordic randomised, phase 3 trial. Lancet Oncol. 2012; 13: 916–926.

10.1.2 Primäres ZNS-Lymphom

Histologie, anatomische Ausbreitung und prognostische Faktoren

Primäre ZNS-Lymphome sind extranodale Non-Hodgkin-Lymphome (NHL), die primär im Hirnparenchym auftreten und 2–3 % aller Hirntumoren ausmachen. In 10 % besteht zusätzlich eine Beteiligung der Augen in Form einer Infiltration des Glaskörpers, der Uvea oder der Sehnerven. In mehr als 95 % handelt es sich um ein hochmalignes diffusgroßzelliges B-Zell-Lymphom. Sowohl immunkompetente als auch immunsupprimierte Patienten können betroffen sein, der Altersgipfel liegt bei 50–70 Jahren. Bei HIV-Patienten mit entsprechender Immunsuppression ist seit Einführung der hoch aktiven antiretroviralen Therapie (HAART) die Inzidenz von primären und sekundären zerebralen Lymphomen deutlich zurückgegangen. Bei immunsupprimierten Patienten muss differentialdiagnostisch eine Toxoplasmose-Enzephalitis ausgeschlossen werden.

Das primäre ZNS-Lymphom wächst überwiegend supratentoriell als kompakte Tumormasse mit intensiver und homogener Kontrastmittelaufnahme und häufig enger Lagebeziehung zu den Meningen. Meist liegen unifokale Läsionen vor, in 35 % der Fälle aber auch multifokale Manifestationen.

Prognostisch günstig sind bei immunkompetenten Patienten ein jüngeres Alter und ein guter Allgemeinzustand. Patienten nach Organtransplantation haben insgesamt eine schlechtere Prognose als immunkompetente Patienten. Klinisch wird das primäre ZNS-Lymphom in mehr als 50 % der Patienten durch ein hirnorganisches Psychosyndrom auffällig, seltener durch fokale neurologische Symptome, Anfälle und Hirnnervensymptome.

Diagnostische Maßnahmen

- ●●● Anamnese unter Erfragung einer möglichen Immunsuppression, körperliche und neurologische Untersuchung (Hirndruckzeichen, Palpation peripherer LK), Labor (inkl. HIV-Serologie), cranielles MRT mit KM, Spaltlampenuntersuchung des Auges (bei 5–15 % intraokulärer Befall mit der Konsequenz einer Mitbestrahlung beider Augen), CT des Halses, Thorax und Abdomens, Liquoruntersuchung (inkl. Immunhistozytochemie), stereotaktische Biopsie (Cave: keine Steroidgabe, da dadurch die histologische Diagnose eines Lymphoms erschwert oder verhindert werden kann)
- ●● PET-CT, Knochenmarkdiagnostik (neueren Daten zufolge möglicherweise entbehrlich)
- ● in 5–10 % der Fälle finden sich Manifestationen in anderen Organen: entsprechende weitere fachärztliche Untersuchung, z. B. Ultraschall des Hodens

Therapiestrategie

Die Diagnosesicherung erfolgt durch eine stereotaktische Serienbiopsie. In Ausnahmefällen kann die Diagnose eines primären ZNS-Lymphoms durch eine Liquoruntersuchung inklusive Liquorzytologie oder bei Nachweis eines Augenbefalls aus einer chorioretinalen Biopsie gestellt werden. Die Gabe von Steroiden vor Biopsie kann eine Beurteilung des histologischen oder zytologischen Befundes erheblich erschweren oder gar unmöglich machen und ist daher bei möglicher Verdachtsdiagnose vor histologischer Sicherung zu vermeiden. Falls bereits eine mehrtägige Vorbehandlung mit Steroiden erfolgt ist und die cerebralen Läsionen sich zurückgebildet haben, sollte eine erneute Biopsie bei erneuter Progredienz nach Möglichkeit ohne vorherige Gabe von Steroiden durchgeführt werden.

Nach Gabe von Steroiden kommt es in ca. 40 % der Fälle zu einer Remission, die allerdings in der Regel nur wenige Wochen oder Monate anhält. Bei unifokalen Läsionen kann eine (sub)-totale Resektion erwogen werden. Die weitere Behandlung erfolgt mittels einer Polychemotherapie in Studien, außerhalb von Studien sollte eine Hochdosis-Methotrexat-Therapie über mindestens 6 Zyklen durchgeführt werden. Hochdosis-MTX allein ist allerdings mit einer relativ niedrigen Gesamtansprechrate verbunden, die Kombination mit anderen Hirn-Schranken durchgängigen Zytostatika wie z. B. Ara-C, Thiotepa oder Ifosfamid erhöht die Ansprechrate und auch das Progressions-freie Überleben, aber auch die Toxizität (Hämatotoxizität, Infektionen). Dadurch lässt sich eine Gesamtremissionsrate von 50–70 % und ein 5-Jahresüberleben von bis zu 75 % erreichen. Durch Hinzunahme des Anti-CD20 Antikörpers Rituximab zur Chemotherapie kann das Therapieansprechen in der Primärtherapie weiter gesteigert werden.

Durch die alleinige Strahlentherapie des Ganzhirns lässt sich bei 50 % der Patienten ebenfalls eine komplette Tumorremission bewirken, allerdings treten Rezidive bei bis zu 90 % der Patienten auf. Daher wird die alleinige Radiotherapie in der Primärbehandlung nicht empfohlen, wenn keine Kontraindikation gegen eine Systemtherapie besteht. Allerdings erreicht die Strahlentherapie in der palliativen Situation auch bei immuninkompetenten Patienten eine rasche Remission und dadurch Besserung des Allgemeinzustands. Eine Kombination aus einer MTX-basierten Chemotherapie mit anschließender konsolidierender Ganzhirnbestrahlung wurde in einer großen deutschen G-PCNSL-Phase-III-Studie untersucht und zeigte, dass zwar das progressionsfreie Überleben durch die Hinzunahme der Strahlentherapie verbessert wird, das Gesamtüberleben sich allerdings nicht unterschied und darüber hinaus mit neurokognitiven Spätfolgen zu rechnen ist.

Bei immunsupprimierten Patienten mit HIV kann analog immunkompetenten Patienten vorgegangen werden, falls ihr klinischer Zustand gut ist, die AIDS-bedingten Komorbiditäten begrenzt sind und die CD4-Zellzahl über 200/μl beträgt. Anderenfalls kann die primäre Ganzhirnbestrahlung zum Einsatz kommen. Patienten mit Immunsuppression aufgrund einer Transplantation oder einer Autoimmunerkrankung stellen heute die größte Risikogruppe für ein ZNS-Lymphom im Rahmen der Post-Transplantation lymphoproliferativen Erkrankungen dar. Auch diese Patienten sollten analog immunkompetenten Patienten behandelt werden, wenn es die klinischen Rahmenbedingungen zulassen. Bei älteren Patienten sollte je nach Allgemeinzustand eine Hochdosis-Methotrexat-Monotherapie oder Polychemotherapie in Analogie zu den jüngeren Patienten durchgeführt werden. Bei Kontraindikationen kann auf andere Chemotherapie-Regimes ausgewichen oder eine Strahlentherapie durchgeführt werden.

Bei zerebralem und okulärem Befall wird eine Therapie analog dem ZNS-Lymphom ohne okulären Befall empfohlen. Eine gezielte okuläre Behandlung mit lokaler Chemotherapie oder Strahlentherapie führt zwar zu einem erhöhten Progressionsfreien Überleben, nicht aber zu einem besseren Gesamtüberleben. Bei Resttumor im Bereich der Orbita kann eine lokale Strahlentherapie der Orbitae beidseits durchgeführt werden. Im Gegensatz dazu sollte bei einem isolierten okulären Befall eine lokale Therapie mit Chemotherapie oder Strahlentherapie veranlasst werden, die systemische Therapie sollte dann der Rezidivsituation vorbehalten bleiben.

Bei rezidivierendem zerebralen Lymphom hängt die weitere Vorgehensweise stark von der Primärtherapie ab und umfasst die Salvage-Chemotherapie und die Strahlentherapie, wobei ersterer aufgrund der Neurotoxizität der Vorzug gegeben wird, wenn es der Allgemeinzustand des Patienten zulässt. Ein langes Rezidiv-freies Intervall ist als prognostisch günstig anzusehen, eine erneute Hochdosis-Methotrexat-Therapie ist nach längerem Rezidiv-freien Intervall häufig effektiv. Bei jüngeren Patienten < 65 Jahren kann auch ggf. eine Hochdosistherapie mit autologer Stammzelltransplantation sinnvoll sein.

Bestrahlungsindikation und Durchführung der Bestrahlung

Die alleinige Strahlentherapie als Primärtherapie ist heute nur noch bei Kontraindikationen gegen eine Chemotherapie oder bei Patienten in schlechtem Allgemeinzustand gerechtfertigt. Die Ganzhirnbestrahlung wird auch in der Rezidivsituation nach sekundärem Versagen der Systemtherapie eingesetzt. Die konsolidierende Strahlentherapie des Ganzhirns nach erfolgter Hochdosis-Methotrexat-Therapie zeigte in der großen deutschen G-PCNSL-Phase-III-Studie einen Anstieg der Neurotoxizität ohne Einfluss auf das Gesamtüberleben. Der Einsatz der Strahlentherapie sollte daher abhängig gemacht werden vom Restbefund und Remissionsstatus nach erfolgter Chemotherapie. Bei Patienten mit progredienter Erkrankung oder Restbefund nach Chemotherapie sollte der Einsatz der konsolidierenden Strahlentherapie in Abhängigkeit vom Alter diskutiert und im interdisziplinären Konsens bestrahlt werden, da das Progressions-freie Überleben unter Einsatz einer Strahlentherapie verbessert werden kann. Wegen des nicht seltenen multifokalen Befalls erfolgt die Strahlentherapie beim primären ZNS-Lymphom als Ganzhirnbestrahlung (sog. Helmfeld-Technik) bis zu einer Gesamtdosis von 36–40 Gy, ggf.

mit Boost. Ein weiterer Ansatz ist eine Dosis im Ganzhirn bis 24 Gy mit Einzeldosen von 2,0 Gy mit einem kleinvolumigen Boost der makroskopisch befallenen Areale bis zu einer Gesamtdosis von 40 Gy zur Reduzierung einer Spätneurotoxizität.

Es ist darauf zu achten, dass sowohl die Temporallappen als auch die Lamina cribrosa vollständig in das Bestrahlungsfeld einbezogen werden. Die kaudale Feldgrenze verläuft unter Einschluss des zweiten Halswirbelkörpers. Bei intraokulärem Befall sind die hinteren Zweidrittel der Augenkammer mit in das Bestrahlungsfeld einzubeziehen.

Bei schlechtem Allgemeinzustand und begrenzter Lebenserwartung kann auch eine hypofraktionierte Ganzhirn-Bestrahlung z. B. mit 10x3 Gy adäquat sein. Bei monolokulärem Befall kommt hier auch eine alleinige kleinvolumige stereotaktische Bestrahlung mit z. B. 7x4 Gy zur weiteren Verkürzung der Gesamtbehandlungszeit und Minimierung von Nebenwirkungen als individuelles Konzept infrage.

Nebenwirkungen und Begleitbehandlung

Nicht selten wird während der Strahlentherapie eine begleitende Steroidtherapie erforderlich. Die Kombination aus intravenöser Methotrexat-Therapie und nachfolgender Ganzhirnbestrahlung ist insbesondere bei älteren Patienten mit dem Risiko erheblicher Spätneurotoxizität (Leukenzephalopathie mit kognitiven Einbußen, Ataxie, Inkontinenz) assoziiert.

Nachsorge und Rehabilitation

In den ersten 2 Jahren nach Therapie sollen 3-monatlich klinische Verlaufsuntersuchungen einschließlich MRT durchgeführt werden, dann 3 Jahre lang alle 6 Monate und schließlich jährlich. Patienten mit klinischem oder radiologischem Verdacht auf ein Rezidiv sollten eine Liquordiagnostik, bei klinischen Zeichen eines okulären Befalls eine augenärztliche Kontrolle erhalten. Eine Rehabilitation kommt ggf. im Anschluss an die Primärtherapie infrage und sollte neben der physiotherapeutischen Betreuung auch psychosoziale Hilfsangebote beinhalten.

Literatur

1. Von Baumgarten L, Illerhaus G, Korfel A, et al. Diagnostik und Therapie primärer ZNS-Lymphome. Deutsches Ärzteblatt 2018: 25: 419–426.
2. Thiel E, Korfel A, Martus P et al. High-dose methotrexate with or without whole brain radiotherapy for primary CNS lymphoma (G-PCNSL-SG-1): a phase 3, randomised, non-inferiority trial. Lancet Oncol 2010; 11(11): 1036–47.
3. Doolittle ND, Korfel A, Lubow MA et al. Long-term cognitive function, neuroimaging, and quality of life in primary CNS lymphoma. Neurology 2013; 81(1):84–92.
4. Grommes C, Rubenstein JL, DeAngelis LM et al.: Comprehensive approach to diagnosis and treatment of newly diagnosed primary CNS lymphoma. Neuro Oncol. 2019; 21:296–30.
5. Hoang-Xuan K, Bessell E, Bromberg J et al. Diagnosis and treatment of primary CNS lymphoma in immunocompetent patients: guidelines from the European Association for Neuro-Oncology. Lancet Oncol. 2015; 16: e322–332.
6. Herrlinger U, Schäfer N, Fimmers R et al. Early whole brain radiotherapy in primary CNS lymphoma: negative impact on quality of life in the randomized G-PCNSL-SG1 trial. J Cancer Res Clin Oncol. 2017; 143: 1815–1821.

10.2 Kopf-Hals-Karzinome

Andreas Meyer

10.2.1 Karzinome der Mundhöhle, des Pharynx und des Larynx

Kernaussagen

- Die postoperative Strahlentherapie, ggf. intensiviert als postoperative Radiochemotherapie, erfolgt bei Risikofaktoren wie großem Primärtumor ($\geq$ pT3) und/oder Lymphknotenbefall (insbes. mit Kapseldurchbruch) sowie bei R1/2-Resektion.
- Die definitive simultane Radiochemotherapie erfolgt bei primärer Inoperabilität oder anstatt einer mutilierenden Operation mit dem Ziel des Funktionserhalts.
- Die Genese insbesondere des Oropharynxkarzinoms durch Infektion mit dem Humanen Papilloma Virus (HPV) führt zu einer deutlich besseren Prognose.
- Hochkonformale Bestrahlungstechniken wie IMRT oder VMAT verbessern die therapeutische Breite durch Reduktion von Nebenwirkungen, z. B. an den großen Speicheldrüsen.

Histologie, anatomische Ausbreitung und prognostische Faktoren

Die große Mehrheit der Karzinome des oberen aerodigestiven Traktes besteht aus Plattenepithelkarzinomen, die anhand ihrer Differenzierung (G1–G3: gute, mäßige, schlechte Differenzierung) graduiert werden. Ein seltener und langsam wachsender Tumor ist das adenoidzystische Karzinom, welches häufig eine perineurale Infiltration zeigt. Neben den Karzinomen sind auch maligne Lymphome, Adenokarzinome, die hauptsächlich von den Speicheldrüsen ausgehen, und Sarkome im Kopf-Hals-Bereich zu finden.

Karzinome im Kopf-Hals-Bereich treten in den verschiedenen Erdteilen in sehr unterschiedlicher Häufigkeit auf. In Europa machen sie ungefähr 5 % aller malignen Tumoren beim Mann und 1–2 % aller malignen Tumoren der Frau aus. Zu den klassischen Risikofaktoren zählen Tabak, Alkohol, diätetische Faktoren, mangelnde Mundhygiene sowie besonders in Asien die Epstein-Barr-Virus-Infektion beim undifferenzierten Nasopharynxkarzinom (siehe entsprechendes Organkapitel S. 174). Ein weiterer in letzter Zeit beobachteter Risikofaktor für die Entstehung eines malignen Kopf-Hals-Tumors, insbesondere beim Oropharynxkarzinom, ist die Infektion mit dem Humanen Papillomavirus, insbesondere HPV-16. Patienten mit einer Entstehung des Tumors durch eine HPV-Infektion zeigen eine günstigere Prognose und ein besseres Ansprechen auf die Therapie im Vergleich zu den durch Noxen verursachten Kopf-Hals-Tumoren.

Insbesondere bei Vorliegen von Noxen kommt es im oberen Aerodigestiv-Trakt zur Entstehung multipler Veränderungen mit Auftreten von invasiven als auch präinvasiven Tumoren als sogenannte Feldkanzerisierung. Auch treten in dieser Patientengruppe häufig weitere durch die ungesunde Lebensweise bedingte Erkrankungen wie z. B. des Herz-Kreislauf-Systems oder der Lungen, unter anderem auch Bronchialkarzinome als Zweittumor, auf, welche auch Auswirkungen auf die möglichen therapeutischen Entscheidungen haben können. Beim Adenokarzinom der Nasenhaupt-/nebenhöhlen ist auch an die als Berufserkrankung anerkannte Genese durch eine chronische Hartholzstaubexposition (Buche, Eiche) zu denken.

Der Kopf-Hals-Bereich lässt sich in die verschiedenen anatomischen Regionen Lippe/Mundhöhle, Pharynx (Oropharynx, Nasopharynx, Hypopharynx), Larynx (Supraglottis, Glottis, Subglottis), Kieferhöhle, Nasenhöhle/Siebbeinzellen, Speicheldrüsen und Schilddrüse gliedern (Tab. 10.2 auf S. 162).

Die Prognose von Kopf-Hals Tumoren wird entscheidend durch die lokoregionäre Ausbreitung des Primärtumors (T-Klassifikation) und die frühe lymphogene Metastasierung (N- Klassifikation) bestimmt. Die Prognose verschlechtert sich mit zunehmendem Alter, Allgemeinzustand, Komorbidität und Compliance der Patienten. Als genetische Faktoren mit prognostischer Bedeutung konnten p53-Mutationen, EGFR und zellkinetische Prozesse identifiziert werden.

In die T-Klassifikation geht sowohl die Größe des Primärtumors, aber auch die Ausdehnung bzw. Infiltration in andere Organe ein, so dass ein kleiner Tumor mit Knocheninfiltration bereits in eine höhere T-Kategorie eingeteilt wird. Weiterhin gehen auch die unterschiedlichen Tumorlokalisationen in die Definition der T-Klassifikation ein. Neu ist bei der 8. Auflage der TNM-Klassifikation der Oropharynxkarzinome die Einteilung in p16 positive und p16 negative Karzinome. Hierbei wird der günstigeren Prognose von HPV-positiven Oropharynxkarzinomen durch ein Downstaging in der T- und N-Kategorie Rechnung getragen. In Tabelle 10.3 auf S. 163 wird dies beispielhaft dargestellt.

Tabelle 10.2: Verschiedene Bereiche der Kopf-Hals-Region

Lippe / Mundhöhle	Lippe	Oberlippe, Lippenrot	
		Unterlippe, Lippenrot	
		Mundwinkel	
	Mundhöhle	Mundschleimhaut	Schleimhaut der Ober- und Unterlippe
			Wangenschleimhaut
			Retromolargegend
			Sulcus buccomandibularis und –maxillaris
		Oberer Alveolarfortsatz und Gingiva	
		Unterer Alveolarfortsatz und Gingiva	
		Harter Gaumen	
		Zunge	Zungenrücken und Zungenrand (vordere 2/3)
			Zungenunterseite
		Mundboden	
Pharynx	Oropharynx	Vorderwand	Zungengrund
			Vallecula
		Seitenwand	Tonsillen
			Fossa tonsillaris und Gaumenbögen
			Glossotonsillarfurche
		Obere Wand	Hinterwand
			Orale Oberfläche des weichen Gaumens
			Uvula
	Nasopharynx	Dach und Hinterwand	
		Seitenwand	
		Untere Wand	
	Hypopharynx	Pharyngoösophageale Grenze (Postkrikoidregion)	
		Sinus piriformis	
		Hypopharynxhinterwand	
Larynx	Supraglottis	Suprahyoidale Epiglottis	
		Aryepiglottische Falte, laryngeale Oberfläche	
		Arythenoidregion	
		Infrahyoidale Epiglottis	
		Taschenfalten	
	Glottis	Stimmlippen	
		Vordere Kommissur	
		Hintere Kommissur	
	Subglottis		
Nasenhöhle/Siebbeinzellen	Nasenhöhle	Septum	
		Nasenboden	
		Laterale Wand	
		Vestibulum	
	Kieferhöhle		
	Siebbeinzellen		
Speicheldrüsen	Glandula parotis		
	Glandula submandibularis		
	Glandula sublingualis		

Tabelle 10.3: T-Klassifikation (8. Aufl.) am Beispiel des Mundhöhlen-, Oropharynx-(p16 + und p16-), Hypopharynx-, Supraglottis, Glottis- und Subglottiskarzinoms.

	T1	T2	T3	T4a	T4b
Mundhöhlen-karzinom	Tumor < 2 cm und < 5 mm Invasionstiefe	Tumor < 2 cm und 5–10 mm Invasionstiefe, Tumor 2–4 cm und < 10 mm Invasionstiefe	Tumor > 4 cm oder > 10 mm Invasionstiefe	Tumor infiltriert durch kortikalen Knochen, N. alveolaris inferior, in Mundhöhlenboden oder in Haut	Tumor infiltriert Spatium masticatorium, Processus pterygoideus oder Schädelbasis oder umschließt die Carotis interna
Oropharynx-karzinom p16 -	Tumor < 2 cm	Tumor 2–4 cm	Tumor > 4 cm oder Ausbreitung zur lingualen Oberfläche der Epiglottis	Tumor infiltriert Larynx, äußere Muskulatur der Zunge, Lamina medialis des Processus pterygoideus, harter Gaumen oder Unterkiefer	Tumor infiltriert M. pterygoideus lateralis, Lamina lateralis des Processus pterygoideus, Schädelbasis, A. carotis interna
Oropharynx-karzinom p16 +	Tumor < 2 cm	Tumor 2–4 cm	Tumor > 4 cm oder Ausbreitung zur lingualen Oberfläche der Epiglottis	Tumor infiltriert Larynx, äußere Muskulatur der Zunge, Lamina medialis des Processus pterygoideus, harter Gaumen oder Unterkiefer, M. pterygoideus lateralis, Lamina lateralis des Processus pterygoideus, Schädelbasis, A. carotis interna	
Hypopharynx	Tumor auf einen Unterbezirk begrenzt und/oder < 2 cm	Tumor infiltriert mehr als einen Unterbezirk oder einen benachbarten Bezirk oder 2–4 cm ohne Fixation des Hemilarynx	Tumor > 4 cm oder Fixation des Hemilarynx	Tumor infiltriert Schild-/Ringknorpel, Zungenbein, Schilddrüse, Ösophagus, zentrale Weichteile des Halses	Tumor infiltriert prävertebrale Faszien, A. carotis oder infiltriert Mediastinum
Supraglottis	Tumor auf einen Unterbezirk begrenzt mit normaler Stimmlippen-Beweglichkeit	Tumor infiltriert Schleimhaut von mehr als einem benachbarten Unterbezirk der Supraglottis oder glattes oder eines Areals außerhalb der Supraglottis ohne Fixation des Larynx	Tumor auf den Larynx begrenzt, mit Stimmlippen Fixation, und/oder Tumor mit Infiltration des Postkrikoidbezirks, des präepiglottischen Gewebes und/oder geringgradiger Erosion des Schildknorpels	Tumor infiltriert durch den Schildknorpel und/oder breitet sich außerhalb des Kehlkopfes aus	Tumor infiltriert den prävertebralen Raum, A. carotis oder mediastinale Strukturen
Glottis	T1a: Tumor auf eine Stimmlippe mit normaler Beweglichkeit T1b: Tumorbefall beider Stimmlippen mit normaler Beweglichkeit	Tumor breitet sich auf Supraglottis und/oder Subglottis aus und/oder Tumor mit eingeschränkter Stimmlippen-Beweglichkeit	Tumor auf den Larynx begrenzt, mit Stimmlippenfixation und/oder Invasion und/oder der paraglottischen Räume mit geringgradiger Erosion des Schildknorpels	Tumor infiltriert durch den äußeren Kortex des Schildknorpels und/oder breitet sich außerhalb des Kehlkopfes aus	Tumor infiltriert den prävertebralen Raum, A. carotis oder mediastinale Strukturen
Subglottis	Tumor auf die Subcutis begrenzt	Tumor breitet sich auf eine oder beide Stimmlippen aus mit normaler oder eingeschränkter Stimmlippen-Beweglichkeit	Tumor auf den Larynx begrenzt mit Stimmlippenfixation	Tumor infiltriert den Krikoid- oder Schildknorpel und/oder breitet sich außerhalb des Kehlkopfes aus	Tumor infiltriert den prävertebralen Raum, A. carotis oder mediastinale Strukturen

Dagegen entsprechen sich die Klassifikationen des Lymphknotenbefalls für alle o. g. Kopf-und Hals-Bezirke mit Ausnahme der p16-positiven Oropharynxkarzinome. Neu ist die Aufnahme des prognostisch und therapeutisch wichtigen Lymphknotenbefalls mit extranodaler Ausbreitung in die Klassifikation, da dies bei einer adjuvanten Strahlentherapie auch die simultane Applikation einer Chemotherapie nach sich ziehen sollte. Weiterhin gibt es eine eigene Klassifikation bei den p16-positiven Tumoren

Tabelle 10.4: N-Klassifikation (8. Aufl.) bei Kopf-Hals-Tumoren (außer p16-positiven Oropharynxkarzinomen)

N0		Keine regionären Lymphknotenmetastasen
N1		Metastase in solitärem ipsilateralem Lymphknoten < 3 cm ohne extranodale Ausbreitung
N2	N2a	Metastase in solitärem ipsilateralem Lymphknoten < 3 cm mit extranodaler Ausbreitung oder 3–6 cm ohne extranodale Ausbreitung
	N2b	Metastasen in multiplen ipsilateralen Lymphknoten < 6 cm ohne extranodale Ausbreitung
	N2c	Metastasen in bilateralen oder kontralateralen Lymphknoten < 6 cm ohne extranodale Ausbreitung
N3a		Metastase(n) in einem Lymphknoten > 6 cm ohne extranodale Ausbreitung
N3b		Metastase(n) in einem Lymphknoten > 3 cm mit extranodaler Ausbreitung oder in multiplen ipsilateralen, kontralateralen oder bilateralen Lymphknoten mit extranodaler Ausbreitung

Bei den p16-positiven Oropharynxkarzinomen gibt es eine eigene N-Klassifikation, die bei der pathologischen Betrachtung nicht die Größe, Kapseldurchbruch oder Lage der befallenen Lymphknoten berücksichtigt, sondern nur die absolute Anzahl.

Tabelle 10.5: N-Klassifikation (8. Aufl.) bei p16 positiven Oropharynxkarzinomen

	N0	N1	N2	N3
klinisch	keine regionären Lymphknoten-metastasen	Metastase(n) in ipsilateralen Lymphknoten < 6 cm	Metastase(n) in kontralateralen oder bilateralen Lymphknoten < 6 cm	Metastasen in Lymphknoten > 6 cm
pathologisch	keine regionären Lymphknoten-metastasen	Metastase(n) in bis zu 4 Lymphknoten	Metastase(n) in 5 oder mehr Lymphknoten	

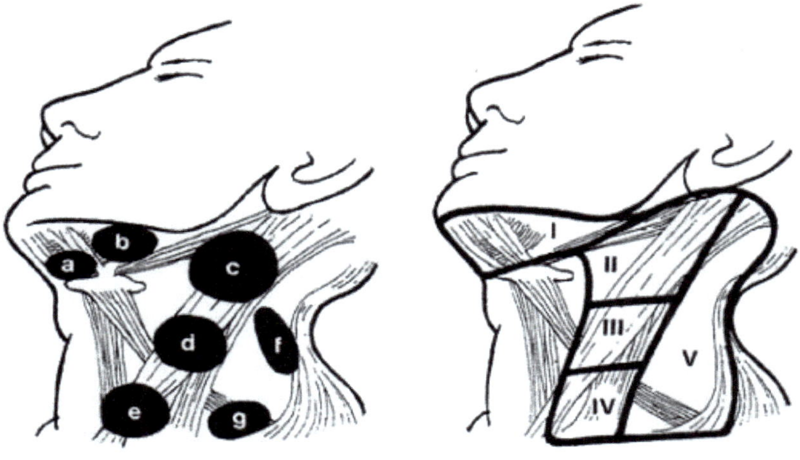

(a) (b)

Abbildung 10.2: Lymphknotengruppen des Halses und Einteilung der zervikalen Lymphknotenregionen (nach Robbins). Es werden folgende Lymphknotengruppen unterschieden: a: submentale (Level Ia), b: submandibuläre (Level Ib), c,d: obere (Level IIa/b) und mittlere (Level III), e: untere juguläre Gruppe (Level IV) f: hinteres Halsdreieck (Level Va), g: supraklavikuläre Lymphknoten (Level IV/Vb)

Tabelle 10.6: Lymphknotengrupen

Level	Bezeichnung	anatomische Begrenzung
I a und I b	submentale und submandibuläre LK	ventral und dorsal des vorderen Digastrikus-Bauches
II a und II b	obere juguläre LK-Gruppe	ventral und dorsal der V. jugularis
III	mittlere juguläre LK-Gruppe	zwischen Höhe des Zungenbeins und Membrana cricothyroidea
IV	untere juguläre LK-Gruppe	zwischen Höhe der Membrana cricothyroidea und Clavicula
V a und V b	hinteres Halsdreieck	zwischen M. sternocleidomastoideus und und M. trapezius oberhalb und unterhalb des Omohyoideus
VI (nicht dargestellt)	anteriore prätracheale LK-Gruppe	zwischen Höhe des Hyoids und Jugulum

Diagnostische Maßnahmen

●●● Anamnese (Komorbiditäten, inhalative Noxen, Rauchgewohnheiten, Alkohol), körperliche Untersuchung (Zahnstatus: Zahnsanierung in Abhängigkeit vom möglichen strahlentherapeutischen Zielvolumen) sowie HNO-Status, Labor, Lupenlaryngoskopie (Stimmlippenbeweglichkeit), KM-gestütztes CT/ MRT von Primärtumor und Kopf-Halsregion, bei NNH- und Nasopharynxkarzinomen zusätzlich Einschluss der Schädelbasis, Panendoskopie (synchroner Zweittumor) mit Biopsie, Hals-Sonographie

•• CT-Thorax (auch zum Ausschluss eines Bronchialkarzinoms als Zweittumor), Skelettszintigraphie (gezielte Darstellung der Tumorregion im Hinblick auf knöcherne Mitbeteiligung, Suche nach Fernmetastasen), Abdomen-Sonographie, PET/CT (insb. beim zervikalen CUP, siehe auch Kapitel 15)

Therapiestrategie

Aufgrund der verschiedenen Tumorlokalisationen, der damit verbundenen komplexen anatomischen Verhältnisse und der möglichen weiteren Begleiterkrankungen und des Allgemeinzustands sollte das Behandlungskonzept für jeden Patienten individuell aufgestellt werden. Die Therapie der Kopf-Hals-Tumoren richtet sich nach dem Ausbreitungsstadium der Erkrankung sowie nach Größe und Sitz des Primärtumors und wird lokalisations- und patientenbezogen durchgeführt. In der Regel erfolgt – wenn möglich – die Tumorresektion (Ausnahme Nasopharynxkarzinome) ggf. mit plastischer Rekonstruktion, wenn der Tumor technisch R0-resektabel erscheint und dem Wunsch des Patienten nach Funktions- bzw. Organerhalt entspricht.

Kurativ operabel sind in der Regel die Tumorstadien T1–3. Dabei stehen verschiedene chirurgische Verfahren zur Verfügung, die sich in Abhängigkeit der Tumorregion in Resektionstechnik und Zugangsweg unterscheiden. Eine operative Behandlung des Primärtumors beinhaltet häufig, insbesondere bei lokal fortgeschrittenen und / oder bereits lymphogen metastasierten Karzinomen, neben der Tumorresektion die ein- oder beidseitige Ausräumung der regionalen Lymphknoten. Insbesondere im Kopf-Hals-Bereich besteht ein komplexer bilateraler Lymphabfluss, dessen Kenntnis sowohl für den Operateur als auch für den Strahlentherapeuten von hoher Wichtigkeit ist (s. Abb. 10.2 sowie Tab. 10.6 und 10.7).

Tabelle 10.7: Klassifikation der Neck dissection

Typ der Neck dissection	Ausgeräumte Lymphknotenregionen
Radikale Neck-dissection	Ausräumung der Level I-V zusammen mit Resektion des N. accessorius, der V. jugularis und des M. sternocleidomastoideus
Modifizierte radikale Neck-dissection	Ausräumung der Level I-V unter Erhalt einer oder mehrerer nicht-lymphatischer Strukturen
Selektive Neck-dissection	Ausräumung von weniger Levels als I–V; beim Mundhöhlenkarzinom in der Regel Ausräumung der Level I–III
Erweiterte Neck-dissection	Ausräumung oder Entfernung zusätzlicher Lymphknotengruppen oder nicht-lymphatischer Strukturen

Bei kleinen Tumoren kann auch anstatt einer Operation eine alleinige Strahlentherapie mit dem Ziel eines Organ- und Funktionserhalts erfolgen, z. B. beim frühen Larynxkarzinom der klinischen Kategorie T1-2. Im Falle einer Inoperabilität bei lokal fortgeschrittenen Tumoren oder einer mutilierenden Operation kann auch eine primäre Bestrahlung, meist in Kombination mit einer Chemotherapie oder Antikörpertherapie, erfolgen. Dabei hat neben der Tumorheilung bei der Wahl der Therapie auch der Funktionserhalt eine wichtige Bedeutung.

Bei lokal fortgeschrittenen Karzinomen des Kopf-Hals-Bereichs der Kategorie T3/4 oder bei Lymphknotenbefall schließt sich bei primär operativem Vorgehen in der Regel eine postoperative Bestrahlung an. Bei weiteren Risikofaktoren wie R1/2-Resektion oder Lymphknotenbefall mit Kapseldurchbruch, ggf. auch bei multiplem Lymphknotenbefall ohne Kapselperforation, sollte eine simultane Radiochemotherapie erfolgen.

Bei primär fernmetastasierten Tumoren erfolgt eine individuelle symptomorientierte Behandlung, die aus einer palliativen Chemotherapie und einer lokalen Strahlentherapie von Primärtumor und/oder symptomatischen Metastasen besteht. Im Fall eines lokoregionären Rezidivs nach strahlentherapeutischer Vorbehandlung steht neben der Möglichkeit der Salvage-Operation auch eine lokale kleinvolumige Strahlentherapie als Re-Bestrahlung zur Verfügung.

Bei primärer definitiver oder bei postoperativer adjuvanter Strahlentherapie in der Hochrisikosituation sollte eine simultane begleitende Systemtherapie zur Verstärkung des Effekts der Strahlentherapie erfolgen (siehe Kapitel 5 – Multimodale Behandlungskonzepte). Die klassische weltweit am häufigsten zur Strahlentherapie eingesetzte begleitende Chemotherapie besteht aus der Substanz Cisplatin. Daneben gibt es die Möglichkeit der Hemmung des EGF-Rezeptors durch den Antikörper Cetuximab. Ein prospektiver Vergleich der RTOG 1016 Studie und der De-ESCALaTE HPV Studie zeigte allerdings, dass bei Patienten mit HPV-assoziierten Oropharynxkarzinomen eine Strahlentherapie mit Cetuximab hinsichtlich des Gesamtüberlebens und progressionsfreien Überlebens bei gleicher Nebenwirkungsrate einer Strahlentherapie mit Cisplatin unterlegen ist. Daher sollte Cetuximab nur bei Patienten eingesetzt werden, bei denen eine simultane Cisplatingabe nicht möglich ist wie z. B. bei vorbestehender Schwerhörigkeit oder Niereninsuffizienz. Daneben gibt es weitere Chemotherapeutika, welche simultan zur Bestrahlung eingesetzt werden können, wie z.B. Carboplatin. Eine andere Möglichkeit der Verbesserung der Effektivität der Strahlentherapie besteht in der Verkürzung des Bestrahlungszeitraums durch Änderung der Fraktionierung (z. B. Hyperfraktionierung, Akzelerierung durch simultan-integrierten Boost).

Bestrahlungsindikation und Durchführung der Bestrahlung

Da Kopf-Hals-Tumore aufgrund der guten lymphatischen Versorgung in diesem Bereich auch bereits früh in der Krankheitsentstehung regionäre, teils auch kontralaterale bzw. bilaterale Lymphknotenmetastasen bilden und dadurch die Patienten oftmals im lokal fortgeschrittenen Tumorstadium diagnostiziert werden, ist die postoperative Strahlentherapie die häufigste Indikation bei der Behandlung von Patienten mit Kopf-Hals-Tumoren. Die verschiedenen Kriterien zur Indikationsstellung einer postoperativen Bestrahlung sind in Tab. 10.8 aufgelistet.

Tabelle 10.8: Indikationen zur postoperativen Behandlung, ggf. auch als Radiochemotherapie.

Keine postoperative RT nötig	Postoperative RT individuell sinnvoll	Postoperative RT sinnvoll, ggf. als Radiochemotherapie	Postoperative Radiochemotherapie sinnvoll
pT1-2 pN0	pT1-2 pN1	pT3/4	R1/R2-Resektion
		pN2-3	Extrakapsuläres Wachstum des Lymphknoten (ECE)
		L1 Lymphgefäßinvasion	Knapper Resektionsrand
		Pn1 Perineurale Invasion	
		V1 Veneninvasion	
		Knappe Resektion	

In Abhängigkeit vom Tumorstadium, dem R-Status (R1 oder R2) und der Ausdehnung des Lymphknotenbefalls wird eine postoperative Strahlentherapie des Primärtumors und des Lymphabflusses durchgeführt. Die Lymphabflussregionen orientieren sich an Abb. 10.2. Oftmals werden die Lymphabflusswege bilateral bestrahlt, in bestimmten Fällen kann lediglich ipsilateral die entsprechende Lymphabflussregion in das Zielvolumen mit einbezogen werden. Ähnlich wie bei der Entscheidung für eine elektive Neck-dissection wird bei der postoperativen Strahlentherapie dann der Lymphabfluss bestrahlt, wenn das Risiko für klinisch okkulte Metastasen in Halslymphknoten über 10 % beträgt. Bei unvollständiger Resektion (R1/2) und Lymphknotenmetastasen mit Kapseldurchbruch (Extracapsular extension, ECE) hat sich die Verstärkung der strahlentherapeutischen Wirkung durch eine Kombination mit einer Chemotherapie in der RTOG 9501/Intergroup-Studie als sinnvoll erwiesen.

Bei technisch inoperablen Tumoren, bei Komorbiditäten des Patienten, die gegen eine operative Therapie sprechen, und bei dem Wunsch des Patienten nach Funktionserhalt kommt die Strahlentherapie, meistens dann in Verbindung mit einer begleitenden simultanen Systemtherapie, als definitive Therapie zum Einsatz. Dabei hat sich in einer großen Metaanalyse gezeigt, dass einerseits bei allen Tumorlokalisationen die Radiochemotherapie einer alleinigen Strahlentherapie und dass andererseits die simultane Radiochemotherapie einer sequentiellen Therapie überlegen ist. Cisplatin ist dabei die wichtigste Substanz im Kopf-Hals-Bereich in Verbindung mit einer Strahlentherapie, weitere verwendete Chemotherapiesubstanzen sind z.B. Carboplatin, Paclitaxel, 5-FU oder Mitomycin. Cetuximab hatte sich im Vergleich zu Cisplatin bei HPV-positiven Oropharynxkarzinom als unterlegen in Bezug auf die lokale Kontrollrate gezeigt (RTOG 1016 und De-ESCALaTE HPV, s. o.). Die Tripeltherapie (Cisplatin plus Cetuximab simultan zur Strahlentherapie) hat keine weitere Ergebnisverbesserung in Bezug auf Lokalkontrolle und Überleben erbracht, wohl aber eine höhere Rate an Nebenwirkungen (RTOG-Studie 0522). Daher wird diese Kombination zur Strahlentherapie nicht empfohlen. Eine Cisplatin-basierte Radiochemotherapie im Kombination mit einer Immuntherapie wird in Studien untersucht, für Avelumab (PD-L1 Inhibitor) konnte kein Vorteil gefunden werden.

Möglicherweise ist bei den prognostisch günstigeren HPV-positiven Patienten (insb. Oropharynxkarzinome) eine Dosis-Deeskalation oder Verzicht auf eine simultane Chemotherapie möglich mit Reduzierung von Nebenwirkungen ohne Verschlechterung von Heilungschancen. Dies ist aktueller Gegenstand von Studien. In der adjuvanten Situation ohne zusätzliche Risikofaktoren ist bei konventioneller Fraktionierung (5 Fraktionen/ Woche, Einzeldosis 2,0 Gy) eine Gesamtdosis von 60 Gy ausreichend, während bei einer R1-Resektion oder einer Lymphknotenkapselruptur in dem betreffenden Areal eine höhere Gesamtdosis von bis zu 66 Gy empfohlen wird. Bei einer R2-Resektion (Tumordebulking) oder bei einer definitiven Strahlentherapie sollte eine Dosis von ca. 70 Gy (Einzeldosis 2,0 Gy) appliziert werden. Bei Residuen nach definitiver Radiochemotherapie sollte prinzipiell auch die Möglichkeit der Salvage-Resektion geprüft werden.

Bei kleinen Tumoren, die zwar technisch operabel sind, aber aufgrund des Allgemeinzustands des Patienten oder aufgrund des Patientenwunsches nicht operiert werden können, kann auch eine alleinige Bestrahlung nur des Primärtumors ohne bzw. nur unter kleinvolumiger Erfassung der direkten benachbarten Lymphabflusswege erfolgen, insbesondere beim frühen glottischen Larynxkarzinom.

Der Stellenwert einer präoperativen Radiochemotherapie, die in der Behandlung beim lokal fortgeschrittenen Rektumkarzinom oder Ösophaguskarzinom eine Standardtherapie darstellt, wird im Kopf-Hals-Bereich vornehmlich in Studien beim lokal fortgeschrittenen Mundbodenkarzinom überprüft.

Eine Therapieintensivierung durch Verkürzung der Gesamtbehandlungszeit (OTT, overall treatment time) ist durch eine Beschleunigung der Fraktionierung (Dosis-Zeit-Komponente) möglich und steigert die Effektivität der Strahlentherapie im Vergleich zur Normofraktionierung. Dies wurde in der Vergangenheit insbesondere bei Patienten angewandt, die keine begleitende Systemtherapie erhalten konnten. Die Kombination von beschleunigter Fraktionierung (hyperfraktioniert-akzelerierte Bestrahlung) und simultaner Chemotherapie zeigte im Vergleich zur konventionell fraktionierten Radiochemotherapie allerdings keine weitere verbesserte Wirkung (RTOG 0129, MACH-NC Meta-Analyse). Wegen des hohen logistischen Aufwands (work-load) wird die hyperfraktioniert-akzelerierte

Bestrahlung (2 tägliche Fraktionen) heute weitgehend durch simultan integrierte Boost-Konzepte (SIB) unter Einsatz moderner IMRT/ VMAT-Techniken (nur eine tägliche Fraktion) ersetzt, auch wenn die Gleichwertigkeit des SIB nicht durch kontrollierte Studien abgesichert ist.

Bei der palliativen Strahlentherapie steht in erster Linie die Symptomlinderung wie Verhinderung der Ulzeration eines Halslymphknotens, Linderung von Schmerzen oder Vermeidung einer tumorbedingten Blutung im Vordergrund. Lokoregionäre Rezidive können in einigen Fällen durch kurative Option mit einer erneuten Strahlentherapie (Re-Bestrahlung) behandelt werden. Hierbei spielt neben der zuvor applizierten Bestrahlungsdosis das Intervall zwischen Erstbestrahlung und Re-Bestrahlung eine wichtige Rolle. Im Anschluss an eine Rezidivoperation kann bei Vorliegen von entsprechenden Risikofaktoren eine sekundär-adjuvante Radiotherapie sinnvoll sein. Bei einer Re-Bestrahlung muss vor allen Dingen auf die Schonung Dosis-kritischer Organe wie Rückenmark, Hirnstamm oder Armplexus Rücksicht genommen werden. Die volumenabhängigen kumulativen Gesamtdosen (Erst- und Zeitbestrahlung) sollten 110–120 Gy möglichst nicht überschreiten, um das Risiko von gravierenden Spätnebenwirkungen (z. B. Rupturen der A. carotis) zu limitieren. Eine sorgfältige Nachplanung der Vorbestrahlung zur Abschätzung der kumulativen Risikoorganbelastung ist deshalb immer erforderlich.

Eine weitere Möglichkeit zur Verbesserung der Operabilität oder der strahlentherapeutischen Möglichkeiten ist die Verkleinerung der Tumorausdehnung vor Beginn der definitiven kurativen Operation oder Strahlentherapie durch eine vorgeschaltete Induktionschemotherapie. Weiterhin soll die Induktionschemotherapie die Patienten herausfiltern, die bei gutem Ansprechen auch von einer folgenden definitiven Radiochemotherapie profitieren, wogegen bei schlechtem Ansprechen eher eine operative Therapie gewählt wird. Insbesondere bei Larynx- und Hypopharynx-karzinomen wurde dieses Schema genutzt, um die Möglichkeiten des Funktionserhalts zu verbessern. Die aktuelle Datenlage zeigt allerdings keinen Vorteil zu einer primär eingeleiteten simultanen Radiochemotherapie, kann aber beim Larynxkarzinom je nach Ansprechen auf die Induktions-Chemotherapie die Patienten zwischen Laryngektomie und definitiver Radiochemotherapie selektieren. Durch die Prolongation der Gesamttherapiezeit (OTT) und nebenwirkungsbedingte Verzögerung der anschließenden definitiven Radiochemotherapie durch eine Induktionschemotherapie sollte dieses Konzept in klinischen Studien weiter untersucht werden.

Therapiestandard bei der perkutanen Bestrahlung ist heute die Intensitätsmodulierte Strahlentherapie (Intensity modulated Radiotherapy, IMRT) bzw. als Weiterentwicklung die Rotations-IMRT (z. B. VMAT). Bei der Rotations-IMRT werden während der Rotationsbestrahlung über dynamische Veränderung von Feldgröße, Position der Bleilamellen im Beschleunigerkopf (Multileaf-Collimator), Dosisleistung irreguläre Dosisverteilungen generiert, die sich auch komplex geformten Zielvolumen (konvex, konkav) hochkonformal anpassen und nahegelegene kritische Strukturen (z. B. Rückenmark, Parotis, Sehbahn) schonen können. Mit der Rotations-IMRT ist es auch möglich, gewollte Dosisinhomogenitäten als simultan-integrierter Boost (SIB) oder Dose-Painting einzusetzen und durch unterschiedliche tägliche Einzeldosen in Subvolumina des Zielvolumens die Gesamtbehandlungszeit zu verkürzen. Dabei werden Volumina ohne nachgewiesenen Befall („adjuvant") mit einer niedrigen Einzeldosis und Gesamtdosis bestrahlt als Bereiche mit nachgewiesenem Tumorbefall.

Durch die häufig notwendigen hohen Gesamtdosen bei einer Strahlentherapie im Kopf-Hals-Bereich und der engen anatomischen Verhältnisse mit benachbarten kritischen Strukturen (Risikoorgane) ist mit einer relativ hohen Nebenwirkungsrate im Vergleich zu einer Bestrahlung in anderen Körperregionen zu rechnen. Risikobereiche, die bei der Therapieplanung besonders berücksichtigt werden müssen, sind Rückenmark, Hirnstamm, Armplexus, Sehbahn, Innenohr, Kehlkopf, Schluckmuskelapparat (Musculus constrictor pharyngis) und Speicheldrüsen. Dennoch sollte eine ungeplante Unterbrechung der Strahlentherapie vermieden werden, da es in den Bestrahlungspausen auch zu einer Erholung von Tumorgewebe mit schlechteren therapeutischen Ergebnissen kommen kann.

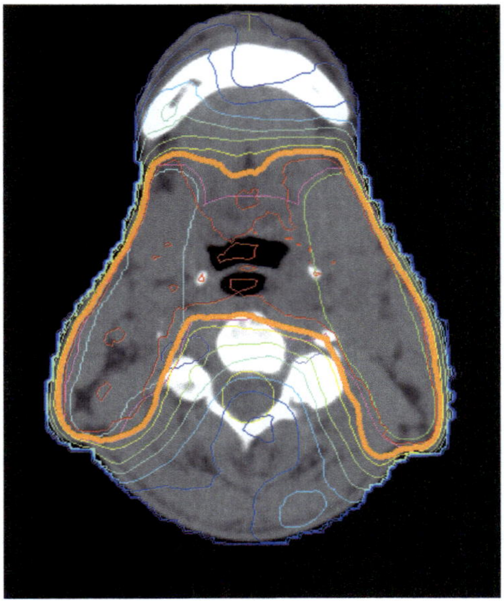

(a)

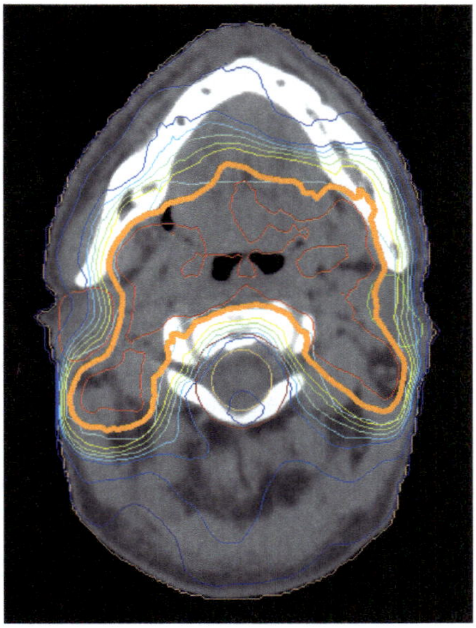

(b)

Abbildung 10.3: Isodosen-Plan einer Rotations-IMRT im Kopf-Hals-Bereich mit Aussparung des Rückenmarks und der Speicheldrüsen

Zur täglichen Lagerung und Lagerungskontrolle wird im Kopf-Hals-Bereich mit einer thermoplastischen Maske gearbeitet, die individuell für den Patienten erstellt und mit der er auf dem Bestrahlungstisch fixiert wird. Die Feldmarkierungen werden auf diese

Maske aufgebracht, mit deren Hilfe die tägliche exakte und reproduzierbare Lagerung möglich ist. Bei Patienten mit nicht herausnehmbaren metallhaltigen Zahnanteilen ist vorher die zahnärztliche Anfertigung eines Kunststoff-Retraktors zur Abschirmung von sog. Sekundärelektronen um die Metallanteile (höhere Dichte mit verstärkter Strahlenabsorption) erforderlich, um eine Dosisüberhöhung an Wangen und Zahnhälsen zu vermeiden (Abb. 10.3).

Eine Re-Bestrahlung im Kopf-Hals-Bereich nach einem Tumorrezidiv und Inoperabilität oder nach erneuter Tumorresektion bei Hochrisikofaktoren ist nach einem Intervall von 6–12 Monaten zur Vorbestrahlung möglich. Dabei können – abhängig von der Höhe der Vorbelastung – Dosen von bis zu weiteren 50–60 Gy (Einzeldosis 2,0 Gy), ggf. in Kombination mit einer Systemtherapie, auf kleine Zielvolumina appliziert werden. Die Rate an späten Nebenwirkungen ist allerdings erhöht, insbesondere auch der Gefahr der Osteoradionekrose. Eine weitere Möglichkeit, insbesondere bei rezidivierenden und vorbestrahlten Tumoren im Mundhöhlenbereich, ist die interstitielle Brachytherapie mit der Möglichkeit der Applikation einer hohen Integraldosis mit steilem Dosisabfall und damit Schonung umliegender Normalgewebe, insbesondere des Unterkieferknochens.

Nebenwirkungen und Begleitbehandlung

In Abhängigkeit vom strahlentherapeutischen Zielvolumen können die Nebenwirkungen der Strahlentherapie bei Patienten mit Tumoren im Kopf-Hals-Bereich so ausgeprägt sein, dass diese Patienten zum Teil parenteral ernährt werden müssen und vor dem Ende der strahlentherapeutischen Behandlung einer stationären Aufnahme bedürfen. In diesem Zusammenhang ist es von erheblicher Bedeutung, dass Unterbrechungen der Bestrahlungsserie bei Patienten mit einem Plattenepithelkarzinom hinsichtlich der Tumorkontrolle sehr nachteilig sind und über die Vertretbarkeit eines jeden ausgefallenen Behandlungstages kritisch nachgedacht werden sollte. Als erste für den Patienten spürbare Nebenwirkung tritt zumeist die Mukositis in Erscheinung mit nachfolgender Dysphagie. Daher ist bereits vor Strahlentherapiebeginn auf die Sicherstellung der Ernährung unter der mehrwöchigen Serientherapie Wert zu legen. Als Prophylaxe ist neben der Zahnsanierung vor Beginn der Strahlentherapie eine regelmäßige Mundhygiene inklusive der Behandlung mit antiseptischen und antimykotischen Spüllösungen nach den Mahlzeiten zu empfehlen. Ggf. ist auch die Verwendung eines Lokalanästhetikums bei deutlicher Dysphagie durch Mukositis in Erwägung zu ziehen.

Eine weitere Nebenwirkung ist die Hautrötung, welche mit entsprechenden Cremes behandelt wird. Insbesondere bei der Anwendung von Cetuximab simultan zur Strahlentherapie kann es zu einem ausgeprägten akneiformen Exanthem kommen, welches je nach Ausprägung lokal oder systemisch antibiotisch behandelt werden muss.

Als dauerhafte (Spät-)Nebenwirkung sind je nach Bestrahlungsbereich die Mundtrockenheit bei Dosisbelastung der Speicheldrüsen, die Entwicklung einer Strahlenkaries bei Mitbestrahlung von Zähnen und eine Dysphagie durch Mitbestrahlung der Schluckmuskulatur (Musculus constrictor pharyngis) zu nennen. Insbesondere die dauerhafte Mundtrockenheit kann heutzutage durch entsprechende Planung und Anwendung moderner IMRT-Techniken im Schweregrad reduziert werden. In seltenen Fällen kann es, insbesondere bei schlechtem nicht sanierten Zahnstatus vor Strahlentherapie, nach einer Bestrahlung zu einer Osteoradionekrose oder einer Osteomyelitis der Kieferknochen kommen. Die wichtigste diesbezügliche Prophylaxe besteht in der Zahnsanierung vor Bestrahlungsbeginn. Engmaschige zahnärztliche Kontrollen, eine bereits während der Bestrahlung begonnen Kariesprophylaxe mit täglicher Fluoridierung (mittels Fluoridierungsschiene) und gegebenenfalls rechtzeitiger Behandlung strahlenexponierter Zähne kommt ein besonderer Stellenwert zu.

Nachsorge und Rehabilitation

Circa 6 Wochen nach Beendigung einer Radio- bzw. einer Radiochemotherapie sollte eine Nachuntersuchung durch den betreuenden HNO-Arzt und durch den Radioonkologen erfolgen, um zum einen den Behandlungserfolg zu evaluieren und um zum anderen subakute Strahlenfolgen zu erkennen und entsprechend zu behandeln. Gerade bei Patienten mit fortgeschrittenen Kopf-Hals-Tumoren ist an die Möglichkeit einer zeitnahen Anschlussrehabilitation zur kaufunktionellen Rehabilitation, Sprech- und Schluckrehabilitation, Ernährungstherapie, Psychosozialen Beratung und Betreuung und ggf. auch Entwöhnung von Noxen wie Alkohol oder Zigaretten zu denken.

Bei Patienten mit initialem N2-Status sollten im Zeitfenster bis 12 Wochen nach definitiver Radiochemotherapie ein PET/CT erhalten. Im Falle eines positiven Befundes sollte eine Salvage-Neck-Dissektion erfolgen, ansonsten können die Patienten der regulären Nachsorge zugeführt werden.

Die Nachsorge einschließlich HNO-ärztlicher Untersuchung, ggf. mit Panendoskopie und erneuter Probenentnahme und Bildgebung, sollte in den ersten Jahren in ca. 3-monatigen Abständen und dann in 6-monatigen Abständen erfolgen. Bei der strahlentherapeutischen Nachschau sollte auch an die Möglichkeit einer radiogenen Hypothyreose gedacht werden und durch regelmäßige Untersuchungen eine latente Hypothyreose ausgeschlossen werden.

Literatur

1. S3 Leitlinie Diagnostik und Therapie des Mundhöhlenkarzinoms, Version 3.0 März 2021.
2. S3 Leitlinie Diagnostik, Therapie und Nachsorge des Larynxkarzinoms Version 1.1 November 2019.
3. ML Gillison, AM Trotti, J Harris, et al. Radiotherapy plus cetuximab or cisplatin for human papillomavirus (HPV)-positive oropharyngeal cancer: a randomized, multicenter, non-inferiority clinical trial. Lancet 2019; 393: 40–50.

4. M Mehanna, M Robinson, A Hartley, et al. Radiotherapy plus cisplatin or cetuximab in low-risk human papillomavirus-positive oropharyngeal cancer (De-ESCALaTE HPV): an open label randomised controlled phase 3 trial. Lancet 2019; 393: 51–60.
5. P Blanchard, B Baujat, V Holostenco, et al. Meta-analysis of chemotherapy in head and neck cancer (MACH-NC): a comprehensive analysis by tumour site. Radiother Oncol 2011; 100:33–40.
6. JS Cooper, Q Zhang, TF Pajak, et al. Long-term follow-up of the RTOG 9501/intergroup phase III trial: postoperative concurrent radiation therapy and chemotherapy in high-risk squamous cell carcinoma of the head and neck. Int J Radiat Oncol Biol Phys 2012, 84: 1198–205.
7. B Lacas, A Carmel, C Landais et al: Meta-analysis of chemotherapy in head and neck cancer (MACH-NC): An update on 107 randomized trials and 19,805 patients, on behalf of MACH-NC Group. Radiother Oncol 2021, 156: 281–293.
8. JA Bonner, PM Harari, J Giralt, et al. Radiotherapy plus cetuximab für locoregionally advanced head and neck cancer: 5-year survival data from a phase 3 randomised trial, and relation between cetuximab-induced rash and survival. Lancet Oncol 2010; 11: 21–28.
9. KK Ang, Q Zhang, DI Rosenthal, et al. Randomized phase III trial of concurrent accelerated radiation plus cisplatin with or without cetuximab for stage III to IV head and neck carcinoma: RTOG 0522. J Clin Oncol 2014; 32: 2940–2950.
10. AA Forastiere, Q Zhang, RS Weber, et al. Long-Term Results of RTOG 91-11: A Comparison of Three Nonsurgical Treatment Strategies to Preserve the Larynx in Patients With Locally Advanced Larynx Cancer. J Clin Oncol 2013; 31: 845–852.
11. B O'Sullivan, SH Huang, J Su, et al. Development and validation of a staging system for HPV-related oropharyngeal cancer by the International Collaboration on Oropharyngeal cancer Network for Staging (ICON-S): a multicentre cohort study. Lancet Oncol 2016; 17: 440–451.
12. H Mehanna, WL Wong, CC McConkey, et al. PET-CT surveillance versus neck dissection in advanced head and neck cancer. N Engl J Med 2016; 374: 1444–1454.
13. TNM Klassifikation maligner Tumoren (8. Auflage, korrigierter Nachdruck mit allen Ergänzungen der UICC aus den Jahren 2017 bis 2019) von Wittekind, Christian (Hrsg.) WILEY-VCH Weinheim 2020.

10.2.2 Nasopharynxkarzinom

Kernaussagen

- Das undifferenzierte Nasopharynxkarzinom ist meistens EBV-assoziiert und weist eine hohe Strahlen- und Chemosensibilität auf.
- In allen Stadien ist die Strahlentherapie indiziert; bei lokoregionär fortgeschrittenen Stadien ist die definitive cisplatinbasierte Radiochemotherapie der Therapiestandard.
- Die Strahlentherapie ist aufgrund der unmittelbaren Nähe zu strahlensensiblen Risikoorganen anspruchsvoll und erfordert hochkonformale IMRT/ VMAT-basierte Bestrahlungstechniken.
- Der Stellenwert einer Induktionschemotherapie oder einer adjuvanten Chemotherapie in Zusammenhang mit einer definitiven Radiochemotherapie ist weiter offen.

Histologie, anatomische Ausbreitung und prognostische Faktoren

Das Nasopharynxkarzinom (NPC) nimmt seinen Ursprung von den Epithelzellen des Nasenrachenraums und ist im Gegensatz zu anderen Kopf-Halstumoren nicht mit Nikotin- oder Alkoholabusus assoziiert. Die Inzidenz des Nasopharynxkarzinoms ist in Westeuropa und Nordamerika niedrig mit nur 0,5–1 Fällen pro 100.000 Einwohner, in bestimmten endemischen Regionen in Südchina hingegen sind 20–30 Fälle pro 100.000 Einwohner zu sehen, oftmals auch assoziiert mit einer Infektion mit dem Epstein-Barr-Virus (EBV). Die Nasopharynxkarzinome werden histologisch eingeteilt in verhornende

Plattenepithelkarzinome (EBV-negativ), welche den Plattenepithelkarzinomen im übrigen Kopf-Hals-Bereich vergleichbar sind, nicht verhornende Plattenepithelkarzinome (EBV-positiv) und undifferenzierte Karzinome (EBV-positiv, früher auch lymphoepitheliales Karzinom oder Schmincke-Regaud-Tumor). Die beiden letzteren haben in der westlichen Welt einen Anteil von etwa 75–80 % an allen Nasopharynxkarzinomen, während sie in endemischen Gebieten über 95 % ausmachen.

Ätiologie und Pathogenese des undifferenzierten NPC sind eng assoziiert mit einer Epstein-Barr-Virus (EBV)-Infektion und weisen eine bessere Strahlensensibilität auf, wogegen die klassischen Risikofaktoren wie Alkohol und Tabak keine Bedeutung haben. Die Konzentration der im Plasma messbaren zirkulierenden EBV-DNA eignet sich als Tumormarker zum Therapie-Monitoring und stellt einen wichtigen Prognosefaktor dar. Außerhalb der asiatischen Endemiegebiete erkranken etwa 15–20 % der NPC-Patienten mit undifferenziertem NPC vor dem 30. Lebensjahr. Zum Zeitpunkt der Diagnosestellung befinden sich etwa 70 % aller Patienten im lokal fortgeschrittenen UICC-Stadium III und IV (T3/4 und/oder N+). Das undifferenzierte NPC weist ein aggressives Wachstum auf und metastasiert häufig und frühzeitig lymphogen beidseits zervikal als auch hämatogen. Die Stadieneinteilung des Lymphknotenbefalls unterscheidet sich von der anderer Karzinome des Kopf-Hals-Bereichs. Symptome treten häufig erst im fortgeschrittenen Stadium auf und zeigen sich in anschwellenden Halslymphknoten, Nasenbluten, Hörverschlechterung, behinderter Nasenatmung und Ausfällen von Hirnnerven.

Diagnostische Maßnahmen

- ●●● Anamnese, körperliche Untersuchung und kompletter HNO-Status (Berücksichtigung von Hirnnervenausfällen) sowie Labor (LDH und EBV Titer), KM-gestütztes Hals-CT und MRT mit Einschluss der Schädelbasis, gezielte Biopsie, ggf. multiple Blindbiopsien und Panendoskopie mit PE, besser KM-gestütztes Thorax-CT, Skelettszintigraphie (knöcherne Beteiligung der Schädelbasis, Fernmetastasen), Hals-Sonographie und Abdomen-Sonographie
- ●● hochauflösendes CT der Schädelbasis, PET/CT

Tabelle 10.9: T- und N-Klassifikation für das Nasopharynxkarzinom (TNM 8. Auflage)

T1	T2	T3	T4
Tumor auf den Nasopharynx begrenzt oder mit Ausbreitung auf den Oropharynx und/oder Nasenhöhle ohne parapharyngeale Invasion	Tumor mit parapharyngealer Ausbreitung und/oder Invasion des medialen Pterygoid, des lateralen Pterygoid und/oder der prävertebralen Muskulatur	Tumor infiltriert Knochenstrukturen der Schädelbasis oder Halswirbel, von Pterygoid-Strukturen und/oder Nasennebenhöhlen	Tumor mit intrakranieller Ausbreitung und/oder Befall von Hirnnerv(en), Hypopharynx, Augenhöhle, Glandula parotis und/oder Invasion jenseits der lateralen Oberfläche der lateralen M. pterygoides
N0	**N1**	**N2**	**N3**
Keine regionären Lymphknotenmetastasen	Unilaterale Metastase(n) in Halslymphknoten und/oder uni- oder bilaterale Metastase(n) in retropharyngealen Lymphknoten, < 6 cm, oberhalb der kaudalen Begrenzung des Krikoidknorpels	Metastase(n) in bilateralen Lymphknoten über der Supraklavikulargrube, oberhalb der kaudalen Begrenzung des Krikoidknorpels	Metastase(n) in Lymphknoten > 6 cm und/oder jenseits der kaudalen Begrenzung des Krikoidknorpels

Therapiestrategie

Das NPC weist eine hohe Strahlen- und Chemosensibilität auf. Wegen der engen Lagebeziehung des NPC mit Neigung zur Infiltration der Schädelbasis erfolgt die Primärtherapie nicht chirurgisch, sondern als definitive hochkonformale Strahlentherapie. Zum Stellenwert der Chemotherapie bei den lokal fortgeschrittenen Stadien (T3/4 oder N+) liegen in der Literatur Ergebnisse von mehreren randomisierten Studien vor. In einer gepoolten Datenanalyse konnte gezeigt werden, dass durch die Hinzunahme einer cisplatinbasierten Chemotherapie simultan zur Bestrahlung das krankheitsfreie Überleben und Gesamtüberleben signifikant verbessert werden kann. Bei sehr großer Tumorausdehnung kommt ggf. auch eine Induktionschemotherapie (z. B. 3 Kurse Cisplatin/Gemcitabine oder 2 Kurse Cisplatin/ 5FU) gefolgt von definitiver Radiochemotherapie zum Einsatz, wobei die Induktionstherapie nicht die optimale Durchführung der nachfolgenden Radiochemotherapie verzögern sollte.

In einer Meta-Analyse über 20 Studien und 5144 Patienten zur Untersuchung der besten Therapiesequenz hinsichtlich Induktionschemotherapie, simultane Radiochemotherapie und adjuvanter Chemotherapie konnte gezeigt werden, dass zum einen die Therapiekonzepte mit vor- oder nachgeschalteter Chemotherapie zur definitiven Radiochemotherapie die Akuttoxizität verstärken. Die Applikation einer adjuvanten Chemotherapie erbrachte im Vergleich den absolut höchsten Überlebensbenefit, eine Induktionschemotherapie zeigte einen signifikanten Effekt nur auf das Metastasen-freie Überleben. Allerdings sollte beim Vergleich verschiedener Therapieprotokolle die Interpretation der Überlegenheit einer einzelnen Therapieform mit Vorsicht geschehen.

Bestrahlungsindikation und Durchführung der Bestrahlung

In aller Regel wird beim Nasopharynxkarzinom eine definitive Strahlentherapie durchgeführt, da aufgrund der engen und komplizierten anatomischen Verhältnisse im Nasopharynx eine kurative Komplettresektion nicht möglich ist. Aufgrund der Möglichkeit der frühen bilateralen lymphogenen Metastasierung, auch in die nuchalen Lymphknoten (Level V, s. Abb. 10.2), sollten immer die beidseitigen Lymphabflusswege des gesamten Halses in das Zielvolumen einbezogen werden. Bei den frühen Tumoren (T1-2 N0) ist keine simultane Chemotherapie nötig. Bei lokal fortgeschrittenen Tumoren (T3/4 oder N+) besteht die Standardtherapie in einer simultanen cisplatinbasierten Radiochemotherapie mit Verbesserung des Progressionsfreien und Gesamtüberlebens und der lokoregionären Kontrolle. Dabei hat sich auch gezeigt, dass die kumulative Cisplatin-Dosis bei der kombinierten Radiochemotherapie einen Einfluss auf die Therapieergebnisse hat.

Der Einsatz moderner Bestrahlungstechniken wie der Rotations-IMRT (VMAT) ist Therapiestandard. Nur hiermit gelingt eine sichere und hochkonformale Zielvolumenerfassung des Primärtumors, aber auch des beidseitigen cervicalen und supraklavikulären Lymphabflussgebiets mit gleichzeitiger Entlastung kritischer Strukturen wie Hirnstamm, Rückenmark, Sehbahn und Speicheldrüsen. Im Vergleich zu alten Bestrahlungstechniken bewirkt die IMRT-Bestrahlung durch die bessere Tumorvolumenerfassung ein verbessertes lokalrezidivfreies Überleben.

Auch ohne eine primäre Neck dissection werden hohe regionäre Kontrollraten in Hinsicht auf die zervikalen Lymphknoten-Metastasen erreicht. Bei Persistenz von vergrößerten und postradiotherapeutisch weiterhin PET-positiven zervikalen Lymphknoten nach definitiver Radiochemotherapie kann eine Salvage-Lymphknotenexstirpation erfolgen. Insgesamt können durch die Radiochemotherapie auch in den fortgeschrittenen Stadien hohe lokale Kontrollrate von bis zu 80–90 % erreicht werden. Bei Tumoren der Klassifikation T1/2 sollte bei konventioneller Fraktionierung eine Gesamtdosis von 65–70 Gy, bei T3/4 von 70–72 Gy angestrebt werden. Eine lokale Dosiserhöhung auf Gesamtdosen > 70–72 Gy mittels fraktionierter stereotaktischer Bestrahlung als Boost kann bei T3/4 Tumoren sinnvoll sein. Makroskopische Lymphknoten-Metastasen erhalten die gleiche Gesamtdosis wie der Primärtumor, bei elektiver Bestrahlung von Lymphknoten sollten zervical 50–60 Gy und periklavikulär 50 Gy eingestrahlt werden. Beim Einsatz einer akzelerierten Bestrahlung mit simultan integriertem Boost (SIB) in IMRT/ VMAT Technik ist auf eine Schonung von Risikostrukturen zu achten, welche gegenüber Einzeldosen > 2 Gy besonders sensibel sind (Sehbahn, Temporallappen).

Bei Kindern und Jugendlichen mit lokal fortgeschrittenem EBV-assoziierten Nasopharynxkarzinom können bemerkenswerte Gesamtüberlebensraten erzielt werden. Dies gelingt durch die Kombination aus neoadjuvanter cisplatinbasierter Chemotherapie, je nach Ansprechen einer moderat dosierten Bestrahlung bis 59,4 Gy und einer sich anschließenden 6-monatigen Behandlung mit Interferon. Dieses Konzept kann auf individueller Basis insbesondere auch auf jüngere Erwachsene mit undifferenziertem NPC übertragen werden.

Nebenwirkungen und Begleitbehandlung

Aufgrund der relativ großen Zielvolumina und der engen Nachbarschaft zu strahlensensiblen Risikoorganen kommt es nicht selten zu erheblichen akuten Nebenwirkungen. Bestrahlungsunterbrechungen sollten durch eine geeignete supportive Therapie möglichst vermieden werden, da sich hierdurch die Behandlungsergebnisse verschlechtern. Ein begleitender Erguss der Paukenhöhle wird nicht selten während der Radiotherapie beobachtet und kann dann gegebenenfalls durch eine Paukenröhrcheneinlage behandelt werden. An radiogenen Späteffekten sind Xerostomie, Hörverschlechterung, Trismus, Temporallappennekrose, Hirnnervenschädigung und endokrine Dysfunktionen aufgrund Störung der Hypophysenfunktion beschrieben worden.

Nachsorge und Rehabilitation

Etwa 6 Wochen nach Beendigung der Radiotherapie sollte eine klinische Untersuchung einschließlich eines HNO-Status erfolgen mit einer MRT oder CT-Kontrolle. Eine strukturierte Nachsorge ist beim NPC wegen der vergleichsweise hohen Fernmetastasierungsrate notwendig. Darüber hinaus können auch mehrere Jahre nach Beendigung der Primärtherapie Spätrezidive auftreten, die bei frühzeitiger Diagnose einer Re-Bestrahlung wirksam zugänglich und potentiell kurabel sind.

Literatur

1. YP Chen, N Ismaila, MLK Chua et al. Chemotherapy in Combination With Radiotherapy for Definitive-Intent Treatment of Stage II-IVA Nasopharyngeal Carcinoma: CSCO and ASCO Guideline. J Clin Oncol. 2021; 39: 840–859.
2. MX Zhang, J Li, GP Shen, et al. Intensity-modulated radiotherapy prolongs the survival of patients with nasopharyngeal carcinoma compared with conventional two-dimensional radiotherapy: A 10-year experience with a large cohort and long follow-up. Eur J Cancer 2015; 51: 2587–2595.
3. HH Loong, BB Ma, SF Leung, et al. Prognostic significance of the total dose of cisplatin administered during concurrent chemoradiotherapy in patients with locoregionally advanced nasopharyngeal carcinoma. Radiother Oncol 2012; 104: 300–4.
4. L Ribassin-Majed, S Marquet, AW Lee, et al. What Is the Best Treatment of Locally Advanced Nasopharyngeal Carcinoma? An Individual Patient Data Network Meta-Analysis. J Clin Oncol. 2017; 35: 498–505.
5. JJ Pan, WT Ng, JF Zong, et al. Proposal for the 8th edition of the AJCC/UICC staging system for nasopharyngeal cancer in the era of intensity-modulated radiotherapy. Cancer 2016; 122: 546–58.
6. TNM Klassifikation maligner Tumoren (8. Auflage, korrigierter Nachdruck mit allen Ergänzungen der UICC aus den Jahren 2017 bis 2019) von Wittekind, Christian (Hrsg.) WILEY-VCH Weinheim 2020.
7. HA Wolff, RM Rödel, B Gunawan et al. Nasopharyngeal carcinoma in adults: treatment results after long-term follow-up with special reference to adjuvant interferon-beta in undifferentiated carcinomas. J Cancer Res Clin Oncol 2010; 136: 89–97.
8. U Kontny, S Franzen, U Behrends et al. Diagnosis and Treatment of Nasopharyngeal Carcinoma in Children and Adolescents – Recommendations of the GPOH-NPC Study Group Diagnose und Behandlung des Nasopharynxkarzinoms bei Kindern und Jugendlichen – Empfehlungen der GPOH-NPC Studiengruppe. Klin Pädiatr 2016; 228: 105–112.

10.3 Schilddrüsenkarzinom

Christoph Henkenberens

Kernaussagen

- Eine Radiojodtherapie ist postoperativ bei allen differenzierten Schilddrüsenkarzinomen $\geq$ 1 cm indiziert.
- Vor Radiojodtherapie ist die Gabe von jodhaltigen Kontrastmitteln oder jodhaltigen Medikamenten unbedingt zu vermeiden.
- Eine postoperative Perkutanbestrahlung erfolgt beim differenzierten Schilddrüsenkarzinom, wenn verbliebene Tumorreste nicht weiter operiert werden können und die Jodaufnahme für eine alleinige adjuvante Radiojodtherapie nicht ausreichend ist
- Eine postoperative Perkutanbestrahlung sollte beim lokal rezidivierten differenzierten Schilddrüsenkarzinom durchgeführt werden, wenn eine komplette Rezidiv-Resektion bzw. eine erneute postoperative Radiojodtherapie nicht möglich sind.
- Anaplastische Schilddrüsenkarzinome erfordern immer eine frühzeitige multimodale Behandlung mit möglichst vollständiger Resektion und postoperativer Radiochemotherapie.

Histologie, anatomische Ausbreitung und prognostische Faktoren

Als differenzierte Schilddrüsenkarzinome (DTC) werden die von den Follikelepithelzellen ausgehenden papillären (PTC, circa 80–84 %) und follikulären (FTC, circa 6–10 %) Karzinome bezeichnet. Davon abzugrenzen sind undifferenzierte sowie anaplastischen Karzinome (zusammen ca. 5–7 %). Medulläre Schilddrüsenkarzinome (MTC) entstammen den C-Zellen und treten in etwa 4 % der Fälle auf, davon sind ca. 30 % hereditär (z. B. im Rahmen eines MEN II-Syndrom). Die Tumorausbreitung wird nach den Regeln der UICC klassifiziert, wobei die prognostische Bedeutung des Lebensalters beim differenzierten Schilddrüsenkarzinom hervorzuheben ist.

Patienten über 55 Jahre haben eine deutlich schlechtere karzinombedingte Lebenserwartung. Zusätzlich differiert die Stadieneinteilung in Abhängigkeit vom histologischen Subtyp.

Die TNM-Klassifikation von 2017 (8. Auflage) unterscheidet bei den organüberschreitenden, nicht-anaplastischen Tumoren zwischen Karzinomen mit minimaler (T3) und ausgedehnter extrathyreoidaler Ausbreitung (T4a und T4b). Anaplastische Karzinome werden immer als T4-Karzinome kategorisiert (T4a: begrenzt auf die Schilddrüse, T4b: extrathyreoidale Ausbreitung). Die Prognose der differenzierten Schilddrüsenkarzinome ist mit 10-Jahres-Überlebensraten von über 80 % sehr gut. Zu den wesentlichen negativen prognostischen Faktoren gehören das Stadium III und IV, anaplastische Schilddrüsenkarzinome, inkomplette Resektionen, Alter > 55 Jahre, positiver BRAF-Mutationsstatus beim PTC, sowie Infiltrationstiefe und histologischer Differenzierungsgrad beim FTC. Die Lokalisation und Jodspeicherverhalten sind zusätzliche prognostisch bedeutsame Faktoren bei metastasierten DTC.

Tabelle 10.10: Kurzfassung TNM-Klassifikation (8. Aufl.)

	Schilddrüsenkarzinom
T1a	Tumor ≤ 1 cm, begrenzt auf die Schilddrüse
T1b	Tumor > 1 cm und ≤ 1cm, begrenzt auf die Schilddrüse
T2	Tumor > 2 cm und ≤ 4 cm, begrenzt auf die Schilddrüse
T3a	Tumor > 4 cm, begrenzt auf die Schilddrüse
T3b	Tumor jeder Größe mit extrathyreoidaler Ausdehnung und Invasion der infrahyalen Muskuluatur
T4a	Tumor jeder Größe und Invasion einer der folgenden Strukturen: Subkutangewebe, Larynx, Trachea, Ösophagus, N. recurrens
T4b	Tumor jeder Größe und Invasion einer der folgenden Strukturen: prävertebrale Fascie, mediastinale Gefäße, Ummauerung der Carotiden
N0	Keine Lymphknotenmetastasen
N1a	Lymphknotenmetastasen im Level VI (prätracheal, paratracheal, prälaryngeal) oder im oberen Mediastinum
N1b	Lymphknotenmetastasen in unilateralen, bilateralen oder kontralateralen Lymphknotenmetastasen der Level I-IV, sowie retropharyngeal
M0	Keine Fernmetastasen
M1	Fernmetastasen

Tabelle 10.11: Kurzfassung Stadien nach TNM (8. Aufl. 2017)

Papilläres und Follikuläres Schilddrüsenkarzinom unter 55 Jahre			
Stadium I	jedes T	jedes N	M0
Stadium II	jedes T	jedes N	M1
Papilläres und Follikuläres Schilddrüsenkarzinom ab 55 Jahre			
Stadium I	T1-T2	N0	M0
Stadium II	T3 T1-T3	N0 N1	M0 M0
Stadium III	T4a	jedes N	M0
Stadium IVA	T4b	Jedes N	M0
Stadium IVB	jedes T	jedes N	M1
Medulläres Schilddrüsenkarzinom			
Stadium I	T1	N0	M0
Stadium II	T2-T3	N0	M0
Stadium III	T1-T3	N1a	M0
Stadium IVA	T1-T3 T4a	N1b jedes N	M0 M0
Stadium IVB	T4b	jedes N	M0
Stadium IVC	jedes T	jedes N	M1
Anaplastisches Schilddrüsenkarzinom			
Stadium IVA	T1-T3a	N0	M0
Stadium IVB	T1-T3a T3b-T4b	N1 jedes N	M0 M0
Stadium IVC	jedes T	jedes N	M1

10.3.1 Diagnostische Maßnahmen

- ●●● Anamnese, körperliche Untersuchung, Labor (TSH, T3/fT3, T4/fT4, Thyreoglobulin, Serumkalzium), Schilddrüsen- und Hals-Sonographie, Szintigraphie (üblicherweise mit ^{99m}Tc zur Beurteilung der endokrinen Aktivität), Rö-Thorax in 2 E., HNO-Status (Überprüfung der Stimmbandbeweglichkeit)
- ●● Serumcalcitonin/CEA beim MTC, Feinnadelpunktion, Hals-LK-Exstirpation, MRT oder CT der Halsweichteile und des oberen Mediastinums (Cave: keine Anwendung jodhaltiger Kontrastmittel/jodhaltiger Medikamente; nur nach Absprache mit dem zuständigen Nuklearmediziner), Ösophagus-Breischluck (Cave: Gastrografin; ebenfalls jodhaltig!) und Trachea-Zielaufnahme bei Verdacht auf organübergreifendes Wachstum, Abdomen-Sonographie (ggf. MRT des Abdomens) beim MTC (MEN II-Syndrom: Phäochromozytom der Nebenniere, Adenom der Nebenschilddrüse), PET-CT nach Thyreoidektomie und negativem Radiojodscan bei persistierendem Thyreoglobulinwert (>2 ng/ml)

Therapiestrategie

Die integralen Bestandteile der Therapie sind die Operation und die Radiojodtherapie (RIT) mit dem radioaktiven Jodisotop Jod-131. Standardtherapie ist die Operation in Form einer Thyreoidektomie: Die totale Thyreoidektomie ist indiziert bei allen differenzierten Schilddrüsenkarzinomen >1 cm, sowie bei allen medullären Karzinomen und allen lokal begrenzten, schlecht differenzierten und anaplastischen Karzinomen. Bei organüberschreitenden Karzinomen ist die radikale Kompartimentresektion mit En-bloc-Resektion von Schilddrüse, umgebendem Fettbindegewebe, zentralen Lymphknoten (Abb. 10.4) und kurzer gerader Halsmuskulatur indiziert. Bei Befall von Nachbarstrukturen kann in Einzelfällen eine Mitresektion dieser Strukturen indiziert sein, wenn hierdurch eine prognostisch günstigere R0-Resektion erzielt werden kann. Lediglich solitäre PTCs < 1 cm ohne extrathyreoidale Invasion oder Lymphknoten- und Fernmetastasen sowie minimal invasive FTCs ohne Gefäßinvasion können mittels alleiniger Hemithyreoidektomie reseziert werden. Neben der Thyreoidektomie sollte befundabhängig eine kompartimentorientierte, zentrale Lymphknotendissektion erfolgen, beim differenzierten Schilddrüsenkarzinom mit Nachweis verdächtiger lateraler Halslymphknoten zusätzlich eine einseitige, gegebenenfalls auch beidseitige laterale Lymphknotendissektion.

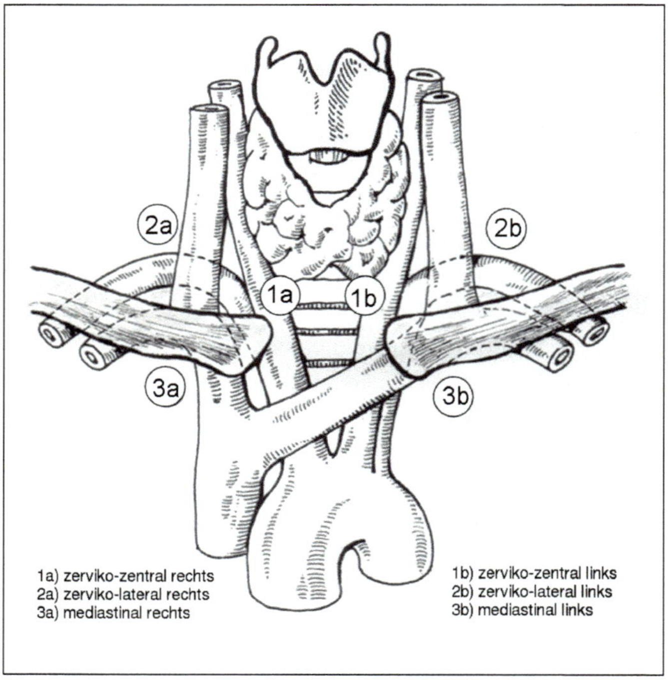

Abbildung 10.4: Einteilung der zerviko-mediastinalen Lymphknotenkompartimente beim Schilddrüsenkarzinom

Bei allen lokal begrenzten, schlecht differenzierten und anaplastischen Karzinomen ist aufgrund des aggressiveren Wachstumsverhaltens mit entsprechend schlechterer Prognose zusätzlich zur totalen Thyreoidektomie immer auch eine zervikozentrale Lymphknotendissektion sowie befundabhängig eine laterale Lymphknotendissektion durchzuführen. Beim medullären Karzinom ist hingegen eine zentrale und beidseitige laterale Lymphknotendissektion obligat.

Eine transsternale, mediastinale Lymphknotendissektion sollte ausschließlich befundabhängig und nicht prophylaktisch durchgeführt werden, und dies unabhängig von der Histologie; sie umfasst die oberen tracheoösophagealen Lymphknoten und die dem Thymus anliegenden Lymphknoten. Als potenziell kurative Lokalresektion ist sie aufgrund des damit einhergehenden besseren Überlebens gerechtfertigt. Unabhängig vom Ausmaß der Resektion ist die Erhaltung oder Autotransplantation von mindestens zwei Nebenschilddrüsen zur Vermeidung eines iatrogenen Hypoparathyreoidismus obligat.

Nach Resektion eines differenzierten Schilddrüsenkarzinoms (DTC) sollte 4–6 Wochen postoperativ eine Radiojodtherapie (RIT) gefolgt von einer lebenslangen TSH-suppressiven Behandlung durchgeführt werden, lediglich beim unifokalen PTC <1 cm ohne Risikofaktoren kann auf die RIT verzichtet werden. Beim medullären und anaplastischen Karzinom ist die RIT nicht indiziert wegen fehlender Jodspeicherung.

Ziel der Therapie mit radioaktivem Jod-131 ist die Ablation von eventuell vorhandenem Restschilddrüsengewebe sowie der Ausschluss bzw. Nachweis und die Behandlung jodspeichernder Lymphknoten- und Fernmetastasen. Voraussetzung für die RIT ist die Hypothyreose. Durch den Einsatz von TSH (Thyreoida-stimulierendes Hormon) kommt es in jodspeichernden DTC-Zellen zu einer hohen Jodanreicherung, so dass nach Radiojodgabe eine hohe Tumordosis unter guter Schonung umliegender Normalgewebe appliziert wird. Vor der RIT sind jodhaltige Kontrastmittel und jodhaltige Medikamente kontraindiziert, da sonst keine ausreichende Aufnahme von Jod-131 in die Tumorzellen möglich ist. Eine perkutane adjuvante Bestrahlung zur Risikoreduktion eines Rückfalls im Operationsgebiet kann im individuellen Einzelfall erfolgen, wenn eine weitere operative Entfernung nicht möglich und eine alleinige adjuvante RIT wegen unzureichender Jodaufnahme nicht ausreichend ist. Die Behandlung eines lokoregionären Rezidivs eines DTC beinhaltet primär die erneute Operation mit anschließender Radiojodtherapie.

Beim medullären Karzinom, welches eine intermediäre Strahlensensibilität aufweist, wird die Strahlentherapie in erster Linie bei der palliativen Behandlung von Fernmetastasen eingesetzt, wohingegen beim anaplastischen Schilddrüsenkarzinom die perkutane Strahlentherapie sowohl definitiv als auch postoperativ in der Primär- und Rezidivtherapie indiziert ist. Aufgrund des aggressiven Wachstumsverhaltens des anaplastischen Karzinoms mit rascher Progredienz und oftmals organüberschreitendem Wachstum ist eine simultan zur Strahlentherapie applizierte Chemotherapie mit Cisplatin oder Paclitaxel angezeigt, die Doxorubicin als begleitendes Chemotherapeutikum der ersten

Wahl abgelöst haben. Eine Chemotherapie kann in palliativer Intention zur Behandlung von Fernmetastasen, aber auch bei progredientem Lokalbefund nach Ausschöpfen sämtlicher operativen, nuklearmedizinischen und strahlentherapeutischen Optionen erwogen werden.

Liegt eine BRAF V600 Mutation vor, wird eine zielgerichtete Therapie mit Dabrafenib plus Trametinib durchgeführt. Eine Checkpointinhibitor-Monotherapie mit Pembrolizumab ist angezeigt bei hoher PD-L1 Expression oder ≥ 10 Mutationen/Megabase der Tumorlast. Beim differenzierten Schilddrüsenkarzinom wird bei insgesamt nur geringer Wirksamkeit der konventionellen Chemotherapeutika, beispielsweise Cisplatin und Doxorubicin, heuzutage die eine Systemtherapie mit einem der beiden Tyrosinkinase-Inhibitoren Sorafenib oder Lenvatinib durchgeführt. Beim medullären Schilddrüsenkarzinom wird bevorzugt der Multikinase-Inhibitor Vandetanib eingesetzt, der neben VEGF auch EGF und RET hemmt. Ebenfalls zugelassen ist Pazopanib, ein Multikinase-Inhibitor, der nach Versagen der Therapie mit Vandetanib indiziert ist.

Bestrahlungsindikation und Durchführung der Bestrahlung

Beim differenzierten Schilddrüsenkarzinom ist die perkutane Strahlentherapie nach vollständiger OP mit Lymphknotenresektion nicht indiziert. Die postoperative Perkutanbestrahlung erfolgt, wenn sowohl eine Nachresektion bei non-in-sano Resektion als auch die Radiojodtherapie wegen geringer Jodaufnahme nicht möglich sind. In Einzelfällen kann bei jüngeren Patienten bei T4-Tumoren mit geringer Differenzierung und geringer Jodaufnahme adjuvant eine perkutane Strahlentherapie erfolgen. Gleiches gilt auch, wenn intraoperativ die Operation der Halslymphknoten (z. B. Ummauerung der Halsgefäße) technisch nicht möglich war und die Radiojodtherapie wegen geringer Jodaufnahme ebenfalls nicht möglich ist.

Das Zielvolumen umfasst die Primärtumorregion sowie die zervikalen und oberen mediastinalen Lymphknotenstationen. Die Strahlentherapie sollte bevorzugt in IMRT/VMAT-Technik erfolgen (s. Abb. 10.5).

Dabei werden mit täglichen Einzeldosen von 1,8–2,0 Gy eine Gesamtdosis von 50–54 Gy im Bereich der regionären Lymphabflusswege und eine Gesamtdosis von 60–66 Gy im primären Tumorausbreitungsgebiet (sog. Schilddrüsenbett) angestrebt. Bei makroskopisch ausgedehnten inoperablen Restbefunden kann eine kleinvolumige Dosiseskalation bis 70 Gy erfolgen.

Nach vollständiger Operation der Schilddrüse und der Halslymphknoten beim medullären Schilddrüsenkarzinom ist keine Strahlentherapie adjuvant indiziert. Die Strahlentherapie beim medullären Schilddrüsenkarzinom kann nach Operation eines Rezidivs zur Verbesserung der lokalen Tumorkontrolle erfolgen, oder wenn eine erneute Rezidiv-Operation nicht möglich ist, ebenso bei makroskopisch nicht weiter resektablem Tumorrest. Der Stellenwert

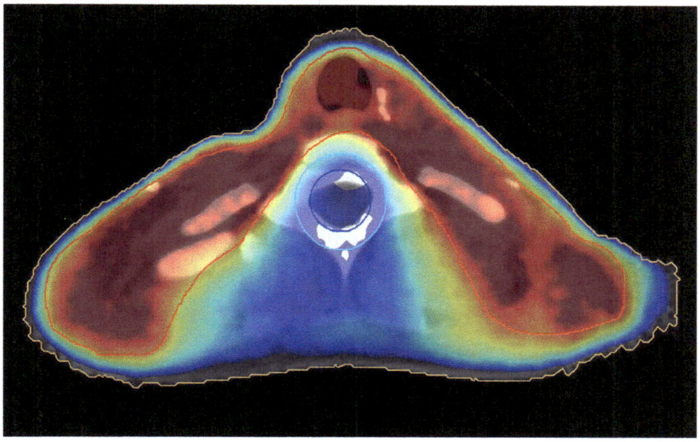

Abbildung 10.5: Isodosenverteilung (Calour-wash Darstellung) bei zervikaler Bestrahlung in VMAT-Technik bei inoperablem Rezidiv eines DTCs mit beidseitigen PET-positiven Halslymphknotenmetastasen ohne ausreichende Jodspeicherung. Das Zielvolumen ist hellrot demarkiert, welches vom Hochdosisbereich umschlossen wird (dunkelrotes Areal); Rückenmark und Nackenregion sind durch einen relativ steilen Dosisrandabfall ausreichend entlastet (blaues Areal)

der adjuvanten Bestrahlung bei serologisch persistierender Erkrankung (Tumormarker CEA und/oder Calcitonin weiterhin nach OP erhöht) ist nicht gesichert, kann aber im Individuallfall zur Erhöhung der lokalen Kontrolle beitragen. Die Radiotherapie beim medullären Schilddrüsenkarzinom erfolgt bis zu einer Gesamtdosis von 60–66 Gy als kleinvolumige Bestrahlung des Schilddrüsenbettes.

Anaplastische Schilddrüsenkarzinome sollten postoperativ immer bestrahlt werden und zwar mit einer ausreichend hohen Gesamtdosis von 60–66 Gy, wenn möglich als kombinierte Radiochemotherapie mit einem Taxan (z. B. Paclitaxel) oder Platin-Derivat (z. B. Cis-Platin). Auch bei nicht operablem Befund sollte primär eine kombinierte Radiochemotherapie durchgeführt werden. Die früher praktizierte Bestrahlung mit 2 Fraktionen pro Tag (sog. hyperfraktioniert-akzelerierte Bestrahlung) wurde zugunsten der einmal täglichen Bestrahlung in IMRT/ VMAT-Technik, ggf. mit Einsatz eines simultan integrierten Boostes (SIB) als Akzelerierungskomponente, abgelöst. Generell sollte die Strahlentherapie erst nach Abschluss der Wundheilung beginnen.

Nebenwirkungen und Begleitbehandlung

Die akuten Nebenwirkungen der perkutanen Strahlentherapie werden vorwiegend durch Haut- und Schleimhautreaktionen bestimmt. Weiterhin tritt aufgrund der radiogenen Pharyngitis/Ösophagitis eine Dysphagie und aufgrund der Laryngitis Heiserkeit auf. Spätkomplikationen wie Schädigung des Plexus cervicobrachialis mit Einschränkungen der Schulter-Armbeweglichkeit sowie Trachealstenosen mit Dyspnoe-Symptomatik sind selten.

Nachsorge und Rehabilitation

Grundsätzlich ist nach totaler Schilddrüsenentfernung eine reine Substitutionstherapie mit L-Thyroxin bei allen Patienten mit medullärem und anaplastischem Karzinom indiziert. Bei Patienten mit differenzierten Schilddrüsenkarzinomen sollte hingegen eine zusätzliche TSH-Suppression auf Werte um 0,1 μU/l angestrebt werden, um einer möglichen Tumorstimulation durch endogene TSH-Erhöhung entgegenzuwirken. Beim medullären Karzinom ist darüber hinaus ein Familienscreening und bei betroffenen Patienten eine weiterführende Diagnostik im Hinblick auf erbliche Tumorsyndrome wie das MEN II-Syndrom erforderlich.

Literatur

1. Bible K, Kebebew E, Brierly J et al. American Thyroid Association® (ATA) Guidelines and Surgical Statements for Management of Patients with anaplastic thyroid cancer. Thyroid 2021;31: 337–386.
2. Brose MS, Nutting CM, Jarzab B et al. Sorafenib in Radioactive Iodine-Refractory, Locally Advanced or Metastatic Differentiated Thyroid Cancer: A Randomised, Double-Blind, Phase 3 Trial. Lancet 2014; 384:319–28.
3. Chen J, Tward JD, Shrieve DC et al. Surgery and radiotherapy improves survival in patients with anaplastic thyroid carcinoma: analysis of the surveillance, epidemiology, and end results 1983-2002. Am J Clin Oncol 2008; 31: 460–64.
4. Elisei R, Schlumberger MJ, Müller SP et al. Cabozantinib in progressive medullary thyroid cancer. J Clin Oncol 2013; 31:3639–46.
5. Haugen BR, Alexander EK, Bible KC et al. American Thyroid Association Management Guidelines for Adult Patients with Thyroid Nodules and Differentiated Thyroid Cancer: The American Thyroid Association Guidelines Task Force on Thyroid Nodules and Differentiated Thyroid Cancer. Thyroid 2016; 26:1–133.
6. Romesser PB, Sherman EJ, Shaha AR et al. External beam radiotherapy with or without concurrent chemotherapy in advanced or recurrent non-anaplastic non medullary thyroid cancer. J Surg Oncol 2014; 110:375–82.
7. Schlumberger M ,Tahara M, Wirth LJ et al. Lenvatinib versus placebo in radioiodine-refractory thyroid cancer. N Engl J Med 2015; 372:621–30.
8. Schwartz DL, Rana V, Shaw S et al.: Postoperative radiotherapy for advanced medullary thyroid cancer - Local disease control in the modern era. Head & Neck 2008; 30: 883–888.
9. Schwartz DL, Lobo MJ, Ang KK et al. Postoperative external beam radiotherapy for differentiated thyroid cancer: outcomes and morbidity with conformal treatment. Int J Radiat Oncol Bio Ohys 2009; 74:1083–91.
10. Wells SA Jr, Robinson BG, Gagel RF et al. Vandetanib in patients with locally advanced or metastatic medulllary thyroid cancer: a randomized, double-blind phase III trial. J Clin Oncol 2012; 30:134–41.

10.4 Thoraxtumoren

Michael Bremer

10.4.1 Bronchialkarzinome

Kernaussagen

- Lungenkarzinome werden neben dem kleinzelligen (15–17 %) und nichtkleinzelligen Bronchialkarzinom (80–83 %) in verschiedene molekulargenetisch charakterisierte Entitäten mit jeweils eigenen Behandlungskonzepten eingeteilt.
- Bei operablen Tumoren erfolgt die primäre Resektion, stadienabhängig mit adjuvanter Chemotherapie, eine postoperative Bestrahlung erfolgt nur noch in ausgewählten Fällen.
- Bei lokoregionär fortgeschrittenen Tumoren erfolgt eine definitive simultane Radiochemotherapie gefolgt von einer Immuntherapie mit Durvalumab bei PD-L1 positiven Tumoren.
- Im metastasierten Stadium hängt die Wahl der Systemtherapie ab von der Histologie (plattenepithel- vs. nicht-plattenepitheliales Karzinom), dem Nachweis einer medikamentös therapierbaren Treibermutation bzw. dem Expressionslevel von PD-L1 (programmed death ligand 1).
- In der Oligometastasierung kann eine lokale ablative Bestrahlung das Überleben verbessern.

Histologie, anatomische Ausbreitung und prognostische Faktoren

Das Bronchialkarzinom ist in Deutschland mit jährlich ca. 36.000 Neuerkrankungen bei Männern die zweithäufigste und mit ca. 21.000 Neuerkrankungen bei Frauen die dritthäufigste Krebserkrankung, bezogen auf die Krebssterblichkeit ist es mit Abstand die häufigste tumorbedingte Todesursache beim Mann und die zweithäufigste nach dem Mammakarzinom bei der Frau. Wichtigster ätiologischer Faktor ist das Zigarettenrauchen mit einem gegenüber Nichtrauchern 30-fach erhöhten Risiko. Weitere Risikofaktoren sind: Passivrauchen, Radonexposition, Feinstaub, Quarzstäube, berufliche Noxen wie Asbest sowie eine genetische Prädisposition. Das mittlere Erkankungsalter liegt bei 68–70 Jahren. Bronchialkarzinome weisen eine hohe Anzahl genetischer Veränderungen auf, d. h. eine hohe Mutationslast.

Man unterscheidet aus prognostischen und therapeutischen Gründen zwischen den kleinzelligen (SCLC) und nichtkleinzelligen Bronchialkarzinomen (NSCLC), bei letzteren wiederum zwischen plattenepithelialen und nicht-plattenepithelialen Tumoren. Etwa 80–83 % aller Bronchialkarzinome sind nichtkleinzellig. Kleinzeller weisen eine hohe

Proliferationsrate (Tumorverdopplungszeit 10 bis 50 Tage) sowie eine frühe Disseminationstendenz auf. Studien zur Früherkennung von asymptomatischen Risikopersonen mittels Niedrigdosis-CT konnten Bronchialkarzinome in frühen Stadien erkennen und zumindest die tumorspezifische Mortalität bei Rauchern senken. Ein Lungenkrebs-Screening ist bisher (noch) nicht etabliert.

Der internationale Standard der histologischen Einteilung der Lungentumoren ist die WHO-Klassifikation (2015). Die häufigste Histologie ist das Adenokarzinom gefolgt vom Plattenepithelkarzinom und dem neuroendokrinen Karzinom, dessen Hauptvertreter das SCLC ist (Tabelle 10.12). In der WHO-Klassifikation finden sich Vorgaben zur molekulargenetischen Testung, welche insbesondere für das Adenokarzinom zur Detektion therapeutisch relevanter Genveränderungen (Treibermutationen) von Bedeutung ist.

Tabelle 10.12: Einteilung der epithelialen malignen Lungentumoren (WHO-Klassifikation 2015)

Hauptentitäten	Varianten
Adenokarzinom	Lepidisch, azinär, papillär, mikropapillär, solide, invasiv-muzinös, minimal invasiv, präinvasiv (atypische adenomatöse Hyperplasie, Adenocarcinoma in-situ)
Plattenepithelkarzinom	Verhornend, nichtverhornend, basaloid
Neuroendokrines Karzinom	Kleinzellig (SCLC), großzellig (LCNEC), Karzinoid (typisch, atypisch)
Großzelliges Karzinom	
Adenosquamöses Karzinom	
Sarkomatoides Karzinom	Pleomorph, spindelzellig, Riesenzellkarzinom, Karzinosarkom

Beim NSCLC soll die immunhistochemische Bestimmung von PD-L1 bei allen Patienten im Stadium III und im Stadium IV vor Therapiebeginn erfolgen. Die Angabe des Expressionslevels von PD-L1 bezieht sich auf die Expression in den Tumorzellen (Tumor Proportion Score, TPS) und/oder auf die Tumor-infiltrierenden Immunzellen (Tumor-infiltrating Immune cells, IC). Weiterhin soll die Molekulardiagnostik therapierelevanter Mutationen bei allen Patienten im Stadium IV erfolgen, hierzu gehören derzeit: EGFR Exon 18-21 Mutationen, ALK Translokationen, BRAF-V600E Mutation, NTRK Fusionen, RET- und ROS1-Translokationen, HER2-Amplifikationen/-Mutationen, KRAS-G12C Mutation, cMET-Alterationen (cMET Exon 14 skipping).

Die Tumorausbreitung bei Behandlungsbeginn stellt einen wesentlichen prognosebestimmenden Parameter dar. Weitere prognostisch relevante Faktoren sind Alter, Geschlecht, der Allgemeinzustand (Karnofsky-Index, ECOG Performance Status), Gewichtsverlust, Begleiterkrankungen und die funktionellen (pulmonalen und kardialen) Reserven des Patienten. Außerdem hat das Ansprechen auf die Therapie eine entscheidende Bedeutung. Vor allem beim SCLC können paraneoplastische Syndrome (SIADH, Cushing/ACTH-, Lambert-Eaton-Syndrom) beobachtet werden, die über eine ektope Hormonproduktion oder mittels immunvermittelter Reaktionen ausgelöst werden.

Tab. 10.13 zeigt eine Kurzfassung der TNM-Klassifikation in 8. Auflage (2017), welche auf der Analyse großer Datenbanken (ca. 100.000 Patienten, davon 5.000 mit SCLC) beruht. In der 8. TNM-Klassifikation ist vor allem die Tumorgröße ausschlaggebend für die Zuordnung zur jeweiligen T-Kategorie.

Tabelle 10.13: kurzgefasste TNM-Klassifikation (8. Aufl. 2017)

	Bronchialkarzinom
TX	Primärtumor kann nicht beurteilt werden
T0	Kein Anhalt für Primärtumor
Tis	Carcinoma in situ
T1	Tumor $\leq$ 3 cm, umgeben von Lungengewebe oder viszeraler Pleura, bronchoskopisch kein Nachweis einer Infiltration proximal eines Lappenbronchus
T1a	$\leq$1 cm
T1b	>1 cm und $\leq$2 cm
T1c	>2 cm und $\leq$3 cm
T2	Tumor >3 cm und $\leq$5 cm oder Tumor befällt Hauptbronchus >2 cm distal Carina oder infiltriert viszerale Pleura oder Atelektase/ obstruktive Entzündung bis Hilus, Teile von oder ganze Lunge einnehmend
T2a	>3 cm und $\leq$4 cm
T2b	>4 cm und $\leq$ 5 cm
T3	Tumor >5 cm und $\leq$7 cm oder Tumor mit direkter Ausdehnung in Pleura parietalis, Brustwand, N. phrenicus, parietales Perikard oder separater Tumorknoten im selben Lappen
T4	Tumor >7 cm oder Infiltration von Zwerchfell, Mediastinum, Herz, große Gefäße, Carina, Trachea, Ösophagus, Wirbelkörper, N. laryngealis recurrens oder getrennter Herd in einem anderen ipsilateralen Lappen
N0	Keine regionären Lymphknotenmetastasen
N1	Ipsilaterale peribronchiale/ hiläre/ intrapulmonale Lymphknotenmetastasen
N2	Ipsilaterale mediastinale/ subkarinale Lymphknotenmetastasen
N3	Kontralaterale mediastinale/ hiläre/ ipsi- oder kontralaterale Skalenus- oder supraklavikuläre Lymphknotenmetastasen
M0	Keine Fernmetastasen
M1a	Getrennter Tumorherd im kontralateralen Lappen, Pleura- oder Perikardmetastasen oder maligner Pleura- oder Perikarderguss
M1b	Eine extrathorakale Metastase in einem Organ
M1c	Multiple extrathorakale Metastasen

Tabelle 10.14: Stadiengruppierung der UICC (2017)

	M0				**M1**	
	N0	**N1**	**N2**	**N3**	**M1a / M1b**	**M1c**
T1	IA	IIB	IIIA	IIIB	IVA	IVB
T1mi	IA1	IIB	IIIA	IIIB	IVA	IVB
T1a	IA1	IIB	IIIA	IIIB	IVA	IVB
T1b	IA2	IIB	IIIA	IIIB	IVA	IVB
T1c	IA3	IIB	IIIA	IIIB	IVA	IVB
T2a	IB	IIB	IIIA	IIIB	IVA	IVB
T2b	IIA	IIB	IIIA	IIIB	IVA	IVB

Tabelle 10.14: Stadiengruppierung der UICC (2017)

T3	IIB	IIIA	IIIB	IIIC	IVA	IVB
T4	IIIA	IIIA	IIIB	IIIC	IVA	IVB

Tabelle 10.15: Stadieneinteilung des kleinzelligen Bronchialkarzinoms

	Stadium nach TNM	
Very limited disease (VLD)	Stadium I - IIA	T1-2 N0-1
Limited disease (LD)	Stadium IIB - IIIC	Befall eines Hemithorax, M0
Extensive disease (ED)	Stadium IV	Alle Patienten, die nicht LD sind, M1

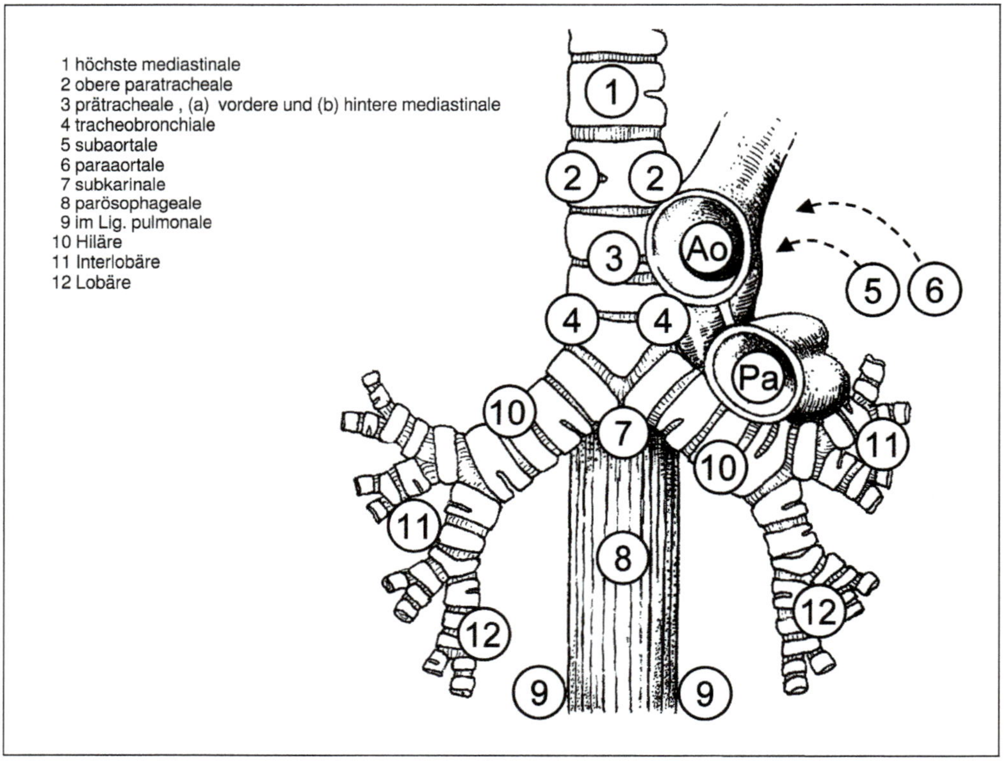

Abbildung 10.6: Regionale Lymphknotenstationen beim Bronchialkarzinom (UICC 1999)

Diagnostische Maßnahmen

- ●●● Anamnese (Karnofsky-Index bzw. ECOG Performance Status, prätherap. Gewichtsverlust), körperliche Untersuchung (z. B. Hals-LK, Hautmetastasen, beginnende obere Einflussstauung), Labor, CT Thorax/Abdomen, Bronchoskopie (mit Lavage und Biopsie), endobronchialer Ultraschall (EBUS) mit transbronchialer Feinnadelbiopsie (TBNA), PET-CT, cranielles MRT (bei Kontraindikationen: craniales CT)
- ●● MRT Thorax (bei Pancoast-Tumoren), Hals-Sonographie, Mediastinoskopie, transthorakale Biopsie (bei negativer Bronchoskopie)
- ● diagnostische Videoassistierte Thorakoskopie (VATS), Pleurapunktion, HNO-Status (Rekurrensparese), Panendoskopie (synchroner Zweittumor)

Therapiestrategie

Die Therapie von Bronchialkarzinomen hängt grundsätzlich von der Tumorhistologie (nicht-kleinzellig vs. kleinzellig), von der lokoregionären Ausdehnung (Stadium), der Molekulargenetik (Treibermutation, PD-L1 Expression) und patientenabhängigen Faktoren ab (Alter, Komorbiditäten, Lungenfunktion).

Nichtkleinzelliges Bronchialkarzinom

Im Stadium I und II (ca. 30 % der Patienten mit NSCLC) wird nach interdisziplinärer Abstimmung eine primäre komplette Resektion angestrebt, bestehend aus Lobektomie oder Bilobektomie mit systematischer mediastinaler Lymphonodektomie.

Eine sublobäre Resektion (Segmentresektion, Keilexzision), ggf. mittels minimal-invasiver videoassistierter thorakoskopischer Operation (VATS), kommt bei Tumoren $\leq$ 3 cm in Betracht, wenn der Patient wegen einer eingeschränkten Lungenfunktion keine Lobektomie toleriert. Die definitive hypofraktionierte stereotaktische Hochpräzisionsbestrahlung (SBRT) ist im Stadium I eine gleichwertige Alternative zur Operation vor allem für Patienten mit (internistischen) Kontraindikationen gegen eine Resektion oder Ablehnung derselben. Dies gilt insbesondere bei älteren, meist multimorbiden Patienten ($\geq$ 70 Jahre).

Eine adjuvante Chemotherapie mit Ciplatin-basierter Zweier-Kombination (Doublette) ist indiziert ab dem Stadium IIA, also wenn der Primärtumor $\geq$ 4 cm groß ist. Hierdurch wird eine Verbesserung der 5-Jahresüberlebensrate um absolut 5 % erreicht. Der mögliche Stellenwert einer adjuvanten Systemtherapie mit zielgerichteten Medikamenten oder Immuncheckpoint-Inhibitoren ist derzeit Gegenstand von Studien, aber noch kein Therapiestandard.

Eine postoperative Bestrahlung (PORT) ist nach inkompletter Resektion (R1) als primäre adjuvante Therapie indiziert. Nach kompletter Resektion im Stadium III-N2 wird die PORT sequentiell nach adjuvanter Chemotherapie nicht mehr regelhaft empfohlen, da hierdurch das progressionsfreie Überleben nicht verbessert wird (LungArt Studie, Port-C Studie). Die PORT verringert jedoch das mediastinale Rezidivrisiko und kann abhängig vom individuellen Risikoprofil bei ausgedehntem mediastinalen Befall (Multilevel-N2) eingesetzt werden.

Das prognostisch sehr heterogene Stadium III liegt bei etwa 25 % der Patienten vor. Im Stadium IIIA kann abhängig vom mediastinalen Lymphknotenbefall in geeigneten Fällen (T3N1M0, T4N0-1M0) eine primäre Resektion erwogen werden, falls eine R0-Resektion ohne Pneumonektomie möglich erscheint. Eine definitive simultane Radiochemotherapie sollte im Stadium IIIB/ IIIC immer, im Stadium IIIA mit klinisch manifester N2-Situation regelhaft eingesetzt werden. Nach definitiver Radiochemotherapie erfolgt eine konsolidierende Immuntherapie mit Durvalumab bei Patienten mit PD-L1 positiven Tumoren (PD-L1 $\geq$ 1 %) und ohne Krankheitsprogress, hierdurch wird das 5-Jahres-Gesamtüberleben signifikant verbessert (Pacific Studie).

Eine primäre (neoadjuvante) Radiochemotherapie mit anschließender Resektion (trimodale Therapie) kann nach interdisziplinärer Falldiskussion in ausgewählten Fällen (limitierter N2-Befall < 3 cm, Lobektomie möglich, Remission der mediastinalen Lymphknoten) erwogen werden. Ein Überlebensvorteil durch die zusätzliche Operation (Tripeltherapie) ist gegenüber der definitiven Radiochemotherapie nicht belegt, die lokoregionäre Rezidivrate kann hierdurch möglicherweise gesenkt werden. Für Pancoast-Tumoren (Sulkus superior Tumoren), welche von der Lungenspitze ausgehen und angrenzende Knochen und Nerven (Plexus brachialis, Ganglion stellatum) infiltrieren, stellt die primäre trimodale Therapie ein etabliertes Vorgehen dar. Patienten mit reduziertem Allgemeinzustand und erheblichen Komorbiditäten erhalten vorzugsweise eine alleinige hypofraktionierte thorakale Bestrahlung und ggf. sequentiell eine an die reduzierte Therapietoleranz adaptierte Systemtherapie.

Im metastasierten Stadium IV werden 35–40 % der Patienten diagnostiziert. In der oligometastasierten Situation (M1b) mit z. B. einer singulären Metastase in Nebenniere, ZNS, Lungen, Leber oder Knochen besteht potentiell ein kurativer Ansatz, soweit beim thorakalen Primärtumor eine kurativ behandelbare Tumorausdehnung besteht (z. B. Stadium IIIA). Bei oligometastasierten Patienten ohne Progress nach einer systemischen Induktionstherapie kann durch eine lokal ablative Therapie (Primärtumor und Metastase), insbesondere durch eine (stereotaktische) Bestrahlung, das progressionsfreie und Gesamt-Überleben verbessert werden. Bei Patienten mit einem singulären Tumorknoten in der kontralateralen Lunge (M1a) kann es sich um ein synchrones Zweitkarzinom handeln, welches ebenfalls ein potentiell kuratives Vorgehen ermöglicht, z. B. mittels stereotaktischer Bestrahlung (SBRT).

Bei Nachweis multipler Fernmetastasen (M1c) liegt der Schwerpunkt auf der medikamentösen Tumortherapie. Die aktuellen Therapieempfehlungen basieren neben klinischen Kriterien wie Allgemeinzustand und Komorbiditäten auf der Histologie des Tumors, molekulargenetischen Alterationen (molekular-stratifizierte Therapie) und der Höhe der PD-L1-Expression auf den Tumorzellen. Bei Patienten mit bestimmten aktivierenden EGFR-Mutationen oder mit ALK-, ROS1- und BRAF V600-Alterationen sind durch den primären Einsatz zielgerichteter Therapien Überlebenszeiten von teilweise mehreren Jahren möglich. Hier kommt im Fall einer Oligoprogression im weiteren Krankheitsverlauf der lokal ablativen (stereotaktischen) Bestrahlung eine besondere Bedeutung zu. Bei Patienten ohne Nachweis genetischer Aberrationen, für die zielgerichtete Medikamente zugelassen sind, erfolgt die Kombination einer platinbasierten Chemotherapie mit einem Immuncheckpoint-Inhibitor (Immunchemotherapie). Bei einer Expression des Immunmarkers PD-L1 auf $\geq$ 50 % der Tumorzellen kann auch die primäre Monotherapie mit einem Immuncheckpoint-Inhibitor (z. B. Pembrolizumab, Atezolizumab) erfolgen. Eine symptomorientierte (hypofraktionierte) Bestrahlung wird sequentiell zur Systemtherapie individualisiert eingesetzt.

Kleinzelliges Bronchialkarzinom

Das kleinzellige Bronchialkarzinom (SCLC) ist durch seine hohe Proliferations- und Metastasierungsrate als Systemerkrankung anzusehen und weist eine deutliche Chemotherapie- und Strahlensensibilität auf. Der Schwerpunkt der Behandlung liegt deshalb auf einer platinbasierten Kombinations-Chemotherapie.

Bei Patienten im seltenen Stadium „very limited disease-VLD" (5 %, T1-2 N0-1 M0) wird eine primäre Operation gefolgt von einer adjuvanten Chemotherapie in kurativer Intention eingesetzt. Bei internistisch inoperablen Patienten in Stadium VLD ohne Lymphknotenbefall kann auch eine stereotaktische Hochpräzisionbestrahlung (SBRT) mit anschließender Chemotherapie erfolgen. Etwa 25 % befinden sich initial im Stadium „limited disease" (LD, auf Hemithorax begrenzt einschließlich mediastinaler und/oder supraklavikulärer Lymphknotenmetastasen, T1-4 N2-3 M0). Die besten Behandlungsergebnisse werden hier durch Kombination einer Chemotherapie (4–6 Zyklen Cisplatin/Etoposid) mit einer simultanen thorakalen Bestrahlung (TRT) erreicht. Hinsichtlich der optimalen zeitlichen Abstimmung von Bestrahlung und Chemotherapie sollte die TRT so frühzeitig beginnen, dass 2 Zyklen Chemotherapie simultan zur Strahlentherapie appliziert werden können und die Gesamtdauer der Chemotherapie durch die TRT nicht verlängert wird. Eine Salvage-Resektion kann bei Patienten mit Mischtumoren und Restbefunden nach Radiochemotherapie erwogen werden. Patienten im Stadium „extensive disease" (ED, M1-Situation, 70 %) erhalten eine primäre platinbasierte Chemoimmuntherapie. Bei Patienten mit ED ohne Progress nach der Erstlinientherapie sollte zusätzlich eine hypofraktionierte konsolidierende TRT erfolgen, da hierdurch das lokoregionäre Rezidivrisiko gesenkt und das Überleben verbessert wird (Verdoppelung des 2-Jahresüberlebens).

Eine prophylaktische Ganzhirnbestrahlung (PCI) wird im Stadium LD nach Erreichen einer kompletten Remission (CR) oder zumindest guten partiellen Remission (PR) nach Abschluss der Systemtherapie eingesetzt. Die PCI senkt das Risiko für Hirnmetastasen im Verlauf von 40 % (ohne PCI) auf 10 % und verbessert das Überleben um absolut 5 %. Die neurotoxischen Nebenwirkungen einer PCI sind trotz der reduzierten Gesamtdosen zu beachten. Im Stadium VLD ohne Lymphknotenbefall (T1-2 N0) wird die PCI nicht empfohlen, stattdessen cMRT-Verlaufskontrollen. Im Stadium ED wird die PCI ebenfalls nicht mehr empfohlen, wenn regelmäßige cMRT-Kontrollen gewährleistet sind.

Bestrahlungsindikation und Durchführung der Bestrahlung

In der definitiven Behandlung sollte die thorakale Bestrahlung (TRT) simultan zur Chemotherapie eingesetzt werden. Eine simultane Radiochemotherapie verbessert das 5-Jahresüberleben absolut um ca. 10 %, eine sequentielle (konsolidierende) Bestrahlung nach Chemotherapie hingegen nur um ca. 5 %. Das gesteigerte Nebenwirkungspotential der simultanen Radiochemotherapie muss beachtet werden und erfordert eine sorgfältige Auswahl der hierfür geeigneten Patienten im interdisziplinären Konsens. Häufige simultan zur Bestrahlung eingesetzte Kombinations-Chemotherapien (Doublette) sind Cisplatin/Vinorelbine, Cisplatin/Etoposid oder Paclitaxel/Carboplatin.

Die Bestrahlung erfolgt kleinvolumig als involved-field Bestrahlung entsprechend dem bildgebend (PET-CT) und bronchoskopisch (EBUS/TBNA) ermittelten Befall. Bei einer Einzeldosis von 2,0 Gy (5x/Woche) beträgt die Gesamtdosis 60–66 Gy. Bei der neoadjuvanten Radiochemotherapie (z. B. beim Pancoast-Tumor) werden Gesamtdosen von 45–50 Gy (ED 1,8–2,0 Gy, 5x/Woche) eingestrahlt.

Beim SCLC ist eine hyperfraktioniert-akzelerierte Bestrahlung mit 2x 1,5 Gy bis 45 Gy eine hinsichtlich lokoregionärer Kontrolle und Gesamtüberleben gleichwirksame Therapieoption im Vergleich zur konventionell fraktionierten Bestrahlung mit 60–70 Gy (CONVERT-Studie, CALGB 30610/RTOG 0538 Studie). In einer skandinavischen randomisierten Phase-2-Studie konnte bei der hyperfraktioniert-akzelerierten Thorax-Bestrahlung (2x 1,5 Gy täglich) ein Überlebensvorteil durch eine Dosissteigerung bis 60 Gy gegenüber 45 Gy gefunden werden ohne Zunahme der (relativ hohen) Nebenwirkungsrate.

Die thorakale Bestrahlung (TRT) mittels IMRT/VMAT weist gegenüber der 3D-konformalen Bestrahlung bei mindestens gleich guter Zielvolumenabdeckung weniger Grad 3 Pneumonitiden und geringere Herzdosen auf und sollte deshalb bevorzugt werden. Bei alleiniger oder sequentieller (konsolidierender) TRT wegen reduziertem Allgemeinzustand sollte eine Hypofraktionierung (ED 3,0 Gy) zur Begrenzung der Gesamtbehandlungszeit erfolgen, bei der konsolidierenden TRT beim SCLC im Stadium ED ist die Hypofraktionierung mit moderater Gesamtdosis (z. B. 10x 3 Gy) evidenzbasiert Therapie der Wahl.

Eine PCI erfolgt mit 10x 2,5 Gy oder 15x 2 Gy. Eine Hippocampusschonung bei der PCI führt zu einem besseren Erhalt neurokognitiver Funktionen ohne höhere Rate an zerebralen Rezidiven. Bei der kleinvolumigen bildgeführten (stereotaktischen) thorakalen Hochpräzisionsbestrahlung (SBRT) bei einem lokal begrenzten Primärtumor wird mit wenigen Fraktionen (z. B. 3x 18 Gy, 5x 11–12 Gy oder 8x 7,5 Gy) eine hohe biologisch wirksame Dosis eingestrahlt und damit hohe lokale Tumorkontrollraten (> 90 %) bei gleichzeitig guter Verträglichkeit – selbst bei den häufig multimorbiden Patienten – erreicht (Abb. 10.7).

Tabelle 10.16: Therapiestrategie beim nichtkleinzelligen Bronchialkarzinom

NSCLC	Therapie	Kommentar
Stad. I/ II T1-3N0M0, T1-2N1M0	Primäre Op.	
	postop CT ab Stad. IIA	ab PT Größe ≥4 cm
	RT - postop. bei R1/2 - definitiv bei internist. Inoperabilität	 falls keine Nachresektion möglich
	SBRT	Alternative zur Op. im Stad I/II-N0, bei Pat. ≥70 Jahre der Op. vorzuziehen
Pancoast Tumor (M0)	Präop. RCT Sekundäre Op.	 falls R0 möglich, sonst definitive RCT
Stad. IIIA T3N1M0, T4N0-1M0	Primäre Op. in geeigneten Fällen	Wenn R0-Resektion ohne Pneumonektomie möglich
	postop. CT	
Stad. IIIA$_{1/2}$ (präop. N2 neg.) T1-2N2M0	postop. RT -bei R1/2, -bei R0 nur bei hohem Rezidivrisiko (multilevel N2, ECE, L1)	Sequentiell nach CT bei R1/2 auch RCT
	definitive RCT adjuvante Immuntherapie	
	ggf. sekundäre OP nach (präop.) RCT	falls R0-Resektion mit Lobektomie möglich und Remission der mediastinalen LK nach RCT (yN0)
Stad. IIIB/ IIIC T1-2N3M0, T3-4N2-3M0	definitive RCT adjuvante Immuntherapie	hypofrakt. TRT alleinig oder sequentiell zur CT bei multimorbiden Pat. oder reduz. AZ
Stad. IV (M1)	Primäre Systemtherapie	
	RT	Symptom- /befundorientiert sequentiell zur Systemtherapie zusätzlich TRT, falls lokale Kontrolle relevant
M1b bzw. M1a mit kontralat. Herd als einziges Kriterium (Oligometastasierung)	SBRT	Kontrolle aller Oligometastasen zusätzlich TRT simultan oder sequentiell zur CT

PT = Primärtumor, CT = Chemotherapie, RT = Bestrahlung, Op = Resektion, SBRT = hypofraktionierte stereotaktische Hochpräzisionsbestrahlung, RCT = Radiochemotherapie, TRT = thorakale Bestrahlung

Tabelle 10.17: Therapiestrategie beim kleinzelligen Bronchialkarzinom

SCLC	Therapie	Kommentar
Very limited disease (VLD)	Primäre Op. SBRT bei Inoperabilität Postop. CT	
T1-2 N0-1 (Stad. I - IIA)	Postop. CT	
	ggf. PCI (nicht im Stad. I)	nach Abschluss CT
Limited disease (LD) Befall auf Hemithorax beschränkt (M0)	definitive RCT	
(Stad. IIB – IIIC)	PCI	sequentiell nach RCT, wenn CR oder gute PR thorakal
	Salvage Op.	Bei Mischtumoren oder Restbefund nach RCT
Extensive disease (ED) Stad. IV (M1)	Primäre Systemtherapie	
	RT	konsolidier. TRT, wenn kein Progress nach CT Symptom-/ befundorientiert

PCI = prophylaktische Ganzhirnbestrahlung, CR = komplette Remission, PR = partielle Remission, TRT = thorakale Bestrahlung

Nebenwirkungen und Begleitbehandlung

Während der Behandlung sind regelmäßige klinische Kontrollen, bei der Radiochemotherapie einschließlich Blutbild und Nierenwerten erforderlich. Typische Nebenwirkungen der Radiochemotherapie sind eine radiogene Ösophagitis mit Schluckbeschwerden, Blutbildveränderungen (Hämatotoxizität) und eine radiogene Pneumonitis, welche sich teils erst viele Monate nach Therapieende manifestieren kann. Die Strahlenpneumonitis ist durch die Symptome Hustenreiz, Dyspnoe und ggf. Auswurf gekennzeichnet. Bildgebend finden sich konfluierende Fleckschatten, welche im ehemaligen Strahlengang liegen unabhängig von der Lappenarchitektur. Das radiogene Pneumonitisrisko korreliert mit der mittleren Lungendosis bzw. den Lungenvolumina, die mindestens mit einer bestimmten Dosis belastet werden (V15, V20). Zu beachten ist, dass durch den (sequentiellen) Einsatz einer immunmodulatorischen Therapie das Pneumonitisrisiko zusätzlich ansteigt. Die Therapie einer symptomatischen Pneumonitis besteht in der mehrwöchigen Gabe von Steroiden, welche vorzugsweise inhalativ appliziert werden sollten. Eine begleitende antibiotische Therapie erfolgt bei vorliegender oder nicht auszuschließender Superinfektion, z. B. bei stenosierenden Bronchialkarzinomen oder immungeschwächten Patienten.

Als Spätfolge kann sich eine Strahlenfibrose der bestrahlten Lunge entwickeln. Nach ablativer (stereotaktiver) Lungenbestrahlung (SBRT) kann eine progrediente radiogene Fibrose nur schwer bzw. nur im weiteren Verlauf von einem Lokalrezidiv/ -progress unterschieden werden. Strahlenbedingte kardiale Ereignisse (Herzinfarkt, Kardiomyopathie etc.) hängen von der eingestrahlten Dosis am Herzen und den Koronararterien ab. Weitere mögliche, aber seltene Spätfolgen sind: Ösophagus- oder Bronchusstrikturen oder eine radiogene Myelopathie. Nach der hochdosierten hypofraktionierten Bestrahlung rippennaher Herde wird selten eine schmerzhafte Rippennekrose oder eine gürtelförmige Interkostalneuropathie beobachtet.

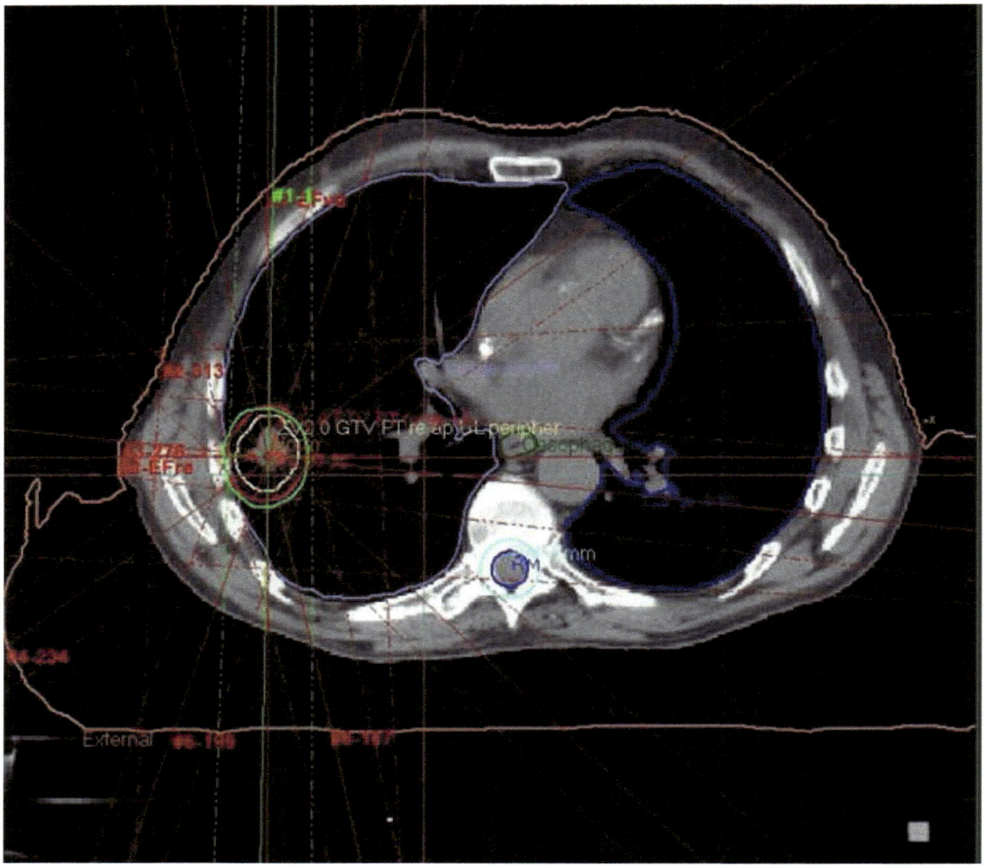

Abbildung 10.7: Rechts peripheres frühes nichtkleinzelliges Bronchialkarzinom (Stadium I A): Isodosenverteilung einer definitiven kleinvolumigen hypofraktionen Hochpräzisionsbestrahlung (SBRT) mit 3x 18 Gy (Isozentrumsdosis). Die tumorumschließende Isodose ist in Grün dargestellt. Das Planungszielvolumen (PTV) ist rot, das Tumorvolumen (ITV, internal targed volume, Berücksichtigung der Atemverschiebung) ist hellgelb demarkiert. Als Risikoorgane sind Lungen, Rückenmark und Ösophagus erkennbar

Nachsorge und Rehabilitation

Die qualifizierte Nachsorge dient sowohl der rechtzeitigen Erfassung und Behandlung von Therapiefolgen als auch der Diagnose eines Tumorrezidivs. Besonders zu beachten nach Beendigung der Radiotherapie ist eine zeitversetzt auftretende Strahlenpneumonitis. Die Nachsorgeuntersuchungen werden in den ersten 2 Jahren nach der kurativen Therapie alle 3 Monate inkl. CT Thorax/ Abdomen (nach medikamentöser Erstlinientherapie werden auch verkürzte Intervalle von 6–8 Wochen empfohlen), im 3., 4. und 5. Jahr alle 6 Monate und danach 1x pro Jahr empfohlen. Weiterführende Untersuchungen (z. B. Bronchoskopie, PET-CT) sind bei entsprechenden klinischen Beschwerden oder Hinweisen auf ein Rezidiv berechtigt.

Ziel der Rehabilitation ist es, den Betroffenen zu befähigen, seine Krankheit anzunehmen, mit ihr adäquat umzugehen und dennoch seine Aufgaben in Beruf, Familie und Gesellschaft soweit als möglich wahrzunehmen.

Literatur

1. Chang JY, Mehran RJ, Feng L et al. (2021): Stereotactic ablative radiotherapy for operable stage I non-small-cell lung cancer (revised STARS): long-term results of a single-arm, prospective trial with prespecified comparison to surgery. Lancet Oncol; 22:1448–1457.
2. Faivre-Finn C, Snee M, Ashcroft L et al. for the CONVERT Study Team (2017): Concurrent once-daily versus twice-daily chemoradiotherapy in patients with limited-stage small-cell lung cancer (CONVERT): an open-label, phase 3, randomised, superiority trial. Lancet Oncol 18:1116–1125.
3. Faivre-Finn C, Vicente D, Kurata T et al. (2021): Four-Year Survival With Durvalumab After Chemoradiotherapy in Stage III NSCLC-an Update From the PACIFIC Trial. J Thorac Oncol 16: 860–867.
4. Gomez DR, Tang C, Zhang J et al. (2019): Local consolidative therapy vs. maintenance therapy or observation for patients with oligometastatic Non-Small-Cell Lung Cancer: long-term results of a multi-Institutional, Phase II, randomized study. JCO 37:1558–1565.
5. Grønberg BH, Killingberg KT, Fløtten Ø et al. (2021): High-dose versus standard-dose twice-daily thoracic radiotherapy for patients with limited stage small-cell lung cancer: an open-label, randomised, phase 2 trial. Lancet Oncol 22: 321–331.
6. Guckenberger M, Andratschke N, Dieckmann K et al. (2017): ESTRO ACROP consensus guideline on implementation and practice of stereotactic body radiotherapy for peripherally located early stage non-small cell lung cancer. Radiother Oncol. 124:11–17.
7. Le Pechoux C, Pourel N, Barlesi F, et al. (2022): Postoperative radiotherapy versus no postoperative radiotherapy in patients with completely resected non-small-cell lung cancer and proven mediastinal N2 involvement (Lung ART): an open-label, randomised, phase 3 trial. Lancet Oncol; 23: 104–114.
8. Simone CB 2nd, Bogart JA, Cabrera AR et al. (2020): Radiation therapy for small cell lung cancer: an ASTRO clinical practice guideline. Pract Radiat Oncol 10: 158–173.
9. Slotman BJ, van Tinteren H, Praag JO et al. (2015): Use of thoracic radiotherapy for extensive Stage small-cell lung cancer: a phase 3 randomised controlled trial. Lancet 385:36–42.
10. Takahashi T, Yamanaka T, Seto T et al. (2017): Prophylactic cranial irradiation versus observation in patients with extensive-disease small-cell lung cancer: a multicentre, randomised, open-label, phase 3 trial. Lancet Oncol 18: 663–671.
11. WHO: Histological typing of lung and pleural tumours (Travis, W.D., Colby, T.V., Corrin, B. et al; edts) 3rd Edition Springer-Berlin, 1999.
12. `www.onkopedia.com/de/onkopedia/guidelines/lungenkarzinom-kleinzellig-sclc`, Stand 09/2019.
13. `www.onkopedia.com/de/onkopedia/guidelines/lungenkarzinom-nicht-kleinzellig-nsclc`, Stand 07/2021.

10.4.2 Epitheliale Thymustumoren

Kernaussagen

- Bei den seltenen Thymustumoren werden Thymome und die aggressiver wachsenden Thymuskarzinome unterschieden.
- Das unterschiedliche maligne Potential spiegelt sich in der histologischen Klassifikation der WHO wieder.
- Am verbreitesten ist weiterhin die klinische Stadieneinteilung nach Masaoka.
- Die Indikation zur postoperativen Bestrahlung besteht abhängig vom Malignitätspotential, Stadium und Rezidivrisiko.
- Bei inoperablen Thymustumoren kann eine präoperative bzw. definitive Radiochemotherapie erfolgen.

Histologie, anatomische Ausbreitung und prognostische Faktoren

Thymome und Thymuskarzinome sind langsam wachsende Tumore, die von epithelialen Thymuszellen ausgehen, wobei 90 % im vorderen Mediastinum lokalisiert sind. Sie machen ca. 20 % der mediastinalen Tumoren aus. Thymuskarzinome wachsen aggressiver als Thymome mit lokaler Invasion in Perikard, Myokard und Lunge. Eine Metastasierung erfolgt überwiegend intrathorakal, insbesondere pleural und perikardial, Fern- und Lymphknotenmetastasen sind selten. Bei 30–50 % der Patienten wird ein Thymustumor zufällig während einer bildgebenden Untersuchung des Thorax als asymptomatische Raumforderung gefunden. Vor allem bei lokal fortgeschrittenen Tumoren können Symptome wie Husten, Brustschmerz, Dysphagie oder eine obere Einflussstauung auftreten. Das häufigste paraneoplastische Syndrom bei Thymomen ist die Myasthenia gravis (ca. 30 %) mit Doppelbildern, Ptosis, Schluckbeschwerden oder muskulärer Schwäche. Die Myasthenie persistiert häufig nach therapeutischer Thymektomie und kann eine langfristige Immunsuppression erforderlich machen.

Das Wachstumsverhalten von Thymustumoren kommt in der histologischen Klassifikation der WHO zum Ausdruck, welche mit Zunahme des malignen Potentials Typ A, B und C unterscheidet (Tab. 10.18).

Hinsichtlich der klinischen Stadieneinteilung wird am häufigsten die Einteilung nach Masaoka benutzt (Tab. 10.19). Ebenfalls gibt es eine TNM-Stadieneinteilung (8. Auflage 2017, Tab. 10.20), welche auf der Überlebensanalyse von mehr als 10.000 Patienten beruht. Patienten mit dem histologischen Typ A, AB und B1 weisen meist ein Stadium I und II nach Masaoka auf, wohingegen sich histologische Typ B2 und B3 sowie Thymuskarzinome in 50–60 % der Fälle im Stadium III oder IV befinden.

Prognosefaktoren sind das Tumorstadium, der Tumortyp und das Ausmaß der Resektion. Das Vorliegen eines paraneoplastischen Syndroms scheint hingegen kein negativer prognostischer Faktor zu sein. Als Differentialdiagnose kommen Lymphome oder mediastinale extragonadale Keimzelltumoren in Betracht, in diesem Fall sollten die Tumormarker β-HCG und AFP bestimmt werden.

Tabelle 10.18: Darstellung der verschiedenen histologischen Einteilungen von epithelialen Thymustumoren

WHO-Typ	Klinisch-pathologische Klassifikation	Histogenetische Klassifikation
A	Benignes Thymom	Medulläres Thymom
AB		Gemischtes Thymom
B1		Überwiegend kortikales Thymom
B2	Malignes Thymom Kategorie I	Kortikales Thymom
B3		Gut differenziertes Thymuskarzinom
C	Malignes Thymom Kategorie II	Thymuskarzinom

Primärdiagnostik

- ●●● Anamnese, körperliche Untersuchung, Labor, CT-Thorax, Hals-Sonographie, mediastinale Sonographie, Bronchoskopie
- ●● MRT-Thorax (low-grade Tumoren), Immunglobuline quantitativ, Immunelektrophorese, neurologische Untersuchung, Antikörperbestimmung (Autoantikörper gegen Acetylcholin-Rezeptoren) zum Ausschluss einer Myasthenia gravis
- ● PET-CT, Jod-Szintigraphie, Angiographie, Echokardiographie

Tabelle 10.19: Stadieneinteilung nach Masaoka (1981)

	Epitheliale Thymustumore
Stadium I	Makroskopisch vollständig abgekapselter Tumor ohne mikroskopische Kapselinvasion
Stadium II	1. Makroskopische Invasion in das umliegende Fettgewebe oder die mediastinale Pleura oder 2. Mikroskopisch nachweisbare Kapselinfiltration
Stadium III	Makroskopisch erkennbares infiltratives Wachstum in benachbarte intrathorakale Organe (Perikard, Lunge, große Gefäße)
Stadium IV A	Pleura- oder Perikard-Metastasierung
Stadium IV B	Lymphogene oder hämatogene Metastasierung

Tabelle 10.20: Kurzgefasste TNM-Klassifikation (8. Aufl. 2017)

	Thymustumoren
T0	Kein Anhalt für Primärtumor
T1	Gekapselter Tumor oder Tumor mit Ausbreitung in das mediastinale Weichgewebe
T1a	Keine Beteiligung der mediastinalen Pleura
T1b	Direkte Invasion der mediastinalen Pleura
T2	Tumor mit direkter Beteiligung des Perikards
T3	Tumor mit direkter Invasion in Lunge, V. brachiocephalica, V. cava superior, N. phrenicus, Brustwand oder extraperikardiale A./ V. pulmonalis
T4	Tumor mit direkter Invasion in Aorta, Bogengefäße, intraperikardiale Pulmonalarterie, Myokard, Trachea oder Ösophagus
N0	Keine regionären Lymphknotenmetastasen
N1	Metastasen in anterioren (perithymischen) Lymphknoten
N2	Metastasen in tiefen intrathorakalen oder zervikalen Lymphknoten
M0	Keine Fernmetastasen
M1	Fernmetastasen
M1a	Separate Pleura- oder Perikardmetastasen
M1b	Fernmetastasen jenseits von Pleura oder Perikard

Therapiestrategie

Bei allen resektablen Tumoren erfolgt typischerweise eine vollständige chirurgische Resektion des Thymus und eine Lymphonodektomie. Vollständig im Gesunden resezierte Thymome im Stadium I und II nach Masaoka mit keiner oder nur mikroskopischer Kapselinvasion haben nur eine geringes Rezidivrisiko und erhalten keine postoperative Radiotherapie (PORT). Bei Thymomen im Stadium II mit Überschreitung der Kapsel und Invasion in das mediastinale Fett oder die Pleura wird die PORT in der Hochrisikosituation (großer Primärtumor, R1/2 Situation) empfohlen. Bei Thymomen im Stadium III sollte wegen des höheren Lokalrezidivrisikos auch nach kompletter Resektion eine PORT erfolgen.

Bei Thymuskarzinomen ist in den Stadien I–III nach Masaoka immer eine PORT indiziert, da das Rückfallrisiko hoch ist und retrospektive Daten auf eine Verbesserung des progressionsfreien und Gesamt-Überlebens durch die PORT hinweisen. Nach einer R1- Resektion kann nach Abschluss der PORT eine adjuvante Chemotherapie folgen, nach R2-Resektion sollte eine kombinierte Radiochemotherapie geprüft werden. Simultan zur Bestrahlung eingesetzte Chemotherapeutika sind Cisplatin/Etoposid oder Carboplatin/Paclitaxel.

Beim primär nicht resektablen Thymom kann eine neoadjuvante Chemotherapie mit nachfolgender Resektion und postoperativer Bestrahlung oder eine neoadjuvante Radiochemotherapie erfolgen. Bei Patienten im Stadium IV sollte nach bioptischer Diagnosesicherung je nach Tumorausdehnung, Alter und Komorbidität eine Chemotherapie, Radiochemotherapie oder eine alleinige Bestrahlung erfolgen zur Überlebensverbesserung oder Symptomkontrolle, im Falle einer Oligometastasierung mit potentiell kurativem Ansatz.

Bestrahlungsindikation und Durchführung der Bestrahlung

Die Bestrahlung erfolgt intensitätsmoduliert (IMRT/VMAT) nach CT-gestützter 3D-Bestrahlungsplanung. Das Bestrahlungsvolumen umfasst das Tumorbett bzw. den makroskopischen Tumor mit einem adäquaten Sicherheitsabstand. Die mediastinalen Lymphknoten müssen nicht in das Bestrahlungsvolumen eingeschlossen werden, da das Ausbreitungsmuster von Thymomen nicht dem von Bronchialkarzinomen entspricht. Die Dosis bei adjuvanter Bestrahlung beträgt bei vollständiger Resektion 45–50 Gy, bei inkompletter Resektion 50–60 Gy und bei definitiver Bestrahlung bis 60 Gy bei einer Einzeldosis von jeweils 1,8–2,0 Gy.

Nebenwirkungen und Begleitbehandlung

Typische Nebenwirkungen bei der Bestrahlung der im Mediastinum lokalisierten Thymustumoren entsprechen denen bei der Behandlung von Ösophagus- oder Bronchialkarzinomen. Im Vordergrund stehen eine mögliche radiogene Ösophagitis, Perikarditis oder Pneumonitis. Späteffekte können bei höherer Dosis-Volumenbelastung eine radiogene Lungenfibrose, eine konstriktive Perikarditis oder kardiotoxische Ereignisse (Herzinfarkt, Kardiomyopathie) sein. Zusätzlich ist besonders bei jüngeren Patienten das mögliche Zweittumorrisiko zu berücksichtigen.

Nachsorge und Rehabilitation

Die Lokalrezidivrate korreliert mit dem primären Tumorstadium. Die Latenz hinsichtlich der Entstehung eines Rezidivs kann bis zu 25 Jahren betragen, daher ist eine langfristige Nachsorge der Patienten notwendig. Bei Auftreten eines Rezidivs ist die erneute möglichst komplette Resektion die Therapie der Wahl.

Literatur

1. Hamaji M, Shah RM, Ali SO et al.(2017): A Meta-Analysis of Postoperative Radiotherapy for Thymic Carcinoma. Ann Thorac Surg 103:1668–1675.
2. Jackson MW, Palma DA, Camidge DR et al. (2017): The impact of postoperative radiotherapy for thymoma and thymic carcinoma. J Thorac Oncol; 12:734–744.
3. Lim YJ, Song C, Kim JS (2017): Improved survival with postoperative radiotherapy in thymic carcinoma: A propensity-matched analysis of Surveillance, Epidemiology, and End Results (SEER) database. Lung Cancer 108:161–167.

10.4.3 Malignes Pleuramesotheliom

Kernaussagen

- Das maligne Pleuramesotheliom (MPM) ist ein mit Asbestexposition assoziierter aggressiver Tumor mit ungünstiger Prognose.
- Eine multimodale Therapie mit Resektion und perioperativer Chemotherapie ermöglicht bei ausgewählten Patienten einen prolongierten Krankheitsverlauf.
- Die Erstlinientherapie des inoperablen MPM erfolgt mit Platin/Pemetrexed bzw. einer Immunkombinationstherapie mit Nivolumab/ Ipilimumab.
- Die Strahlentherapie erfolgt ganz überwiegend symptomorientiert, nur im Einzelfall perioperativ (trimodale Therapie) zur Senkung des Lokalrezidivrisikos.

Histologie, anatomische Ausbreitung und prognostische Faktoren

Das maligne Pleuramesotheliom (MPM) gehört zu den aggressivsten soliden Tumoren. Bei Diagnosestellung liegt meist eine bereits fortgeschrittene Erkrankung vor. Die Häufigkeit des Auftretens hat in den letzten Jahrzehnten erheblich durch die weit verbreitete Verwendung von Asbest zugenommen. Die Mehrzahl der MPM´s tritt bei Patienten >60 Jahren auf, üblicherweise besteht eine jahrzehntelange Latenz zwischen Asbest-Exposition bis zum Auftreten eines MPM. Aufgrund des Wissens um Asbest als den auslösenden Faktor für ein Pleuramesotheliom wird ein Maximum der Inzidenz zwischen 2010 und 2020 erwartet mit einem Abfall der Inzidenz nach dieser Zeitspanne durch das Asbest-Verbot.

Das MPM wird histologisch in drei Subtypen eingeteilt: epitheloid (50–60 %), sarkomatoid und biphasisch. Das epitheloide MPM wird in der aktualisierten WHO-Klassifikation 2021 in low-grade und high-grade unterteilt.

Die Prognose des MPM ist ungünstig und nur wenige Patienten können geheilt werden. Prognosefaktoren sind Tumorvolumen, Lymphknotenstatus, Histologie (epithelialer Subtyp mit günstigerer Prognose), Radikalität der Operation (R0 vs. R1), Alter, Allgemeinzustand, Geschlecht und Symptomdauer. Von den verschiedenen Prognosekriterien haben die histologischen Subtypen und das Stadium die größte klinische Relevanz.

Tabelle 10.21: kurzgefasste TNM-Klassifikation (8. Aufl. 2017)

	Maligne Mesotheliome
T1	Ipsilaterale parietale oder viszerale Pleura mit/ohne Beteiligung der mediastinalen Pleura oder Pleura des Zwerchfells
T2	Ipsilaterale Pleura mit Infiltration von Zwerchfellmuskulatur oder Lungenparenchym
T3	Ipsilaterale Pleura mit Infiltration von endothorakaler Faszie oder mediastinalem Fettgewebe oder Weichgewebe der Thoraxwand
T4	Ipsilaterale Pleura mit Arrosion Rippen; Infiltration Zwerchfell bis Peritoneum, Ösophagus, Trachea, Herz, Wirbelsäule, Neuroforamina oder Rückenmark; Ausbreitung in die kontralaterale Pleura oder innere Oberfläche des Perikards mit oder ohne Perikarderguss
N0	Keine regionären Lymphknotenmetastasen
N1	Metastasen in ipsilateralen bronchopulmonalen, hilären, mediastinalen, interkostalen oder A. mammaria interna Lymphknoten
N2	Metastasen in kontralateralen intrathorakalen oder ipsi- oder kontralateralen supraklavikulären Lymphknoten
M0	Keine Fernmetastasen
M1	Fernmetastasen

Primärdiagnostik

- ••• Anamnese (Berufsanamnese), körperliche Untersuchung, Labor, CT Thorax, PET-CT, Lungenfunktionsprüfung, Bronchoskopie mit EBUS/ TBNA, Biopsie mittels videoassistierte Thorakoskopie (VATS), Punktion Pleuraerguss
- •• MRT Thorax, Mediastinoskopie
- • Laparaskopie mit Peritoneallavage (zum Ausschluss eines subdiaphragmalen Befalls)

Therapiestrategie

Die besondere Problematik der Therapie maligner Mesotheliome ergibt sich aus dem Wachstumsverhalten entlang der Pleura, die aufgrund der damit verbundenen flächigen Ausdehnung eine Resektion bzw. eine Strahlentherapie erschwert. Die Behandlung erfolgt multimodal, soweit es die Tumorausbreitung (beschränkt auf Hemithorax), der Allgemeinzustand, die kardiopulmonale Situation und Komorbidiäten des Patienten erlauben. Bei rezidivierenden Pleuraergüssen erfolgt eine palliative Talkumpleurodese mittels VATS, eine VATS mit partieller Pleurektomie hingegen wird nur bei ausgewählten fitten Patienten eingesetzt.

Eine Kombinations-Chemotherapie mit Pemetrexed und einer platinhaltigen Komponente (Cisplatin oder Carboplatin) gehören zum Therapiestandard in der Erstlinie. Die Hinzunahme von Bevacizumab kann bei inoperablen Patienten das Überleben verbessern (MAPS Studie). Der Einsatz der Immunmodulation stellt mittlerweile beim inoperablen MPM eine weitere Standardtherapieoption in der Erstlinie dar. Durch die Immun-Kombinationstherapie mit Nivolumab/Ipilimumab konnte das Überleben gegenüber Platin-Pemetrexed signifikant verlängert werden (CheckMate-743 Studie), wobei der Effekt besonders ausgeprägt war beim sarkomatoiden Subtyp. Auch eine Chemoimmuntherapie mit Durvalumab wird derzeit in einer Phase-3 Studie untersucht (DREAM3R Studie).

In sorgsam ausgewählten Fällen kann eine multimodale Therapie mit maximaler lungenerhaltender zytoreduktiver Resektion (Pleurektomie/Dekortikation) erfolgen, kombiniert mit einer perioperativen Chemotherapie (prä- und/oder postoperativ). Der zusätzliche Einsatz einer perioperativen Bestrahlung (trimodale Therapie) bleibt aufgrund des hohen Nebenwirkungsrisikos außerhalb von Studien eng begrenzt und bezweckt die Reduzierung von Lokalrezidiven. Ein Überlebensvorteil durch dieses aggressive Vorgehen ist zwar nicht sicher belegt, bei ausgewählten Patienten – vorzugsweise mit epithelialem Subtyp – kann aber ein prolongierter Krankheitsverlauf erreicht werden.

Bestrahlungsindikation und Durchführung der Bestrahlung

Der überwiegende Nutzen der Strahlentherapie liegt in der Symptomkontrolle, insbesondere bei Schmerzen durch eine MPM-Invasion in die Thoraxwand. Im Rahmen multimodaler Konzepte kann die perioperative Bestrahlung in ausgewählten Fällen vor oder nach einer zytoreduktiven Resektion eingesetzt werden mit dem Ziel der Verbesserung der Lokalkontrolle. Die pleurale Hemithorax-Bestrahlung ist anspruchsvoll wegen der komplexen Zielvolumenkonfiguration. Es dürfen ausschließlich hochkonformale intensitätsmodulierte (IMRT/ VMAT) Bestrahlungstechniken eingesetzt werden zur ausreichenden Dosisabdeckung und strikten Schonung von Herz und kontralateraler Lunge wegen des radiogenen Pneumonitisrisikos. Für die präoperative Bestrahlung liegt eine Studie mit akzelerierter Kurzzeitbestrahlung (25 Gy in 5 Fraktionen, simultaner Boost mit weiteren 5 Gy) vor. Postoperativ beträgt die Dosierung 45–50 Gy (Einzeldosis 1,8–2,0 Gy), ggf. mit simultan integriertem kleinvolumigen Boost mit bis zu 60 Gy. In einer randomisierten Studie konnte durch eine solche radikale Hemithoraxbestrahlung gegenüber einer niedrig-dosierten palliativen Bestrahlung ein verbessertes Überleben durch Verringerung der Lokalrezidivrate erzielt werden.

Eine Strahlentherapie des Inzisions- bzw. Stichkanals nach Thorakoskopie oder Thorakotomie erfolgt nicht mehr prophylaktisch, sondern nur noch postoperativ nach Stichkanalresektion bei histologischem Nachweis einer Metastasenverschleppung (Seeding). Eine Stichkanalbestrahlung erfolgt kleinvolumig mit Elektronen geeigneter Reichweite und einer Dosierung von z. B. 3x 7 Gy.

Nebenwirkungen und Begleitbehandlung

Mögliche strahlenbedingte Nebenwirkungen hängen von der Größe des Zielvolumens ab, wobei neben Allgemeinreaktionen wie Müdigkeit (Fatigue-Symptomatik) und Übelkeit auch eine Strahlenpneumonitis auftreten kann. Weitere mögliche akute Nebenwirkungen können je nach Zielvolumen im Bereich des Herzens, der Speiseröhre und Leber auftreten.

Nachsorge und Rehabilitation

In vielen Fällen sollte den Patienten eine Anschlussrehabilitation (frühere Bezeichnung: Anschlussheilbehandlung) angeboten werden. Das AHB-Verfahren gewährleistet eine zeitnahe Patientenversorgung und hat sich als wichtiges Instrument etabliert. Die Kontaktaufnahme mit Selbsthilfegruppen kann über NAKOS (Nationale Kontakt- und Informationsstelle zur Anregung und Unterstützung von Selbsthilfegruppen) erfolgen.

Literatur

1. Cho BCJ, Donahoe L, Bradbury PA et al. (2021): Surgery for malignant pleural mesothelioma after radiotherapy (SMART): final results from a single-centre, phase 2 trial. Lancet Oncol; 22: 190-197. doi: 10.1016/S1470–2045.
2. Kindler HL, Ismaila N, Armato SG 3rd et al. (2018): Treatment of Malignant Pleural Mesothelioma: American Society of Clinical Oncology Clinical Practice Guideline. J Clin Oncol;36 :1343–1373.
3. Popat S, Baas P, Faivre-Finn C et al. (2021): Malignant pleural mesothelioma: ESMO Clinical Practice Guidelines for diagnosis, treatment and follow-up. Ann Oncol doi.org/10.1016/j.annonc.2021.11.005
4. Thompson AB, Quinn TJ, Siddiqui ZA et al. (2020): Addition of radiotherapy to surgery and chemotherapy improves survival in localized malignant pleural mesothelioma: A Surveillance, Epidemiology, and End Results (SEER) study. Lung Cancer; 146:120–126.
5. Trovo M, Relevant A, Polesel J et al. (2021): Radical hemithoracic radiotherapy versus palliative radiotherapy in non-metastatic malignant pleural mesothelioma: results from a Phase 3 randomized clinical trial. IJROBP; 109:1368–1376.

10.5 Mammakarzinom

Michael Bremer

Kernaussagen

- Die postoperative adjuvante Bestrahlung verbessert die lokoregionäre Kontrolle und kann – abhängig von der absoluten loko-regionären Risikoreduktion – das Überleben verbessern.
- Die hypofraktionierte Ganzbrustbestrahlung stellt beim invasiven Mammakarzinom den Therapiestandard dar.
- Die akzelerierte Teilbrustbestrahlung kann in der Niedrigrisiko-Situation durchgeführt werden.
- Eine weitere Verbesserung der Lokalkontrolle durch eine Boostbestrahlung zeigt sich besonders bei Patientinnen ≤50 Jahren sowie beim Vorliegen von Risikofaktoren.
- Die Postmastektomiebestrahlung (PMRT) erfolgt bei Vorliegen von Risikofaktoren.
- Beim duktalen in situ Karzinom (DCIS) senkt die Ganzbrustbestrahlung die Rate an nichtinvasiven Brustrezidiven und invasiven Mammakarzinomen.
- Die postoperative Bestrahlung erfolgt in aller Regel sequentiell zur Systemtherapie.

Histologie, anatomische Ausbreitung und Prognosefaktoren

In Deutschland erkranken jährlich ca. 70.000 Frauen an Brustkrebs. Brustkrebs macht ca. 30 % aller Krebserkrankungen der Frau aus. Das mittlere Erkrankungsalter liegt bei 64 Jahren. Das durchschnittliche Risiko einer Frau, im Laufe ihres Lebens an Brustkrebs zu erkranken, beträgt ca. 12 %. Trägerinnen von Mutationen im BRCA1 oder BRCA2 Gen und Überlebende mit kindlicher Brustdrüsenbestrahlung (z. B. wegen einem Hodgkin Lymphom) haben ein erheblich höheres Lebenszeitrisiko.

Das invasive Mammakarzinom wird entsprechend der gültigen WHO-Klassifikation (4. Aufl. 2012) in mehrere histologische Subtypen unterteilt. Am häufigsten ist das invasive Karzinom vom unspezifischen Typ (NST, früher: invasiv-duktal) mit ca. 75 %, das invasiv-lobuläre Karzinom tritt in ca. 10 % der Fälle auf. Invasiv-lobuläre Karzinome weisen eine höhere Rate an Multizentrizität und Bilateralität auf, tendieren aber zu einer zeitlich späteren Metastasierung als Karzinome vom unspezifischen Typ. Weitere Subtypen invasiver Mammakarzinome sind mit jeweils 1–2 % selten (Tab. 10.22). Wichtiger Bestandteil der Histopathologie sind Tumorgröße, Lymphknoten- und Resektionsstatus, Grading, nachgewiesener Einbruch in Lymph- oder Blutgefäße, Ki67-Proliferationsfraktion, Hormonrezeptoren und HER2-Status. Selten finden sich im Brustdrüsengewebe Tumoren anderen histologischen Ursprungs: z. B. Lymphome, Sarkome oder Phylloidtumoren.

Tabelle 10.22: Darstellung von histopathologischen Formen des invasiven Brustkrebs (nach der WHO-Klassifikation 2012)

WHO-Klassifikation	Häufigkeit
Invasives Karzinom vom unspezifischen Typ (NST) früher: invasiv duktal	75 %
Invasiv lobuläres Karzinom	10 %
Invasiv duktal/lobuläres Karzinom (Mischtyp)	5 %
Muzinöses Karzinom	2–3 %
Tubuläres Karzinom	1–2 %
Medulläres Karzinom	1 %
Papilläres Karzinom	1 %

Durch die Analyse von Genexpressionsprofilen konnten molekulare Subtypen des Mammakarzinoms definiert werden, die sich in ihrem klinischen Verlauf und Therapieansprechen signifikant unterscheiden und prognostische Relevanz besitzen: Luminal A, Luminal B, HER2-positiv und Basal-ähnlich. Eine vereinfachte Klassifikation teilt die Mammakarzinome in immunhistochemisch definierte Kategorien ein, welche allerdings mit den molekular definierten Subgruppen nicht deckungsgleich sind (Tab. 10.23).

Tabelle 10.23: Klassifikation von Brustkrebstumoren anhand von immunhistochemisch definierten Kategorien

Kategorie	Kriterien
Luminal A	ER+ und/oder PR+ und HER2- und Ki-67 niedrig
Luminal B	
HER2-negativ	ER+ und/oder PR+ und HER2- und Ki-67 hoch
HER2-positiv	ER+ und/oder PR+ und HER2+ und Ki-67 hoch oder niedrig
HER2 positiv	ER- und PR- und HER2+
Triple negativ	ER- und PR- und HER2-

Tabelle 10.24: kurzgefasste TNM-Klassifikation (8. Aufl. 2017)

	Mammakarzinom		
Tx	Primärtumor kann nicht beurteilt werden		
T0	Kein Anhalt für Primärtumor		
Tis	Carcinoma in situ		
Tis (DCIS)	Duktales Carcinoma in situ		
Tis (LCIS)	Lobuläres Carcinoma in situ oder lobuläre Neoplasie		
Tis (Paget)	M. Paget der Mamille ohne nachweisbaren Tumorknoten		
T1	$\leq$ 2 cm		
T1 mi	$\leq$ 0,1 cm (Mikroinvasion)		
T1a	> 0,1–0,5 cm		
T1b	> 0,5–1 cm		
T1c	> 1–2 cm		
T2	> 2–5 cm		
T3	> 5 cm		
T4	Direkte Ausdehnung auf Brustwand oder Haut		
T4a	Brustwand		
T4b	Hautödem/Ulzeration/Satellitenknötchen		
T4c	T4a + T4b		
T4d	Entzündliches (inflammatorisches) Karzinom		
N1	Ipsilaterale axilläre LK Level I/II	pN1mi	Mikrometa >0,2 mm, aber $\leq$ 2 mm
N1a		pN1a	1–3 ax. LK, mind. eine Meta > 0,2 cm
N1b		pN1b	IMN LK (subklinisch)
N1c		pN1c	pN1a + pN1b
N2a	Fixierte ipsilaterale axilläre LK	pN2a	4–9 ax. LK, mind. eine Meta > 0,2 cm
N2b	LK entlang A. Mammaria interna (klinisch)	pN2b	IMN LK (klinisch) ohne ax. LK
N3	LK ipsilateral infra- oder supraklavikulär (Level III) oder A. Mammaria interna (klinisch) + axilläre LK		
N3a	Ipsilaterale infraklavikuläre LK	pN3a	$\geq$ 10 ax. LK oder infrakl. LK
N3b	A. mammaria interna (klinisch) + axilläre LK	pN3b	IMN LK (klin.) + mind 1 ax. LK oder >3 ax. LK + IMN LK (subklinisch)
N3c	Ipsilaterale supraklavikuläre LK	pN3c	Supraklav. LK
M0	Keine Fernmetastasen		
M1	Fernmetastasen inkl. zervikaler LK sowie LK entlang kontralateraler A. Mammaria interna		

LK IMN: ipsilaterale A. Mammaria interna Lymphknoten

In Deutschland ist das Mammographie-Screening ab einem Alter von 50 Jahren bis zum Ende des 70. Lebensjahres Bestandteil der Richtlinien zur Früherkennung einer Krebserkrankung. Die krebsspezifische Mortalität kann hierdurch altersabhängig gesenkt werden. Kritische Aspekte dieses Konzeptes sind vor allem falsch positive und falsch negative Befunde. Zunehmend werden hierdurch benigne und präinvasive Läsionen der Mamma entdeckt, wobei die Datenlage zum Malignitätspotential und Progressionsrisiko sehr heterogen ist. Das duktale carcinoma in situ (DCIS) ist eine Präkanzerose. Nach unbehandeltem DCIS besteht ein erhöhtes Risiko für ein nachfolgendes invasives Karzinom. Für ein high-grade DCIS ist die Progressionswahrscheinlichkeit höher und die Entstehungszeit kürzer, beim low-grade DCIS kann die Entwicklung hingegen über Jahrzehnte gehen. Das Rezidivrisiko hängt von Größe, Grading und tumorfreiem Abstand vom Resektionsrand ab, wobei ein Abstand > 2 mm das Rezidivrisiko nicht signifikant weiter senkt.

Ein klinisch validierter Multigentest kann bei Frauen mit einem Hormonrezeptor-positiven, HER2- negativen, nodal-negativen invasiven Mammakarzinom eingesetzt werden, wenn die klinisch-histologischen Prognoseparameter einschließlich Ki-67 keine eindeutige Entscheidung für oder gegen eine adjuvante Chemotherapie erlauben. Das Ergebnis wird in einem Risiko-Score zusammengefasst. Die 7 wichtigsten Prognosefaktoren lauten:

1. Tumorgröße
2. Lymphknotenstatus
3. Histologischer Tumortyp
4. Grading
5. Alter
6. Histologisch nachgewiesener Einbruch in Lymph- und/oder Blutgefäße (L1, V1)
7. Histologische komplette Remission (ypCR) nach neoadjuvanter Chemotherapie

Prädiktive Faktoren für die Vorhersage einer kompletten Remission auf eine neoadjuvante Chemotherapie: Junges Alter, T1/T2-Tumoren, cN0, G3, das triple negative Mammakarzinom (TNBC) und ein positiver HER2-Status.

Primärdiagnostik

- ●●● Anamnese, insbesondere Familienanamnese (Frage nach Mamma- und Ovarialkarzinomen) sowie Menopausenstatus, körperliche Untersuchung, Labor, Mammographie bds., Mamma-Sonographie
- ●● MR-Mammographie[1], Mamma-Tomosynthese; nur bei hohem Risiko für Fernmetastasen und/oder Indikation zur (neo-)adjuvanten Chemo-/Antikörpertherapie: CT Thorax/Abdomen, Skelettszintigraphie
- ● weiterführende Diagnostik je nach Befund, MRT, PET/CT

[1] Sinnvolle Indikationen zur MR-Mammographie: keine endgültige Diagnosestellung möglich durch Klinik, Mammographie oder Mamma-Sonographie; extrem dichte Brust im Alter 50–75 Jahre, präoperatives Staging beim invasiv-lobulären Mammakarzinom zum Ausschluss einer Multizentrizität; Monitoring bei neoadjuvanter Therapie; Screening bei prämenopausalen Hochrisikopatientinnen (genetische Disposition); Differenzierung zwischen Narbe und Rezidivtumor nach BET und RT; CUP-Syndrom der Axilla; Nachsorge bzw. Vorsorge bei Wiederaufbauplastik oder Augmentationsplastik durch Prothese

Therapiestrategie

Beim invasiven Brustkrebs erzielt die brusterhaltende Operation primär oder nach neoadjuvanter Chemotherapie (NACT) – bei HER2-positiven Tumoren in Kombination mit dualer Blockade (Trastuzumab und Pertuzumab) – gleich gute Überlebensraten wie bei der modifizierten radikalen Mastektomie (MRM). Die Lokalrezidivraten nach einer hautsparenden Mastektomie (SSM, skin sparing Mastektomie) und einer MRM sind äquivalent. Tumorfreie Resektionsränder sind auch bei ungünstiger Tumorbiologie ausreichend, soweit die Bewertung „no ink on tumor" vorliegt.

Eine Sentinel-Lymphknotenbiopsie (SLN) erfolgt bei einer klinisch und sonografisch negativen Axilla (cN0). Beim frühen Brustkrebs (cT1/2 cN0) mit Nachweis von 1–2 positiven Sentinel-Lymphknoten sollte auf eine komplettierende Axilladissektion verzichtet werden, soweit eine postoperative (tangentiale) Bestrahlung vorgesehen ist (ACOSOG Z0011- bzw. AMAROS-Studie). Wird eine primär systemische Therapie (PST) durchgeführt und liegt prätherapeutisch eine cN0 Situation vor, sollte die SLN-Biopsie erst nach der PST durchgeführt werden. Liegt vor der PST ein stanzbioptisch positiver (cN1/ pN1) und nach der PST ein klinisch negativer Nodalstatus (ycN0) vor, wird leitliniengemäß eine komplettierende Axilladissektion empfohlen. Eine mögliche Ausnahme stellt die sog. TAD (targeted axillary dissection) dar mit Entfernung des SLN sowie des prätherapeutisch clipmarkierten befallenen Lymphknotens. Hierdurch wird die Falsch-Negativrate des operativen Stagings auf ca. 2 % gesenkt. Ergibt sich hierbei ein ypN0-Status, kann auf eine Axilladissektion verzichtet werden. Die alleinige Axillabestrahlung bei ypN1(sn) wird nicht empfohlen, da nach einer PST persistierende Tumorzellen (auch mikroskopisch) biologisch anders zu werten sind.

Bei bestehender Indikation zu einer Chemotherapie sollte immer die Möglichkeit einer neoadjuvanten Chemotherapie (NACT) erwogen werden. Hierdurch kann eine Prognoseverbesserung durch Individualisierung der postneoadjuvanten Behandlung erzielt werden, die Operabilität bei primär inoperablen Tumoren erreicht bzw. die Option für eine brusterhaltende Therapie verbessert werden. Bei HER2-positiven Tumoren erfolgt die NACT im Kombination mit einer dualen Anti-HER2-Blockade (Trastuzumab/Pertuzumab).

Nach brusterhaltender Therapie (BET) eines invasiven Mammakarzinoms wird die postoperative Ganzbrustbestrahlung zur langfristigen Senkung des loko-regionären Rezidivrisikos regelhaft eingesetzt. Ein positiver Überlebenseffekt durch die Bestrahlung hängt von der Höhe des Lokalrezidivrisikos ohne Bestrahlung ab (4:1 Relation: 4 verhinderte Lokalrezidive retten einer Patientin das Leben) und erreicht Signifikanzniveau ab einer absoluten Risikoreduktion von ca. 20, %. Fortschritte in Diagnostik und Therapie mit regelhaftem Einsatz von Systemtherapien sowie modernen Bestrahlungsmethoden haben zu deutlich sinkenden Lokalrezidivraten im historischen Vergleich geführt. Dies gilt ebenso für sehr junge Patientinnen, sodass auch hier eine BET eine sichere Therapie darstellt.

Die postoperative (moderat) hypofraktionierte Ganzbrust- bzw. Brustwandbestrahlung (40–42,5 Gy in 15–16 Fraktionen) beim invasiven Brustkrebs ist Standardtherapie auf Basis der Langzeitergebnisse randomisierter Studien mit hoher Datenqualität und einer Cochrane Analyse, soweit kein periklavikulärer Lymphabfluss mitbestrahlt wird. Gegenüber der konventionellen Fraktionierung sind bei gleich guter Wirkung die Akut- und Spätnebenwirkungen reduziert (Verbesserung der therapeutischen Breite).

Die ultra-hypofraktionierte Ganzbrustbestrahlung mit 5x 5,2 Gy (FAST FORWARD trial) stellt eine starke Akzelerierung mit Verkürzung der Gesamtbehandlungszeit auf eine Woche (ohne Boost) dar und kann im individuellen Einzelfall eingesetzt werden. Die Lokalkontrolle ist vergleichbar mit derjenigen einer moderaten Hypofraktionierung, es muss aber mit einem erhöhten Risiko für eine Brustinduration (Fibrose) gerechnet werden.

Die (akzelerierte) Teilbrustbestrahlung (als Alternative zur Ganzbrustbestrahlung) kann leitliniengerecht bei Patientinnen mit niedrigem Rezidivrisiko eingesetzt werden (Alter $\geq$ 50 Jahre, Tumorgröße $\leq$ 3cm, R0 $\geq$ 2mm, L0, V0, pN0/pNmi, HR+). Bei der Teilbrustbestrahlung werden im Niedrigrisiko-Kollektiv vergleichbare langfristige Lokalkontrollraten erzielt bei signifikant reduzierten Akut- und Spätnebenwirkungen. Bei Patientinnen mit eindeutig begrenzter Lebenserwartung kann in der Niedrigrisiko-Situation nach brusterhaltender Therapie auf die Bestrahlung ganz verzichtet werden. In jedem Fall ist eine individuelle Beratung zur informierten Entscheidungsfindung erforderlich.

Beim DCIS verringert die adjuvante Ganzbrustbestrahlung nach Brusterhalt langfristig das Lokalrezidivrisiko für alle Risikogruppen um ca. 50 %, bei niedrigem Risiko kann der absolute Benefit jedoch gering sein. Die Ganzbrustbestrahlung hat beim DCIS keinen Einfluss auf das Überleben. Für die hypofraktionierte Ganzbrustbestrahlung liegen auch für das DCIS mittlerweile 2 randomisierte Studien (DBCG HYPO Trial, BIG 3-07/TROG 07.01 Trial) vor, welche eine vergleichbare Wirksamkeit und mindestens gleich gute Verträglichkeit gegenüber der konventionellen Fraktionierung zeigten. In der Hochrisiko-Situation kann ein zusätzlicher Boost die Lokalrezidivrate weiter senken. In der Niedrigrisiko-Situation (Alter > 50 Jahre, pTis < 2,5 cm, G1–G2, unifokal, unizentrisch, R0 $\geq$ 3mm) besteht auch beim DCIS evidenzbasiert die Möglichkeit einer (akzelerierten) Teilbrustbestrahlung.

Nach einer Mastektomie wird eine postoperative Thoraxwand-Bestrahlung (PMRT) beim Vorliegen von Risikofaktoren empfohlen, welche mit einem erhöhten loko-regionären Risiko einhergehen. Ist bei einer Mastektomie im gleichen Eingriff eine Sofortrekonstruktion mittels Expander oder Implantat geplant, sollte auf einer interdisziplinären (prätherapeutischen) Tumorkonferenz die mögliche Indikation für eine PMRT im Vorfeld abgeklärt werden. Die Bestrahlung eines Expanders/Implantats geht mit einem erhöhten Risiko einer Kapselfibrose einher, welche ein ungünstiges kosmetisches Ergebnis und plastisch-chirurgische Korrektureingriffe zur Folge haben kann. Nach plastischer Sofortrekonstruktion der Brust ist die hypofraktionierte Bestrahlung vergleichbar mit der normofraktionierten Radiotherapie hinsichtlich brustassoziierter Komplikationen.

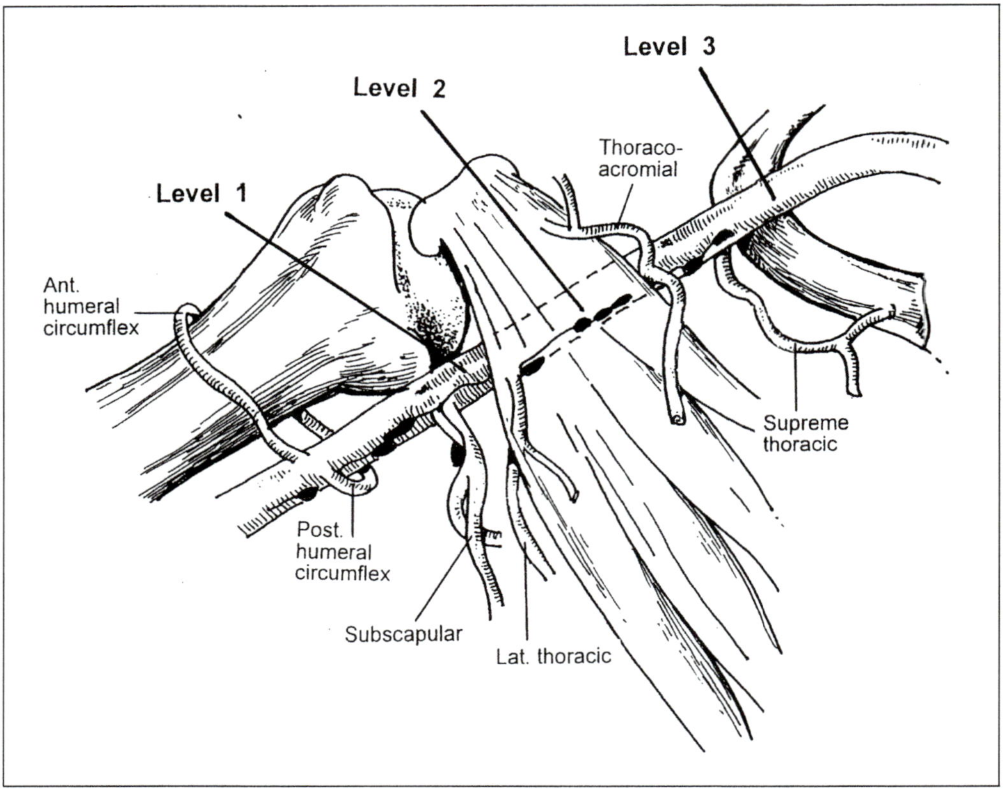

Abbildung 10.8: Schematische Darstellung der axillären Lymphknoten; Level I: untere Axilla (lateral des M. pectoralis minor), Level II: mittlere Axilla (zwischen dem medialen und lateralen Rand des M. pectoralis minor), Level III: apikale Axilla (medial des medialen Randes des M. pectoralis minor)

Bestrahlungsindikation und Durchführung der Bestrahlung

In Tab. 10.25 sind die Bestrahlungsindikationen beim DCIS und Mammakarzinom tabellarisch zusammengestellt.

Tabelle 10.25: Bestrahlungsindikationen beim DCIS und Mammakarzinom unter Berücksichtigung der S3-Leitlinie (2021)

	Zielvolumen	Indikation	Fraktionierung
DCIS + BET	Ganzbrust	RT regelhaft indiziert	Hypofraktionierung
	Teilbrust	low-risk ($\geq$ 50 Jahre, <2,5 cm, G1-2 R0 $\geq$ 3 mm): PBI oder Verzicht auf RT möglich nach indiv. Beratung	Ultra-Hypofraktion. möglich bei PBI
	Boost	in der high-risk Situation möglich	
DCIS + Ablatio		Keine RT	
Invasives CA und BET	Ganzbrust	Regelhaft indiziert	Hypofraktionierung
	Teilbrust	low-risk ($\geq$ 50 Jahre, $\leq$ 3 cm, R0 $\geq$ 2 mm, L0, V0, pN0/pNmi, HR+)	Ultra-Hypofraktion. möglich bei PBI, bei WBI im Einzelfall
		Verzicht auf RT möglich bei begrenzter Lebenserwartung (< 10 Jahre) und low-risk (pT1 pN0 R0 HER2- HR+) mit adjuvanter endokriner Therapie nach indiv. Beratung	Bei separatem (anteriorem) RT-Feld für LAG: -konv. Fraktionierung -Hypofraktionierung
	Boost	Bei Pat. $\leq$50 Jahre RT regelhaft indiziert Pat.> 50 Jahre und G3 oder Kombination weiterer RF (TNBC, HER2+, >T1)	
Ablatio mammae (Mastektomie)	Brustwand (PMRT)	- pT4 pN0 - R1/2 ohne Möglichkeit der Nachresektion - pT3 pN0 R0 und weitere RF (L1, G3, <50 Jahre)	RT nur Brustwand: Hypofraktionierung
	Brustwand inkl. LAG	$\geq$ 4 axilläre LK pN1 (1–3 axilläre LK) und weitere RF (G3, L1, TNBC, HER2+ oder < 45 Jahre und > T1 oder ER-)	Bei separatem (anteriorem) RT-Feld für LAG: -konv. Fraktionierung -Hypofraktionierung
		pN1 und low-risk PT (pT1, G1, ER+, HER2-, mind. 3 Faktoren vorliegend): Verzicht auf PMRT	Bei RT mit „hoher Tangente“: Hypofraktionierung
		Nach PST -entspr. präther. klin. Stadium -ypT0 ypN0: indiv. Entscheidung auf TUKO je nach Risikoprofil, bei präther. cT1/2 cN1 ohne weitere RF Verzicht auf PMRT möglich	
Regionäre LK (nach BET oder ME)	Axilla	Axillär R1/2 nach AD cN+/ pN+ und AD nicht möglich oder nicht gewünscht	Bei separatem (anteriorem) RT-Feld für LAG: - Konvent. Fraktionierung - Hypofraktionierung
		cN0 und 1-2 SN+ ohne AD: RT mit „hoher Tangente“ analog ACOSOG Z0011-Studie	Bei RT mit „hoher Tangente“: Hypofraktionierung
	Periklav. LAG (ohne Axilla)	bei bei cN2/pN2 $\geq$4 axilläre LK) RT regelhaft indiziert bei cN1/ pN1 (1–3 axilläre LK) und weiteren RF (< 50 Jahre, G2–3, ER-/PR-, zentraler/medialer Tumorsitz)	
	IMN	bei nachgewiesenem INM-Befall und bei hohem Risiko (N2, G2–3, ER-/PR-), keine IMN-RT bei kardialem Risiko oder Anti-HER2 (Trastuzumab)	
Lokales Rezidiv	Teilbrust	Re-RT bei erneuter BET insb. bei längerem Zeitintervall individuell möglich	Konvent. Fraktionierung oder Hypofraktionierung

AD = Axilla Dissektion, BET = brusterhaltende Therapie, IMN = A. mammaria interna Lymphknoten, LAG = Lymphabflussgebiet, LK = Lymphknoten, ME = Mastektomie, NAC = neoadjuvante Chemotherapie, PMRT = Postmastektomie Bestrahlung, PT = Primärtumor, RF = Risikofaktor, RT = Bestrahlung, TUKO = Tumorkonferenz, SN = Sentinel-Lymphknoten

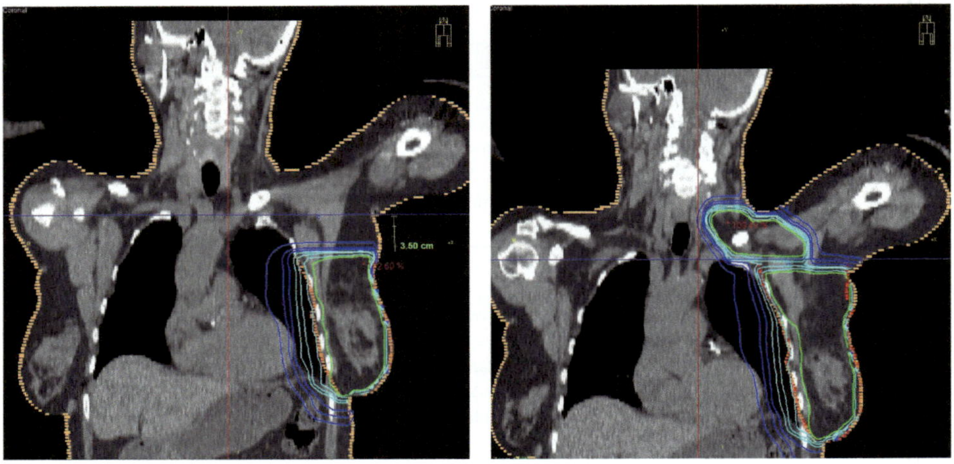

(a) Alleinige Ganzbrustbestrahlung

(b) Ganzbrustbestrahlung inkl. Lymphabflusswege mit sog. „hohen Tangenten“ und einem zusätzlichen (anterioren) Periklavikularfeld

Abbildung 10.9: Darstellung der verschiedenen Bestrahlungsvolumina bei der Brustbestrahlung (Isodosenverteilung, koronare digitale Rekonstruktion der Planungscomputertomografie)

Nach brusterhaltender Therapie (BET) eines invasiven Mammakarzinoms ist die postoperative Ganzbrustbestrahlung regelhaft indiziert. Bei älteren Patienten mit begrenzter Lebenserwartung (voraussichtlich < 10 Jahre) und Niedrig-Risiko-Situation (T1 N0 R0 HER2- HR+) ist nach entsprechender individueller Beratung der Verzicht auf eine Bestrahlung möglich, wenn eine endokrine Therapie erfolgt. Das Lokalrezidivrisiko ohne Bestrahlung beträgt hier ca. 8 % nach 10 Jahren ohne Einfluss auf das (metastasenfreie) Überleben oder die sekundäre Mastektomierate. Die alleinige (akzelerierte) Teilbrustbestrahlung kann bei Patientinnen mit niedrigem Lokalrezidivrisiko durchgeführt werden.

Eine Dosiserhöhung im Tumorbett (Boost) wird bei allen BET-Patienten $\leq$ 50 Jahren (prämenopausal) empfohlen, bei Patienten > 50 Jahren beim Vorliegen weiterer Risikofaktoren (G3; Kombination von Risikofaktoren: TNBC, HER2+, > T1). Zu berücksichtigen ist, dass ältere Frauen bei einer Boostbestrahlung nur einen geringen absoluten Nutzen bei gleichzeitig höherem Fibroserisiko als jüngere Frauen haben (ungünstigere Nutzen-Risiko-Relation).

Nach Mastektomie besteht die Indikation zur postoperativen Bestrahlung (PMRT) mit oder ohne zusätzlicher Lymphabflussbestrahlung nur bei Vorliegen bestimmter Risikokonstellationen, welche mit einem erhöhten loko-regionären Risiko einhergehen. Uneingeschränkt ist die Empfehlung zu PMRT nur bei Vorliegen eines pT4 Tumors, bei > 3 positiven axillären Lymphknoten (pN2) und in der R1/2-Situation ohne Möglichkeit der Nachresektion. In allen übrigen Situationen (pT3 oder pN1-Situation) besteht eine

Indikation zur PMRT nur, wenn weitere Risikofaktoren bzw. deren Kombination vorliegen. Eine mögliche Bestrahlungsindikation sollte immer individuell und interdisziplinär gestellt werden. Nach einer neoadjuvanten Chemotherapie orientiert sich die Indikation zur PMRT bisher noch am prätherapeutischen klinischen Stadium. Bei Erreichen einer histologischen Komplettremission (ypT0 ypN0) ist die Evidenzlage zur PMRT im Fluss, eine Entscheidung zur Bestrahlung sollte hier individuell „nach Risikoprofil" auf der Tumorkonferenz gestellt werden.

Eine Lymphabflussbestrahlung ist indiziert beim Nachweis von > 3 positiven axillären Lymphknoten (pN2) mit einem separaten periklavikulären Bestrahlungsfeld unter Aussparung der Axilla. In der pN1-Situation (1–3 positive Lymphknoten) hängt die Entscheidung zur periklavikulären Bestrahlung vom Vorliegen weiterer Risikofaktoren ab (Alter < 50 Jahre, G2–3, ER-/PR-, zentraler/medialer Tumorsitz). Die Mitbestrahlung der ipsilateralen Mammaria interna Lymphknoten (IMN) kann individuell bei nachgewiesenem IMN-Befall oder bei hohem Risikoprofil angeboten werden (pN2, G2–3, ER-/PR-). Zurückhaltung ist für die IMN-RT bei kardialem Risiko oder der Verwendung von Trastuzumab geboten. Die mittlerweile komplexen Empfehlungen zur postoperativen Bestrahlung werden in der Tabelle 10.25 zusammengefasst.

Wenn keine adjuvante Chemotherapie vorgesehen ist, beginnt die Bestrahlung nach abgeschlossener Wundheilung üblicherweise 6–8 Wochen postoperativ. Nach adjuvanter Chemotherapie beginnt die postoperative Bestrahlung 2–3 Wochen nach dem letzten Tag der Chemotherapie (Erholung vom Leukozyten-Nadir). Soweit eine zusätzliche postneoadjuvante Chemotherapie vorgesehen ist, erfolgt diese nach Abschluss der Bestrahlung. Eine endokrine Therapie kann gleichzeitig mit der Bestrahlung erfolgen, wird häufig aber erst nach Abschluss der Bestrahlung begonnen. Eine Kombination von Bestrahlung und Anti-HER2 Therapie ist möglich.

Üblicherweise erfolgt die Bestrahlung der Brust in Rückenlage. Mit einer speziellen Lagerungshilfe (leicht angehobener Oberkörper und Armhalterungen) ist eine präzise und reproduzierbare Lagerung möglich. Die Therapie erfolgt mit CT-gestützter, dreidimensionaler Rechnerplanung in monoisozentrischer Technik, wobei die Brust über tangential opponierende Felder bestrahlt wird. Bei der Linksseitenbestrahlung sollte auf die Schonung des Herzmuskels und der links anterioren Koronararterie (RIVA/ LAD) geachtet werden, da die radiogene Herzdosis mit der kardialen Spättoxizität korreliert. Dies gelingt z. B. mittels Bestrahlung in tiefer gehaltener Einatmung (deep inspiration breath-hold – DIBH, Abb. 10.10).

Der Einsatz einer IMRT/VMAT-Technik erfolgt in besonderen Situationen (z. B. zusätzliche Lymphabflussbestrahlung, Trichterbrust, bilaterale Brustbestrahlung), in denen der Vorteil einer besseren Zielvolumenabdeckung die möglichen Nachteile (höhere Niedrigdosisexposition des umgebenden Gewebes) aufwiegt. Zur Anwendung kommen üblicherweise Photonenenergien von 6 MV, bei größeren Brustvolumina auch höhere Energien.

Die Dosierung beträgt bei der Hypofraktionierung 40–42,5 Gy in 15–16 Fraktionen (Einzeldosis 2,67 Gy) 5x/Woche. Bei konventioneller Fraktionierung beträgt die Gesamtdosis 50 Gy (Einzeldosis 2,0 Gy) 5x/Woche. Ein Boost erfolgt sequentiell mit 5x 2 Gy, bei konventioneller Fraktionierung vorzugsweise als simultan integrierter Boost (SIB, Einzeldosis 2,1 Gy, Gesamtdosis 58,8 Gy). Zur Begrenzung der Gesamtbehandlungszeit kann ein Boost bei der Hypofraktionierung ebenfalls simultan gegeben werden (analog der HypoSIB Studie), allerdings stehen Langzeitergebnisse randomisierter Studien und eine Verankerung in den Leitlinien noch aus. Zur Minimierung des Fibroserisikos sollte das SIB-Volumen (V95 %) auf < 200 ml begrenzt werden, anderenfalls sollte der Boost sequentiell erfolgen.

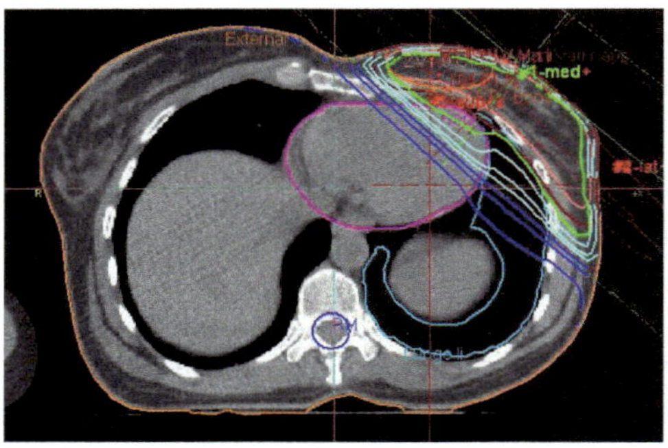

(a) Bestrahlung mit freier Atmung mit deutlich höherer Herzdosisbelastung

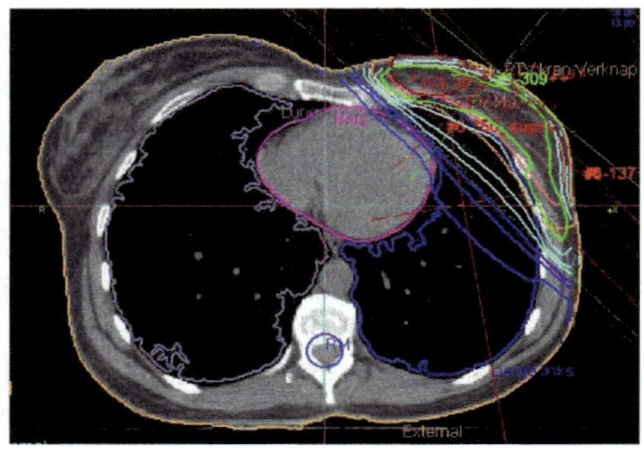

(b) Bestrahlung mit tiefer gehaltener Einatmung (DIBH) mit Reduzierung der Herzdosisbelastung durch Steilstellung des Herzens nach innen kaudal

Abbildung 10.10: Optimierung der Herzdosisbelastung bei Strahlentherapie der linken Brust: Isodosenplan a) ohne bzw. b) mit tiefer gehaltener Einatmung (deep inspiration breath-hold – DIBH)

10.5.1 Nebenwirkungen und Begleiterkrankungen

Im Vordergrund stehen akute Hautreaktionen wie Trockenheit, Erythem, feuchte Epitheliolysen, Schwellung und Druckempfindlichkeit der bestrahlten Brust. Die begleitende Behandlung erfolgt lokal mit einer gut verträglichen Hautcreme, Kühlen und ggf. mit speziellen nicht-adhäsiven sterilen Wundauflagen. Mögliche Spätreaktionen sind Fibrosen, insbesondere im Bereich des Tumorbetts (Boostapplikation). Patientinnen berichten häufig über passagere Müdigkeit und Abgeschlagenheit (Fatigue-Symptomatik). Selten wird eine symptomatische Pneumonitis mit Dyspnoe und Reizhusten beobachtet. Eine individuell höhere genetisch determinierte (intrinsische) Strahlenempfindlichkeit mit chronischer Entzündung, Schmerzhaftigkeit und Schrumpfungstendenz der bestrahlten Brust mit Beginn erst Monate nach Bestrahlung betrifft nur Einzelfälle und muss im Rahmen der strahlentherapeutischen Nachschau identifiziert werden. Bei der

Lymphabschlussbestrahlung kann die Miterfassung der Gelenkkapsel zu einer Bewegungseinschränkung im Schultergelenk führen. Armplexusläsionen und Lymphödeme bedingt durch Strahlentherapie sind durch Verbesserung der strahlentherapeutischen Verfahren sehr selten geworden.

10.5.2 Nachsorge und Rehabilitation

Die Intention der Nachsorge besteht in einer frühen Rezidiverkennung, Metastasenabklärung und Therapiebegleitung einschl. Psychoonkologie. Die frühere Begrenzung (5 Jahre) wurde auf mind. 10 Jahre erweitert. Die Nachsorge beginnt nach Abschluss der primären lokalen Therapie.

Für die bestrahlten Patientinnen besteht zusätzlich zur strukturierten fachärztlichen Nachsorge eine gesetzlich vorgeschriebene strahlentherapeutische Nachuntersuchung („Nachschau"), die in bestimmten Intervallen für mindestens 5 Jahre durchzuführen ist. Der Rehabilitationsbedarf von Brustkrebspatientinnen ist hoch, sowohl aus somatischen, psychischen als auch aus sozialen Gründen einschließlich der beruflichen Reintegration. Sie sollte allen Patientinnen angeboten werden. Die Notwendigkeit für eine Rehabilitation orientiert sich an den physischen und psychischen Beeinträchtigungen. Sport und Bewegungstherapie haben langfristig einen positiven Effekt auf die Lebensqualität, das krankheitsspezifische Überleben und die Gesamtüberlebenszeit von Brustkrebspatientinnen.

Literatur

1. Bartelink H, Maingon P, Poortmans P et al. for the European Organisation for Research and Treatment of Cancer Radiation Oncology and Breast Cancer Groups. (2015): Whole-breast irradiation with or without a boost for patients treated with breast-conserving surgery for early breast cancer: 20-year follow-up of a randomised phase 3 trial. Lancet Oncol 16:47–56.
2. Chua BH, Link E, Kunkler I et al (2021): A randomized phase III study of radiation doses and fractionation schedules in non-low risk ductal carcinoma in situ (DCIS) of the breast (BIG 3-07/TROG 07.01) SABCS Proc. 81; 4 Suppl. DOI: 10.1158/1538-7445.SABCS20-GS2–04.
3. Murray Brunt A, Haviland JS, Wheatley DA et al. (2020): Hypofractionated breast radiotherapy for 1 week versus 3 weeks (FAST-Forward): 5-year efficacy and late normal tissue effects results from a multicentre, non-inferiority, randomised, phase 3 trial. FAST-Forward Trial Management Group. Lancet. 395:1613–1626.
4. Darby SC, Ewertz M, McGale P et al (2013): Risk of ischemic heart disease in women after radiotherapy for breast cancer. N Engl J Med. 368: 987–98.
5. Giuliano AE, Ballman KV, McCall L et al. (2017): Effect of Axillary Dissection vs No Axillary Dissection on 10-Year Overall Survival Among Women With Invasive Breast Cancer and Sentinel Node Metastasis: The ACOSOG Z0011 (Alliance) Randomized Clinical Trial. JAMA 318:918–926.
6. Haviland JS, Owen JR, Dewar JA et al (2013): The UK Standardisation of Breast Radiotherapy (START) trials of radiotherapy hypofractionation Hypofractionation for treatment of early breast cancer: 10-year follow-up results of two randomised controlled trials. Lancet Oncol 14:1086–1094.
7. Hickey BE, James ML, Lehman M et al. (2016): Fraction size in radiation therapy for breast conservation in early breast cancer. Cochrane Database Syst Rev 7:CD003860.
8. Interdisziplinäre S3-Leitlinie für die Früherkennung, Diagnostik, Therapie und Nachsorge des Mammakarzinoms (2021). AWMF-Registernummer 032-45OL.
9. Jagsi R, Griffith KA, Vicini F et al. (2020): Toward Improving Patients' Experiences of Acute Toxicity From Breast Radiotherapy: Insights From the Analysis of Patient-Reported Outcomes in a Large Multicenter Cohort. J Clin Oncol. 38: 4019.

10. Kim DY, Park E, Heo CY et al. (2020): Hypofractionated versus conventional fractionated radiotherapy for breast cancer in patients with reconstructed breast: Toxicity analysis. Breast. 55: 37–44.
11. King MT, Link EK, Whelan TJ et al.; BIG 3-07/TROG 07.01 trial investigators (2020): Quality of life after breast-conserving therapy and adjuvant radiotherapy for non-low-risk ductal carcinoma in situ (BIG 3-07/TROG 07.01): 2-year results of a randomized, controlled, phase 3 triat. Lancet Oncol. 2020;21: 685–698.
12. Kirby A (2018): Updated ASTRO guidelines on accelerated partial breast irradiation (APBI): to whom can we offer APBI outside a clinical trial? Br J Radiol; 91(1085): 20170565.
13. McCormick B, Winter KA, Woodward W et al (2021).: Randomized Phase III Trial Evaluating Radiation Following Surgical Excision for Good-Risk Ductal Carcinoma In Situ: Long-Term Report From NRG Oncology/RTOG 9804, doi.org/10.1200/JCO.21.01083
14. Offersen BV, Alsner J, Nielsen HM et al. (2020): Danish Breast Cancer Group Radiation Therapy Committee. Hypofractionated Versus Standard Fractionated Radiotherapy in Patients With Early Breast Cancer or Ductal Carcinoma In Situ in a Randomized Phase III Trial: The DBCG HYPO Trial. J Clin Oncol. 38: 3615–3625.
15. Sedlmayer F, Sautter-Bihl ML, Budach W et al. (2013): Breast Cancer Expert Panel of the German Society of Radiation Oncology (DEGRO). DEGRO practical guidelines: radiotherapy of breast cancer I: radiotherapy following breast conserving therapy for invasive breast cancer. Strahlenther Onkol. 189:825–33.
16. Souchon R, Sautter-Bihl ML, Sedlmayer F et al. (2014): Breast Cancer Expert Panel of the German Society of Radiation Oncology (DEGRO). DEGRO practical guidelines: radiotherapy of breast cancer II: radiotherapy of non-invasive neoplasia of the breast. Strahlenther Onkol. 190:8–16.
17. Strnad V, Krug D, Sedlmayer F et al. (2020): Breast Cancer Expert Panel of the German Society of Radiation Oncology (DEGRO). DEGRO practical guideline for partial-breast irradiation. Strahlenther Onkol. 196:749–763.
18. Taylor C, Correa C, Duane FK et al. for the Early Breast Cancer Trialists' Collaborative Group (2017): Estimating the Risks of Breast Cancer Radiotherapy: evidence from modern radiation doses to the lungs and heart and from previous randomized trials. J Clin Oncol. 35:1641–49.
19. Wang SL, Fang H, Song YW et al (2019): Hypofractionated versus conventional fractionated postmastectomy radiotherapy for patients with high-risk breast cancer: a randomised, non-inferiority, open-label, phase 3 trial. Lancet Oncol; 20: 352–360.
20. Wenz F, Budach W (2017): Personalized radiotherapy for invasive breast cancer in 2017 : National S3 guidelines and DEGRO and AGO recommendations. Strahlenther Onkol. 193:601–03.
21. Wenz F, Sperk E, Budach W et al (2014): Breast Cancer Expert Panel of the German Society of Radiation Oncology (DEGRO): DEGRO practical guidelines for radiotherapy of breast cancer IV: radiotherapy following mastectomy for invasive breast cancer. Strahlenther Onkol. 190:705–14.

10.6 Tumoren des oberen Gastrointestinaltrakts

Robert M. Hermann

10.6.1 Ösophaguskarzinom

Kernaussagen

- Die Inzidenz von Adenokarzinomen des distalen Ösophagus steigt derzeit deutlich an.
- Im Falle eines multimodalen Vorgehens sollte eine neoadjuvante Radiochemotherapie durchgeführt werden.
- Gebräuchliche Protokolle für die simultane Chemotherapie i.R. der neoadjuvanten Behandlung beinhalten Carboplatin/Taxol oder Cisplatin/5-FU.
- Eine Dosiseskalation ist bei der kurativen Strahlentherapie durch eine intraluminale Brachytherapie im Afterloadingverfahren möglich.
- Als palliative Maßnahme kann eine kleinvolumige hypofraktionierte perkutane Bestrahlung oder eine Brachytherapie durchgeführt werden.

Histologie, anatomische Ausbreitung und prognostische Faktoren

Anatomisch erstreckt sich der Ösophagus von HWK 6 (16 cm ab Zahnreihe) bis BWK 11 (40–43 cm ab Zahnreihe) über eine Länge von ca. 25 cm, wobei die Bifurkation bei ca. 24 cm von der Zahnreihe auf Höhe des BWK 4 liegt. Magentumore, deren Schwerpunkt innerhalb von 2 cm zum gastroösophagealen Übergang liegen und in diesen hineinreichen, werden zu den Ösophaguskarzinomen gerechnet. Histologisch zeigen sich hauptsächlich Plattenepithel- und Adenokarzinome, wobei die Inzidenz der distalen Adenokarzinome im Bereich des gastroösophagealen Überganges in den letzten Jahrzehnten deutlich steigt. Weitere seltene histologische Formen sind adenoid-zystische Karzinome, epidermoide Tumoren, adenosquamöse Tumore, Leiomyosarkome, maligne Melanome, primäre oder von außen einwachsende kleinzellige Karzinome und primäre oder sekundäre Lymphome des Ösophagus.

Regelmäßiger Alkoholkonsum erhöht das Risiko für das Auftreten eines Plattenepithelkarzinoms, Rauchen hingegen für die Entwicklung von Plattenepithel- und Adenokarzinomen. Weiterhin wird die Entstehung von Adenokarzinomen durch Adipositas, Reflux mit Barrett-Ösophagus und durch eine Achalasie begünstigt.

Die Karzinome des Ösophagus wachsen submukös entlang der Lymphbahnen und mit Infiltration innerhalb der muskulären Wandschichten, sodass die eigentliche kraniokaudale Ausdehnung oftmals die makroskopisch erkennbare Ausdehnung deutlich überschreiten kann (bis zu 5 cm). Weiterhin kommt es aufgrund der fehlenden Serosa zu einer frühen Invasion des Mediastinums und anderer benachbarter Strukturen wie des Gefäß- und Bronchialsystems. Dieses führt zu einer frühen regionären lymphatischen und hämatogenen Metastasierung. Wichtig für das therapeutische Vorgehen ist die Unterteilung der Ösophaguskarzinome nach Lage und nach Infiltrationstiefe: Zum einen werden die suprabifurkal (einschließlich an die Bifurkation angrenzender) lokalisierten Tumore von den infrabifurkalen abgegrenzt. Zum anderen unterscheidet man auf die Ösophaguswand beschränkte (T1/2) von lokal fortgeschrittenen (T3/4) Tumoren. Wesentliche prognostische Faktoren sind neben der Lokalisation die lokoregionäre Tumorausbreitung, die Histologie (Plattenepithelkarzinom vs. Adenokarzinom), der Resektionsstatus und die Zahl der befallenen Lymphknoten.

Die 5-Jahres-Überlebensraten im Stadium I betragen 50–80 %, im Stadium IIA 30–40 % und im Stadium IIB 10–15 %, im Stadium IV < 5 %.

Tabelle 10.26: kurzgefasste TNM-Klassifikation (8. Aufl.)

T1a	Infiltration der Lamina propria oder Muscularis mucosae
T1b	Infiltration der Submucosa
T2	Infiltration der Muscularis propria
T3	Infiltration der Adventitia
T4a	Infiltration von Pleura, Perikard, Vena azygos, Zwerchfell oder Peritoneum
T4b	Infiltration von Aorta, Wirbelkörper oder Trachea
N1	1 bis 2 regionäre Lymphknotenmetastasen
N2	3 bis 6 regionäre Lymphknotenmetastasen
N3	7 oder mehr regionäre Lymphknotenmetastasen
M1	Fernmetastasen (hierzu zählen immer supraklavikuläre Lymphknotenmetastasen, unabhängig vom Sitz des Primarius)

Primärdiagnostik

- ●●● Anamnese (Gewichtsabnahme), körperliche Untersuchung mit Palpation von Hals- und supraklavikulären LK, Labor, Ösophago-Gastroskopie mit Biopsie, Oberbauch-Sonographie, KM-gestütztes Thorax-CT mit Oberbauch, bei zervikaler Lokalisation einschl. Hals-CT, bei Kontraindikationen gegen ein CT Kernspintomographie
- ●● Endosonographie (zur Bestimmung der T- und N-Kategorie), Röntgenkontrastdarstellung des Ösophagus (bei zervikalem Karzinom mit wasserlöslichem Kontrastmittel), Bronchoskopie bei suprabifurkalem Tumor, Rö-Thorax in 2 E. (Basisunters. für Verlaufskontrollen)

- Hals-Sonographie bei suprabifurkalem Tumor, HNO-Status (Recurrensparese, zervikales Ösophaguskarzinom), Panendoskopie (synchrone Zweittumoren), Clipmarkierung der Tumorausdehnung bei kleinen Tumoren für die Bestrahlungsplanung, PET/CT, Laparoskopie bei distal gelegenem, ausgedehntem Tumor

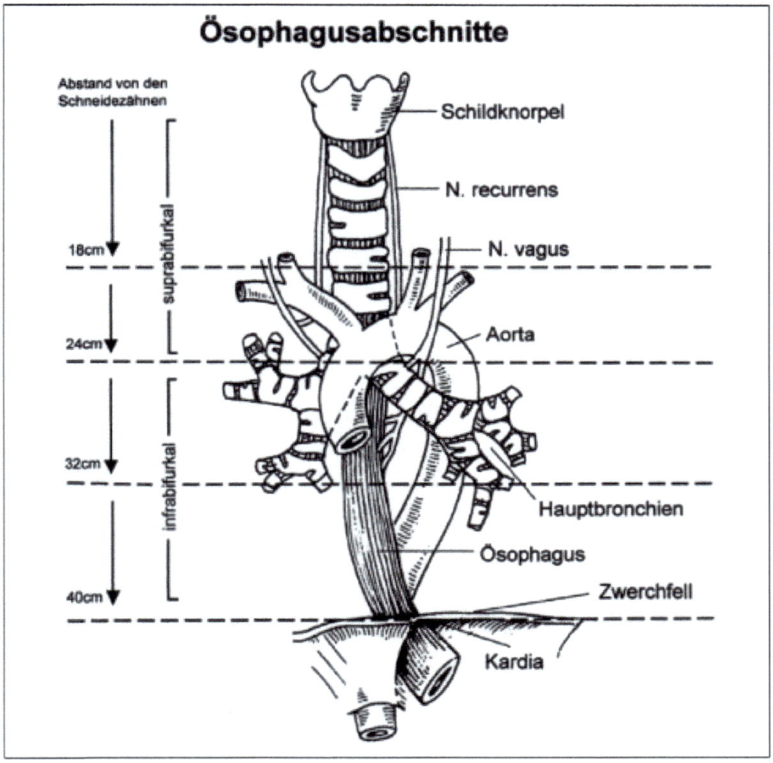

Abbildung 10.11: Anatomische Einteilung der Ösophagusabschnitte

Therapiestrategie: kurative Behandlung

Die Wahl der Therapiestrategie ist von Lokalisation, Tumorausdehnung, Allgemeinzustand und Begleiterkrankungen des Patienten abhängig. Daher sind ein vor Behandlungsbeginn durchgeführtes Staging und eine interdisziplinäre Abstimmung wesentlich für das weitere Vorgehen und den Behandlungserfolg. Entscheidende Kriterien für ein primär operatives Vorgehen sind die Beurteilung des Risikos des geplanten Eingriffs in Abhängigkeit vom Allgemeinzustand und der Komorbiditäten des Patienten (z. B. O-POSSUM – Lagarde SM, 2007) und die Möglichkeit einer vollständigen Tumorentfernung (R0-Resektion). Die Chirurgie des Ösophaguskarzinoms stellt ein komplexes Verfahren dar und sollte daher aufgrund der hierzu erforderlichen Erfahrung möglichst in entsprechend geübten Zentren durchgeführt werden (mind. 26 Operationen pro Jahr).

- Bei cT2 Karzinomen kann, bei cT3/4 oder N+ Karzinomen sollte eine neoadjuvante Vorbehandlung erfolgen.
- Primär nicht R0-resektablen Ösophaguskarzinomen oder funktionell inoperablen Patienten kann eine definitive Radiochemotherapie angeboten werden.
- Bei nichtinvasiven Plattenepithelkarzinomen (Tis) und kleinen, bis 2 cm großen, gut differenzierten (G1/2) Adenokarzinomen mit oberflächlicher Submukosainfiltration ohne Risikofaktoren (pT1sm1, <500 μm, L0, V0, nicht ulzerierend) wird eine endoskopische Resektion der Mukosa durchgeführt. Bestätigt der Pathologe die Resektion im Gesunden (R0), reichen regelmäßige endoskopische Nachuntersuchungen aus. Etwaige vorhandene nicht-neoplastisch veränderte Barrett-Mukosa soll anschließend thermisch abladiert werden, um das metachrone Auftreten von Zweittumoren zu reduzieren.

Operative Therapie

Das Vorgehen bei der kurativ intendierten Operation ist von der Lokalisation und individuell von der Ausdehnung des Karzinoms abhängig (S3-Leitlinie).

Bei Karzinomen im ösophagogastralen Übergang (AEG Typ II – innerhalb von 5 cm distal des Übergangs) mit ausgedehnter Infiltration der unteren Speiseröhre wird eine transthorakale subtotale Ösophagektomie durchgeführt. Alternativ ist auch eine transhiatale abdomino-cervicale subtotale Ösophagektomie möglich. Bei zusätzlichem ausgedehnten Magenbefall kann eine vollständige Ösophago-Gastrektomie erforderlich werden.

AEG Typ III Karzinome werden als Magenkarzinome aufgefasst und transhiatal erweitert gastrektomiert mit distaler Ösophagusresektion.

Karzinome des mittleren und distalen Ösophagusdrittels inklusive AEG Typ I werden primär mit einer transthorakalen subtotalen Ösophagektomie mit Resektion des proximalen Magens und Rekonstruktion mit Magenhochzug und hoch-intrathorakaler Anastomose behandelt. Dabei sollte ein Sicherheitsabstand von 2–4 cm in Längsrichtung eingehalten werden.

Bei Lokalisation im oberen thorakalen Ösophagus muss noch weiter nach oral hin reseziert werden.

T4a Karzinome (Infiltration von Perikard oder Pleura) können mit en-bloc-Resektion des befallenen Perikards rsp. eines infiltrierten Lungenlappens noch R0 (und damit sinnvoll) reseziert werden. T4b mit Infiltration von Aorta, Wirbelkörper oder Trachea wird als nicht resektabel eingestuft. Mit der sog. „Zweifeld-Lymphadenektomie“ werden die Lymphknoten des thorakalen und abdominalen Kompartiments simultan ausgeräumt.

Bei *zervikalen Ösophaguskarzinomen* sollte das dritte Feld, d. h. die zervikalen Lymphknoten, ebenfalls reseziert werden. Erschwerend kommen bei dieser Tumorlokalisation aber die enge Lagebeziehung zur Trachea und die komplexe Rekonstruktion (freies Jejunum-Interponat, bei der totalen Ösophagektomie auch Koloninterposition möglich) mit einer hohen Rate an postoperativen Komplikationen hinzu (Schluckstörungen, Aspirationsneigung). Da in retrospektiven Serien kein Vorteil für die Operation quoad vitam gefunden wurde, werden diese Patienten meist nicht operativ, sondern mit einer definitiven Radiochemotherapie behandelt.

Multimodale kurative Therapiekonzepte

Zur Erhöhung der Kurationsraten der Ösophagusresektion sind verschiedene multimodale Konzepte erprobt worden. Dabei hat sich eine alleinige neoadjuvante Radiotherapie vor der Operation als ineffektiv erwiesen und wird deshalb nicht empfohlen (S3-Leitlinie). In Kombination mit einer Chemotherapie hingegen führt eine neoadjuvante Radiochemotherapie zu einer signifikanten Verbesserung der Kurationschance durch die Operation. Dieses Konzept wurde mit einer Kombinationstherapie aus Carboplatin und Paclitaxel zusammen mit einer normofraktionierten Bestrahlung bis 41.4 Gy in der sog. CROSS-Studie belegt (Details s. u.).

Aus den multimodalen Therapiekonzepten des Magenkarzinoms hat sich die neoadjuvante und die perioperative Chemotherapie bei Adenokarzinomen cT2 des Ösophagus und des ösophagogastralen Übergangs als therapeutische Option entwickelt. Eine deutliche Behandlungsempfehlung ergibt sich für cT3/cT4 Adenokarzinome, hier kann zwischen der perioperativen Chemotherapie und der neoadjuvanten Radiochemotherapie gewählt werden. Bei Plattenepithelkarzinomen (cT2-4) hingegen ist eine alleinige neoadjuvante Chemotherapie obsolet, hier ist immer die Kombination mit der simultanen Radiotherapie (i. S. der „CROSS-Studie“) indiziert.

6 bis 8 Wochen nach der neoadjuvanten Therapie ist ein Restaging indiziert, welches auch zur Planung der Operation genutzt wird. Bei klinischem V.a. Progress muss dieses frühzeitiger erfolgen und eine Salvageoperation möglichst rasch durchgeführt werden. Der Stellenwert des PET-CTs zum Restaging ist derzeit nicht gesichert, und ist deshalb nicht Bestandteilteil der gesetzlichen KV-Leistungen.

Nach einer R0-Resektion von neoadjuvant radiochemotherapierten Plattenepithel- oder Adenokarzinomen ist bislang eine adjuvante Therapie nicht indiziert. Allerdings zeichnet sich eine ergänzende Therapieoption ab: Bei Patienten mit hohem Rezidivrisiko (definiert durch nachweisbare Tumorresiduen nach der Vorbehandlung im Operationspräparat, also mind. ypT1 oder ypN1) verdoppelt eine über ein Jahr durchgeführte „Erhaltungstherapie“

mit einem Checkpoint-Inhibitor (Nivolumab, einem PD-1 Antikörper) das krankheitsfreie Überleben (Kelly, 2021).

Neoadjuvant mit einer Chemotherapie vorbehandelte Adenokarzinome erhalten i. R. des perioperativen Therapiekonzeptes die postoperative Chemotherapie (allerdings kann dieser Therapieblock nur bei ca. 50–60 % der Patienten eingeleitet werden, meist aufgrund von Verschlechterungen des Allgemeinzustandes).

Nach R0-Resektion eines nicht neoadjuvant behandelten Adenokarzinoms des gastroösophagealen Übergangs hingegen kann – in Analogie zur Behandlung der Magenkarzinome – bei erhöhtem Lokalrezidivrisiko (multiple befallene Lymphknoten, eingeschränkte Lymphadenektomie) eine adjuvante Radiochemotherapie angeboten werden.

Bei R1-resezierten Karzinomen sollte zunächst die Möglichkeit einer Nachresektion diskutiert werden. Wenn diese zu aufwendig oder mit zu hohen Risiken assoziiert ist, kann (sofern keine präoperative Vorbehandlung erfolgte), eine postoperative Radiochemotherapie angeboten werden. Nach einer R2-Resektion sollte, je nach Allgemeinzustand des Patienten, eine solche Behandlung erfolgen.

Definitive Radiochemotherapie

Bei anatomischer oder funktioneller Inoperabilität, und insbesondere bei zervikaler Lokalisation, oder bei Ablehnung der Operation durch den Patienten wird eine definitive Radiochemotherapie in kurativer Intention durchgeführt. Dabei wird ggf. die Strahlendosis am Tumor durch eine intraluminale Brachytherapie im Afterloadingverfahren nach Abschluss der perkutanen Bestrahlung erhöht. Da die Kombinationstherapie der alleinigen Bestrahlung eindeutig überlegen ist, sollte auf die simultane Chemotherapie nur bei Kontraindikationen verzichtet werden (Wong, 2006). Als begleitende Chemotherapie haben sich dieselben Schemata wie in der neoadjuvanten Situation bewährt (s. u.).

Ein Sonderfall ist der Versuch des „Organerhaltes“ bei Plattenepithelkarzinomen des thorakalen Ösophagus, bei denen bei gutem Ansprechen auf eine neoadjuvante Vorbehandlung als Alternative zur Operation die konservative Therapie weitergeführt werden kann. Durch den Verzicht auf die Operation scheint zwar die Rate an lokoregionären Rezidiven erhöht zu sein, durch die Vermeidung der perioperativen Morbidität und Mortalität sind aber die Langzeitergebnisse quoad vitam identisch (Mariette, 2014; Poettgen, 2012).

Therapiestrategie: palliative Behandlung

Bei lokal nicht mehr kurativ angehbarer Tumorausbreitung oder bei Metastasierung kann zur Verlängerung der Überlebenszeit oder zur Vermeidung tumorassoziierter Komplikationen eine palliative Systemtherapie durchgeführt werden. Dabei werden die therapeutischen Optionen durch die Integration der Immun-Checkpoint Blockade in die verschiedenen Behandlungslinien derzeit deutlich erweitert.

Bei metastasierten **Adenokarzinomen** soll zunächst der HER2-Status bestimmt werden. Ca. 20 % dieser Tumore sind HER2 positiv (Immunhistochemie 3-fach positiv oder positiv in der in situ Hybridisierung). Durch die zusätzliche Gabe von Herceptin zur palliativen Chemotherapie konnte das mediane Überleben von 11 auf fast 14 Monate gesteigert werden (Bang, 2010). Bei HER2 negativen Karzinomen wird eine Kombinationschemotherapie (mindestens Platinderivat + 5-FU) empfohlen. Dabei wird die Kombinationstherapie FLOT (5-FU, Folinsäure, Oxaliplatin + Docetaxel) als besonders effektiv bei relativ günstiger Toxizität eingeschätzt

Bei metastasierten **Plattenepithelkarzinomen** besteht der Therapiestandard aus einer Kombination aus 5-FU + Cisplatin mit dem Checkpoint-Inhibitor Pembrolizumab. In der Studie KEYNOTE-590 wurde im Vergleich zur alleinigen Chemotherapie das mediane Überleben um 2.6 Monate verlängert, wobei insbesondere Patienten mit einer hohen PD-L1 Expression in den Karzinomen (CPS $\geq$ 10) mit einer Verlängerung um 5 Monate profitierten.

In der Zweitlinientherapie erwies sich die Monotherapie mit Nivolumab (unabhängig von der PD-L1 Expression) gegenüber einer palliativen Chemotherapie signifikant überlegen in Hinblick auf das Gesamtüberleben (Kato, 2019). Die Monotherapie mit Pembrolizumab zeigte sich einer palliativen Chemotherapie in Hinblick auf das Gesamtüberleben als gleichwertig, bei Karzinomen mit einem CPS Score $\geq$ 10 sogar überlegen (Kojima, 2020).

Zur Therapie lokaler Komplikationen des Tumorwachstums kommen verschiedene Verfahren zum Einsatz. Schluckbeschwerden bzw. zum Erhalt der Nahrungspassage können mit Stenteinlage, Lasertherapie, endoskopischen intratumoralen Injektionen oder endoluminaler Brachytherapie in Afterloadingtechnik behandelt werden. In diesem Setting oder auch zur Kontrolle von Tumorblutungen ist ebenfalls die gezielte perkutane alleinige Bestrahlung oder Radiochemotherapie eine wichtige Behandlungsoption.

Durchführung der Radiochemotherapie

Neoadjuvante Radiochemotherapie

Ziel einer neoadjuvanten Vorbehandlung ist die Tumorregression, damit die nachfolgende Operation eine höhere Chance auf R0-Resektion bietet. Sofern das Tumorgeschehen noch lokal resp. regional begrenzt ist, sollte damit auch eine Verbesserung der Überlebensraten erzielt werden. Dieses setzt aber eine Abstimmung der neoadjuvanten Therapie auf die folgende Operation voraus, um eine Erhöhung der perioperativen Morbidität und Mortalität zu vermeiden.

Normofraktionierte Bestrahlungsprotokolle mit einer Einzeldosis von 1.8 Gy bis 2 Gy werktäglich bis zu Gesamtdosen zwischen 40 und 45 Gy gelten mittlerweile als sicher einsetzbar.

Die simultane Chemotherapie kann dabei bestehen aus

- Cisplatin 75 mg/m² d1 und d24 + 5-FU 1000 mg/m² d1–4 und d29–32
- Carboplatin AUC 2 + Paclitaxel 50mg/m² d1,8,15,22,29
- 3x FOLFOX mit Oxaliplatin 85 mg/m²d1, Folinsäure 200 mg/m² d1, 5-FU 400 mg/m² d1 + 5-FU 1600 mg/m² d1–2, alle 2 Wochen

Einen Meilenstein zur multimodalen Therapie stellte die niederländische *Oesophageal Cancer Followed by Surgery Study* (CROSS) dar (van Hagen, 2012). 368 Patienten mit mindestens cT2 oder cN1, davon ¾ mit Adenokarzinomen des distalen Ösophagus oder des gastroösophagealen Überganges, ¼ mit Plattenepithelkarzinomen wurden randomisiert. Der neoadjuvante Arm erhielt 23x1.8 Gy bis 41.4 Gy, simultan wöchentlich Paclitaxel 50 mg/m² + Carboplatin AUC 2 mg/ml/min für 5 Gaben, während der Standard-Arm direkt operiert wurde. Durch die Vorbehandlung zeigten 29 % der Patienten eine histopathologisch vollständige Tumorregression. Diese Patienten profitierten deutlich von der multimodalen Therapie mit sehr günstigen langfristigen Überlebensraten. Weiterhin wurden die Rate der R0-Resektion signifikant von 69 % auf 92 %, und das 5-Jahres Gesamtüberleben von 34 % auf 47 % verbessert. Dabei wurde durch die Vorbehandlung die postoperative Komplikationsrate nicht erhöht, die perioperative Mortalität war mit 4 % in beiden Armen gleich.

Im Rahmen der Bestrahlungsplanung wurde die bildgebend abgrenzbare Tumormanifestation (*gross tumor volume*) nach radiär mit einem Sicherheitsabstand von 1.5 cm, nach kraniokaudal mit 4 cm (nach intraabdominal nur mit 3 cm) erweitert.

Definitive Radiochemotherapie

Aufgrund der Infiltration des Ösophaguskarzinoms innerhalb der muskulären Wandschichten sollte bei der perkutanen Bestrahlung das Zielvolumen 5–6 cm über die radiologisch bzw. endoskopisch nachweisbaren Tumorgrenzen in kranialer und kaudaler Richtung ausgedehnt werden. Die Gesamtdosen betragen in Kombination mit einer Chemotherapie normofraktioniert ca. 50 Gy – eine weitergehende Dosiserhöhung der perkutanen Strahlentherapie scheint keinen weiteren Effekt zu haben (Hulshof, 2021).

Zur weiteren Dosiserhöhung am Primärtumor kann allerdings die endoluminale HDR (*high dose rate*) Brachytherapie mittels Afterloadingtechnik eingesetzt werden, die Bestrahlungslänge sollte aber nicht mehr als 15 cm betragen. Allerdings ist die Brachytherapie für zervikale und für distale, in den Magen hineinreichende Tumorlokalisationen ungeeignet, oder bei ausgeprägten Stenosen nicht möglich. Im Anschluss an die perkutane

Radiochemotherapie wird der zusätzliche Brachytherapie-Boost z. B. mit 2 Fraktionen einmal wöchentlich von jeweils 5 Gy bezogen auf 5 mm Gewebetiefe appliziert.

Palliative Radiotherapie

In der palliativen Situation steht der Erhalt der Lebensqualität mit Wiederherstellung bzw. Erhalt der Nahrungspassage, Verhinderung einer Tumorfistel, Stoppen von Sickerblutungen und Beseitigung von thorakalen Schmerzen im Vordergrund. Erzielt wird dies unter anderem durch eine kleinvolumige perkutane Bestrahlung mit reduzierter Dosis (36–45 Gy) oder durch eine intraluminale Bestrahlung in Afterloadingtechnik (1x 12 Gy – Homs, 2004), soweit dies stenosebedingt möglich ist.

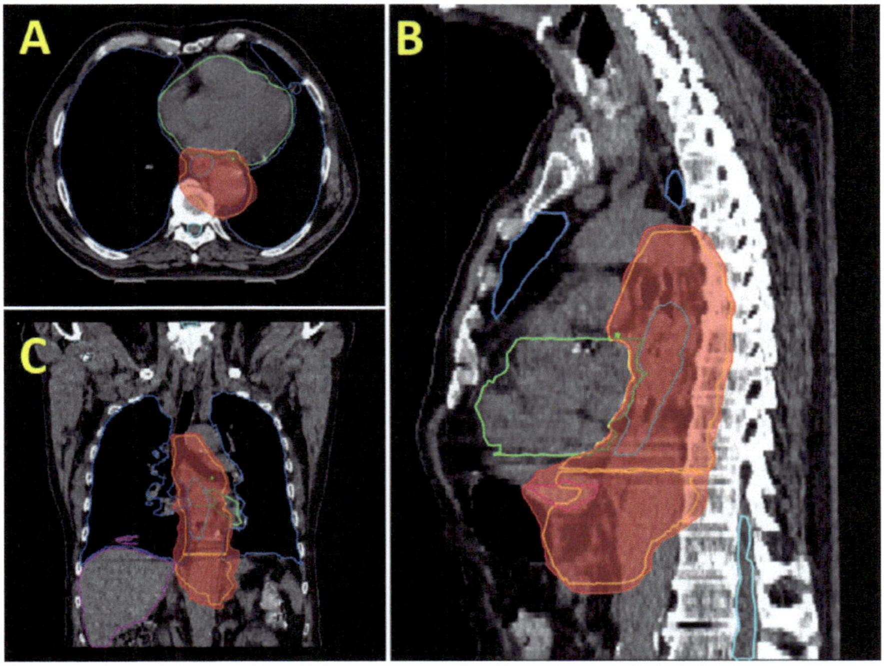

Abbildung 10.12: Intensitätsmodulierte Bestrahlungsplanung zur neoadjuvanten Radiochemotherapie bei einem Plattenepithelkarzinom G1 30–37 cm ab Zahnreihe uT3 uN+ cM0. Auffällige Lymphknoten im Bereich der kleinen Kurvatur. Schnitt A in axialer, B in saggitaler und C in koronarer Orientierung. Der Patient liegt auf dem Rücken, die Arme sind oberhalb des Kopfes gelagert. Der im CT abgrenzbare Primärtumor ist hellblau eingezeichnet (GTV). Das PTV (gelb) ist aus dem onkologischen Risikoregionen (CTV) und den Sicherheitsabständen für Organbeweglichkeit und Lagerungsvariabilität gebildet. Es wird von der 95 % Isodose (rot schraffiert) gut umfasst. Bei einer Einzeldosis von 1.8 Gy wird eine Gesamtdosis von 41.4 Gy eingestrahlt. Simultan wird wöchentlich eine Chemotherapie mit Paclitaxel 50 mg/m^2 und Carboplatin AUC2 gegeben. Im histologischen Präparat 8 Wochen nach Abschluss der Radiochemotherapie wurden keine Tumorzellen mehr gefunden (ypT0 ypN0)

Nebenwirkungen und Begleitbehandlung

Als akute Nebenwirkungen treten ab einer eingestrahlten Dosis von 20–30 Gy eine Dysphagie durch ein Ödem oder eine Mukositis bis hin zur Notwendigkeit der Anlage einer PEG (perkutane endoskopisch kontrollierte Gastrostomie) auf (alternativ parenterale Ernährung, insbesondere, wenn noch operativ ein Magenschlauch gebildet werden soll). Weitere Nebenwirkungen umfassen sekundäre Mykosen, bakterielle Infektionen und benigne Schleimhautulzerationen. Daher ist die rechtzeitige Therapie mit Antazida, Lokalanästhetika, Protonenpumpen-Hemmern, Antimykotika und Analgetika notwendig. Die Gabe einer simultanen Chemotherapie steigert die Ausprägung der akuten Nebenwirkungen der Strahlentherapie, insbesondere 5-Fluorouracil kann zu einer verstärkten Mukositis führen. Die sehr selten beschriebene radiogene Myokarditis/Perikarditis, Myelopathie oder Pneumonitis kann durch eine dreidimensionale Bestrahlungsplanung weitestgehend vermieden werden. Radiogen bedingte Spätnebenwirkungen im Bereich des Ösophagus sind Stenosen, Strikturen oder Fistelbildungen, allerdings ist die häufigste Ursache einer Striktur ein Tumorrezidiv, daher sollte dies immer endoskopisch abgeklärt werden.

Nachsorge und Rehabilitation

Der Wert einer strukturierten Tumornachsorge zur Rezidivfrüherkennung und Prognoseverbesserung ist nicht belegt, daher sollte die Nachsorge symptomorientiert erfolgen.

Rehabilitationsmaßnahmen sollten eine gastroenterologische Betreuung des Patienten mit frühzeitiger Ernährungsberatung nach Ösophagektomie zum Ziel haben. Durch ein an die individuelle Belastungsfähigkeit adaptiertes Trainingsprogramm kann eine Fatigue-Symptomatik gemildert werden.

Literatur

1. Leitlinienprogramm Onkologie (Deutsche Krebsgesellschaft, Deutsche Krebshilfe, AWMF): S3-Leitlinie Diagnostik und Therapie der Plattenepithelkarzinome und Adenokarzinome des Ösophagus, Langversion 2.0, 2018, AWMF Registernummer: 021/023OL https://www.leitlinienprogramm-onkologie.de/leitlinien/oesophaguskarzinom/
2. Bang YJ, Van Cutsem E, Feyereislova A, Chung HC, Shen L, Sawaki A, Lordick F, Ohtsu A, Omuro Y, Satoh T, Aprile G, Kulikov E, Hill J, Lehle M, Rüschoff J, Kang YK; ToGA Trial Investigators. Trastuzumab in combination with chemotherapy versus chemotherapy alone for treatment of HER2-positive advanced gastric or gastro-oesophageal junction cancer (ToGA): a phase 3, open-label, randomised controlled trial. Lancet 2010;376:687–697.
3. Homs MY, Steyerberg EW, Eijkenboom WM, Tilanus HW, Stalpers LJ, Bartelsman JF, van Lanschot JJ, Wijrdeman HK, Mulder CJ, Reinders JG, Boot H, Aleman BM, Kuipers EJ, Siersema PD. Single-dose brachytherapy versus metal stent placement for the palliation of dysphagia from oesophageal cancer: multicentre randomised trial. Lancet 2004;364:1497–1504.
4. Hulshof MCCM, Geijsen ED, Rozema T, Oppedijk V, Buijsen J, Neelis KJ, Nuyttens JJME, van der Sangen MJC, Jeene PM, Reinders JG, van Berge Henegouwen MI, Thano A, van Hooft JE, van Laarhoven HWM, van der Gaast A. Randomized Study on Dose Escalation in Definitive Chemoradiation for Patients With Locally Advanced sophageal Cancer (ARTDECO Study). .J Clin Oncol. 2021;39:2816–2824.

5. Kato K, Cho BC, Takahashi M, Okada M, Lin CY, Chin K, Kadowaki S, Ahn MJ, Hamamoto Y, Doki Y, Yen CC, Kubota Y, Kim SB, Hsu CH, Holtved E, Xynos I, Kodani M, Kitagawa Y. Nivolumab versus chemotherapy in patients with advanced oesophageal squamous cell carcinoma refractory or intolerant to previous chemotherapy (ATTRACTION-3): a multicentre, randomised, open-label, phase 3 trial. Lancet Oncol 2019;20:1506–1517.
6. Kelly RJ, Ajani JA, Kuzdzal J, Zander T, Van Cutsem E, Piessen G, Mendez G, Feliciano J, Motoyama S, Lièvre A, Uronis H, Elimova E, Grootscholten C, Geboes K, Zafar S, Snow S, Ko AH, Feeney K, Schenker M, Kocon P, Zhang J, Zhu L, Lei M, Singh P, Kondo K, Cleary JM, Moehler M; CheckMate 577 Investigators. Adjuvant Nivolumab in Resected Esophageal or Gastroesophageal Junction Cancer. N Engl J Med 2021;384:1191–1203.
7. Kojima T, Shah MA, Muro K, Francois E, Adenis A, Hsu CH, Doi T, Moriwaki T, Kim SB, Lee SH, Bennouna J, Kato K, Shen L, Enzinger P, Qin SK, Ferreira P, Chen J, Girotto G, de la Fouchardiere C, Senellart H, Al-Rajabi R, Lordick F, Wang R, Suryawanshi S, Bhagia P, Kang SP, Metges JP; KEYNOTE-181 Investigators. Randomized Phase III KEYNOTE-181 Study of Pembrolizumab Versus Chemotherapy in Advanced Esophageal Cancer. J Clin Oncol 2020;38:4138–4148.
8. Lagarde SM, Maris AK, de Castro SM, Busch OR, Obertop H, van Lanschot JJ. Evaluation of O-POSSUM in predicting in-hospital mortality after resection for oesophageal cancer. Br J Surg 2007;94:1521–1526.
9. Mariette C, Dahan L, Mornex F, Maillard E, Thomas PA, Meunier B, Boige V, Pezet D, Robb WB, Le Brun-Ly V, Bosset JF, Mabrut JY, Triboulet JP, Bedenne L, Seitz JF. Surgery alone versus chemoradiotherapy followed by surgery for stage I and II esophageal cancer: final analysis of randomized controlled phase III trial FFCD 9901. J Clin Oncol. 2014;32:2416–2422.
10. Pöttgen C, Stuschke M. Radiotherapy versus surgery within multimodality protocols for esophageal cancer--a meta-analysis of the randomized trials. Cancer Treat Rev. 2012;38:599–604.
11. van Hagen P, Hulshof MC, van Lanschot JJ, Steyerberg EW, van Berge Henegouwen MI, Wijnhoven BP, Richel DJ, Nieuwenhuijzen GA, Hospers GA, Bonenkamp JJ, Cuesta MA, Blaisse RJ, Busch OR, ten Kate FJ, Creemers GJ, Punt CJ, Plukker JT, Verheul HM, Spillenaar Bilgen EJ, van Dekken H, van der Sangen MJ, Rozema T, Biermann K, Beukema JC, Piet AH, van Rij CM, Reinders JG, Tilanus HW, van der Gaast A; CROSS Group. Preoperative chemoradiotherapy for esophageal or junctional cancer. N Engl J Med. 2012;366:2074–2084.
12. Wong R, Malthaner R. Combined chemotherapy and radiotherapy (without surgery) compared with radiotherapy alone in localized carcinoma of the esophagus. Cochrane Database Syst Rev 2006; 1.

10.6.2 Magenkarzinom

Kernaussagen:

- Die kurative Behandlung des nicht metastasierten Magenkarzinoms ist entscheidend von der R0-Resektion abhängig.
- Durch eine perioperative Chemotherapie kann das Gesamtüberleben gesteigert werden.
- Wenn keine neoadjuvante Chemotherapie appliziert wurde, kann individuell eine adjuvante Radiochemotherapie angeboten werden. Ein Benefit ist nach D2-Lymphadenektomie allerdings noch nicht prospektiv belegt.
- In der palliativen Situation können durch eine Bestrahlung Schmerzen, Blutungen oder Obstruktionen gelindert werden.

Histologie, anatomische Ausbreitung und prognostische Faktoren

Trotz der in den letzten Jahrzehnten in den Industrieländern zu beobachtenden stetigen Abnahme der Inzidenz ist das Magenkarzinom die zweithäufigste Tumorerkrankung des Gastrointestinaltraktes bei Männern, bei Frauen die dritthäufigste (nach kolorektalen und Pankreaskarzinomen). Es zeichnet sich sowohl durch ein infiltratives Wachstum *per continuitatem* in andere Organe wie Leber, Milz, Querkolon und Pankreas, als auch durch ein frühes Erreichen des Peritoneums aus. Die Metastasierung erfolgt hämatogen und lymphogen, wobei am häufigsten in der Leber Metastasen gefunden werden. Als Besonderheit können bei proximalen Magenkarzinomen infraklavikuläre Lymphknotenmetastasen auftreten (sog. Virchow-Lymphknoten). Bei Frauen werden auch Abtropfmetastasen an den Ovarien als sogenannte Krukenberg-Tumoren gefunden.

Risikofaktoren für die Entwicklung eines Magenkarzinoms sind langjähriger Nikotingenuß, atrophische Gastritis, Helicobacter-Infektion und Z.n. partieller Gastrektomie. Auch genetische Erkrankungen können für diese Tumore prädisponieren, wie HNPCC (hereditäres nonpolypöses kolorektales Karzinom) oder das Peutz-Jeghers-Syndrom.

Zur Sicherung der Diagnose und zur histologischen Differenzierung steht die Endoskopie mit Probeentnahmen an erster Stelle. Bei den Karzinomen des Magens wird eine Differenzierung zwischen dem intestinalen (Adenokarzinom) und dem diffusen Typ (Siegelringzell-Karzinom, szirrhöses Karzinom) vorgenommen. Enthalten die Karzinome Strukturen beider Typen, werden sie für klinische Zwecke dem diffusen Typ zugeordnet. Selten werden neuroendokrine Karzinome gefunden. Wichtigste Prognosefaktoren sind das Tumorstadium und der Resektionsstatus.

Tabelle 10.27: Kurzgefasste TNM-Klassifikation der Magenkarzinome (Zentrum des Tumors unterhalb von 2 cm von der Cardia – 8. Aufl.)

T1a	Infiltration Lamina propria oder Muscularis mucosae
T1b	Infiltration Submucosa
T2	Infiltration Muscularis propria
T3	Infiltration Subserosa
T4a	Perforation Subserosa (viszerales Peritoneum)
T4b	Infiltration benachbarter Strukturen (Milz, Colon transversum, Leber, Zwerchfell, Pankreas, Bauchwand, Nebenniere, Niere, Dünndarm, Retroperitoneum)
N1	1–2 lokoregionäre Lymphknotenmetastasen
N2	3–6 Lymphknotenmetastasen
N3a	7–15 Lymphknotenmetastasen
N3b	16 oder mehr Lymphknotenmetastasen
cM0	keine Fernmetastasen
cM1	Fernmetastasen

Tabelle 10.28: Klinische Stadieneinteilung (8. Aufl.)

Stadium	TNM
I	T1/2 N0 M0
IIA	T1/2 N1–3 M0
IIB	T3/4a N0 M0
III	T3/4a N1–3 M0
IV	T4b N0–3 M0; oder M1

Primärdiagnostik

- ●●● Anamnese, körperliche Untersuchung (supraklavikuläre LK, Aszites, intraabdomineller Tumor), KM-gestütztes CT Körperstamm (Thorax, Abdomen, Becken), Ösophago-Gastroskopie mit mehrfachen Biopsien, Sonographie Abdomen
- ●● Endosonographie (sensitivstes Verfahren zur Bestimmung des T-Stadiums)
- ● Laparoskopie vor geplanter neoadjuvanter Therapie (zum Ausschluss von intraabdominellen Metastasen und zur Beurteilung der Resektabilität)

Therapiestrategie

Kurativ intendierte Operation

Ein adäquates onkologisch-chirurgisches Vorgehen ist für die kurative Behandlung des nicht metastasierten Magenkarzinoms entscheidend. Eine vollständige Tumorresektion soll bei allen funktionell operablen T1–4 Stadien angestrebt werden. Nicht-resektable oder fernmetastasierte Karzinome werden hingegen nicht einer radikalen Chirurgie zugeführt. Bei der Operation scheint die Erfahrung (im Sinne von Fallzahlen) des behandelnden Zentrums mit der Höhe der perioperativen Letalität zu korrelieren.

Magenfrühkarzinome

Auf die Mukosa beschränkte *Magenfrühkarzinome* vom intestinalen Typ (G1, G2, low grade), $\leq$ 3 cm Durchmesser (mit Ulzeration) oder $<$ 2 cm Durchmesser (ohne Ulzeration) können mit kurativer Zielsetzung einer endoskopischen Submukosadissektion (ESD) oder auch einer kombinierten endoskopisch-laparoskopischen Mukosa- oder Magenwandresektion unterzogen werden. Gleiches gilt für gut differenzierte Karzinome mit Submukosainvasion < 500 µm + < 3 cm Durchmesser und für undifferenzierte Mukosakarzinome < 2cm Durchmesser (sofern bioptisch kein Nachweis von Tumorzellen im Abstand $\leq$ 1 cm besteht) (S3 Leitlinie). Durch die ESD soll eine en-bloc Resektion erzielt werden, die eine histologische Beurteilung der Ränder erlaubt. Zudem müssen weitere gastrale Tumorherde durch Endoskopie mit Probeentnahmen ausgeschlossen werden.

Bei Lokalrezidiven nach endoskopischer Abtragung ist in den meisten Fällen eine erneute endoskopische Therapie möglich.

Fortgeschrittene Karzinome, kurative Therapie

Operation Beim fortgeschrittenen Magenkarzinom erfolgt die Tumorentfernung unter Einhaltung eines adäquaten Sicherheitsabstandes und die systematische Lymphadenektomie. Die Indikation zur Gastrektomie oder subtotalen Resektion richtet sich nach der Tumorlokalisation, dem histologischen Typ und dem individuellen Operationsrisiko. Beim diffusen Typ sollen aufgrund der diskontinuierlichen Ausbreitung Resektionsabstände von 8 cm eingehalten werden, deshalb ist in der Regel eine Gastrektomie indiziert. Beim intestinalen Typ beträgt der geforderte Sicherheitsabstand 5 cm, deshalb ist die subtotale Resektion von Tumoren im distalen Magendrittel der Gastrektomie gleichwertig, wenn ein entsprechender oraler Sicherheitsabstand eingehalten werden kann.

Splenektomie und Pankreaslinksresektion führen zu erhöhter Morbidität und Mortalität und sollten vermieden werden, können aber in Abhängigkeit vom Tumorsitz (kranialer Magen) und T-Stadium notwendig werden.

Die systematische Lymphadenektomie sollte die Ausräumung des Kompartiments I (Lymphknoten an großer und kleiner Kurvatur) und II (Lymphknoten an Truncus coeliacus, Milzarterie, -hilus und Lig. hepatoduodenale) umfassen (D2-Lymphadenektomie), wobei mindestens 25 Lymphknoten zu entfernen sind. Für die exakte Angabe des pN-Stadiums werden mindestens 16 Lymphknoten histologisch aufgearbeitet. Dabei wird das Kompartiment I mit dem Magen en bloc entfernt. Die Daten zur Lymphknoten-Dissektion auch des Kompartiments II beschreiben eine Prognoseverbesserung, wenn die Splenektomie/Pankreaslinksresektion vermieden werden kann. Eine Erweiterung der Lymphadenektomie auf paraaortale Regionen (Kompartiment III) ist hingegen nicht mit einer Verbesserung der Therapieergebnisse assoziiert.

Das am häufigsten eingesetzte Rekonstruktionsverfahren ist die Wiederherstellung der Kontinuität durch eine ausgeschaltete Jejunumschlinge nach Roux-Y. Funktionell günstige Ergebnisse werden durch die Anlage eines Pouches berichtet.

Bei R1/R2-Resektion sollte die Möglichkeit einer Nachresektion geprüft werden. Falls eine Nachresektion nicht möglich ist, kann in Abhängigkeit vom Allgemeinzustand eine adjuvante Radiochemotherapie durchgeführt werden.

Hinsichtlich des operativen Vergehens werden laparoskopische Verfahren bei Frühkarzinomen des distalen Magens als der offenen Operation onkologisch gleichwertig angesehen bei schnellerer Rekonvaleszenz. Für fortgeschrittene Karzinome und andere Lokalisationen ist der Stellenwert aber noch nicht einschätzbar.

Multimodale Therapie: perioperative Chemotherapie Zwei große Studien (MAGIC, ACCORD07) zur perioperativen Chemotherapie mit 3 Zyklen 5-FU, Cisplatin und Epirubicin [in MAGIC, sog. „ECF"] jeweils vor und nach der Operation zeigten eine Verbesserung des krankheitsfreien und des Gesamtüberlebens (Cunningham, 2006; Ychou, 2011). Wahrscheinlich steigert die Vorbehandlung nicht die perioperative Mortalität, allerdings waren in den Studien nur sehr wenige Patienten über 70 Jahre (und mit entsprechenden Komorbiditäten) behandelt worden. Ein Ersatz des infusionalen 5-FU durch Capecitabine (sog. „XP" oder „ECX") erscheint gleichwertig, ebenso wird bei Niereninsuffizienz statt Cisplatin Oxaliplatin gegeben.

Heutiger therapeutischer Standard ist die zusätzliche Integration eines Taxans in die Kombinationschemotherapie. Dieses sog. „**FLOT**" Protokoll besteht aus 4 prä- und 4 postoperativen in 14-tägigem Abstand applizierten Zyklen (Docetaxel 50 mg/m^2, Oxaliplatin 85 mg/m^2, Leucoverin 200 mg/m^2 und 5-FU 2600 mg/m^2 als 24h Infusion). I. Vgl. zu ECF führte FLOT zu einer signifikanten Verlängerung des medianen Gesamtüberlebens von 35m auf 50m bei vergleichbarer Toxizität (Al-Batran, 2019).

Ein wichtiges klinisches Problem des perioperativen Therapieansatzes ist, dass nur ca. 50 % der Studienpatienten nach der Operation die postoperative Chemotherapie erhalten (perioperative Komplikationen, AZ Verschlechterung, Nachweis eines Progresses bei der Operation). Insofern ist die vollständige Applikation der geplanten Chemotherapiedosis („completeness of chemotherapy") bei diesen Therapiekonzepten fraglich, der onkologische Stellenwert des postoperativen Therapieblocks kann letztlich nicht eingeschätzt werden.

Wenn sich intraoperativ ein Tumorprogress trotz der neoadjuvanten Chemotherapie bestätigen sollte, ist das postoperative therapeutische Vorgehen bislang nicht gesichert. Ein Weiterführen der offensichtlich ineffektiven Chemotherapie ist nicht indiziert, ein Wechsel auf ein anderes Schema oder eine adjuvante Radiochemotherapie mag im Einzelfall sinnvoll sein, ist aber nicht in Studien geprüft worden.

Multimodale Therapie: adjuvante Radiochemotherapie Bei primär operierten Patienten mit lokal fortgeschrittenen Magenkarzinomen (> pT1) zeigte die Intergroup 0116 Studie, dass eine adjuvante 5-FU basierte Radiochemotherapie zu einer signifikanten Verlängerung des medianen Überlebens durch eine Verbesserung der lokoregionären Kontrolle führte (Macdonald, 2001). Allerdings hatten nur ca. 10 % der Patienten eine nach heutigen Maßstäben notwendige D2-Lymphadenektomie erhalten, sodass der Stellenwert der adjuvanten Radiochemotherapie nach einer adäquaten Operation (R0-Resektion, D2-Lymphadenektomie) nicht prospektiv geklärt und damit sicher belegt ist. Nicht-randomisierte koreanische Daten legen aber auch nach suffizienter Lymphadenektomie in einem sehr großen Kollektiv einen Vorteil für die adjuvante Radiochemotherapie nahe, können aber naturgemäß nicht unterschiedlich verteilte Risikofaktoren ausschließen (Kim, 2005). Eine chinesische Studie zeigte für Patienten nach D2-Lymphadenektomie und moderner Bestrahlungsplanung, dass eine adjuvante 5-FU basierte Radiochemotherapie zu einer signifikanten Verbesserung des krankheitsfreien, aber nicht zu einer signifikanten Verbesserung des Gesamtüberlebens führte i. Vgl. zur alleinigen adjuvanten Chemotherapie (Zhu, 2012). Allerdings entsprach die adjuvante Chemotherapie in dieser Studie nicht den aktuellen Standards.

Der Stellenwert einer adjuvanten Radiochemotherapie bei Patienten, die nach neoadjuvanter Chemotherapie operiert wurden, ist fraglich. Die CRITICS-Studie randomisierte nach neoadjuvanter Vorbehandlung mit ECF die postoperative Therapie zwischen ECF Komplettierung und einer Radiochemotherapie mit 45 Gy und Capecitabine/Cisplatin (de Steur, 2021). Obwohl mehr Patienten die zeitlich kürzere adjuvante Radiochemotherapie vollständig erhielten als die 3 Zyklen ECF, zeigte sich nach 5 Jahren ein signfikant höheres Gesamtüberleben für die postoperative ECF Komplettierung (51 % vs. 46 %). Da die Studie vor der Neudefinition des Chemotherapiestandards mit FLOT durchgeführt wurde, darf heute eine noch höhere Effektivität der Systemtherapie unterstellt werden.

Multimodale Therapie: Zusammenfassung Bei **Magenkarzinomen** kann nach der S3-Leitlinie Patienten mit uT2 Tumoren eine perioperative Chemotherapie angeboten werden. Bei höheren Risiken (uT3/T4a oder cN+) soll hingegen die perioperative Chemotherapie nach dem FLOT Protokoll durchgeführt werden.

Bei Patienten, die aufgrund einer massiven Blutung / Stenose / Ruptur oder aus eigenem Willen mit einer **primären Operation** ohne vorherige Induktionschemotherapie versorgt wurden, kann individuell eine adjuvante Radiochemotherapie angeboten werden. Der Benefit ist insbesondere für Patienten nach limitierter Lymphadenektomie belegt.

Bei lokal fortgeschrittenen, resektablen **Tumoren des ösophagogastralen Übergangs** kann hingegen therapeutisch zwischen einer *neoadjuvanten Radiochemotherapie* (die sich aus der Therapie der Ösophaguskarzinome begründet, s. o.) und einer *perioperativen Chemotherapie* gewählt werden.

Definitive Radiochemotherapie Funktionell inoperablen oder aufgrund der Tumorausbreitung nicht resezierbaren Patienten kann in kurativer Intention eine definitive Radiochemotherapie angeboten werden. Dabei werden normofraktioniert zwischen 50 und 60 Gy im Tumorbereich appliziert (elektive Lymphabflüsse erhalten ca. 45 Gy), eine simultane platinbasierte Chemotherapie soll die Effektivität steigern.

Bislang liegen keine randomisierten Studien vor, die eine Tumorresektion mit einer definitiven Radiochemotherapie verglichen haben. Beobachtungsserien legen aber deutlich niedrigere Kurationsraten nahe nach einer Radiochemotherapie im Vergleich zu einem multimodalen Vorgehen einschließlich adäquater Tumorresektion.

Palliative Therapie

In *oligometastasierten* Tumorstadien (bei limitierter Anzahl von Metastasen) kann bei gutem Ansprechen auf eine Chemotherapie als individueller Heilversuch eine lokal ablative Therapie der Resttumoren (Magen und Metastasen) angeboten werden (Al-Batran, 2017).

Bei *multiplen Metastasen* steht die palliative Systemtherapie im Vordergrund. Bei ausreichendem Allgemeinzustand des Patienten ist sie einer *best supportive care* hinsichtlich der Lebensqualität und Überlebenszeit überlegen.

Insgesamt sind die Ansprechraten auf eine Kombinationstherapie besser als auf eine Monotherapie mit 5-FU. Standard ist eine Kombination aus Platin und einem Fluoropyrimidin (entweder infusionalem 5-FU oder oralem Capecitabine). Dabei scheinen Cisplatin und Oxaliplatin ähnlich onkologisch effektiv zu sein bei unterschiedlichen Nebenwirkungsprofilen (Cisplatin nephrotoxisch, Oxaliplatin periphere Neuropathie).

Durch zusätzliches Docetaxel (z. B. im FLOT Protokoll) kann das Ansprechen weiter verbessert (und deutlich beschleunigt) werden, allerdings ist die Toxizität erhöht. Bei eingeschränkter Nierenfunktion kann Cisplatin durch Oxaliplatin ausgetauscht werden (bei höherem Neuropathie-Risiko). Generell kann infusionales 5-FU durch das orale Capecitabine ersetzt werden.

Bei HER2 negativen Karzinomen halten derzeit *Checkpoint-Inhibitoren* Einzug in die verschiedenen Therapielinien. Allerdings sind die Ergebnisse noch uneinheitlich je nach geprüftem Antikörper, der onkologischen Situation und der chemotherapeutischen Kombinationspartner. U. a. führt die Kombination der palliativen Chemotherapie mit Nivolumab zu einer signifikanten Verbesserung der onkologischen Endpunkte (CHECKMATE-649). In allen Studien zeigte sich ein gewisser prädiktiver Effekt der PD-L1 Expression der Tumor- und Immunzellen. Zudem scheinen insbesondere Karzinome mit einem defizienten mismatch repair System (also mit MSI-H) besonders gut auf die Checkpoint-Blockade anzusprechen (Pietrantonio, 2021) – ähnlich der Beobachtungen beim metastasierten Kolonkarzinom.

Bei HER2 überexprimierenden Karzinomen verbessert die zusätzliche Behandlung mit *Trastuzumab* das Überleben i. Vgl. zur Kombinationschemotherapie alleine (Sawaki, 2012). Erste randomisierte Daten zeigen ein besseres Ansprechen und Überlebensvorteile für das Wirkstoffkonjugat *Trastuzumab Deruxtecan* (letztere ist ein zytotoxischer Topoisomerase-I-Inhibitor) bei Patienten nach mindestens zwei Therapielinien i. Vgl. zu einer palliativen Chemotherapie (Shitara, 2020).

Als Zweitlinientherapie ist der *VEGF-Rezeptor-Antikörper* Ramucirumab sowohl als Monotherapie als auch in Kombination mit Paclitaxel zugelassen (Fuchs, 2014).

Palliative Behandlung lokaler Symptome des Tumorwachstums Eine palliativ durchgeführte Gastrektomie verbessert nicht die Prognose, kann aber die Lebensqualität verschlechtern. Zur Reduktion quälender Symptome wie endoskopisch, angiographisch oder strahlentherapeutisch nicht stillbaren Blutungen, Obstruktion und Schmerzen kann die palliative Gastrektomie dennoch indiziert sein.

Eine palliative Radiotherapie wird zum Stoppen von Sickerblutungen und Vermeidung von Stenose eingesetzt.

Durchführung der Radiotherapie

Die Strahlentherapie des Magens zeichnet sich durch die unmittelbare anatomische Nähe strahlensensibler Risikoorgane aus, insbesondere der Nieren, aber auch der Leber und des Herzens. Weniger problematisch sind die Nebenwirkungen im Magen selbst. Um technisch eine möglichst gute Dosisverteilung mit optimaler Schonung der Risikoorgane zu erzielen, ist eine intensitätsmodulierte Bestrahlungsplanung und -durchführung unerlässlich. Weiterhin muss die richtige Lagerung des Patienten während der Bestrahlung durch regelmäßige Verifikationsaufnahmen sichergestellt werden. Falls die radiogene Belastung von Teilen der Nieren so hoch wird, dass mit einem späteren Funktionsverlust dieser Bereiche gerechnet werden muss (> 20 Gy), ist vor Einleitung der Therapie eine nuklearmedizinische Funktionsdiagnostik (sog. „seitengetrennte Nierenclearance") notwendig, um die funktionelle Bedeutung der Risikoregionen abschätzen zu können.

Die derzeit häufigsten Therapieindikationen sind die postoperative Radiochemotherapie und die palliative Bestrahlung.

Für die Bestrahlungsplanung wird ein Planungs-CT sowohl ohne als auch mit oralem Kontrastmittel angefertigt, und anschließend elektronisch mit der präoperativen Schnittbildgebung fusioniert. In der kurativen, adjuvanten Therapie umfasst das CTV das ehemalige Magenbett einschließlich des hepatogastrischen Ligamentes und die Leberpforte. Bei distalen Magenkarzinomen wird der Duodenalstumpf erfasst, während bei hochsitzenden und AEG Tumoren 4 cm nach proximal die paraösophagealen Lymphknoten eingeschlossen werden. Bei AEG und Kardiakarzinomen sind zusätzlich die zölikalen, suprapankreatischen bis einschließlich Milzhilus und die pankreatikoduodenalen Lymphabflüsse zu behandeln. Bei weiter distal gelegenen Karzinomen (Korpus, Antrum) werden nicht die paraösophagealen Lymphabflüsse, dafür aber die supra- und infrapylorischen LK zusätzlich erfasst.

Als Gesamtdosis werden mit einer Einzeldosis von 1.8 Gy insgesamt 45 Gy appliziert, ggf. mit einem Boost bis 55.8 Gy nach R1 oder R2-Resektionen. Wie in der Intergroup 0116 Studie geprüft, kann eine adjuvante Radiochemotherapie mit 4 Zyklen 5-FU 425 mg/m^2 und Leucoverin 20 mg/m^2 d1-5 durchgeführt werden. Simultan zum 2. und 3. Zyklus werden normofraktioniert 45 Gy appliziert, die 5-FU Dosis auf 400 mg/m^2 reduziert und die Dauer auf 4 bzw. 3 Tage reduziert (d28–31, d58–60). Anstatt der 5-FU Bolusgaben wird heutzutage eine Dauerinfusion bevorzugt mit 225 mg/m^2/24h während der gesamten Bestrahlungsserie (ohne zusätzliches Leucoverin). Vor und nach der Bestrahlung werden jeweils 2 Zyklen 5-FU 2000 mg/m^2/24h und Leucovorin 500 mg/m^2 über 2 h an den Tagen 1, 8, und 15 – Wiederholung Tag 29 – appliziert. Auf dieser Grundlage sind auch Polychemotherapien mit zusätzlich Cisplatin möglich. Hierbei müssen besonders strenge Dosisvorgaben für die Nieren bei der Bestrahlungsplanung eingehalten werden.

Bei der palliativen Bestrahlung können mit Gesamtdosen von bereits 20–30 Gy Symptome wie Blutung, Obstruktion oder Schmerzen gelindert werden. Als Zielvolumen wird in dieser Situation nur der bildgebend darstellbare makroskopische Tumor behandelt, auf die elektive Behandlung von nicht befallenen Lymphknoten wird verzichtet. Dadurch werden die Zielvolumina meist deutlich kleiner.

Nebenwirkungen und Begleitbehandlung

Aufgrund der häufig vorkommenden Symptome wie Übelkeit und Erbrechen bei Bestrahlung des Oberbauchs sollte eine prophylaktische, antiemetische Therapie gegeben werden. Weiterhin ist eine schleimhautprotektive Medikation sinnvoll, insbesondere wenn eine Disposition zu Magen- oder Duodenalulzera besteht (z. B. mit Protonenpumpen-Inhibitoren). Medikamente gegen Diarrhoe werden nicht prophylaktisch, sondern erst bei Auftreten von Durchfällen appliziert. Späteffekte beinhalten Dyspepsie, chronisch aktinische Gastritis, Ulzerationen oder obstruktive Veränderungen auf dem Boden von Verwachsungen.

Nachsorge und Rehabilitation

Der Wert einer strukturierten Tumornachsorge zur Rezidivfrüherkennung und Prognoseverbesserung ist bisher nicht belegt und sollte symptomorientiert erfolgen. Bei Behandlung eines auf die Schleimhaut begrenzten Frühkarzinoms durch lokale chirurgische Verfahren ist eine regelmäßige gastroskopische Überwachung zu empfehlen. Schwerpunkte einer Rehabilitation sind u. a. eine intensive diätetische Beratung und die Behandlung von Postgastrektomiebeschwerden (z. B. Reflux). Weiterhin ist nach Gastrektomie eine lebenslange parenterale Vit. B12 Substitution notwendig, um eine megaloblastäre Anämie zu vermeiden. Alternativ kann auch eine tägliche orale Substitution versucht werden. Wenn sich nach einer Gastrektomie eine exokrine Pankreasinsuffizienz mit Fettstühlen entwickeln sollte, können diese Symptome durch die Substitution von Pankreasenzymen gelindert werden.

Literatur

1. Leitlinienprogramm Onkologie (Deutsche Krebsgesellschaft, Deutsche Krebshilfe, AWMF):S3-Leitlinie Magenkarzinom, Langversion 2.0, 2019 AWMF Registernummer: 032/009OL, http://www.leitlinienprogramm-onkologie.de/leitlinien/magenkarzinom/
2. Al-Batran SE, Homann N, Pauligk C, Illerhaus G, Martens UM, Stoehlmacher J, Schmalenberg H, Luley KB, Prasnikar N, Egger M, Probst S, Messmann H, Moehler M, Fischbach W, Hartmann JT, Mayer F, Höffkes HG, Koenigsmann M, Arnold D, Kraus TW, Grimm K, Berkhoff S, Post S, Jäger E, Bechstein W, Ronellenfitsch U, Mönig S, Hofheinz RD. Effect of Neoadjuvant Chemotherapy Followed by Surgical Resection on Survival in Patients With Limited Metastatic Gastric or Gastroesophageal Junction Cancer: The AIO-FLOT3 Trial. JAMA Oncol. 2017;3:1237–1244.
3. Al-Batran SE, Homann N, Pauligk C, Goetze TO, Meiler J, Kasper S, Kopp HG, Mayer F, Haag GM, Luley K, Lindig U, Schmiegel W, Pohl M, Stoehlmacher J, Folprecht G, Probst S, Prasnikar N, Fischbach W, Mahlberg R, Trojan J, Koenigsmann M, Martens UM, Thuss-Patience P, Egger M, Block A, Heinemann V, Illerhaus G, Moehler M, Schenk M, Kullmann F, Behringer DM, Heike M, Pink D, Teschendorf C, Löhr C, Bernhard H, Schuch G, Rethwisch V, von Weikersthal LF, Hartmann JT, Kneba M, Daum S, Schulmann K, Weniger J, Belle S, Gaiser T, Oduncu FS, Güntner M, Hozaeel W, Reichart A, Jäger E, Kraus T, Mönig S, Bechstein WO, Schuler M, Schmalenberg H, Hofheinz RD; FLOT4-AIO Investigators. Perioperative chemotherapy with fluorouracil plus leucovorin, oxaliplatin, and docetaxel versus fluorouracil or capecitabine plus cisplatin and epirubicin for locally advanced, resectable gastric or gastro-oesophageal junction adenocarcinoma (FLOT4): a randomised, phase 2/3 trial. Lancet. 2019;393:1948–1957.

4. de Steur WO, van Amelsfoort RM, Hartgrink HH, Putter H, Meershoek-Klein Kranenbarg E, van Grieken NCT, van Sandick JW, Claassen YHM, Braak JPBM, Jansen EPM, Sikorska K, van Tinteren H, Walraven I, Lind P, Nordsmark M, van Berge Henegouwen MI, van Laarhoven HWM, Cats A, Verheij M, van de Velde CJH; CRITICS investigators. Adjuvant chemotherapy is superior to chemoradiation after D2 surgery for gastric cancer in the per-protocol analysis of the randomized CRITICS trial. Ann Oncol. 2021;32:360–367.
5. Cunningham D, Allum WH, Stenning SP, Thompson JN, Van de Velde CJ, Nicolson M, et al. Perioperative chemotherapy versus surgery alone for resectable gastroesophageal cancer. N Engl J Med 2006;355(1):11–20.
6. Fuchs CS, Tomasek J, Yong CJ, Dumitru F, Passalacqua R, Goswami C, Safran H, Dos Santos LV, Aprile G, Ferry DR, Melichar B, Tehfe M, Topuzov E, Zalcberg JR, Chau I, Campbell W, Sivanandan C, Pikiel J, Koshiji M, Hsu Y, Liepa AM, Gao L, Schwartz JD, Tabernero J; REGARD Trial Investigators. Ramucirumab monotherapy for previously treated advanced gastric or gastro-oesophageal junction adenocarcinoma (REGARD): an international, randomised, multicentre, placebo-controlled, phase 3 trial. Lancet. 2014;383:31–39.
7. Kim S, Lim DH, Lee J, Kang WK, MacDonald JS, Park CH, et al. An observational study suggesting clinical benefit for adjuvant postoperative chemoradiation in a population of over 500 cases after gastric resection with D2 nodal dissection for adenocarcinoma of the stomach. Int J Radiat Oncol Biol Phys2005;63(5):1279–85.
8. Macdonald JS, Smalley SR, Benedetti J, Hundahl SA, Estes NC, Stemmermann GN, Haller DG, Ajani JA, Gunderson LL, Jessup JM, Martenson JA. Chemoradiotherapy after surgery compared with surgery alone for adenocarcinoma of the stomach or gastroesophageal junction. N Engl J Med 2001; 345: 725–730.
9. Pietrantonio F, Randon G, Di Bartolomeo M, Luciani A, Chao J, Smyth EC, Petrelli F. Predictive role of microsatellite instability for PD-1 blockade in patients with advanced gastric cancer: a meta-analysis of randomized clinical trials. ESMO Open. 2021;6:100036.
10. Sawaki A, Ohashi Y, Omuro Y, Satoh T, Hamamoto Y, Boku N, Miyata Y, Takiuchi H, Yamaguchi K, Sasaki Y, Nishina T, Satoh A, Baba E, Tamura T, Abe T, Hatake K, Ohtsu A. Efficacy of trastuzumab in Japanese patients with HER2-positive advanced gastric or gastroesophageal junction cancer: a subgroup analysis of the Trastuzumab for Gastric Cancer (ToGA) study. Gastric Cancer. 2012;15:313–322.
11. Shitara K, Bang YJ, Iwasa S, Sugimoto N, Ryu MH, Sakai D, Chung HC, Kawakami H, Yabusaki H, Lee J, Saito K, Kawaguchi Y, Kamio T, Kojima A, Sugihara M, Yamaguchi K; DESTINY-Gastric01 Investigators. Trastuzumab Deruxtecan in Previously Treated HER2-Positive Gastric Cancer. N Engl J Med. 2020;382:2419–2430.
12. Ychou M, Boige V, Pignon JP, Conroy T, Bouché O, Lebreton G, Ducourtieux M, Bedenne L, Fabre JM, Saint-Aubert B, Genève J, Lasser P, Rougier P. Perioperative chemotherapy compared with surgery alone for resectable gastroesophageal adenocarcinoma: an FNCLCC and FFCD multicenter phase III trial. J Clin Oncol. 2011;29:1715–1721.
13. Zhu WG, Xua DF, Pu J, Zong CD, Li T, Tao GZ, Ji FZ, Zhou XL, Han JH, Wang CS, Yu CH, Yi JG, Su XL, Ding JX. A randomized, controlled, multicenter study comparing intensity-modulated radiotherapy plus concurrent chemotherapy with chemotherapy alone in gastric cancer patients with D2 resection. Radiother Oncol. 2012;104:361–366.

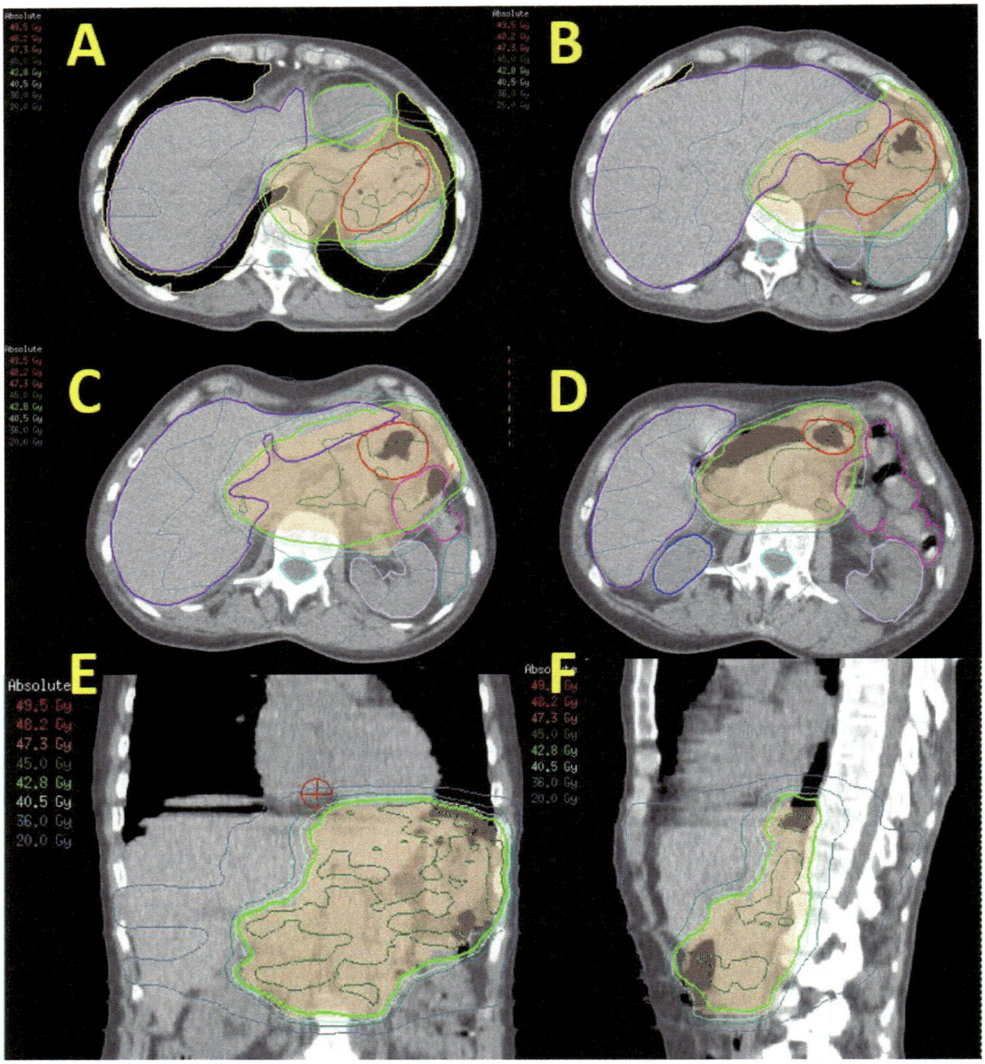

Abbildung 10.13: Dosisverteilung einer neoadjuvanten normofraktionierten, intensitätsmodulierten Bestrahlung eines Patienten mit einem uT3uN0cM0 Karzinoms des Korpus bis 45 Gy. Schnitte A–D in transversaler, E in koronarer und F in saggitaler Orientierung.
Als CTV werden der Magen und die distalen 2 cm des Ösophagus abgegrenzt. Die Lymphabflüsse umfassen neben der direkt angrenzenden perigastrischen Region auch die hepatoduodenalen bis zur Leberpforte, die zöliakalen bis zum Abgang der A. mesenterica superior, und die suprapankreatischen bis zum Milzhilus. Nach kaudal werden 2/3 des Duodenums miterfasst. Das CTV wird anschließend um 1 cm zum PTV erweitert, um die interne Organbeweglichkeit und die Lagevariabilität des Patienten selbst zu kompensieren. Im Rahmen der Bestrahlungsplanung muss die Belastung der Risikoorgane Nieren, Leber und Herz besonders berücksichtigt werden.
Die grüne Linie stellt die 95 % Isodose dar (42,8 Gy), die das braun schraffierte PTV umschließt.

10.6.3 Gastrointestinale Stromatumore

Histologisch, prognostisch und therapeutisch grundsätzlich verschieden von Magenkarzinom sind Gastrointestinale Stromatumore (GIST). Sie wurden früher den Weichteilsarkomen zugerechnet und zeigen kaum Ansprechen auf konventionelle Chemotherapien oder Bestrahlung. Erst durch das tiefere biologische Verständnis konnten sie als eigene Identität sicher von den Sarkomen abgegrenzt und durch gezielte therapeutische Ansätze im klinischen Verlauf beeinflussbar gemacht werden. Sie treten mit einer Inzidenz von ca. 1–1.5/100.000 auf, die meisten Patienten sind zwischen 60 und 70 Jahre alt, beide Geschlechter sind gleich betroffen. Die häufigste Lokalisation ist der Magen (ca. 55 %), gefolgt vom Dünndarm (ca. 32 %) und Kolorektum (6 %).

GIST werden meist ausgelöst durch aktivierende Mutationen in der Rezeptor-Tyrosinkinase cKIT, deutlich seltener ist das *platelet-derived growth factor receptor* α (PDGFRA) Gen betroffen. Für die Tumorgenese ursächlich ist eine Liganden-unabhängige Daueraktivierung von Tyrosinkinasen, die zu einer unkontrollierten Zellproliferation führt. Die meisten im Magen lokalisierten GIST weisen Mutationen im Exon 11 des *KIT* Gens auf, während Exon 9 Mutationen eher im Dünndarm auftreten.

Operable GIST Tumore werden chirurgisch reseziert, hierbei kann aufgrund der seltenen lymphogenen Metastasierung auf ausgedehnte Lymphknotendissektionen verzichtet werden.

Systemisch sind diese Tumore gut mit verschiedenen Proteinkinaseinhibitoren (Imatinib, Dasatinib u. a.) behandelbar. Die erhöhte Aktivität der Tyrosinkinasen wird dabei gehemmt, die Zellteilung und die Überlebensfähigkeit der Tumorzellen massiv gestört. Dieses führt zu einer deutlichen Verbesserung der Prognose bei lokal fortgeschrittenen oder primär metastasierten Tumoren. Bei erhöhtem Risiko wird Imatinib auch adjuvant nach erfolgter chirurgischer Resektion appliziert, wobei die Risikoabschätzung auf Tumorgröße, Lokalisation und Mitoserate basiert [z. B. Memorial Sloan Kettering Cancer Center (MSKCC) Normogram (Gold, 2009)]. Die Mitoserate wird beschrieben mit der Anzahl der Mitosen pro 50 *high power fields* bei 40-facher Vergrößerung, dabei gelten ≤ 5 Mitosen als niedrige Rate, mehr als 5 Mitosen hingegen als hohe Rate.

Die Strahlentherapie spielt nur in der palliativen Therapiesituation eine Rolle zur Linderung von Symptomen bei Metastasen oder lokal fortgeschrittenem Tumorwachstum.

Tabelle 10.29: Zusammengefasste TNM-Stadieneinteilung der GIST (8. Aufl.)

T1	Tumor $\leq$ 2 cm in der größten Ausdehnung
T2	Tumor $>$ 2 cm und $\leq$ 5 cm
T3	Tumor $>$ 5 cm und $\leq$ 10 cm
T4	Tumor $>$ 10 cm
N1	regionäre Lymphknotenmetastasen

Literatur

1. Gold JS, Gönen M, Gutiérrez A, Broto JM, García-del-Muro X, Smyrk TC, Maki RG, Singer S, Brennan MF, Antonescu CR, Donohue JH, DeMatteo RP. Development and validation of a prognostic nomogram for recurrence-free survival after complete surgical resection of localised primary gastrointestinal stromal tumour: a retrospective analysis. Lancet Oncol. 2009;10:1045–1052.

10.6.4 Primäres Magenlymphom

Histologie, anatomische Ausbreitung und prognostische Faktoren

Bei ca. 2–5 % aller malignen Tumore des Magens liegen primäre Magenlymphome vor. Dabei stellt der Magen mit ca. 75 % die häufigste primäre extranodale Manifestation maligner Lymphome dar. Durch eine Immunreaktion mit Antigenstimulation z. B. im Rahmen einer chronischen Helicobacter-pylori-induzierten Gastritis bildet sich dort ein nicht primär vorhandenes lymphatisches Gewebe, aus dem wiederum auf dem Boden eines sekundären MALT-Systems [*mucosa-associated lymphoid tissue*] primäre Magenlymphome entstehen können. Dabei zeigt dieses erworbene Lymphgewebe die morphologischen Charakteristika des MALT und bildet sich nach einer erfolgreichen Beseitigung der Immunreaktion auf das Bakterium durch eine Keimeradikation zurück. Immunhistochemische und molekularbiologische Untersuchungen können bei der Abgrenzung der Magenlymphome von reaktiven Lymphozytenpopulationen hilfreich sein.

Aufgrund der großen Unterschiede in Prognose und Therapie sind die niedrigmalignen (indolenten) von den hochmalignen Lymphomen zu unterscheiden, wobei allerdings in ca. 30 % der Patienten beide Lymphomanteile nebeneinander vorkommen. MALT-Lymphome zeigen ein über lange Zeit organgebundenes Wachstum. Die Transformation eines niedrig- zu einem hochmalignen Lymphom entsteht durch eine genetische Alteration mit zunehmender Autonomisierung der Zellproliferation, wobei schließlich im hochmalignen Stadium keine Assoziation mehr zu reaktiven Follikeln und dadurch mutmaßlich keine Abhängigkeit von einer Helicobacter-pylori-Infektion mehr zu finden ist. Nach dieser Transformation ist das hochmaligne Lymphom von lokalen Wachstumsfaktoren unabhängig, welches in ca. 30 % der Fälle zu einer Dissemination führen kann. Das Beschwerdebild ist uneinheitlich und reicht von Appetitlosigkeit und Dysphagie bis hin zu Blutungen.

Primärdiagnostik

- ●●● Anamnese (B-Symptomatik), körperliche Untersuchung (Palpation peripherer LK, der Milz und der Leber; HNO Status), Labor, Ösophago-Gastro-Duodenoskopie mit tiefgreifenden Zangenbiopsien aus verdächtigen, aber auch endoskopisch unauffälligen Schleimhautregionen (multifokales Auftreten der Magenlymphome), Testung auf Helicobacter-Infektion, Endosonographie (Eindringtiefe, regionale Lymphknoten), Knochenmarkbiopsie, Rö-Thorax in 2 E., Abdomen-Sonographie, KM-gestütztes Abdomen-CT
- ●● KM-gestütztes Thorax-CT (bei auffälligem Befund in der konventionellen Untersuchung), endoskopische und/oder bildgebende Untersuchung des gesamten Gastrointestinaltraktes

Therapiestrategie

Für die Prognose und Therapiestrategie ist die Unterteilung in niedrig- und hochmaligne Lymphome einerseits und die Stadieneinteilung andererseits von Bedeutung. Für die extranodalen Lymphommanifestationen ist die Stadieneinteilung nach Musshoff akzeptiert (Tab. 10.30). Dabei steht das „E" für einen *zusätzlichen* extranodalen Befall (also außerhalb des Magens).

Tabelle 10.30: Stadieneinteilung für primär extranodale NHL

Stadium	Befallsmuster
I	Befall eines extralymphatischen Organs oder Gewebes
II 1	Befall eines extralymphatischen Organs einschließlich der regionalen Lymphknoten (II 1) oder eines weiteren benachbarten extralymphatischen Organs (II 1E) ober- *oder* unterhalb des Zwerchfells
II 2	Befall eines extralymphatischen Organs und Lymphknotenbefall, der über die regionalen Lymphknoten hinausgeht (II 2) und auch einen weiteren lokalisierten Organbefall einschließen kann (II 2E)
III	Befall eines extralymphatischen Organs und Lymphknotenbefall ober- *und* unterhalb des Zwerchfells (III) einschließlich eines weiteren lokalisierten extralymphatischen Organs (IIIE) oder der Milz (IIIS) oder beider (IIISE)
IV	diffuser oder disseminierter Organbefall mit und ohne Lymphknotenbefall

Tabelle 10.31: Gebräuchliche Schemata zur HP-Eradikation

Schema	Wirkstoffe	Dosierung	Dauer
Tripel-Therapie (ital. Schema)	Protonenpumeninhibitor Clarithromycin 250–500 mg Metronidazol 400–500 mg	1-0-1 1-0-1 1-0-1	7–14 Tage
Tripel-Therapie (franz. Schema)	Protonenpumpeninhibitor Clarithromycin 500 mg Amoxicillin 1000 mg	1-0-1 1-0-1 1-0-1	7–14 Tage
Vierfachtherapie	Protonenpumeninhibitor Clarithromycin 500 mg Metronidazol 400–500 mg Amoxicillin 1000 mg	1-0-1 1-0-1 1-0-1 1-0-1	7 Tage

Bei Allergie gegen Penicillin: Rifabutin 150 mg 1-0-1

Niedrigmalignes Magenlymphom

Die Therapie des niedrigmalignen Magenlymphoms richtet sich nach dem Stadium. Im klinischen Stadium I wird – sofern eine Helicobacter-pylori-Infektion nachgewiesen wurde und histologisch ein Marginalzonenlymphom bestätigt wurde – zunächst eine Eradikationstherapie durchgeführt (Tab. 10.31). Eine Remission des Lymphoms kann mitunter erst nach Wiederholung der Eradikationstherapie erzielt werden. Anhaltende

Remissionen sind in ca. 80 % der Fälle zu erwarten, nach Helicobacter-pylori-Negativität ist mit einem Ansprechen des Lymphoms nach 3–12 Monaten zu rechnen. Weiterhin sollten engmaschige endoskopische und endosonographische Kontrolluntersuchungen mit Probeentnahmen durchgeführt werden. Ist 12 Monate nach der Antibiose immer noch ein Lymphom nachweisbar, sollte die Therapie wie im Stadium II erfolgen.

Im Stadium II wird eine Strahlentherapie in kurativer Intention appliziert (Koch, 2005).

In den Stadien III/IV lehnt sich die Therapie an die Erfahrungen bei Patienten mit niedrig-malignen nodalen Lymphomen an, wobei das weitere Vorgehen kontrolliertes Abwarten, Strahlentherapie und intensive Chemotherapie beinhalten kann.

Die hochmalignen Lymphome des Magens Stad. I/II werden mit Immunchemotherapie (Rituximab und 4x CHOP-14) und einer anschließenden konsolidierenden Bestrahlung des Magens behandelt. Aufgrund der häufig anzutreffenden Mischtumore soll durch das Anthrazyklin das hochmaligne Lymphom, durch die Bestrahlung der indolente Lymphomanteil therapiert werden. Im Stad. III / IV hat die Strahlentherapie keinen Stellenwert, die Therapie erfolgt allein systemisch (CHOP und Rituximab).

Eine Operation ist sowohl bei niedrig- als auch bei hochmalignen Lymphomen nur noch bei Komplikationen – wie nicht stillbarer Blutung oder Perforation – indiziert.

Bestrahlungsindikation und Durchführung der Bestrahlung

Bezüglich des Zielvolumens ist zu unterscheiden zwischen einer „involved field"-Bestrahlung des Magens einschließlich des duodenalen C, der perigastralen und der benachbarten paraaortalen Lymphknoten (+ 2.0 bis 2.5 cm zur Berücksichtigung der Organbeweglichkeit [Reinartz, 2016]); und einer „extended field"-Bestrahlung unter Einschluss des Peritoneums und der retroperitonealen Lymphabflüsse.

Beim niedrigmalignen Lymphom im Stadium I oder zur Konsolidierung nach Chemotherapie eines hochmalignen Lymphoms wird die lokale Bestrahlung als „involved-field"-Bestrahlung mit 40 Gy bei einer Einzeldosis von 2 Gy durchgeführt. Retrospektive Daten zeigen ebenfalls extrem hohe Kurationsraten bei einer Gesamtdosis von nur 30 Gy (Ruskoné-Fourmestraux, 2015). Auch wenn keine randomisierten Studien zur Dosisdeeskalation bei Magenlymphom vorliegen, bestätigt eine randomisierte Studie für niedrig maligne Lymphome *anderer Lokalisation* die onkologische Sicherheit einer Dosisreduktion (24 Gy).

Für niedrigmaligne Lymphome im Stadium II 1 wird eine Volumen-reduzierte „extended-field"-Strahlentherapie (oberes und mittleres Abdomen, untere Feldgrenze Unterkante 5. Lendenwirbelkörper, dadurch wird das Becken nicht mitbehandelt), im Stadium II 2 eine „extended-field"-Strahlentherapie (im Sinne einer Ganz-Abdomen-Bestrahlung) von

30 Gy mit einer Einzeldosis von 1.5 Gy empfohlen. Die makroskopischen Lymphom-Manifestationen sollen anschließend mit zusätzlich 10 Gy (Gesamtdosis 40 Gy) kleinvolumig geboostet werden.

Bei der Ganz-Abdomen-Bestrahlung werden alle infradiaphragmalen intra- und retroperitonealen Lymphknoten erfasst. Nach kranial müssen dabei die Zwerchfellkuppeln miteingeschlossen werden, nach kaudal auch die Foramina obturatoria. Bei iliakalem und inguinalem LK-Befall werden die inguinalen Lymphknoten mitbestrahlt. Waren früher 2D Techniken gebräuchlich, ist eine IMRT Bestrahlungsplanung sinnvoll, um einen optimalen Kompromiss zwischen guter Zielvolumenerfassung und ausreichender Risikoorgan-Schonung zu erzielen (Bae, 2017). Wichtig ist dabei die Abgrenzung des rechten Leberlappens als eigenes *organ at risk*, er kann bis 28 Gy belastet werden, während nur < 25 % der gesamten Leber > 30 Gy erhalten dürfen.

Durch die Verwendung einer Hodenkapsel wird bei Männern die testikuläre Strahlenbelastung deutlich gesenkt aufgrund der hohen Streustrahlenbelastung wegen des sehr großen therapierten Volumens.

Nebenwirkungen und Begleitbehandlung

Die strahlentherapeutisch bedingten Nebenwirkungen sowie deren prophylaktische oder symptomatische Begleitbehandlung gleichen denen beim Magenkarzinom (s. Seite 240).

Nachsorge und Rehabilitation

Da die Patienten mit dieser seltenen Erkrankungsentität meist im Rahmen von Studien oder analog zu Studienprotokollen behandelt werden, empfiehlt sich eine strukturierte Nachsorge. Das individuelle onkologische Risiko sowie der Therapieerfolg legen im Einzelfall Frequenz und Umfang der Nachsorge fest. Bei jeder Therapie mit Erhaltung des Magens oder Belassung eines Restmagens sollten engmaschige endoskopische Nachkontrollen mit Biopsien im Sinne eines Magen-Mapping erfolgen.

Literatur

1. Bae SH, Kim DW, Kim MS, Shin MH, Park HC, Lim DH. Radiotherapy for gastric mucosa-associated lymphoid tissue lymphoma: dosimetric comparison and risk assessment of solid secondary cancer. Radiat Oncol J. 2017;35:78–89.
2. Reinartz G, Haverkamp U, Wullenkord R, Lehrich P, Kriz J, Büther F, Schäfers K, Schäfers M, Eich HT. 4D-Listmode-PET-CT and 4D-CT for optimizing PTV margins in gastric lymphoma : Determination of intra- and interfractional gastric motion. Strahlenther Onkol. 2016;192:322–332.
3. Koch P, Probst A, Berdel WE, Willich NA, Reinartz G, Brockmann J, Liersch R, del Valle F, Clasen H, Hirt C, Breitsprecher R, Schmits R, Freund M, Fietkau R, Ketterer P, Freitag EM, Hinkelbein M, Heinecke A, Parwaresch R, Tiemann M. Treatment results in localized primary gastric lymphoma: data of patients registered within the German multicenter study (GIT NHL 02/96). J Clin Oncol. 2005; 23:7050.

4. Reinartz G, Haverkamp U, Wullenkord R, Lehrich P, Kriz J, Büther F, Schäfers K, Schäfers M, Eich HT. 4D-Listmode-PET-CT and 4D-CT for optimizing PTV margins in gastric lymphoma : Determination of intra- and interfractional gastric motion. Strahlenther Onkol. 2016;192:322–332.
5. Ruskoné-Fourmestraux A, Matysiak-Budnik T, Fabiani B, Cervera P, Brixi H, Le Malicot K, Nion-Larmurier I, Fléjou JF, Hennequin C, Quéro L; Groupe d'Étude des Lymphomes Digestifs (GELD) & Fédération Francophone de Cancérologie Digestive. Exclusive moderate-dose radiotherapy in gastric marginal zone B-cell MALT lymphoma: Results of a prospective study with a long term follow-up. Radiother Oncol. 2015;117:178–182.

10.7 Tumoren des unteren Gastrointestinaltrakts

Robert M. Hermann

10.7.1 Kolonkarzinom

Kernaussagen:

- Bei nicht metastasierten Kolonkarzinomen ist die adäquate onkologische Resektion des tumortragenden Darms die kurative Behandlung.
- Pat. im Stad. II mit Risikofaktoren (pT4, Tumorperforation, Notfall-Operation) kann individuell eine adjuvante Chemotherapie angeboten werden, bei Lymphknotenbefall (Stad. III) ist eine adjuvante Chemotherapie indiziert, z. B. mit FOLFOX.
- In oligometastasierter Situation (hepatisch oder pulmonal) kann durch die Resektion des Primarius und eine lokal kurative Therapie der Metastasen ein relevanter Anteil der Patienten geheilt werden.
- In der palliativen Situation sind die verwendeten Chemotherapieprotokolle und zielgerichteten Therapien in den letzten Jahrzehnten immer effektiver geworden, sodass sich die mediane Überlebenszeit dieser Patienten deutlich verlängert hat.

Epidemiologie, Pathologie, anatomische Ausbreitung, Genetik und prognostische Faktoren

Epidemiologie Mit über 60.000 Neuerkrankungen stellen die kolorektalen Karzinome die dritthäufigste Tumorerkrankung bei den Männern und die zweithäufigste bei den Frauen dar (Bericht zum Krebsgeschehen, 2016). 2/3 dieser Tumoren sind im Kolon lokalisiert. Seit ca. 20 Jahren sind die altersstandardisierten Erkrankungsraten um ca. 25 % rückläufig, zudem sank die Mortalität um fast 40 %. Diese Entwicklung ist Ergebnis der Einführung strukturierter Früherkennungsprogramme. Besonders erfolgreich sind die Vorsorgekoloskopien im distalen Kolon und im Rektum, da sich in diesen Lokalisationen die Inzidenzen bei Männern um 30 % bzw. 26 % und bei Frauen sogar um 40 % bzw. 28 % senken ließen (Cardoso, 2021). Im proximalen Kolon blieben die Inzidenzen bei Männern zwar unverändert und wurden bei Frauen nur um 7 % verringert, jedoch ist auch hier die Vorsorge erfolgreich, da sich eine deutliche Verschiebung der Tumorstadien bei Primärdiagnose hin zu früheren Stadien zeigt.

Anatomie, Pathologie Als Kolonkarzinome gelten Tumoren, deren aboraler Rand bei der Messung mit dem starren Rektoskop mehr als 16 cm von der Anocutanlinie entfernt ist. Es handelt sich um Adenokarzinome, tubuläre Adenokarzinome, muzinöse Karzinome und Siegelringzellkarzinome. Symptome sind neu aufgetretene Stuhlunregelmäßigkeiten und peranale Blutabgänge. Als Risikofaktoren gelten erkrankte Verwandte 1. Grades, familiäre adenomatöse Polyposis, juvenile Polyposis, tubuläre und villöse Polypen (Entartungsrisiko abhängig von der Größe und Anzahl), Morbus Crohn (20 Jahre Latenz), Colitis ulcerosa, diverse Syndrome (Lynch, Peutz-Jeghers), diätetische Faktoren (regelmäßiger Alkoholkonsum, Adipositas, Konsum von rohem Fleisch), Bewegungsmangel und Rauchen.

Kolonkarzinome haben aufgrund ihrer anatomischen Lage ein anderes Metastasierungsverhalten als Rektumkarzinome. Es kommt häufiger zu einer peritonealen Aussaat (retro- bzw. intraperitoneale Lage). Ein multizentrisches Wachstum ist nicht selten. Die Lymphabflussbahnen beinhalten den parakolischen Lymphabfluss entlang der Arkaden der Darmgefäße sowie die Lymphknotenstationen in den Aufzweigungen der großen Arterien bzw. an den Mesenterialarterien.

Genetik 70 % der kolorektalen Karzinome entstehen sporadisch, also als Folge spontan erworbener somatischer Mutationen. 20–30 % werden dem sog. „familiären Darmkrebs“ zugerechnet, deren Entstehung durch bislang unbekannte genetische Ursachen (wahrscheinlich *single nucleotide polymorphisms* (SNPs) an Genen mit niedriger Penetranz) in Kombination mit Umweltfaktoren erklärt wird.

Nur ca. 5 % sind hereditärer Genese, also monogenetisch über Keimbahnmutationen vererbt. Dabei reicht das Spektrum von gut- bis bösartigen Tumoren. Von entscheidender Bedeutung für den Verdacht eines solchen erblichen Dispositionssyndroms ist die Anamnese. Bei V. a. auf ein hereditäres Tumorsyndrom soll der Patient einem Humangenetiker vorgestellt werden zur weiteren Abklärung.

Die häufigste Ursache hereditärer KRK stellt das „Lynch-Syndrom“ dar (Synonym: *„hereditary non polyposis colorectal cancer“* HNPCC – Aretz, 2021). Ursächlich ist eine Keimbahnmutation an den sog. *mismatch repair* (MMR) Genen, die eine wichtige Rolle bei der Reparatur einzelner DNA-Basenfehler spielen (*MLH1, MSH2, MSH6, PMS2*). Bei Ausfall dieses Reparaturmechanismus kommt es zur Akkumulation von Mutationen und Veränderungen, die eine maligne Transformation der Zellen vorantreiben und die sich als molekularbiologisches Surrogat in unterschiedlichen Längen repetitiver Sequenzen auf dem Genom nachweisen lassen (sog. Mikrosatelliten-Instabilität, MSI). Bis zu 90 % der Anlagenträger erkranken an einem KRK, im Mittel mit 44 Jahren. Betroffene Frauen tragen zusätzlich ein 50 % Risiko eines Korpuskarzinoms mit ca. 46 Jahren. Im höheren Alter finden sich gehäuft Dünndarmkarzinome (überwiegend im Duodenum) und Urothelkarzinome. Der V. a. auf ein Lynch-Syndrom besteht, wenn mindestens 1 „revidiertes Bethesda-Kriterium“ zutrifft:

1. jünger als 50 Jahre,
2. jünger als 60 Jahre und typische MSI-H Histologie,
3. synchrone oder metachrone andere HNPCC-assoziierte Tumore (Endometrium, Magen, Ovarien, Pankreas, Urothel, Gallengang, Gehirn),
4. ein jüngerer erstgradiger Verwandter oder altersunabhängig mindestens zwei erst- oder zweitgradige Verwandte mit einem HNPCC-assoziierten Tumor.

Eine Bestätigung des klinischen Verdachtes erfolgt durch einen immunhistochemischen Nachweis eines Ausfalls der 4 o. g. MMR Proteine, bei unklaren Befunden auch durch den Nachweis der MSI.

Interessanterweise zeigen auch ca. 15 % der sporadischen KRK ein MSI ohne Vorliegen eines Lynch-Syndroms. Die Differenzierung gelingt über den Nachweis einer BRAF Mutation („V600E", Erläuterung s. u.), die mit Hypermethylierungen im Promotor des MMR Gens MLH1 assoziiert ist. D. h., bei Ausfall von MLH1 schließt der Nachweis der BRAF Mutation ein Lynch-Syndrom bei Patienten über 50 Jahre weitgehend aus.

Seltener, aber klinisch besser zu fassen, sind gastrointestinale Polyposis-Syndrome als Ursache des hereditären KRK. Bei der familiären adenomatösen Polyposis (FAP) finden sich zahlreiche Adenome im gesamten Kolon und bei 75 % im Duodenum. Ursächlich ist meist eine Keimbahnmutation im APC-Gen, einem Tumorsuppressor. Alle Anlageträger erkranken an einem KRK, im Mittel mit 40 Jahren. Weitere hereditäre Syndrome werden nicht einzeln aufgeführt (Übersicht in Aretz, 2021).

Prognostische Faktoren Prognostisch bedeutsam sind natürlich die Ausbreitung der Tumorerkrankung, nämlich die Penetrationstiefe in die Darmwand (T-Stadium) und der Lymphknotenbefall. Beide Faktoren sind mit einem erhöhten Risiko für ein loko-regionäres Rezidiv verbunden. Die Anzahl der befallenen Lymphknoten korreliert dabei mit der Prognose. Daneben sind auch ein geringer Differenzierungsgrad, die Invasion in Blut- und Lymphgefäße, vermehrtes Tumor-budding und ein CEA-Wert > 5 µg/l mit einer schlechteren Prognose assoziiert.

Auch tumorassoziierte genetische Prognosefaktoren spielen eine große Rolle für die Prognose und teilweise für die Prädiktion auf das Therapieansprechen. Eine hohe Mikrosatelliteninstabilität (MSI-H) als Folge eines Ausfalls von *mismatch repair* Genen (s. o.) ist mit einer günstigeren Prognose assoziiert (s. u.).

Eine ungünstige Prognose weisen Tumore mit einer Mutation im BRAF Gen auf. Raf-Kinasen spielen als Proteinkinasen eine wichtige Rolle in der Signaltransduktion. Entscheidend ist die Substitution von Valin durch Glutaminsäure an Kodon 600 (sog. „V600E-Mutation"). Mutationen im RAS-Gen sind hingegen prädiktiv für ein NICHT-Ansprechen auf eine auf den EGF-Rezeptor ausgerichtete Therapie.

Tabelle 10.32: TNM Systematik der Kolonkarzinome (8. Aufl.)

Stadium	TNM	
I	T1 N0	Submucosa
	T2 N0	Muscularis propria
II	T3 N0	Subserosa, nicht peritonealisiertes perikolisches Gewebe, rektal: Mesorektum
	T4 N0	T4a – viszerales Peritoneum T4b – andere Organe / Strukturen
III	N1	N1a: 1 regionäre Lymphknotenmetastase N1b: 2–3 regionäre Lymphknotenmetastasen N1c: Satelliten / Tumorknötchen im Fettgewebe
	N2	N2a: 4–6 regionäre Lymphknoten N2b: > 6 regionäre Lymphknoten
IV	M1	M1a: Metastasen auf ein Organ beschränkt (Leber, Lunge, Ovar, nicht-regionäre Lymphknoten, keine peritonealen Metastasen) M1b: Metastasen in mehr als einem Organ M1c: Metastasen im Peritoneum mit / ohne Metastasen in einem anderen Organ

Primärdiagnostik

- ●●● Anamnese (insbes. Familienanamnese), körperlicher Untersuchung einschl. digital-rektaler Untersuchung und Labor (CEA), Koloskopie mit Biopsie, Abdomen-Sonographie, Rö-Thorax in 2 E. Cave: bei nicht passierbarer Stenose 3–6 Monate nach der Operation vollständige Koloskopie
- ●● KM-gestütztes Abdomen-CT, MRT als Alternative oder Ergänzung zum CT, Thorax-CT bei Verdacht auf Lungenmetastasen, Zystoskopie bei Verdacht auf Harnblaseninfiltration, gynäkologische Untersuchung bei Verdacht auf Infiltration von Uterus und/oder Adnexe
- ● PET/CT

Therapiestrategie

Zur Therapie kolorektaler Karzinome wird regelmäßig eine S3-Leitlinie von den beteiligten Fachgesellschaften überarbeitet.

Screening Die Besonderheit der Vorsorgeuntersuchungen besteht darin, dass durch das frühzeitige Detektieren und Entfernen von Adenomen nicht nur Karzinome in früheren Stadien erkannt, sondern durch die Beseitigung der Vorläuferläsionen effektiv verhindert werden.

Seit 2019 sind für gesetzlich Versicherte in Deutschland die Darmkrebs-Früherkennungsuntersuchungen in ein Screening-Programm (ähnlich dem Mammographie-Screening) überführt worden. Dabei werden durch die gesetzlichen Krankenkassen alle Versicherten ab 50 Jahren alle fünf Jahre auf die Untersuchungsmöglichkeiten hingewiesen und zur Teilnahme eingeladen. Männer können ab dem 50. Lebensjahr zwischen zwei Screening-Optionen auswählen: Entweder zwischen dem 50. und 54. Lebensjahr jährliche immunologische Stuhltests auf okkultes Blut (bei positivem Befund dann gefolgt von einer Koloskopie), oder – unabhängig vom Stuhltest (der sich damit erübrigt) – direkt 2 Vorsorgekoloskopien, bei unauffälligem Ergebnis im Abstand von 10 Jahren. Frauen wird die zweimalige Vorsorgekoloskopie erst ab 55 Jahren angeboten. Sofern keine Koloskopie in Anspruch genommen wurde, dürfen die Versicherten ab dem 55. Lebensjahr alle zwei Jahre einen Stuhltest durchführen lassen. Wenn bei der Koloskopie mehr als 2 Adenome oder ein Adenom > 10mm (aber ohne höhergradige Dysplasien) entfernt wurden, soll die Untersuchung nach 3 Jahren wiederholt werden. Wurden hingegen max. 2 Adenome unter 10 mm nachgewiesen, wird die Koloskopie nach 5 Jahren erneut durchgeführt. Bei Adenomen über 5 mm mit histologisch unsicherer vollständiger Abtragung wird die Wiederholung der Untersuchung nach 6 Monaten empfohlen.

Polypektomie Entscheidend für die Kuration des nicht fernmetastasierten Kolonkarzinoms ist die chirurgische Entfernung des Tumors. Bei sog. „low risk" Karzinomen (pT1, G1/2 und L0) genügt die endoskopische Polypektomie (Polypen > 5 mm meist mit Schlinge, kleinere hingegen mit Zange, flache Läsionen mit endoskopischer Mukosektomie), sofern sie histologisch im Gesunden (R0) erfolgte. Nach 0.5 und 2 Jahren sind lediglich Kontroll-Koloskopien durchzuführen.

Quantitativ wird insbesondere bei sessilen Polypen die Tiefe der Mukosainvasion durch den Pathologen angegeben. Bei einer Infiltrationsstrecke von ≤ 1000 µm (sm1, sm2) besteht nur eine geringe Wahrscheinlichkeit einer Lymphknotenmetastasierung (max. 6 %), bei > 1000 µm (sm3) hingegen ein Risiko von 20 %.

Weiterhin ist die Invasionsfront des Tumors auf Aggregate schlecht differenzierter Tumorzellen zu untersuchen (sog. „budding" – Knospung). Cluster von max. 5 solcher Zellen sind zu erfassen, die Anzahl wird dann kategorisiert in Grad 1 entsprechend 0–4 buddings; Grad 2 mit 5–9 und Grad 3 mit > 9. Tumor-Budding Grad 2 oder 3 ist mit einem erhöhten Risiko für Lymphknotenmetastasen assoziiert.

Deshalb muss in der „high risk" Situation (G3/4 oder L1; sm3; budding Grad 2+3) oder nach R1-Resektion ohne Möglichkeit einer vollständigen endoskopischen Resektion eine radikale chirurgische Behandlung folgen.

Wenn die high risk Situation allein auf ein „G3" zurückgeführt wird, so wird bei Tumor mit MSI-H aufgrund eines biologisch günstigeren Verhaltens eine low-risk Situation angenommen. Eine weitere Therapie ist dann nach sicherer R0-Resektion nicht erforderlich.

Operative Behandlung Im Vordergrund der Chirurgie steht die Resektion des tumortragenden Kolons einschließlich des regionalen Lymphabflussgebietes ggf. unter Mitentfernung adhärenter Organe. Eine minimale Resektionsgrenze von 2 cm ist ausreichend. Für das Ausmaß der Darmresektion ist das entsprechende Lymphabflussgebiet bestimmend, wobei sich Lymphknotenmetastasen tangential bis zu 10 cm vom makroskopischen Tumorrand entfernt ausbreiten können entlang der Gefäßversorgung. Die Anzahl der resezierten Lymphknoten ist mit der Prognose korreliert; es sollten mindestens 12 Lymphknoten entfernt werden.

Je nach Sitz des Primärtumors kommen eine (erweiterte) Hemikolektomie links oder rechts bzw. eine radikale Sigmaresektion in Frage. Dabei soll generell auf eine *komplette mesokolische Exzision* (also Resektion ohne Verletzung der beidseitigen mesokolischen Hüllfaszien) geachtet werden.

Bei Tumorlokalisation **im Coecum oder im Kolon ascendens** ist die zentrale Absetzung der versorgenden Gefäße A. ileocolica und A. colica dextra (rsp. nach rechts ziehender Äste aus der A. colica media) i. S. einer Hemikolektomie rechts erforderlich. Bei Befall der **rechten Flexur oder des rechten Kolon transversum** wird zusätzlich die A. colica media zentral ligiert, resultierend in einer erweiterten Hemikolektomie rechts mit distaler Absetzung im linken Kolon transversum. Aufgrund zusätzlicher lymphogener Wege über das Omentum majus (Richtung Magen und Pankreaskopf) muss zusätzlich die große Magenkurvatur skelettiert, die rechtsseitigen Omentumanteile (Gastroepiploica-dextra-Arkade) reseziert und die Lymphknoten über dem Pankreaskopf entfernt werden. Bei Lokalisation im **mittleren Kolon (Transversum)** wird zusätzlich die Resektion der A. colica sinistra erforderlich, sodass hier auch die linke Kolonflexur entfernt wird. Für Karzinome des **distalen Kolon transversums oder der linken Kolonflexur** müssen die A. colica media und die A. colica sinistra abgesetzt werden, sodass das Kolon ascendens erhalten werden kann. Auch hier werden, diesmal die linksseitigen, Omentumanteile entfernt. Ggf. wird zusätzlich eine Lymphknotendissektion am linken Pankreasunterrand erforderlich. Bei Lokalisation im **Kolon descendens** ist neben der Entfernung der A. colica sinistra auch die zentrale Absetzung der A. mesenterica inferior notwendig. Die distale Resektionsgrenze der Hemikolektomie links ist entsprechend im oberen Rektumdrittel. Bei **Sigmakarzinomen** wird die A. mesenterica inferior zentral ligiert. Bei der distalen Absetzung im oberen Rektumdrittel ist auf 5 cm Abstand zum Tumorunterrand und auf eine Vermeidung eines Ausdünnens des Mesorektums (sog. *coning*) zu achten.

Bei Mehrfachkarzinomen kann sich u. U. eine Kolektomie mit Ileorektostomie ergeben. Bei gleichzeitigem Rektumkarzinom ist der Eingriff entsprechend des Vorgehens beim Rektumkarzinom zu erweitern. Auch gleichzeitig vorhandene Adenome, die endoskopisch nicht abtragbar sind, können zu einer Erweiterung der Darmresektion führen.

Bei Karzinomen, die auf dem Boden einer Colitis ulcerosa oder einer familiären adenomatösen Polyposis entstanden sind, ist eine Proktokolektomie indiziert, soweit möglich unter Erhalt der Kontinenz.

Für die technische Durchführung ist mittlerweile die **laparoskopische Operation** weltweit etabliert. Vorteil dieses Zugangs im Vergleich zur offenen Operation ist der geringere Blutverlust und weniger postoperative Schmerzen. Weiterhin ist mit einer früheren Mobilisation und Kostaufbau zu rechnen. Langfristig werden weniger Adhäsionen und Narbenhernien berichtet. Allerdings gibt es besondere technische Herausforderungen bei der rechtsseitigen Hemikolektomie und der Transversumresektion, sodass diese nur in Zentren mit entsprechender Erfahrung durchgeführt werden sollten (von Heesen, 2021).

Adjuvante Therapie Voraussetzung für eine adjuvante medikamentöse Therapie ist die R0-Resektion des Primärtumors und die Bestimmung des pN-Status. Zusätzlich muss der Patient eine adjuvante Therapie vertragen können. Kontraindikationen sind z. B. schwere Leber-, Nieren- und kardiale Komorbiditäten, ein reduzierter Allgemeinzustand [ECOG Performance Status > 2] oder eine eingeschränkte Knochenmarkreserve. Bei 5-FU Gabe ist die vorherige Bestimmung der Funktion Dihydropyrimidindehydrogenase (DPD) vorgesehen. Eine vollständig fehlende Enzymaktivität ist eine Kontraindikation für die Applikation. Bei Varianten-Trägern scheint eine Dosismodifikation sinnvoll, um gesteigerte Toxizitäten zu vermeiden.

Generell soll die adjuvante Therapie innerhalb von 8 Wochen postoperativ eingeleitet werden, sofern sich der Patient wieder erholt hat und die Wundheilung bis dahin abgeschlossen ist.

Im **Stadium I** ist eine adjuvante Therapie nicht induziert.

Im **Stadium II** sind bereits 80 % der Patienten durch die Operation geheilt. Der Vorteil durch eine adjuvante Chemotherapie beträgt nach 5 Jahren nur 2–5 %, sodass hier keine generelle Behandlungsindikation besteht. Bei Risikosituationen im Stadium II (sog. *high risk*) wie pT4, Tumorperforation, Notfall-Operation (bei Ileus oder Perforation) fällt der Vorteil durch die adjuvante Therapie höher aus. Individuell kann diesen Patienten eine adjuvante Chemotherapie mit Fluoropyrimidinen als Monotherapie (bevorzugt als Capecitabine) angeboten werden.

Der Stellenwert einer geringen Anzahl resezierter Lymphknoten (weniger als 12) zur Indikationsstellung ist hingegen unsicher. Bei MSI-H Tumoren im Stadium II ist aufgrund der günstigen Prognose KEINE adjuvante Therapie indiziert.

Bei histologisch gesichertem Lymphknotenbefall (**Stadium III**) führt eine adjuvante Chemotherapie zu einer Verbesserung der Prognose. Das Gesamtüberleben wird durch die zusätzliche Gabe von Oxaliplatin zu 5-FU signifikant verbessert i. Vgl. zu 5-FU / Folinsäure (André, 2004). Patienten über 70 Jahre scheinen ebenfalls von der Kombinationstherapie zu profitieren (Haller, 2015). Deshalb werden als Standard FOLFOX4 oder FOLFOX6 Protokolle verwendet (s. Tabelle 10.33). Der Ersatz des infusionalen 5-FU durch das orale Capecitabine (XELOX) ist nicht nur einfacher für den Patienten, sondern steigert im langfristigen Verlauf das krankheitsfreie und das Gesamtüberleben (Schmoll, 2015). Bei geringem Lymphknotenbefall (pN1 – 1–3 Lymphknoten) und pT1-3 kann die Dauer der adjuvanten Chemotherapie mit XELOX von 6 Monaten auf 3 Monate verkürzt werden (Grothey, 2018). Dadurch wird das Risiko für eine Oxaliplatin induzierte Neurotoxizität deutlich gesenkt.

Bei Kontraindikationen gegen Oxaliplatin wird eine Fluoropyrimidin Monotherapie eingesetzt. Hierbei sind Bolus-5-FU Gaben mittlerweile obsolet aufgrund höherer Toxizität als Langzeitinfusionen. Auch hier ist orales Capecitabine infusionalem 5-FU nicht unterlegen, und gleichzeitig besser verträglich (Twelves, 2012).

Zielgerichtete Therapien spielen derzeit keine Rolle in der adjuvanten Behandlung.

Tabelle 10.33: Überblick über die wichtigsten Protokolle in der adjuvanten Therapie des Kolonkarzinoms

a) Schema FOLFOX4

Tag	Zeit	Folinsäure	5-FU	Oxaliplatin
d1	2h	200 mg/m²	400 mg/m² als Bolus	85 mg/m²
	anschl. über 22h		600 mg/m²	
d2	2h	200 mg/m²	400 mg/m² als Bolus	
	anschl. über 22h		600 mg/m²	

Wiederholung d14, insgesamt 12x

b) Schema FOLFOX6

Tag	Zeit	Folinsäure	5-FU	Oxaliplatin
d1	2h	400 mg/m²	400 mg/m² als Bolus	85 mg/m²
(d2)	anschl. über 46h		2400 mg/m²	

Wiederholung alle 2 Wochen

c) Schema XELOX

Tag	Zeit	Oxaliplatin	Capecitabine
d1	2h	130 mg/m²	
d1-14			2 x 1000 mg/m² p.o.

Wiederholung d21, insgesamt 8 x

d) Schema Capecitabine mono

Tag	Zeit	Capecitabine
d1-14		2 x 1250 mg/m² p.o.

Wiederholung d21 insgesamt 8 x

Resektable Lungen- und Lebermetastasen Eine therapeutische Besonderheit der kolorektalen Karzinome stellt die Chance auf Kuration trotz einer isolierten synchronen oder metachronen hepatischen oder pulmonalen Metastasierung dar. Eine i. R. der Erstdiagnose nachgewiesene singuläre hepatische Metastasierung ist nach vollständiger Resektion mit einem fast 60 % Überleben nach 5 Jahren assoziiert (Fong, 1999).

Primär vollständig resezierbare Metastasen sollten direkt operiert werden. Eine simultane Resektion der Lebermetastasen und des Primarius muss vom Alter und der Komorbidität abhängig gemacht werden, da der größere operative Eingriff mit einer erhöhten postoperativen Letalität assoziiert sein kann. Auch bei multiplen Lebermetastasen sollte – falls onkologisch als sinnvoll erachtet – zweizeitig operiert werden.

Falls eine chirurgische Resektion nicht möglich ist, können die Metastasen auch lokal ablativ z. B. mit einer Radiofrequenzablation behandelt werden. Alternativ ist eine stereotaktische Bestrahlung von Lebermetastasen als Einzeit- oder hypofraktionierte Bestrahlung möglich (vgl. auch Kapitel 9.4 S. 143). Diese ist technisch anspruchsvoll, weil eine hohe Strahlendosis unter Überwachung der Atem- und Organbeweglichkeit in die Lebermetastase eingestrahlt werden muss mit einem steilen Dosisabfall in die gesunden Gewebe. Durch eine solche Metastasenbestrahlung ist eine 2-Jahres-Lokalkontrolle von ca. 90 % zu erzielen (Rusthoven, 2009).

Eine weitere Option ist eine primäre Systemtherapie, die eine sekundäre Resektabilität erreichen soll i. S. eines *downsizings*.

Da nach einer R0-Resektion von Lebermetastasen nur ca. 30 % der Patienten im weiteren Verlauf tumorfrei bleiben, kann eine adjuvante Chemotherapie angeboten werden.

Palliative Therapie Ist eine kurative Therapie nicht mehr möglich, so steht, in Abhängigkeit vom operativen Risiko, die Entfernung des Primärtumors zur Sicherstellung der Darmpassage oder Kontrolle von Blutungen im Vordergrund. Bei nicht klinisch symptomatischem Primarius kann dieser jedoch belassen und direkt eine palliative Systemtherapie eingeleitet werden.

Beim Nachweis von diffusen, nicht resektablen Metastasen wird durch eine palliative Chemotherapie die Überlebenszeit verlängert. In dieser Hinsicht ist es in den letzten Jahren gelungen, das mediane Überleben der Patienten durch Optimierung der Chemotherapie und Einsatz von sog. *targeted therapies* in Abhängigkeit von der jeweiligen Molekulargenetik kontinuierlich zu steigern. Eine palliative Therapie sollte direkt beim bildgebenden Nachweis von Metastasen und nicht erst bei klinisch symptomatischer Metastasierung eingeleitet werden. Dabei ist das Alter per se kein Ausschlusskriterium für intensivierte Protokolle.

Vor Einleitung der Therapie sind die molekulargenetischen Bestimmungen des RAS (ca. 50 % der Kolonkarzinome sind NRAS/KRAS mutiert) und des BRAF-Mutationsstatus (ca. 10 %) und des Mikrosatellitenstatus (5 % MSI-H) sinnvoll.

Als **Erstlinientherapie** sollte – sofern der Patient diese tolerieren kann und wünscht – ein möglichst effektives Protokoll gegeben werden.

Eine 5-FU Monotherapie führt zu Remissionsraten von maximal 15 % und einem medianen Überleben von 6 bis 9 Monaten. Durch die Hinzunahme von Biomodulatoren (Folinsäure [FS]) erhöhen sich die Ansprechrate auf ca. 20 % und das mediane Überleben auf 12 Monate. Durch Dauerinfusionen lässt sich das Ansprechen weiter auf ca. 30 % steigern bei mehr Hand-Fuß-Syndromen, aber weniger Leukopenien.

Die Kombination von infusionalem 5-FU/FS mit Oxaliplatin (FOLFOX) erhöht die Ansprechraten auf 50 %. Gleichwertig wird die Kombination aus infusionalem 5-FU/FS mit Irinotecan (FOLFIRI) eingeschätzt. Der Unterschied beider Schemata liegt in der Toxizität: Oxaliplatin löst eher Neuropathien und Thrombopenien aus, Irinotecan hingegen gastrointestinale Nebenwirkungen und Alopezie.

Während in Kombination mit Oxaliplatin das infusionale 5-FU einfach durch Capecitabine ersetzt werden kann, muss bei der Kombination mit Irinotecan die sehr hohe gastrointestinale Toxizität beachtet werden.

Maximale Ansprechraten (bis zu 60 %) werden durch die Kombination von FOLFOX mit Irinotecan erzielt. Aufgrund der Toxizität wird dieses Protokoll aber eher zur Induktion einer sekundären Resektabilität bei Patienten in gutem Allgemeinzustand und mit relativ geringer Tumorlast eingesetzt.

Insofern ist eine Zweier-Kombination in der Erstlinie (sofern vom Patienten tolerabel) die Basis, die um eine zielgerichtete Therapie verstärkt wird. Bei **RAS-Wildtyp** steigert die Blockade des epidermalen Wachstumsfaktorrezeptors (EGFR) durch die Antikörper Cetuximab und Panitumumab die Wirksamkeit von FOLFOX (Douillard, 2013) und FOLFIRI (Heinemann, 2014) deutlich, allerdings nur bei Patienten mit einem Primärtumor im **linken Hemikolon.** In diesem Kontext sind verschiedene molekulare Resistenzmechanismen bekannt:

a) die gleichzeitige Überexpression von HER2 (dieser Rezeptor wird übrigens auch als EGFR2 bezeichnet),
b) das gleichzeitige Vorliegen einer BRAF-Mutation (der Stellenwert einer Kombinationstherapie mit EGFR-Antikörpern wird in diesem Patientenkollektiv derzeit klinisch geprüft),
c) und natürlich **Mutationen in den RAS Genen** (K-RAS, N-RAS). Diese Mutationen ermöglichen es den Tumorzellen, unabhängig vom EGFR zu proliferieren, weshalb die Blockade dieses Rezeptors kaum wirksam ist. Dabei werden nur Karzinome, die im **linken** Hemikolon / Rektum lokalisiert sind, einer solchen Mutationsanalyse

unterzogen (s.o.), da bei Tumoren des **rechten** Hemikolons unabhängig vom RAS/RAF Status ein besseres Ansprechen auf eine Therapie mit VEGF Antikörpern gezeigt wurde. So hemmt Bevacizumab die Tumorangiogenese und verlängert signifikant das progressionsfreie Überleben i.Vgl. zu 5-FU / Capecitabine ohne Steigerung der Toxizität (Cunningham, 2013). Diese Kombination kann deshalb Patienten angeboten werden, die sich nicht für eine Kombinationstherapie mit Oxaliplatin oder Irinotecan eignen.

Auch in Kombination mit Irinotecan und 5-FU verlängert Bevacizumab das Gesamtüberleben. Bei nachgewiesener RAS-Mutation ist deshalb die zweifache (oder dreifache) Chemotherapie in Kombination mit Bevacizumab sinnvoll.

Bei Karzinomen mit einem defizienten mismatch repair System (dMMR) resp. MMI-H ist nur ein geringes Ansprechen auf die konventionelle Chemotherapie anzunehmen. Bei diesen Patienten führt aber der Immuncheckpoint-Inhibitor Pembrolizumab i. Vgl. zur Chemotherapie zu einer deutlichen Verlängerung des PFS und auch bei einigen Patienten zu Langzeitremissionen, bei weniger Toxizität (André, 2020). Entsprechend wurde er 2021 für diese onkologische Situation zugelassen.

Nach Induktion einer Tumorremission durch die Erstlinientherapie kann entweder eine 5-FU basierte **Erhaltungstherapie** (plus Antikörper) durchgeführt werden. Jedoch lassen sich auch Therapiepausen evidenzbasiert gut begründen.

Bei erneuter Progression ist – wenn hinsichtlich der Toxizität noch möglich – eine Reinduktion mit den in der Erstlinie wirksamen Substanzen sinnvoll. Bei Resistenz werden für die **Zweitlinientherapie** Oxaliplatin und Irinotecan gegeneinander ersetzt. Ebenfalls wird – auch wenn schon in der Erstlinie verwendet – die Tumorangiogenese-Hemmung genutzt mit Bevacizumab oder Aflibercept (Blockade des Liganden VEGF-A), oder mit Ramucirumab (Blockade des VEGF-Rezeptor 2). Dabei ist die Wahl der Chemotherapeutika in der ersten Linie wichtig für die Einsatzmöglichkeiten der VEGF Antikörper in der zweiten Linie: So ist Ramucirumab nur zugelassen nach Therapie mit FOLFOX + Bevacizumab, Aflibercept hingegen nur nach Oxaliplatin-haltiger Erstlinientherapie.

Für die Zweitlinientherapie bei BRAF-V600-E mutierten Karzinomen ist eine Kombinationstherapie Encorafenib (einem MAP-Kinase-Inhibitoren, der die Funktion des Proteins BRAF inhibiert und initial zusammen mit MEK Inhibitoren für die Therapie von BRAF mutierten malignen Melanomen entwickelt wurde) und Cetuximab zugelassen (Tabernero, 2021).

Bestrahlungsindikation und Durchführung der Bestrahlung

Eine Strahlentherapie ist beim Kolonkarzinom nur noch in Ausnahmesituationen indiziert. Aufgrund der Effektivität moderner adjuvanter und palliativer Systemtherapien ist die früher in adjuvanter Intention wiederholt geprüfte Ganzabdomenbestrahlung obsolet.

Allenfalls bei R1/R2-Resektionen im Bereich der Bauchwand kann individuell eine 5-FU basierte Radiochemotherapie bis 50 Gy (in Analogie zu den Therapiekonzepten beim Rektumkarzinom) zur Erhöhung der lokalen Kontrolle angeboten werden. In palliativer Intention können symptomatische präsakrale oder paraaortale Rezidive rsp. Metastasen, die einer palliativen Chemotherapie nicht mehr zugänglich sind, kleinvolumig bestrahlt werden. Entsprechend ist die enge interdisziplinäre Abstimmung dieser Therapiekonzepte zwingende Voraussetzung für die Indikationsstellung.

In allen Fällen ist eine dreidimensionale oder intensitätsmodulierte Bestrahlungsplanung zur Minimierung der Dosis in den kritischen Organen erforderlich (Leber, Nieren, Rückenmark).

Auf die Strahlentherapie von Fernmetastasen (Skelett, Hirn etc.) wird in Kapitel 9.4 eingegangen.

Nebenwirkungen und Begleitbehandlung

Im Vordergrund steht die Dünndarmtoxizität. Akute Nebenwirkungen werden diätetisch (Schonkost), ausreichender oraler Flüssigkeitszufuhr und mit Loperamid behandelt. Eine der problematischsten chronischen Toxizitäten multimodaler Therapiekonzepte unter Einschluss einer abdominellen Bestrahlung stellen intraabdominelle Vernarbungen dar (sog. „Verwachsungsbauch"). Eine chirurgische Resektion bedeutet zwar eine unmittelbare Linderung der Beschwerden, ist aber oft von postoperativ neu auftretenden Verwachsungen gefolgt.

Nachsorge und Rehabilitation

Patienten mit Kolonkarzinomen der UICC-Stadien II und III wird eine strukturierte Nachsorge empfohlen. Neben Anamnese, körperlicher Untersuchung, einer Bestimmung des CEA-Wertes und einer Abdomensonographie in 1/2jährlichen Abständen sollte erstmals nach 1 Jahr und bei einem unauffälligen Befund nach 5 Jahren eine Koloskopie erfolgen. Konsequenzen wären Re-Operationen wegen eines Lokalrezidivs oder die Resektion einer oder mehrerer Lebermetastasen bzw. die Einleitung einer Chemotherapie. Falls präoperativ keine Abklärung des gesamten Kolons erfolgt war, ist eine postoperative Koloskopie etwa 3–6 Monate nach Operation sinnvoll. Bei Patienten mit frühem Stadium besteht der prognostische Gewinn in erster Linie in der potentiellen Früherkennung von Zweittumoren. Bei entsprechender Familienanamnese gelten besondere Nachsorgeregeln, die hier nicht näher erläutert werden.

Literatur

1. Langversion der S3-Leitlinie „Kolorektales Karzinom", Version 2.1 – Januar 2019, AWMF Registrierungsnummer: 021 /007OL https://www.leitlinienprogramm-onkologie.de/leitlinien/kolorektales-karzinom/
2. UICC. TNM Klassifikation maligner Tumoren. 8. Aufl., Wiley-VCH, Weinheim, 2017.
3. André T, Boni C, Mounedji-Boudiaf L, Navarro M, Tabernero J, Hickish T, Topham C, Zaninelli M, Clingan P, Bridgewater J, Tabah-Fisch I, de Gramont A; Multicenter International Study of Oxaliplatin/5-Fluorouracil/Leucovorin in the Adjuvant Treatment of Colon Cancer (MOSAIC) Investigators. Oxaliplatin, fluorouracil, and leucovorin as adjuvant treatment for colon cancer. N Engl J Med 2004;350:2343–2351.
4. André T, Shiu KK, Kim TW, Jensen BV, Jensen LH, Punt C, Smith D, Garcia-Carbonero R, Benavides M, Gibbs P, de la Fouchardiere C, Rivera F, Elez E, Bendell J, Le DT, Yoshino T, Van Cutsem E, Yang P, Farooqui MZH, Marinello P, Diaz LA Jr; KEYNOTE-177 Investigators. Pembrolizumab in Microsatellite-Instability-High Advanced Colorectal Cancer. N Engl J Med 2020;383:2207–2218.
5. Aretz S, Lange-Steinke V, Vilz TO, Rädle J. Hereditäre Darmkrebssyndrome: Diagnostik und Management. Onkologe 2021;27:203–218.
6. Bericht zum Krebsgeschehen in Deutschland 2016: https://www.krebsdaten.de/Krebs/DE/Content/Publikationen/Krebsgeschehen/Krebsgeschehen_download.pdf?__blob=publicationFile
7. Cardoso R, Zhu A, Guo F, Heisser T, Hoffmeister M, Brenner H. Incidence and mortality of proximal and distal colorectal cancer in Germany — trends in the era of screening colonoscopy. Dtsch Arztebl Int 2021;118:281–287.
8. Cunningham D, Lang I, Marcuello E, Lorusso V, Ocvirk J, Shin DB, Jonker D, Osborne S, Andre N, Waterkamp D, Saunders MP; AVEX study investigators. Bevacizumab plus capecitabine versus capecitabine alone in elderly patients with previously untreated metastatic colorectal cancer (AVEX): an open-label, randomised phase 3 trial. Lancet Oncol 2013;14:1077–1085.
9. Douillard JY, Oliner KS, Siena S, Tabernero J, Burkes R, Barugel M, Humblet Y, Bodoky G, Cunningham D, Jassem J, Rivera F, Kocákova I, Ruff P, Błasińska-Morawiec M, Šmakal M, Canon JL, Rother M, Williams R, Rong A, Wiezorek J, Sidhu R, Patterson SD. Panitumumab-FOLFOX4 treatment and RAS mutations in colorectal cancer. N Engl J Med 2013;369:1023–1034.
10. Fong Y, Fortner J, Sun RL, Brennan MF, Blumgart LH. Clinical score for predicting recurrence after hepatic resection for metastatic colorectal cancer: analysis of 1001 consecutive cases. Ann Surg 1999;230:309–318.
11. Grothey A, Sobrero AF, Shields AF, Yoshino T, Paul J, Taieb J, Souglakos J, Shi Q, Kerr R, Labianca R, Meyerhardt JA, Vernerey D, Yamanaka T, Boukovinas I, Meyers JP, Renfro LA, Niedzwiecki D, Watanabe T, Torri V, Saunders M, Sargent DJ, Andre T, Iveson T. Duration of Adjuvant Chemotherapy for Stage III Colon Cancer. N Engl J Med 2018;378:1177–1188.
12. Haller DG, O'Connell MJ, Cartwright TH, Twelves CJ, McKenna EF, Sun W, Saif MW, Lee S, Yothers G, Schmoll HJ. Impact of age and medical comorbidity on adjuvant treatment outcomes for stage III colon cancer: a pooled analysis of individual patient data from four randomized, controlled trials. Ann Oncol 2015;26:715–724.
13. Tabernero J, Grothey A, Van Cutsem E, Yaeger R, Wasan H, Yoshino T, Desai J, Ciardiello F, Loupakis F, Hong YS, Steeghs N, Guren TK, Arkenau HT, Garcia-Alfonso P, Elez E, Gollerkeri A, Maharry K, Christy-Bittel J, Kopetz S. Encorafenib Plus Cetuximab as a New Standard of Care for Previously Treated BRAF V600E-Mutant Metastatic Colorectal Cancer: Updated Survival Results and Subgroup Analyses from the BEACON Study. J Clin Oncol 2021;39:273–284.
14. Rusthoven KE, Kavanagh BD, Cardenes H, Stieber VW, Burri SH, Feigenberg SJ, Chidel MA, Pugh TJ, Franklin W, Kane M, Gaspar LE, Schefter TE. Multi-institutional phase I/II trial of stereotactic body radiation therapy for liver metastases. J Clin Oncol 2009;27:1572–1578.
15. Schmoll HJ, Tabernero J, Maroun J, de Braud F, Price T, Van Cutsem E, Hill M, Hoersch S, Rittweger K, Haller DG. Capecitabine Plus Oxaliplatin Compared With Fluorouracil/Folinic Acid As Adjuvant Therapy for Stage III Colon Cancer: Final Results of the NO16968 Randomized Controlled Phase III Trial. J Clin Oncol 2015;33:3733–3740.
16. Twelves C, Scheithauer W, McKendrick J, Seitz JF, Van Hazel G, Wong A, Díaz-Rubio E, Gilberg F, Cassidy J. Capecitabine versus 5-fluorouracil/folinic acid as adjuvant therapy for stage III colon cancer: final results from the X-ACT trial with analysis by age and preliminary evidence of a pharmacodynamic marker of efficacy. Ann Oncol 2012;23:1190–1197.
17. von Heesen M, Ghadimi M. Chirurgische Resektion: offen, laparoskopisch, robotisch – State-of-the-Art in der chirurgischen Therapie des Kolonkarzinoms. Onkologe 2021;27:234–244.

10.7.2 Rektumkarzinom

Kernaussagen:

- Bei „*low risk*" Karzinomen (pT1, G1/2, Durchmesser < 3 cm, L0) genügt die Vollwandexzision.
- Karzinome im Stad. I werden durch die total mesorektale Exzision (oder partiell mesorektale Exzision bei Tumorlage im oberen Drittel) kuriert, eine Vor- oder Nachbehandlung ist nicht erforderlich.
- Karzinome im Stad. II/III werden multimodal therapiert. Dabei ist die neoadjuvante Radiochemotherapie effektiver als die adjuvante Radiochemotherapie bei gleichzeitig weniger Nebenwirkungen. Alternativ kann auch – wenn eine Tumorregression nicht erzielt werden soll – eine neoadjuvante hypofraktionierte Bestrahlung mit 5x 5 Gy appliziert werden. Für eine maximale Tumorregression ist eine neoadjuvante Radiochemotherapie gefolgt von einer FOLFOX oder CapOx Chemotherapie sinnvoll (sog. „totale neoadjuvante Therapie"). Bei einer klinisch vollständigen Tumorremission kann auf die totale mesorektale Exzision i. S. eines Organerhaltenden Vorgehens verzichtet werden, sofern eine engmaschige und intensive Nachsorge gewährleistet ist.

Histologie, anatomische Ausbreitung und prognostische Faktoren

Histologisch treten meist Adenokarzinome, nur selten Plattenepithelkarzinome auf. Entsprechend dem Differenzierungsgrad wird zwischen „*low grade*"- und „*high grade*"-Karzinomen unterschieden. Als „*high grade*"-Karzinome werden schlecht differenzierte, muzinöse und nicht-muzinöse Adenokarzinome (G3), Siegelringzellkarzinome, kleinzellige und undifferenzierte Karzinome klassifiziert.

Als Rektumkarzinome gelten Tumoren, deren aboraler Rand bei der Messung mit dem starren Rektoskop 16 cm oder weniger von der Anocutanlinie entfernt ist. Im Gegensatz zum Kolonkarzinom besteht beim Rektumkarzinom eine wesentlich höhere Lokalrezidivrate, die vor allem auf die engen anatomischen Verhältnisse im kleinen Becken zurückzuführen ist. Im Gegensatz zum Kolon- oder Pankreaskarzinom kommt es beim Rektumkarzinom deutlich seltener zu einer peritonealen Aussaat.

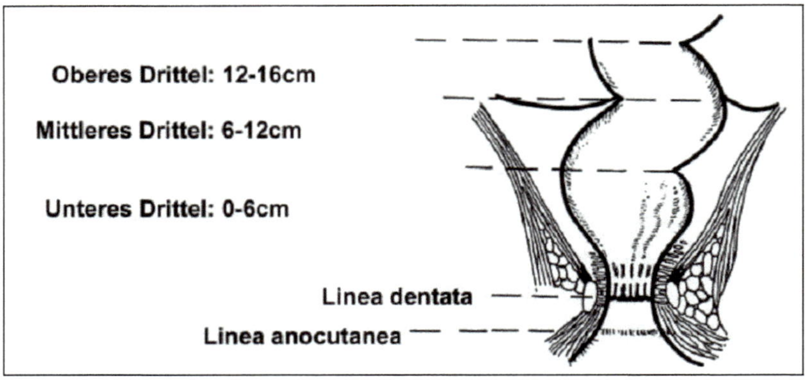

Abbildung 10.14: Die 3 Etagen des Rektums

Tabelle 10.34: Erweiterte TNM Systematik der rektalen Karzinome (8. Aufl.)

Stadium	TNM	
I	T1 N0	Submucosa
	T2 N0	Muscularis propria
II	T3 N0	Subserosa, nicht peritonealisiertes perikolisches Gewebe, rektal: Mesorektum T3a Infiltration in das Mesorektum < 1 mm T3b Infiltration in das Mesorektum 1–5 mm T3c Infiltration in das Mesorektum 5–15 mm T3d Infiltration in das Mesorektum > 15 mm
	T4 N0	T4a – viszerales Peritoneum T4b – andere Organe/Strukturen
III	N1	N1a: 1 regionäre Lymphknotenmetastase N1b: 2–3 regionäre Lymphknotenmetastasen N1c: Satelliten/Tumorknötchen im Fettgewebe
	N2	N2a: 4–6 regionäre Lymphknoten N2b: > 6 regionäre Lymphknoten
IV	M1	M1a: Metastasen auf ein Organ beschränkt (Leber, Lunge, Ovar, nicht-regionäre Lymphknoten, keine peritonealen Metastasen) M1b: Metastasen in mehr als einem Organ M1c: Metastasen im Peritoneum mit / ohne Metastasen in einem anderen Organ

Die TNM-Klassifikation einschließlich der UICC Stadieneinteilung ist in Tabelle 10.34 angegeben.

Sowohl die lokale Tumorausbreitung als auch der Lymphknotenstatus sind bedeutend für die Prognose der Erkrankung. Bei Heranreichen von Tumorzellen bis auf 1mm an den zirkumferentiellen Rand des Präparates steigt das Lokalrezidivrisiko deutlich an, das 3-Jahres tumorfreie Überleben sinkt von fast 80 % auf 50 %.

Wichtig ist im kurativen Setting eine technisch gut durchgeführte total mesorektale Exzision mit unversehrtem Erhalt der mesorektalen Faszie. Hierbei sind die Erfahrung und die Qualifikation des Chirurgen direkt mit der Prognose des Patienten korreliert.

Auf weitere Prognosefaktoren wurde bereits im Kapitel Kolonkarzinom eingegangen (s. Seite 252).

Primärdiagnostik

- ●●● Anamnese (insbes. Familienanamnese), körperliche Untersuchung einschl. digital-rektaler Untersuchung (Tumorbeweglichkeit), Rektoskopie mit Biopsie (starre Rektoskopie obligat, dabei Angabe des Tumorunterrandes), Labor (CEA, LDH, alk. Phosphatase), Abdomen-Sonographie, Rö-Thorax in 2 E., Endosonographie, MRT-Becken (mit Angabe des Abstandes zwischen Tumorformation und mesorektaler Faszie), Koloskopie (Frage: Zweittumor; wenn Stenose nicht passierbar 3–6 Monate postoperativ durchführen)
- ●● gynäkologische Untersuchung bei Verdacht auf Infiltration von Vagina, Uterus und Adnexe, Zystoskopie bei Verdacht auf Blaseninfiltration, CT Abdomen bei ultrasonographisch nicht beurteilbarer Leber, CT Thorax bei unklaren Befunden im Röntgen Thorax
- ● Sphinktermanometrie, PET/CT (bei Patienten mit Lebermetastasen zum Vermeiden einer unnötigen Laparotomie)

Therapiestrategie unter besonderer Berücksichtigung der Bestrahlungsindikationen

Zur Therapie des Rektumkarzinoms wird die „S3-Leitlinie Kolorektales Karzinom" fortlaufend aktualisiert.

Kurative Therapie: Operation Entscheidend für die Kuration des nicht fernmetastasierten Rektumkarzinoms ist – bis auf im Folgenden detailliert diskutierte Ausnahmen – die chirurgische Entfernung des Tumors.

Bei sog. „*low risk*" Karzinomen (pT1, G1/2, Durchmesser < 3 cm, L0) genügt die lokale Tumorabtragung (sog. Vollwandexzision, entweder als offene transanale Exzision oder als endoskopische transanale Mikrochirurgie), sofern sie histologisch im Gesunden (R0) erfolgte.

Weiter fortgeschrittenere oder biologisch aggressivere Karzinome werden primär radikal operiert. Sollte präoperativ das Tumorstadium oder die Biologie unterschätzt worden sein, kann innerhalb eines Monats die radikale Operation ergänzt werden ohne Verschlechterung der onkologischen Ergebnisse.

Die kurative radikale Operation des Rektumkarzinoms macht eine *en bloc* Resektion des Primärtumors einschließlich der vollständigen Entfernung des Mesorektums (sog. „total mesorektale Exzision", TME) bei tiefer und mittlerer Tumorlage und der partiellen Entfernung (PME) bei Lage im oberen Drittel erforderlich.

Dies gelingt abhängig von der Lagebeziehung zur Linea dentata beziehungsweise zum Levatorschenkel, der Infiltrationstiefe und der Sphinkter-Funktion durch folgende Operationen:

a) tiefe anteriore Rektumresektion;
b) abdomino-perineale Rektumexstirpation;
c) intersphinktäre Rektumresektion (entsprechend einer abdomino-peranalen Resektion).

Durch die Präparation des Mesorektums innerhalb der anatomischen Hüllfaszien (viszeraler und parietaler Faszie) können die autonomen präsakralen Nervenplexus geschont werden. Der Pathologe ist angehalten, die Qualität der TME am Präparat zu beurteilen, wobei sich ein gutes Ergebnis in einem vollständigen Erhalt der mesorektalen Faszie widerspiegelt.

Eine systematische Dissektion der iliakal-internen Lymphknoten ist dabei nicht erforderlich, sofern in diesem Bereich kein Metastasenverdacht besteht.

Bei Karzinomen des oberen Rektumdrittels ist ein aboraler Sicherheitsabstand von 5 cm in situ und eine ebenso weit nach aboral reichende Entfernung des Mesorektums einzuhalten. Unbedingt zu vermeiden ist ein „Ausdünnen" des Resektionspräparates (sog. *coning*). Bei Tumorlage in den unteren 2/3 des Rektums ist ein aboraler Sicherheitsabstand von 2 cm in situ ausreichend, bei tief sitzenden *low grade* Tumoren (G1/2) oder nach neoadjuvanter Therapie sind aber 1 cm resp. 0.5 cm Sicherheitsabstand möglich, wenn dadurch der Sphinkter erhalten werden kann.

Bei der anschließenden Rekonstruktion sollte eine gerade kolo-anale Anastomose vermieden werden, da durch das Nähen eines J-Pouches oder eine Seit-zu-End-Anastomose bessere funktionelle Ergebnisse erzielt werden.

Die Anlage eines protektiven Ileo- oder Kolostomas senkt die Rate an postoperativen Anastomoseninsuffizienzen mit dringlicher Indikation zur Relaparotomie.

Tiefliegende Tumore mit Befall des Analkanals oder der Sphinktermuskulatur sollten unter vollständiger Entfernung des Levator ani reseziert werden (extralevatorische „zylindrische" Resektion), um so ausreichende Sicherheitsabstände nach lateral zu erzielen.

In mehreren randomisierten Studien wurde ein offen-chirurgisches mit einem laparoskopischen Vorgehen verglichen. Dabei wurden keine signifikanten Unterschiede in den onkologischen Endpunkten gefunden (z. B. Bonjer, 2015), aber eine schnellere postoperative Erholung nach der Laparoskopie beschrieben (van der Pas, 2013). Deshalb gilt die Laparoskopie bei entsprechend erfahrenem Operateur der offenen Chirurgie als gleichwertig.

Eine Verbesserung der funktionellen Operationsergebnisse durch den Einsatz der robotischen Chirurgie gegenüber der Laparoskopie kann postuliert werden, ist aber noch nicht prospektiv gesichert (Lauscher, 2020).

Ein alternatives minimal-invasives operatives Vorgehen stellt die transanale TME dar. Dieses beschreibt ein Hybridverfahren mit einem abdominellen und einem transanalen Zugang, über die meist zwei Teams gleichzeitig operieren. Dieses Vorgehen bietet bei tief sitzenden Tumoren, engen Becken oder bei adipösen Patienten eine bessere Übersicht resp. Erreichbarkeit im Situs. Trotz dieser methodischen Vorteile liegen zwei Berichte aus Norwegen und den Niederlanden vor, die bei der Einführungsphase dieser Technik über eine ca. 10 % Rate an frühen und ausgedehnten/multifokalen Lokalrezidiven berichteten (Übersicht in: Lauscher, 2020). Deswegen werden an die klinische Einführung dieser Technik besonders hohe Vorgaben an Schulung, Training und Überwachung gestellt. Aktuell randomisiert die internationale COLORIII Studie Patienten zwischen transanaler und laparoskopischer TME.

"low anterior resection syndrome" (LARS) Die Resektion des Enddarms unter Erhalt des Sphinkters ist bei 30–80 % der Patienten mit chronischen funktionellen Störungen verbunden (Holmer, 2020). Diese äußern sich in einem Symptomkomplex aus gesteigerter Stuhlfrequenz mit imperativem Stuhldrang, Stuhlinkontinenz und Entleerungsstörungen. Diese Symptome treten direkt nach der Rückverlagerungsoperation (nach protektivem Stoma) auf, um sich in den folgenden 2 Jahren zu reduzieren (Emmertsen, 2013). Pathognomonisch werden zum einen ein geringeres Reservoirvolumen des Neorektums diskutiert, zum anderen aber auch Störungen der autonomen nervalen Regulierung der Darmtätigkeit durch eine Denervierung des linken Kolons und eine direkte Schädigung des Sphinkters bei tiefen, intersphinktären Resektionen. Generell verstärkt eine neoadjuvante Radiotherapie eine solche Symptomatik (Peeters, 2005). Therapeutisch kann bei geringerer Symptomatik zunächst eine medikamentöse Stuhlregulierung (Flohsamen, Loperamid) versucht werden. Zudem ist eine physiotherapeutische Beckenbodenrehabilitation (Biodfeedback, Ballontraining) sinnvoll. Durch eine transanale Irrigation kann zumindest durch eine abendliche Entleerung die nächtliche Inkontinenz reduziert und damit die Lebensqualität verbessert werden. Bei therapierefraktären Verläufen kann eine Neuromodulation (auch mit einer chirurgischen Implantation einer Sakralelektrode) eine signifikante Verbesserung der Symptomatik erzielen. Als ultima ratio bleibt die Anlage eines endgültigen Stomas.

Eine Übersicht über die kurativen Therapiekonzepte der Karzinome des distalen und mittleren Rektumdrittels nach Tumorstadien gegliedert zeigt Abb. 10.15.

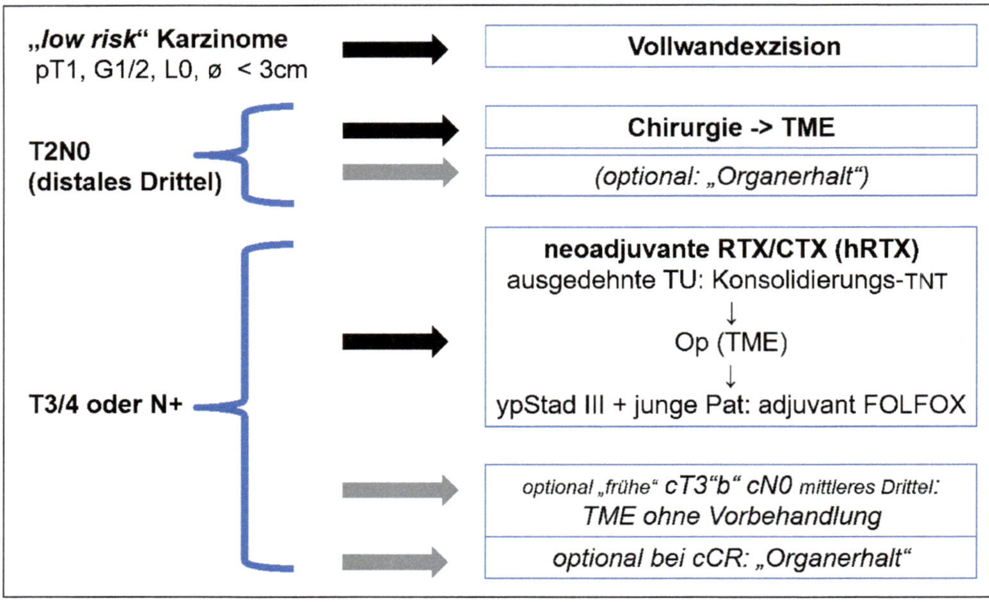

Abbildung 10.15: Übersicht über die kurativen Therapiestrategien der Karzinome des distalen und mittleren Rektumdrittels
TME: totale mesorektale Exzision, RTX/CTX: normofraktionierte Radiochemotherapie, hRTX: hypofraktionierte Radiotherapie, CTX: Chemotherapie, cCR: klinisch komplette Remission, TNT: totale neoadjuvante Therapie

Therapiekonzepte in frühen Tumorstadien

Bei sog. „*low risk*" Karzinomen (pT1, G1/2, Durchmesser < 3 cm, L0) genügt die lokale Tumorabtragung (sog. Vollwandexzision, entweder als offene transanale Exzision oder als transanale endoskopische Mikrochirurgie [TEM]), sofern sie histologisch im Gesunden (R0) erfolgte. Bei größeren, aggressiveren oder pT2 Tumoren hingegen ist die primäre TME indiziert.

Organerhaltende Therapiestrategien als Alternative zur TME Bei kleinen Karzinomen kann signifikant häufiger eine pathologische vollständige Remission (pCR) durch eine Radiochemotherapie (RCTX) erzielt werden als bei ausgedehnterem Wachstum. Deshalb ist die Stratifizierung eines organerhaltenden Therapieansatzes nach der Tumorgröße wichtig.

Bei kleinen (< 4 cm) cT2cN0 Tumoren im distalen Rektum (innerhalb von 8 cm ab ano) zeigte eine amerikanische Studie bei 72 Patienten, dass durch eine RCTX mit Capecitabine und Oxaliplatin gefolgt von einer Vollwandresektion (und Verzicht auf die Rektumexstirpation bei ypT0-2 R0 Befunden) ein krankheitsfreies Überleben von

88 % nach 3 Jahren erzielt wurde (ACOSOG Z6041) (Garcia-Aguilar, 2015). Ähnliche Ergebnisse wurden in einer niederländischen Studie nach einer 5-FU basierten RCTX bei 55 Patienten mit cT1-3 cN0 Tumoren bis 10 cm ab anokutan berichtet. Wenn im Restaging nach 8–10 Wochen ein ycT0-2 Stadium gefunden wurde, erfolgte eine TEM; bei ypT2-3, ypN+ oder R1 hingegen wurde TME Operation durchgeführt. Insgesamt wurde so bei 64 % der Patienten ein Organerhalt ermöglicht, innerhalb von 5 Jahren waren bei ca. 8 % der Patienten Lokalrezidive aufgetreten (Stijn, 2019). Dennoch kann ein solches Vorgehen nach aktueller Studienlage noch nicht als Standard angesehen werden. In zwei randomisierten Studien wurde nach der RCTX durch die TEM die perioperative Morbidität/Komplikationsrate i. Vgl. zur TME nicht reduziert (Lezoche, 2012; Rullier, 2020). Als Hauptproblem erscheint, dass bei ungenügendem Ansprechen nach einer TEM bei der dann erforderlichen Komplettierungs-TME die chirurgische Komplikationsrate erhöht ist und zu oft eine Rektumexstirpation (und damit ein definitives Kolostoma) unvermeidbar wird.

Therapiekonzepte in lokal fortgeschrittenen Tumorstadien

Die Operation ergänzende Therapien sollen die loko-regionäre Sicherheit bei Patienten mit erhöhtem Rezidivrisiko erhöhen. Dabei wird immer eine Strahlentherapie eingesetzt, oft flankiert von einer Chemotherapie.

Multimodale perioperative Therapie Durch die simultane Chemotherapie zur neoadjuvanten normofraktionierten Bestrahlung wird die lokale Kontrolle signifikant erhöht (Bosset, 2006; Gerard, 2006), lediglich die neoadjuvante hypofraktionierte Kurzzeitbestrahlung wird ohne eine simultane Chemotherapie appliziert.

Eine **neoadjuvante normofraktionierte Radiochemotherapie** (RCTX) vor der Operation gefolgt von einer adjuvanten Chemotherapie nach der Operation ist onkologisch effektiver als eine nur postoperativ durchgeführte, **adjuvante RCTX**, indem sie die Lokalrezidivrate auch langfristig signifikant senkt (Sauer, 2012). Allerdings werden weder die Fernmetastasierungsrate noch das krankheitsfreie Überleben nach 10 Jahren beeinflusst (ca. 68 %). Gleichzeitig wird durch die neoadjuvante RCTX weniger Toxizität i. Vgl. zur postoperativen Therapie ausgelöst (insbesondere Diarrhoe), auch ist die Rate an chronischen Strikturen im Anastomosenbereich signifikant niedriger (Sauer, 2004). Erklärt wird die höhere onkologische Effektivität bei gleichzeitig geringerer Toxizität der präoperativen RCTX durch die noch bestehende Gefäßversorgung im neoadjuvanten Setting mit normaler Sauerstoff-Sättigung der bestrahlten Gewebe (wichtig für die Wirksamkeit der ionisierenden Bestrahlung) und Anfluten der Chemotherapie an die Karzinomzellen. Weiterhin wird durch das noch vorhandene Mesorektum ein Absacken des Dünndarms in das kleine Becken – also in das Bestrahlungsgebiet – vermieden. Bei der postoperativen Therapie werden zudem die frisch genähten Anastomosen bestrahlt und dadurch ggf. die Wundheilung gestört.

A) Perioperative Radiochemotherapie

	Woche 1-6	***Woche 10(-14)***	**Woche 16, 20, 24, 28**
	28 x Radiotherapie (50.4 Gy)	***Operation***	
CAO/ARO/AIO-94	Woche 1 + 5 2 x 5-FU 1000 mg/m^2/d Dauerinfusion 5d		4 x 5-FU 500 mg/m^2/d Bolus 5d
EORTC 22921 FFCD 9203	Woche 1 + 5 2 x 5-FU 350 mg/m^2/d Bolus + FS 20 mg/m^2/d 5d		4 x 5-FU 350 mg/m^2/d Bolus + FS 20 mg/m^2/d 5d
Capecitabine	Capecitabine 1650 mg/m^2 tägl. während RTX		**Woche 16-17 + 19-20 + 22-23 + 25-26 + 28-29** 5 x Capecitabine 2500 mg/m^2 14d

B) Kurzzeitbestrahlung

Woche 1	**Woche 2 (oder 4-8)**
Radiotherapie (5x5Gy)	Operation

Abbildung 10.16: Übersicht über die perioperative multimodale Therapie für die Behandlung des Rektumkarzinoms im Stadium II/III
Die Capecitabine Dosis wird dabei auf 2 gleiche Einzeldosen verteilt und mit 12h Abstand eingenommen. Während der Bestrahlung wird Capecitabine auch an den Wochenenden (bestrahlungsfreien Tagen) gegeben

Verzicht auf eine neoadjuvante Therapie Ein Nachteil der neoadjuvanten Therapiesequenz ist ein ca. 20 % Risiko des „overstaging“, also der klinisch/radiologischen Überschätzung der tatsächlichen Tumorausdehnung. Da die neoadjuvante RCTX zu seiner signifikanten Steigerung der Toxizität in Hinblick auf die Sphinkterfunktion oder sexuelle Funktionen führt, kann in Tumorstadien, in denen die TME-Chirurgie ohnehin eine sehr hohe lokale Kontrolle erzielt, nach individueller Diskussion auf die Vorbehandlung verzichtet werden. Dieses betrifft sowohl **T1/2 Tumoren mit bildgebend fraglichem Lymphknotenbefall im distalen und mittleren Rektum** als auch **„frühe“ cT3-Tumore des mittleren Drittels** (maximal „cT3b“ mit einer Infiltrationstiefe von 1–5 mm in das perirektale Fettgewebe im MRT) ohne Hinweise auf Lymphknotenmetastasierung und extramurale Gefäßinvasion. Allerdings muss immer kritisch abgewogen werden, dass bei einem histopathologischen Nachweis eines höheren Tumorstadiums eine adjuvante RCTX indiziert ist, die jedoch mit einer höheren Toxizität und geringeren Wirksamkeit als eine neoadjuvante Therapie assoziiert ist.

neoadjuvante hypofraktionierte Radiotherapie Alternativ zur neoadjuvanten normofraktionierten RCTX, die aus 25 bis 28 werktäglichen Bestrahlungen besteht, kann auch eine sog. „**Kurzzeitbestrahlung**“ ohne begleitende Chemotherapie durchgeführt werden (van Gijn, 2011). Dafür sind nur 5 werktäglich aufeinander folgende Bestrahlungsfraktionen notwendig, in der folgenden Woche findet bereits die Operation statt. Dieses neoadjuvante Radiotherapie-Schema bei allen T3 oder N+ Patienten appliziert, ist effektiver in Bezug auf die Lokalrezidivrate als eine risikoadaptierte *adjuvante* normofraktionierte „Langzeit“-RCTX allein bei „Risikopatienten“ (Tumorausdehnung innerhalb von 1mm zum zirkumferentiellen Rand) und keiner perioperativen Therapie bei den anderen Patienten (Sebag-Montefiore, 2009).

Der Vorteil der neoadjuvanten *normofraktionierten* „Langzeit“-RCTX i. Vgl. zur Kurzzeitbestrahlung liegt in der induzierbaren Tumorregression. Dadurch kann die Operabilität verbessert und bei tief sitzenden Tumoren eventuell ein Sphinktererhalt ermöglicht werden. Die operative Resektion sollte erst 6–8 Wochen nach Abschluss der RCTX durchgeführt werden, um in der Zwischenzeit eine möglichst profunde Tumorrückbildung zu erzielen. Eine Zeitspanne von 11 Wochen hingegen verschlechtert die Operationsergebnisse i. Vgl. zu 7 Wochen, wahrscheinlich durch dann einsetzende Fibrosierungen (Lefevre, 2016). Generell ist deshalb bei T4-Karzinomen, bei Heranwachsen an die mesorektale Faszie ($\leq$ 1mm) oder bei T3-Tumoren im unteren Rektumdrittel (mit dem Ziel des Sphinktererhaltes) eine neoadjuvante Langzeit-RCTX zu bevorzugen. Bei cT3-Tumoren oder cN+ Tumoren, bei denen keine Tumorverkleinerung notwendig ist, kann zwischen neoadjuvanter Kurzzeit- und normofraktionierter RCTX gewählt werden. Um auch nach einer Kurzzeitbestrahlung eine Tumorregression zu ermöglichen, kann das Zeitintervall zwischen Abschluss der Bestrahlung und Operation auf 4–8 Wochen ausgedehnt werden. Dadurch steigt die Rate an pathologischen Remissionen auf von ca. 2 auf 12 %, allerdings ist dann auch mit einer erhöhten radiogenen Nebenwirkungsrate zu rechnen mit 7 % stationärer Therapiebedürftigkeit (Erlandsson, 2017).

Intensivierung der perioperativen Chemotherapie Die simultane Chemotherapie i. R. der perioperativen RCTX ist immer ein **infusionales oder orales Fluoropyrimidin**-Schema. In Abbildung 10.16 sind die gebräuchlichsten Schemata zusammengestellt. In mehreren großen Phase 3 Studien wurde diese Therapie durch **Oxaliplatin** ergänzt mit dem Ziel, die Fernmetastasierungsrate und damit das krankheitsspezifische Überleben zu verbessern in Analogie zur adjuvanten Chemotherapie beim Kolonkarzinom. Dabei zeigten sich sowohl bei der neoadjuvanten additiven Oxaliplatingabe als auch bei der perioperativen (also zusätzlich adjuvanten) Hinzunahme von Oxaliplatin meist mehr Toxizität (insbesondere Diarrhoe), aber sehr uneinheitliche Effekte auf die anderen onkologischen Endpunkte zwischen den einzelnen Studien. In einer Metaanalyse wurde eine geringere Verbesserung des krankheitsfreien Überlebens errechnet. Die in diesem perioperativen Setting erreichbaren kumulativen Oxaliplatin-Dosen scheinen zu gering zu sein, um eine deutliche signifikante Verbesserung des Gesamtüberlebens zu ermöglichen (Hofheinz, 2020). Deshalb wird aktuell Oxaliplatin nicht in der klinischen Routine i. R. der perioperativen Therapie eingesetzt. Allenfalls jüngeren Patienten mit ypN1b/c nach der neoadjuvanten Therapie kann individuell adjuvant 8 x FOLFOX angeboten werden (Hong, 2014).

Stellenwert der postoperativen Chemotherapie Die neoadjuvante RCTX wird in den Schlüsselstudien durch eine **adjuvante postoperative Chemotherapie** mit Fluoropyrimidinen ergänzt. Der Stellenwert dieses Therapiebausteins ist aber zunehmend umstritten (Bosset, 2014). Auch nach Kurzzeitbestrahlung konnte bislang kein Benefit für die adjuvante Chemotherapie nachgewiesen werden (Breugom, 2015 – aber vorzeitiger Studienabbruch). Nur bei jüngeren Patienten mit Tumorpersistenz nach der neoadjuvanten RCTX (ypN1b/c) kann individuell aufgrund guter Ergebnisse einer asiatischen Studie adjuvant eine intensivierte Chemotherapie (8 x FOLFOX) angeboten werden (Hong, 2014).

Vorziehen der adjuvanten Chemotherapie in die Neoadjuvanz, sog. „totale neoadjuvante Therapie“ Aufgrund der oben beschriebenen Probleme bei der Durchführung und Begründung der adjuvanten Chemotherapie ist in verschiedenen Studien das Vorziehen der adjuvanten Therapie in den neoadjuvanten Block (sog. „totale neoadjuvante Therapie“). Durch diese Umstellung der Therapiesequenz werden verschiedene, miteinander verbundene Ziele verfolgt. In der neoadjuvanten Situation ist die Verträglichkeit und damit die Compliance der Patienten höher, sodass die Chance auf eine vollständige Applikation der geplanten Chemotherapie erhöht ist (sog. „*completeness of chemotherapy*“). Durch diese Steigerung der Therapieintensität sollen sowohl die onkologischen Ergebnisse (krankheitsfreies Überleben, Gesamtüberleben) verbessert als auch die Chance auf eine weitgehende klinische Tumorremission gesteigert und damit ein organerhaltendes Vorgehen im Sinne eines „*watchful waiting*“ verbessert werden.

Zwei randomisierte Studien zeigen (sowohl mit Integration einer normofraktionierten RCTX als auch mit einer hypofraktionierten Radiotherapie) eine signifikante Verbesserung des krankheitsfreien Überlebens durch die totale neoadjuvante Therapie i. Vgl. zum perioperativen Standardvorgehen bei lokoregionär fortgeschrittenen Tumoren (Hofheinz, 2020). Aktuell wird das optimale Fraktionierungsschema der Strahlentherapie (RCTX vs. hypo RT) in diesem Setting geprüft (in Deutschland durch die CAO/ARO/AIO 18.1 Studie).

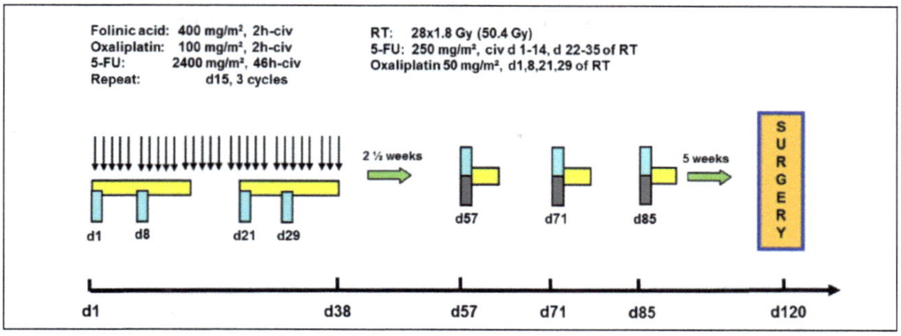

Abbildung 10.17: Als Beispiel für die totale neoadjuvante Therapie mit einer Radiochemotherapie gefolgt von einer Chemotherapie das Schema des entsprechenden Arms der CAO/ARO/AIO-12 (Fokas, 2019)
Beachte die begleitende Chemotherapie während der normofraktionierten Radiotherapie mit einer (bis auf in der mittleren Woche) applizierten kontinuierlichen low dose 5-FU Gabe und 4 Gaben Oxaliplatin

Die Sequenzierung der Therapieblöcke in der neoadjuvanten Therapiephase hat einen Einfluss auf die Remissionsrate. Dabei ermöglicht eine **primäre normofraktionierte 5-FU begleitete RCTX gefolgt von einer Konsolidierungschemotherapie mit FOLFOX6 oder CapOx über 16 Wochen** eine Remissionsrate von 25 % i. Vgl. zu 17 % bei inversem Vorgehen – bei gleichzeitig geringerer Toxizität (Grad 3/4 27 % vs. 37 %) (CAO/ARO/AIO-12; Fokas, 2019). Deshalb wird diese Therapiestrategie mittlerweile als **effektivstes Vorgehen bei lokoregionär fortgeschrittenen Rektumkarzinomen** angesehen (Abbildung 10.17).

Verzicht auf die Rektumresektion (sog. „watchful waiting") Je größer die makroskopische Tumorlast, desto geringer ist die Chance auf eine vollständige Tumorremission durch eine RCTX. Während bei cT2/3 Tumoren in ca. 40 % eine pathologisch vollständige Tumorremission erzielbar ist, beträgt diese Rate in höheren Tumorstadien nur ca. 15 % (Rullier, 2020). Dennoch sprechen auch einige lokoregionär fortgeschrittene Tumore vollständig auf diese Therapie an, wahrscheinlich aufgrund einer günstigen Tumorbiologie. In diesem Kontext entwickelt sich auch ein weiteres Argument für die Intensivierung der Induktionstherapie durch die „totale neoadjuvante Therapie", um einem höheren Anteil der Patienten eine Tumorremission zu ermöglichen. Bei diesen Patienten kann nämlich nach heutigem Wissensstand auf eine TME verzichtet werden, wenn zum einen nach 6–8 Wochen eine klinische Vollremission gesichert ist, und zum anderen eine engmaschige Nachsorge erfolgt (Habr-Gama, 2006; Martens, 2016; Renehan, 2016). Dieses Konzept wird als „*watchful waiting*" umschrieben, wobei diese Bezeichnung in Analogie zum Prostatakarzinom irreführend ist (dort wird sie verwendet, um solange abzuwarten, bis eine klinische Symptomatik eine Therapieeinleitung erforderlich macht). Passender wäre, hierfür den Begriff „*active surveillance*" zu verwenden. Ziel dieses Verzichtes auf die Operation ist, durch die erhaltene Enddarmfunktion langfristig eine bessere Lebensqualität zu ermöglichen.

Dieses Vorgehen stellt hohe Anforderungen an das posttherapeutische Restaging. Nach ESMO-Empfehlungen dürfen dann bei der digitalen rektalen Untersuchung kein Tumor oder Irregularitäten tastbar, in der Rektoskopie keine Läsionen mehr sichtbar sein (nur noch eine flache Narbe/weißliche Mukosaverfärbung und Teleangiektasien). Eine Biopsie aus der Narbe soll histologisch die Tumorregression absichern. Im MRT oder in der Endosonographie werden kein residueller Tumor oder suspekte Lymphknoten gefordert, ein etwaiger zuvor erhöhter CEA Wert soll sich normalisiert haben.

Das Vorgehen bei einer weitgehenden, aber nicht vollständigen Remission (sog. *„near cCR“*) ist hingegen noch nicht prospektiv validiert, eventuell ist ein weiteres Abwarten für zusätzlich 3 Monate gerechtfertigt, wenn sich das Ansprechen noch vertiefen sollte.

Nach einer klinischen Vollremission wird das Risiko eines Wiederanwachsens (*„regrowth“*) des Karzinoms auf 20–30 % innerhalb der ersten 24 Monate geschätzt, wobei die meisten luminal auf die Darmwand beschränkt sind (Habr-Gama, 2006; Martens, 2016; Renehan, 2016). Die Fernmetastasierungsrate beträgt zwischen 5 und 8 %, sodass bei den meisten Patienten dann immer noch eine zweite kurative Option durch eine Salvage-Operation besteht.

Um einen *regrowth* frühzeitig erfassen und operativ kurieren zu können, ist eine engmaschige intensivierte Nachsorgekontrolle erforderlich. Auch hier ist das optimale Vorgehen noch nicht definiert. Zusätzlich zur strukturierten Standard-Nachsorge wäre aber in Analogie zur ACOSOG Z6041 alle 4 Monate während der ersten 3 Jahre und alle 6 Monate während der folgenden 2 Jahre eine Rektoskopie mit Endosonographie sinnvoll (Garcia-Aguilar, 2015). Der Stellenwert zusätzlicher MRT Untersuchung ist intuitiv nachvollziehbar, aber ebenfalls nicht prospektiv definiert.

Da bislang noch keine Studie prospektiv randomisiert die onkologische Vergleichbarkeit zwischen einer geplanten Operation nach klinischer Vollremission mit einem *watchful waiting*-Ansatz verglichen und belegt hat, muss jeder Patient über den individuellen Charakter eines solchen Vorgehens aufgeklärt werden.

Karzinome im oberen Rektumdrittel Eine Besonderheit stellt die Tumorlokalisation im **oberen Rektumdrittel** dar. Diese Tumore können entweder wie das Kolonkarzinom (bei Risikofaktoren adjuvante Chemotherapie) oder aber perioperativ resp. total neoadjuvant wie das Rektumkarzinom behandelt werden. Dabei wird die Induktions-Radiochemotherapie bevorzugt bei Patienten mit hoher Tumorlast (multiple befallene Lymphknoten, ausgedehntes mesorektales Wachstum mit Bedrohung der Faszien), um durch eine Tumorremission die Operabilität zu verbessern.

multimodale adjuvante Therapie Im **Stadium I** ist nach einer R0-Resektion keine adjuvante Therapie indiziert.

Nach **R1-Resektion, intraoperativer akzidentieller Tumoreröffnung und generell im Stadium II/III** wird bei Patienten, die keine neoadjuvante Kurzzeitbestrahlung oder Radiochemotherapie erhielten, eine adjuvante normofraktionierte Radiochemotherapie appliziert. Diese soll 4–6 Wochen nach der Operation beginnen. In der Regel wird die Bestrahlung gleichzeitig mit dem ersten Zyklus der Chemotherapie eingeleitet, bei protrahierter Wundheilung kann sie aber auch erst parallel zum 3. und 4. Zyklus appliziert werden.

Oligo-Metastasierung Ebenso wie beim Kolonkarzinom ist auch beim Rektumkarzinom eine kurative Chance gegeben bei isolierter hepatischer oder pulmonaler Metastasierung. Die chirurgischen und onkologischen Therapiestrategien, die diesbezüglich für das Kolonkarzinom gelten (s. o.), finden deshalb auch beim Rektumkarzinom Anwendung.

lokoregionäres Rezidiv Beim inoperablen lokoregionärem Rezidiv ist eine systemische Therapie nur bedingt effektiv. Eine erneute Bestrahlung mit eingeschränkter Dosis (30 bis 40 Gy) simultan zu einer Chemotherapie kann in palliativer Zielsetzung durchgeführt werden.

Durchführung der Bestrahlung

Die Bestrahlung wird üblicherweise in Bauchlage unter Benutzung eines Lochbrettes (sog. *belly board*) durchgeführt. Hierdurch wird eine maximale Schonung des Dünndarmes gewährleistet, da dieser teilweise aus dem kleinen Becken heraus nach kranial verlagert wird. Bei männlichen Patienten kann durch die Verwendung eines „Doppellochbrettes" zur Distanzierung der Hoden vom Bestrahlungsvolumen eine zusätzliche Dosisentlastung der Gonaden erzielt werden (Vorwerk, 2007). Die Bestrahlung erfolgt mit hochenergetischen Photonen als intensitätsmodulierte Bestrahlung auf der Grundlage einer CT-basierten computergestützten Bestrahlungsplanung.

Als *clinical target volume* (CTV) werden das Mesorektum einschließlich der pararektalen Lymphabflüsse und der kaudale präsakrale Raum abgegrenzt. Die glutealen und die iliakal internen/kommunen Lymphabflüsse werden miteingeschlossen. Nach kranial wird der rektosigmoidale Übergang erfasst, die obere Feldgrenze wird gewöhnlich bis zum Promontorium gezogen. Allerdings zeigte eine holländische Studie, dass auch eine obere Feldbegrenzung SWK2/3 ausreichend ist (Nijkamp, 2011).

Das distale Ende des CTV kann bei mittlerer und hoher Tumorlage mit dem kaudalen Ende des Mesorektums abgeschlossen werden. Bei Infiltration analer Strukturen wird die Analregion, das Perineum und der iliakal externe Lymphabfluss erfasst, bei Infiltration von Samenblasen/Prostata bzw. des Uterus auch diese Organe.

Das CTV wird zum PTV erweitert z. B. um 1 cm nach kraniokaudal, um 0,8 cm nach lateral, 0,7 cm nach posterior und 1,1 cm nach anterior (Engels, 2014).

Nebenwirkungen und Begleitbehandlung

Unter der Strahlentherapie können Enteritiden (Diarrhoen) und Proktitiden auftreten. Eine Zystitis wird hingegen deutlich seltener berichtet. Durch die zusätzliche 5-FU Chemotherapie werden die Diarrhoen insgesamt verstärkt, auch tritt häufig eine orale Mukositis auf. Zusätzlich müssen Blutbildveränderungen beachtet werden, weshalb unter der Therapie regelmäßige Blutbildkontrollen erforderlich sind.

Radiogene Spätfolgen sind selten und umfassen Strikturen oder Verwachsungen, weiterhin können Darmulzerationen oder Fisteln auftreten, die u. U. eine chirurgische Intervention erforderlich machen können. Bei ca. 20 % der männlichen Patienten (insbesondere bei distalen Tumoren) ist eine postradiogene Hodeninsuffizienz in Form von chronisch subnormalen Testosteronspiegeln zu erwarten aufgrund von Streustrahlung, die die Leydigschen Zwischenzellen in den Hoden trifft. Allerdings konnte bislang noch keine Korrelation zwischen der Dosis im Hoden, Hormonveränderungen und der Lebensqualität gefunden werden (Hennies, 2012).

Nachsorge und Rehabilitation

Beim Rektumkarzinom der UICC-Stadien II und III wird eine strukturierte Nachsorge empfohlen, da im Falle eines Rezidives oder einer Lebermetastasierung ein erneuter kurativer bzw. deutlich lebensverlängernder Ansatz gegeben ist (Re-Operation wegen eines Lokalrezidivs, Resektion einer oder mehrerer Lebermetastasen, Einleitung einer Systemtherapie). Neben Anamnese, körperlicher Untersuchung, Bestimmung des CEA-Wertes und einer Abdomensonographie in halbjährlichen Abständen werden nach einer Rektumresektion in den ersten 2 Jahren in halbjährlichen, danach jährlichen Intervallen eine Rektoskopie oder Sigmoidoskopie empfohlen. Falls präoperativ keine Abklärung des gesamten Kolons erfolgt war, ist ca. 3 Monate postoperativ eine Koloskopie sinnvoll. Zusätzlich wird jährlich eine Röntgen-Thorax-Untersuchung durchgeführt.

Der Rehabilitationsbedarf ist äußerst variabel und abhängig von Art und Ausmaß des operativen Eingriffs. Die Rehabilitation sollte nach Möglichkeit im Anschluss an die Primärtherapie (d. h. Operation einschl. postoperativ adjuvanter Maßnahmen) erfolgen.

Literatur

1. Langversion der S3-Leitlinie „Kolorektales Karzinom", Version 2.1 – Januar 2019, AWMF Registrierungsnummer: 021 /007OL https://www.leitlinienprogramm-onkologie.de/leitlinien/kolorektales-karzinom/
2. UICC. TNM Klassifikation maligner Tumoren. 8. Aufl., Wiley-VCH, Weinheim, 20117.
3. Bonjer HJ, Deijen CL, Abis GA, Cuesta MA, van der Pas MH, de Lange-de Klerk ES, Lacy AM, Bemelman WA, Andersson J, Angenete E, Rosenberg J, Fuerst A, Haglind E; COLOR II Study Group. A randomized trial of laparoscopic versus open surgery for rectal cancer. N Engl J Med 2015;372:1324–1332.
4. Bosset JF, Collette L, Calais G, Mineur L, Maingon P, Radosevic-Jelic L, Daban A, Bardet E, Beny A, Ollier JC; EORTC Radiotherapy Group Trial 22921. Chemotherapy with preoperative radiotherapy in rectal cancer. N Engl J Med 2006;355:1114–1123.
5. Bosset JF, Calais G, Mineur L, Maingon P, Stojanovic-Rundic S, Bensadoun RJ, Bardet E, Beny A, Ollier JC, Bolla M, Marchal D, van Laethem JL, Klein V, Giralt J, Clavere P, Glanzmann C, Cellier P, Collette L. Fluorouracil-based adjuvant chemotherapy after preoperative chemoradiotherapy in rectal cancer: long-term results of the EORTC 22921 randomised study. Lancet Oncol 2014;15:184–190.
6. Breugom AJ, van Gijn W, Muller EW, Berglund Å, van den Broek CB, Fokstuen T, Gelderblom H, Kapiteijn E, Leer JW, Marijnen CA, Martijn H, Meershoek-Klein Kranenbarg E, Nagtegaal ID, Påhlman L, Punt CJ, Putter H, Roodvoets AG, Rutten HJ, Steup WH, Glimelius B, van de Velde CJ; Cooperative Investigators of Dutch Colorectal Cancer Group and Nordic Gastrointestinal Tumour Adjuvant Therapy Group. Adjuvant chemotherapy for rectal cancer patients treated with preoperative (chemo)radiotherapy and total mesorectal excision: a Dutch Colorectal Cancer Group (DCCG) randomized phase III trial. Ann Oncol 2015;26:696–701.
7. Emmertsen KJ, Laurberg S; Rectal Cancer Function Study Group. Impact of bowel dysfunction on quality of life after sphincter-preserving resection for rectal cancer. Br J Surg 2013;100:1377–1387.
8. Engels B, Platteaux N, Van den Begin R, Gevaert T, Sermeus A, Storme G, Verellen D, De Ridder M. Preoperative intensity-modulated and image-guided radiotherapy with a simultaneous integrated boost in locally advanced rectal cancer: Report on late toxicity and outcome. Radiother Oncol 2014;110:155–159.
9. Erlandsson J, Holm T, Pettersson D, Berglund Å, Cedermark B, Radu C, Johansson H, Machado M, Hjern F, Hallböök O, Syk I, Glimelius B, Martling A. Optimal fractionation of preoperative radiotherapy and timing to surgery for rectal cancer (Stockholm III): a multicentre, randomised, non-blinded, phase 3, non-inferiority trial. Lancet Oncol 2017;18:336–346.
10. Fokas E, Allgäuer M, Polat B, Klautke G, Grabenbauer GG, Fietkau R, Kuhnt T, Staib L, Brunner T, Grosu AL, Schmiegel W, Jacobasch L, Weitz J, Folprecht G, Schlenska-Lange A, Flentje M, Germer CT, Grützmann R, Schwarzbach M, Paolucci V, Bechstein WO, Friede T, Ghadimi M, Hofheinz RD, Rödel C; German Rectal Cancer Study Group. Randomized Phase II Trial of Chemoradiotherapy Plus Induction or Consolidation Chemotherapy as Total Neoadjuvant Therapy for Locally Advanced Rectal Cancer: CAO/ARO/AIO-12. J Clin Oncol 2019;37:3212–3222.
11. Garcia-Aguilar J, Renfro LA, Chow OS, Shi Q, Carrero XW, Lynn P, Thomas CR Jr, Chan E, Cataldo PA, Marcet JE, Medich DS, Johnson CS, Oommen SC, Wol[FB00?] BG, Pigazzi A, McNevin SM, Pons RK, Bleday R. Organ preservation for clinical T2N0 distal rectal cancer using neoadjuvant chemoradiotherapy and local excision (ACOSOG Z6041): results of an open-label, single-arm, multi-institutional, phase 2 trial. Lancet Oncol 2015;16:1537–1546.
12. Gérard JP, Conroy T, Bonnetain F, Bouché O, Chapet O, Closon-Dejardin MT, Untereiner M, Leduc B, Francois E, Maurel J, Seitz JF, Buecher B, Mackiewicz R, Ducreux M, Bedenne L. Preoperative radiotherapy with or without concurrent fluorouracil and leucovorin in T3-4 rectal cancers: results of FFCD 9203. J Clin Oncol 2006;24:4620–4625.
13. Habr-Gama A, Perez RO, Proscurshim I, Campos FG, Nadalin W, Kiss D, Gama-Rodrigues J. Patterns of failure and survival for nonoperative treatment of stage c0 distal rectal cancer following neoadjuvant chemoradiation therapy. J Gastrointest Surg 2006;10:1319–1328.
14. Hennies S, Wolff HA, Jung K, Rave-Fränk M, Gaedcke J, Ghadimi M, Hess CF, Becker H, Hermann RM, Christiansen H. Testicular radiation dose after multimodal curative therapy for locally advanced rectal cancer. Influence on hormone levels, quality of life, and sexual functioning. Strahlenther Onkol 2012;188:926–932.
15. Hofheinz RD. Lokal fortgeschrittenes Rektumkarzinom: perioperative Therapie heute und morgen. Onkologe 2020;26:1142–1153.
16. Holmer C. Nachsorge und Behandlung funktioneller Störungen nach operativer Therapie des Rektumkarzinoms. Onkologe 2020;26:1154–1161.
17. Hong YS, Nam BH, Kim KP, Kim JE, Park SJ, Park YS, Park JO, Kim SY, Kim TY, Kim JH, Ahn JB, Lim SB, Yu CS, Kim JC, Yun SH, Kim JH, Park JH, Park HC, Jung KH, Kim TW. Oxaliplatin, fluorouracil, and leucovorin versus fluorouracil and leucovorin as adjuvant chemotherapy for locally advanced rectal cancer after preoperative chemoradiotherapy (ADORE): an open-label, multicentre, phase 2, randomised controlled trial. Lancet Oncol 2014;15:1245–1253.
18. Lauscher JC, Kreis ME. Optimale „totale mesorektale Exzision" – offen, laparoskopisch, robotisch oder transanal? Onkologe 2020;26:1129 –1141.
19. Lefevre JH, Mineur L, Kotti S, Rullier E, Rouanet P, de Chaisemartin C, Meunier B, Mehrdad J, Cotte E, Desrame J, Karoui M, Benoist S, Kirzin S, Berger A, Panis Y, Piessen G, Saudemont A, Prudhomme M, Peschaud F, Dubois A, Loriau J, Tuech JJ, Meurette G, Lupinacci R, Goasgen N, Parc Y, Simon T, Tiret E. Effect of Interval (7 or 11 weeks) Between Neoadjuvant Radiochemotherapy and Surgery on Complete Pathologic Response in Rectal Cancer: A Multicenter, Randomized, Controlled Trial (GRECCAR-6). J Clin Oncol 2016;34:3773–3780.

20. Lezoche E, Baldarelli M, Lezoche G, Paganini AM, Gesuita R, Guerrieri M. Randomized clinical trial of endoluminal locoregional resection versus laparoscopic total mesorectal excision for T2 rectal cancer after neoadjuvant therapy. Br J Surg 2012;99:1211–1218.
21. Martens MH, Maas M, Heijnen LA, Lambregts DM, Leijtens JW, Stassen LP, Breukink SO, Hoff C, Belgers EJ, Melenhorst J, Jansen R, Buijsen J, Hoofwijk TG, Beets-Tan RG, Beets GL. Long-term Outcome of an Organ Preservation Program After Neoadjuvant Treatment for Rectal Cancer. J Natl Cancer Inst 2016;108:djw171.
22. Nijkamp J, Kusters M, Beets-Tan RG, Martijn H, Beets GL, van de Velde CJ, Marijnen CA. Three-dimensional analysis of recurrence patterns in rectal cancer: the cranial border in hypofractionated preoperative radiotherapy can be lowered. Int J Radiat Oncol Biol Phys 2011;80:103–110.
23. Peeters KC, van de Velde CJ, Leer JW, Martijn H, Junggeburt JM, Kranenbarg EK, Steup WH, Wiggers T, Rutten HJ, Marijnen CA. Late side effects of short-course preoperative radiotherapy combined with total mesorectal excision for rectal cancer: increased bowel dysfunction in irradiated patients--a Dutch colorectal cancer group study. J Clin Oncol 2005;23:6199–6206.
24. Renehan AG, Malcomson L, Emsley R, Gollins S, Maw A, Myint AS, Rooney PS, Susnerwala S, Blower A, Saunders MP, Wilson MS, Scott N, O'Dwyer ST. Watch-and-wait approach versus surgical resection after chemoradiotherapy for patients with rectal cancer (the OnCoRe project): a propensity-score matched cohort analysis. Lancet Oncol 2016;17:174–183.
25. Rullier E, Vendrely V, Asselineau J, Rouanet P, Tuech JJ, Valverde A, de Chaisemartin C, Rivoire M, Trilling B, Jafari M, Portier G, Meunier B, Sieleznieff I, Bertrand M, Marchal F, Dubois A, Pocard M, Rullier A, Smith D, Frulio N, Frison E, Denost Q. Organ preservation with chemoradiotherapy plus local excision for rectal cancer: 5-year results of the GRECCAR 2 randomised trial. Lancet Gastroenterol Hepatol 2020;5:465–474.
26. Sauer R, Becker H, Hohenberger W, Rodel C, Wittekind C, Fietkau R, Martus P, Tschmelitsch J, Hager E, Hess CF, Karstens JH, Liersch T, Schmidberger H, Raab R; German Rectal Cancer Group. Adjuvant vs. neoadjuvant radiochemotherapy for locally advanced rectal cancer: the German trial CAO/ARO/AIO-94. N Engl J Med 2004;351:1731–1740.
27. Sauer R, Liersch T, Merkel S, Fietkau R, Hohenberger W, Hess C, Becker H, Raab HR, Villanueva MT, Witzigmann H, Wittekind H, Beissbarth T, Rödel C. Preoperative versus postoperative chemoradiotherapy for locally advanced rectal cancer: results of the German CAO/ARO/AIO-94 randomized phase III trial after a median follow-up of 11 years. J Clin Oncol 2012;30:1926–1933.
28. Sebag-Monte[FB01?]ore D, Stephens RJ, Steele R, Monson J, Grieve R, Khanna S, Quirke P, Couture J, de Metz C, Myint AS, Bessell E, Gri[FB03?]ths G, Thompson LC, Parmar M. Preoperative radiotherapy versus selective postoperative chemoradiotherapy in patients with rectal cancer (MRC CR07 and NCIC-CTG C016): a multicentre, randomised trial. Lancet 2009;373: 811–820.
29. Stijns RCH, de Graaf EJR, Punt CJA, Nagtegaal ID, Nuyttens JJME, van Meerten E, Tanis PJ, de Hingh IHJT, van der Schelling GP, Acherman Y, Leijtens JWA, Bremers AJA, Beets GL, Hoff C, Verhoef C, Marijnen CAM, de Wilt JHW; CARTS Study Group. Long-term Oncological and Functional Outcomes of Chemoradiotherapy Followed by Organ-Sparing Transanal Endoscopic Microsurgery for Distal Rectal Cancer: The CARTS Study. JAMA Surg 2019;154:47–54.
30. van der Pas MH, Haglind E, Cuesta MA, Fürst A, Lacy AM, Hop WC, Bonjer HJ; COlorectal cancer Laparoscopic or Open Resection II (COLOR II) Study Group. Laparoscopic versus open surgery for rectal cancer (COLOR II): short-term outcomes of a randomised, phase 3 trial. Lancet Oncol 2013;14:210–218.
31. van Gijn W, Marijnen CA, Nagtegaal ID, Kranenbarg EM, Putter H, Wiggers T, Rutten HJ, Påhlman L, Glimelius B, van de Velde CJ; Dutch Colorectal Cancer Group. Preoperative radiotherapy combined with total mesorectal excision for resectable rectal cancer: 12-year follow-up of the multicentre, randomised controlled TME trial. Lancet Oncol 2011;12:575–582.
32. Vorwerk H, Hermann RM, Christiansen H, Liersch T, Hess CF, Weiss E. A special device (double-hole belly board) and optimal radiation technique to reduce testicular radiation exposure in radiotherapy of rectal cancer. Radiother Oncol 2007;84:320–327.

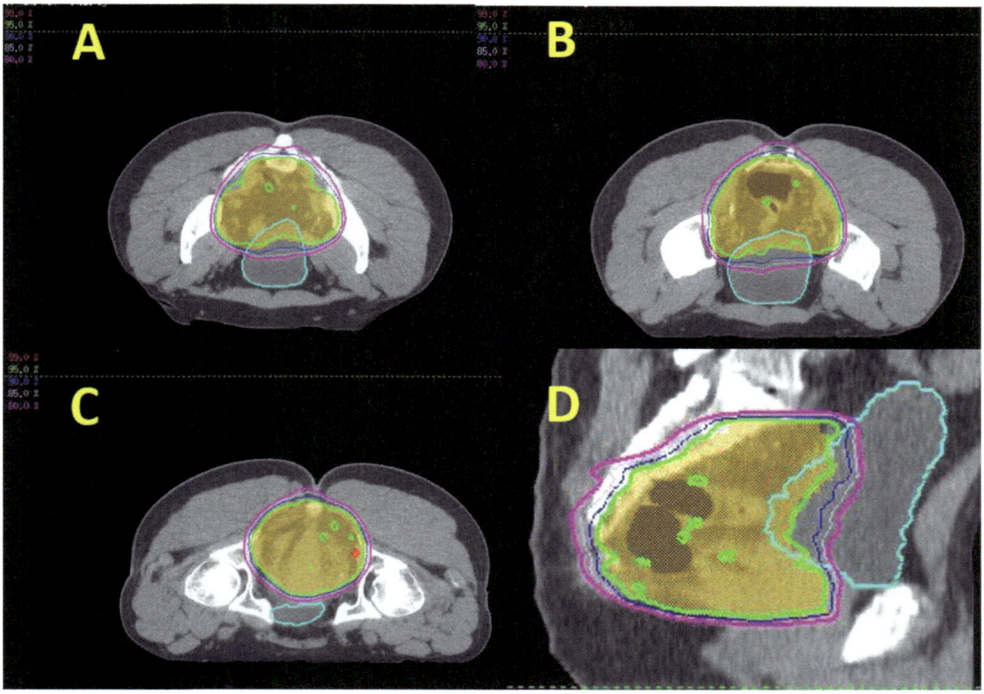

Abbildung 10.18: Volumetrisch modulierter Bestrahlungsplan eines Patienten mit einem uT3 uN0 cM0 Rektumkarzinom 7 cm ab ano. Neoadjuvant wurden 5x5 Gy eingestrahlt. Bilder A bis C stellen repräsentative Transversalschnitte, Bild D eine sagittale Schnittführung dar. Der Patient wurde in Bauchlage gelagert, auf eine gefüllte Blase zum Herausdrängen des Dünndarms aus dem kleinen Becken wurde durch ein „Trinkprotokoll" geachtet. In schraffiert ockerfarben ist das PTV dargestellt. Mit Sicherheitsabständen umfasst es neben dem Mesorektum auch die iliakal internen und kommunen Lymphabflüsse. Die 95 % Isodose (grün) umschließt das PTV, nach lateral vom PTV weg wird ein steiler Dosisabfall erzeugt

10.7.3 Analkanalkarzinom

Kernaussagen

- Das Analkanalkarzinom wird organerhaltend mit einer Radiochemotherapie behandelt. Therapiestandard ist dabei 5-FU und Mitomycin C.
- Dabei sind die inguinalen Lymphabflüsse von besonderer therapeutischer Bedeutung.
- Die Rektumexstirpation als Salvagetherapie kommt fast nur noch bei einem Progress nach Radiochemotherapie oder bei intolerablen therapiebedingten Spätfolgen in Betracht.

Histologie, anatomische Ausbreitung und prognostische Faktoren

Die Analregion beinhaltet den Analkanal und den Analrand. Der Analkanal reicht vom Oberrand der Puborektalisschlinge bis zur Linea anocutanea, dem Übergang des Anoderms (Plattenepithel ohne Hautanhangsgebilde) zur äußeren Haut. Der Analrand umfasst die 5 cm perineale Haut außerhalb der Linea anocutanea. Der Lymphabfluss der Analregion erfolgt über die pararektalen, iliakalen und inguinalen Lymphknoten.

Tumore treten hier selten auf, nur 2–4 % aller gastrointestinalen Karzinome sind im Analkanal lokalisiert. Allerdings nimmt die Inzidenz in den letzten Jahrzehnten kontinuierlich und deutlich zu.

Histologisch stellen Plattenepithelkarzinome die weit überwiegende Mehrheit dar, selten treten Adenokarzinome (15 %), kleinzellige Karzinome, Melanome oder Lymphome auf. Wichtig ist die Unterscheidung des sehr seltenen primären Adenokarzinoms aus den anorektalen Drüsen von einem sekundär in den Analkanal eingewachsenen Adenokarzinom des Rektums. Die Differenzierung ist histologisch nicht sicher möglich, sondern nur klinisch und bildgebend zu treffen. Das sekundär eingewachsene Rektumkarzinom wird wie ein tiefes Rektumkarzinom behandelt (s. o.).

Risikofaktoren für die Entwicklung eines Analkanalkarzinoms sind sexuelle Aktivität, eine Infektion mit HIV und chronische Immunsuppression. 85 % dieser Karzinome sind mit dem Humanen Papilloma-Virus (HPV, insbesondere HPV-16, -18 und -33) assoziiert.

Plattenepithelkarzinome des Analkanals wachsen überwiegend lokal mit bis zu 40 % Lymphknotenmetastasen bei der Erstdiagnose, Fernmetastasen hingegen sind selten. Durch eine kombinierte Radiochemotherapie sind sie oft zu kurieren, sodass meist eine Rektumexstirpation vermieden werden kann. Deshalb ist die Radiochemotherapie dieser Tumore ein Musterbeispiel für ein funktionserhaltendes Behandlungskonzept.

Tabelle 10.35: Kurzgefasste TNM-Klassifikation (8. Aufl.)

	Analkanalkarzinom
T1	≤ 2 cm
T2	> 2–5 cm
T3	> 5 cm
T4	jede Größe, Infiltration benachbarter Organe (nicht Haut, Rektum, Sphinktermuskulatur)
N1a	inguinale, mesorektale, und/oder iliakal interne Lymphknotenmetastasen
N1b	iliakal externe Lymphknotenmetastasen
N1c	iliakal externe und/oder inguinale, mesorektale und/oder iliakal interne Lymphknotenmetastasen

Primärdiagnostik

- ●●● Anamnese, körperliche Untersuchung (Inspektion, digital-rektale Untersuchung, Palpation der Leisten-LK), Labor (z. B. HIV-Test), Proktorektoskopie mit bioptischer Sicherung, bei kleineren Läsionen auch Totalbiopsie (Tumorexzision) möglich, bei größeren Tumoren Inzisions- oder Stanzbiopsie, KM-gestütztes Abdomen-CT oder MRT, Rö-Thorax in 2 E
- ●● Leisten-Sonographie, Abdomen-Sonographie (Ausgangsbefund für Verlaufskontrollen), Endosonographie, gynäkologische Untersuchung bei fortgeschrittenem Tumor, Zystoskopie bei Verdacht auf Blaseninfiltration

Therapiestrategie: lokoregionär begrenzte Tumorstadien

Obwohl Analkanalkarzinome in direkter Nachbarschaft zu den Rektumkarzinomen liegen, unterscheiden sich die kurativen Therapien fundamental zwischen beiden Entitäten. Während bei den lokal fortgeschrittenen Rektumkarzinomen der Chirurgie die entscheidende Bedeutung bei der Therapie zukommt, spielt sie in der Primärbehandlung der Analkanalkarzinome nur eine untergeordnete Rolle. Diese werden im kurativen Therapieansatz definitiv radiochemotherapiert. Die Therapie ist hier so effektiv, dass trotz des Fehlens prospektiv randomisierter Studien die primäre abdomino-perineale Rektumexstirpation mit der Anlage eines definitiven Descendostomas verlassen worden ist. Die Operation wird nur als Salvagebehandlung bei Tumorpersistenz oder Rezidiven nach der Radiochemotherapie eingesetzt, oder im Sinne einer lokalen Exzision (mit 0.5 bis 1 cm Sicherheitsabständen) nur bei in-situ oder sehr kleinen Karzinomen (T1, G1, kein Lymphknotenbefall) im Bereich des Analrandes (Raptis, 2015). Bei allen größeren oder biologisch aggressiveren Analrandkarzinomen – auch nach initialer Resektion – ist die Radiochemotherapie indiziert.

Die hohe Sensitivität der Analkanalkarzinome auf die Radiochemotherapie kann auf die meist durch eine HPV-Infektion getriggerte Tumorgenese zurückgeführt werden – vergleichbar den Zervix- und HPV-positiven Oropharynxkarzinomen.

Nach einer Radiochemotherapie wird in 80–90 % der Patienten eine vollständige Tumorremission erreicht, das 5-Jahres-krankheitsfreie Überleben beträgt über alle T-Stadien 60–75 %, das Kolostoma-freie Überleben 70–90 %. Die sekundäre Anlage eines Kolostomas im Verlauf nach einer Radiochemotherapie ist in 2/3 der Fälle durch ein Tumorrezidiv, in 1/3 durch chronische radiogene Nebenwirkungen bedingt.

Optimierung der konservativen Therapie In 2 prospektiv randomisierten Studien wurde die Überlegenheit der kombinierten Radiochemotherapie gegenüber der alleinigen Radiatio gezeigt mit Blick auf die lokale Kontrolle und das Kolostomie-freie Überleben, in einer Studie auch im langfristigen Gesamtüberleben (Bartelink, 1997; UKCCCR, 1996). Eine simultane Chemotherapie mit 5-FU und Mitomycin C erwies sich als effektiver als 5-FU alleine (Flam, 1996).

Weder der Ersatz von Mitomycin C durch Cisplatin (Gunderson, 2012) noch eine Erhaltungschemotherapie mit 5-FU/Cisplatin nach der Radiochemotherapie (James, 2013), noch eine Induktionschemotherapie vor der Radiochemotherapie (Peiffert, 2012) führten zu einer Verbesserung der Therapieergebnisse. Allerdings kann i. R. der 5-FU basierten Kombinationstherapie das Mitomycin durch Cisplatin ersetzt werden, ohne Kompromisse in der onkologischen Effektivität eingehen zu müssen mit Hinblick auf die spezifische Toxizität des Mitomycin (Knochenmarkdepression, Pneumonitis) (James, 2913).

Der Ersatz von infusionalem 5-FU durch orales Capecitabine ist wahrscheinlich möglich, prospektiv randomisierte Daten liegen aber noch nicht vor (Souza, 2016).

Wenig Effekt, aber eine deutliche Steigerung der Toxizität zeigt die Kombination der Radiochemotherapie mit einer Blockade des EGFR-Rezeptors (Cetuximab), sodass diese multimodale Therapie nicht indiziert ist (Sparano, 2016).

Vielversprechend ist der Einsatz einer Checkpoint-Inhibition während der Radiochemotherapie und als „Erhaltungstherapie" über ein Jahr, der derzeit geprüft wird (RADIANCE, NCT04230759).

Chirurgische Aspekte Eine prophylaktische Ileostoma-Anlage vor der kurativen Radiochemotherapie aufgrund von stenosierendem Wachstum oder von Fisteln kann zwar die Therapie erleichtern, wird aber nur in ca. 50 % der Fälle später wieder zurückverlegt (Glynne-Jones, 2014). Insofern sollte die Indikation so zurückhaltend wie möglich gestellt werden.

Nach abdominoperinealer Rektumexstirpation oder multiviszeraler Resektion muss der operative Defekt gedeckt werden, z. B. mit einer transabdominalen Transposition eines myokutanen vertikalen Rectus-abdominis-Lappens. Eine Dissektion der inguinalen Lymphknoten wird nur bei nachgewiesenen Lymphknotenmetastasen in diesem Bereich durchgeführt aufgrund des hohen Risikos für postoperative Lymphödeme oder Fisteln.

Therapiestrategie: metastasierte Tumorstadien

Selten (ca. 5 %) werden beim Analkarzinom bereits bei der Erstdiagnose Fernmetastasen gefunden, häufiger (bis zu 20 %) nach der kurativen Therapie oder im Rahmen eines Rezidivs. Dabei sind v. a. die Leber, die Lunge und Lymphknoten außerhalb des Beckens betroffen.

Eine Chemotherapie mit 5-FU und Cisplatin stellt den traditionellen Standard der ersten Therapielinie dar. Darunter ist ein temporäres Ansprechen von über 60 % zu erwarten. Ein wahrscheinlich mindestens so effektives, aber besser verträgliches Schema besteht in Paclitaxel 80 mg/m^2 und Carboplatin AUC5 (Fischer, 2020).

Bei Progress nach der Erstlinie ist – einen noch ausreichenden Allgemeinzustand und entsprechende Motivation des Patienten vorausgesetzt – ein Wechsel auf das noch nicht applizierte Schema sinnvoll. Vielversprechend aufgrund eines günstigen Verhältnisses von Nebenwirkungen zu Tumorwirkung ist der Wechsel auf einen Checkpoint-Inhibitor. Unter Nivolumab wurde ein Ansprechen von 24 % erreicht (5 % vollständige, 19 % partielle Remission, 46 % stabile Erkrankung) bei einem progressionsfreien Überleben von 4 Monaten (Morris, 2017). Derzeit wird noch untersucht, welche Patientengruppen von einem solchen Therapieansatz besonders profitieren (z. B. hohe Tumormutationslast [mindest. 10 Mutationen pro Megabase], Mikrosatelliteninstabilität, PD-L1 Expression).

Bestrahlungsindikation und Durchführung der Bestrahlung

Die Bestrahlung als Sphinkter-erhaltende Therapie ist bei nahezu allen Patienten indiziert. Dabei wird eine alleinige Radiatio nur bei Kontraindikationen gegen die Chemotherapie durchgeführt. Die Standard-Radiochemotherapie besteht aus Mitomycin C 10 mg/m^2 KOF als Bolus an Tag 1 und 29 und 5-Fluorouracil 1000 mg/m^2 KOF als 24-Stunden Dauerinfusion über 4 Tage an den Tagen 1–4 und 29–32.

Bei einer Einzeldosis von 1,8 Gy wird bis zu einer Gesamtdosis von 45–50,4 Gy bestrahlt, wobei geplante Therapiepausen (sog. *gap*) vermieden werden sollten. Bei T3- und T4-Tumoren erfolgt eine kleinvolumige Dosisaufsättigung bis 55,8 bzw. 59,4 Gy. Befallene inguinale Lymphknoten werden ebenfalls mit einer erhöhten Dosis behandelt. Auf der anderen Seite scheint die Dosis bei nicht befallenen – also elektiven – Lymphabflussregionen auf 39.6 Gy reduziert werden zu können, auch wenn noch keine randomisierten Daten dazu vorliegen (Henkenberens, 2015).

Die Bestrahlung wird mit hochenergetischen Photonen in intensitätsmodulierter Technik durchgeführt. Dadurch kann ein optimaler Bestrahlungsplan generiert werden, der zum einen die ausgedehnten und irregulär geformten Zielvolumen im Becken gut erfasst, und gleichzeitig die Risikoorgane möglichst wenig belastet. Zudem sollte der Patient in Bauchlage auf einem sog. *Bauchbrett* gelagert werden unter täglicher bildgebender Kontrolle der Lagerungsposition (wie beim Rektumkarzinom, s. o.) Dadurch können die Blase und der Dünndarm oft besser geschont werden als in der Rückenlage.

Das Zielvolumen der perkutanen Radiotherapie umfasst den Analkanal, die Perinealregion, die perirektalen (also mesorektalen), präsakralen, internen iliakalen einschließlich der obturatorischen, Fossa ischiorectalis, externen iliakalen und inguinalen Lymphknotenstationen (Ng, 2012). Ob letztere bei kleinen Tumoren ausgespart werden können, wird kontrovers diskutiert (Matthews, 2011). Dieses klinische Zielvolumen wird üblicherweise um ca. 1 cm zum Planungszielvolumen expandiert.

Angrenzende, bei der Planung unbedingt zu berücksichtigende Risikoorgane sind die Blase, der Dünndarm (*gut bag*), die Hüftköpfe und die Hoden rsp. Ovarien.

Der Patient aus Abb. 10.19 auf Seite 285 wurde mit einer definitiven Radiochemotherapie behandelt. Dabei wurden die pelvinen Lymphabflüsse mit 25x1,8 Gy (Gesamtdosis 45 Gy) bestrahlt, der Primärtumor und die inguinalen Lymphabflüsse mit 25x2 Gy. Anschließend wurden zusätzlich die inguinalen Lymphabflüsse bis zu einer Gesamtdosis von 53.25 Gy und die Primärtumorregion bis 56 Gy aufgesättigt. Für die Therapie wurde der Patient auf einem Bauchbrett in Bauchlage positioniert, auf eine gefüllte Blase während der Bestrahlung wurde mit einem speziellen Protokoll geachtet. Die verschiedenen Zielvolumina sind schraffiert gebildet: ockerfarben die pelvinen Lymphabflüsse, rot die Boostvolumina (inguinale Lymphknoten und Primärtumor). Die 95 %-Isodose von 45 Gy (grün, 42,75 Gy auf 42,8 Gy aufgerundet) umschließt die mesorektalen als auch die iliakal externen und inguinalen Lymphabflüsse, respektiert dabei die nicht betroffenen Organe (Blase, Darm) in der Mitte des Beckens. Ähnlich umfassen die Isodosen die Boostregionen mit deutlichem Abfall nach lateral in die nicht betroffenen anatomischen Regionen und Risikoorgane.

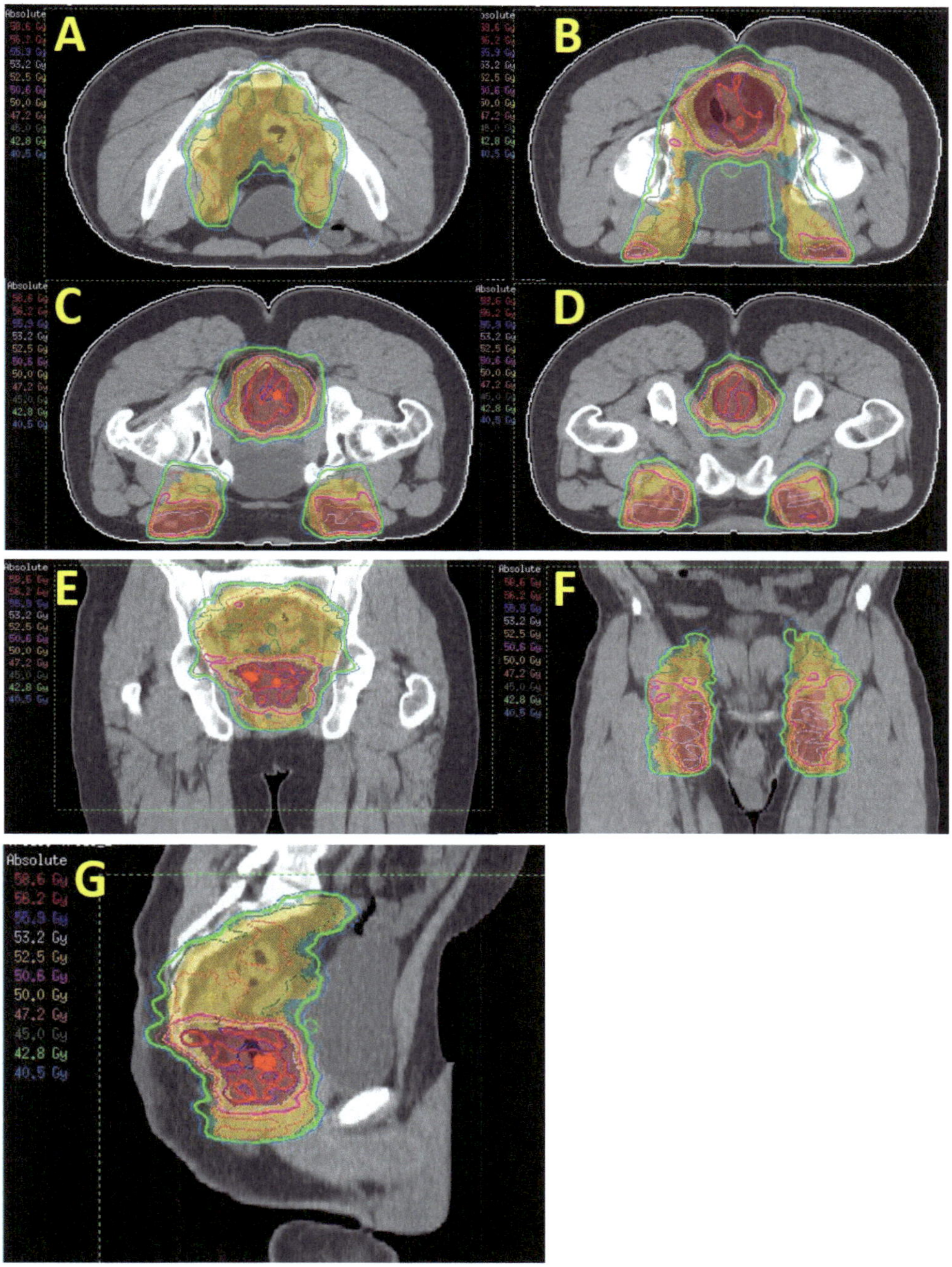

Abbildung 10.19: Intensitätsmodulierter Bestrahlungsplan für einen Patienten mit einem Analkanalkarzinom cT2 cN1a cM0, im Bereich der Linea dentata lokalisiert mit Einwachsen in das distale Rektum. Bildgebend V. a. inguinale Lymphknotenmetastasen bds.

Nebenwirkungen und Begleitbehandlung

Die definitive Radiochemotherapie ist für die Patienten sehr anstrengend. Bei älteren Bestrahlungstechniken war mit Grad III/IV Akuttoxizität bei bis zu 50 % der Patienten zu rechnen. Durch den Einsatz moderner Techniken (s. o.) kann diese Rate reduziert werden. Allerdings führt die Bestrahlung der inguinalen Lymphabflüsse zu großflächigen Hautreaktionen in den Leisten gewöhnlich ab der 4. Bestrahlungswoche, gegen Ende der Therapie treten auch feuchte Epitheliolysen auf. Zusätzlich ist mit dem Auftreten einer deutlichen Proktitis zu rechnen. Weiterhin leiden viele Patienten an Dysurie und Diarrhoe. Die Therapie ist jeweils symptomatisch. Die lokale Behandlung der Dermatitis und der Mukositis erfolgt mit mehrmals täglichen Kamillesitzbädern, Panthenolsalbe und Pyoctanin-Lösung. Individuell muss die Behandlungsserie für einige Tage pausiert werden, bis die akute Toxizität abklingt. Früher oft primär geplante mehrwöchige Bestrahlungspausen sind jedoch aufgrund der strahlenbiologisch kompromittierenden Effekte auf die Tumorkontrolle heutzutage obsolet. Regelmäßig muss unter der Behandlung aufgrund der Myelotoxizität der Chemotherapie (insbesondere des Mitomycin C) das Blutbild kontrolliert werden.

Chronische Folgen sind seltener und betreffen v. a. die Rektumregion und den Analsphinkter i. S. einer chronischen Proktitis mit Hämorrhoidalbeschwerden und Stuhlinkontinenz. Dieses führte in den großen Studien bei ca. 10 % der Patienten zur sekundären Kolostoma-Anlage.

Bei jungen Patienten muss vor Einleitung der Radiochemotherapie kurzfristig eine Kryokonservierung von Spermien resp. eine Transposition der Ovarien geprüft und angeboten werden.

Beurteilung des Therapieansprechens, Nachsorge und Rehabilitation

Nachsorgeuntersuchungen dienen der Beurteilung des Therapieerfolgs und der frühzeitigen Erkennung eines Rezidivs. Frühestens 8 Wochen nach Beendigung der Radiochemotherapie sollte eine erneute klinische Untersuchung (digital-rektal und inguinale LK) und Proktoskopie erfolgen. Bei nicht vollständiger, sondern nur partieller Remission (oft durch Narbenbildung oder posttherapeutischen Schwellungen) wird nicht mehr die direkte Durchführung einer tiefen Probenentnahme empfohlen, da diese mit einer deutlichen Morbidität verbunden sein kann. Stattdessen sollte der weitere Verlauf klinisch überwacht werden, und erst 6 Monate nach der Therapie verbliebene, verdächtige Residuen biopsiert werden. Bei histologischem Nachweis eines Tumorresiduums oder erneuten Progresses ist die abdomino-perineale Rektum-Exstirpation indiziert, mit einer Kurationschance von ca. 50 %. Dieses „verzögerte" Vorgehen wird als onkologisch sicher eingeschätzt (Glynne-Jones, 2014).

In der Folge werden die Patienten alle 3 bis 6 Monate klinisch untersucht. Eine Schnittbildgebung (CT Körperstamm oder MRT) ist einmal jährlich für drei Jahre ausreichend. Da die weitaus meisten Rezidive innerhalb von 3 Jahren nach der Primärtherapie auftreten, endet die Nachsorge nach 5 Jahren.

Aufgabe der Rehabilitation ist der langfristige Erhalt einer akzeptablen Lebensqualität mit voll- oder teilfunktionsfähigem Sphinkterapparat.

Literatur

1. Leitlinienprogramm Onkologie (Deutsche Krebsgesellschaft, Deutsche Krebshilfe, AWMF): Analkarzinom (Diagnostik, Therapie und Nachsorge von Analkanal- und Analrandkarzinomen), Langversion 1.2, 2020, AWMF Registernummer: 081/004OL, https://www.leitlinienprogramm-onkologie.de/leitlinien/analkarzinom/
2. Glynne-Jones R, Nilsson PJ, Aschele C, Goh V, Peiffert D, Cervantes A, Arnold D; European Society for Medical Oncology (ESMO).; European Society of Surgical Oncology (ESSO).; European Society of Radiotherapy and Oncology (ESTRO). Anal cancer: ESMO-ESSO-ESTRO clinical practice guidelines for diagnosis, treatment and follow-up. Eur J Surg Oncol. 2014;40:1165–76.
3. Bartelink H, Roelofsen F, Eschwege F, Rougier P, Bosset JF, Gonzalez DG, Peiffert D, van Glabbeke M, Pierart M. Concomitant radiotherapy and chemotherapy is superior to radiotherapy alone in the treatment of locally advanced anal cancer: results of a phase III randomized trial of the European Organization for Research and Treatment of Cancer Radiotherapy and Gastrointestinal Cooperative Groups. J Clin Oncol. 1997;15:2040–2049.
4. Fischer LE, Heinemann V. Systemtherapie des metastasierten Analkarzinoms. Onkologe 2020,26:356–361.
5. Flam M, John M, Pajak TF, Petrelli N, Myerson R, Doggett S, Quivey J, Rotman M, Kerman H, Coia L, Murray K. Role of mitomycin in combination with fluorouracil and radiotherapy, and of salvage chemoradiation in the definitive nonsurgical treatment of epidermoid carcinoma of the anal canal: results of a phase III randomized intergroup study. J Clin Oncol 1996;14:2527–2539.
6. Gunderson LL, Winter KA, Ajani JA, Pedersen JE, Moughan J, Benson AB 3rd, Thomas CR Jr, Mayer RJ, Haddock MG, Rich TA, Willett CG. Long-term update of US GI intergroup RTOG 98-11 phase III trial for anal carcinoma: survival, relapse, and colostomy failure with concurrent chemoradiation involving fluorouracil/mitomycin versus fluorouracil/cisplatin. J Clin Oncol 2012;30:4344–4351.
7. Henkenberens C, Meinecke D, Michael S, Bremer M, Christiansen H. Reduced radiation dose for elective nodal irradiation in node-negative anal cancer: back to the roots? Strahlenther Onkol. 2015;191:845–854.
8. James RD, Glynne-Jones R, Meadows HM, Cunningham D, Myint AS, Saunders MP, Maughan T, McDonald A, Essapen S, Leslie M, Falk S, Wilson C, Gollins S, Begum R, Ledermann J, Kadalayil L, Sebag-Montefiore D. Mitomycin or cisplatin chemoradiation with or without maintenance chemotherapy for treatment of squamous-cell carcinoma of the anus (ACT II): a randomised, phase 3, open-label, 2 × 2 factorial trial. Lancet Oncol 2013;14:516–524.
9. Matthews JH, Burmeister BH, Borg M, Capp AL, Joseph D, Thompson KM, Thompson PI, Harvey JA, Spry NA. T1-2 anal carcinoma requires elective inguinal radiation treatment-the results of Trans Tasman Radiation Oncology Group study TROG 99.02. Radiother Oncol 2011;98:93–98.
10. Morris VK, Salem ME, Nimeiri H, Iqbal S, Singh P, Ciombor K, Polite B, Deming D, Chan E, Wade JL, Xiao L, Bekaii-Saab T, Vence L, Blando J, Mahvash A, Foo WC, Ohaji C, Pasia M, Bland G, Ohinata A, Rogers J, Mehdizadeh A, Banks K, Lanman R, Wolff RA, Streicher H, Allison J, Sharma P, Eng C. Nivolumab for previously treated unresectable metastatic anal cancer (NCI9673): a multicentre, single-arm, phase 2 study. Lancet Oncol 2017;18:446–453.
11. Ng M, Leong T, Chander S, Chu J, Kneebone A, Carroll S, Wiltshire K, Ngan S, Kachnic L. Australasian Gastrointestinal Trials Group (AGITG) contouring atlas and planning guidelines for intensity-modulated radiotherapy in anal cancer. Int J Radiat Oncol Biol Phys 2012;83:1455–1462.
12. Peiffert D, Tournier-Rangeard L, Gérard JP, Lemanski C, François E, Giovannini M, Cvitkovic F, Mirabel X, Bouché O, Luporsi E, Conroy T, Montoto-Grillot C, Mornex F, Lusinchi A, Hannoun-Lévi JM, Seitz JF, Adenis A, Hennequin C, Denis B, Ducreux M. Induction chemotherapy and dose intensification of the radiation boost in locally advanced anal canal carcinoma: final analysis of the randomized UNICANCER ACCORD 03 trial. J Clin Oncol 2012;30:1941–1948.
13. Raptis D, Schneider I, Matzel KE, Ott O, Fietkau R, Hohenberger W. The differential diagnosis and inter disciplinary treatment of anal carcinoma. Dtsch Arztebl Int 2015;112:243–249.
14. Souza KT, Pereira AA, Araujo RL, Oliveira SC, Hoff PM, Riechelmann RP. Replacing 5-fluorouracil by capecitabine in localised squamous cell carcinoma of the anal canal: systematic review and meta-analysis. E cancer medical science 2016;10:699.
15. Sparano JA, Lee JY, Palefsky J, Henry DH, Wachsman W, Rajdev L, Aboulafia D, Ratner L, Fitzgerald TJ, Kachnic L, Mitsuyasu R. Cetuximab Plus Chemoradiotherapy for HIV-Associated Anal Carcinoma: A Phase II AIDS Malignancy Consortium Trial. J Clin Oncol 2017;35:727–733.
16. UKCCCR Anal Cancer Trial Working Party. UK Co-ordinating Committee on Cancer Research. Epidermoid anal cancer: results from the UKCCCR randomised trial of radiotherapy alone versus radiotherapy, 5-fluorouracil, and mitomycin. UKCCCR Anal Cancer Trial Working Party. UK Co-ordinating Committee on Cancer Research. Lancet 1996;348:1049–1054.

10.8 Tumoren des Pankreas und des hepatobiliären Trakts

Martina Becker-Schiebe

10.8.1 Pankreaskarzinom

Kernaussagen

- Die chirurgische Komplettresektion ist die einzige kurative Therapieoption, postoperativ wird eine adjuvante Chemotherapie eingesetzt.
- Eine postoperative Radiochemotherapie stellt bei R1-Resektion und/oder Lymphknotenbefall nach 4–6-monatiger adjuvanter Chemotherapie eine Option dar.
- Beim grenzwertig operablem Pankreaskarzinom kann eine neoadjuvante Radiochemotherapie erfolgen mit anschließender Prüfung einer sekundären Operabilität.
- Beim fortgeschrittenen, aber nicht fernmetastasierten Pankreaskarzinom mit lokalem Progress nach Induktionschemotherapie kann eine Radiochemotherapie oder eine alleinige stereotaktische Bestrahlung (SBRT) angeboten werden, ebenso bei stabilem Lokalbefund nach 6-monatiger Chemotherapie oder inakzeptablen chemotherapiebedingten Nebenwirkungen.

Histologie, anatomische Ausbreitung und prognostische Faktoren

Bei den Pankreastumoren werden die endokrinen von den exokrinen Tumoren unterschieden, wobei auf die endokrinen Tumoren wie Insulinome, Gastrinome, Vipome, Glukagonome hier nicht eingegangen wird, da die Radiotherapie bei diesen Tumoren keine Rolle spielt. Etwa 90 % der Tumoren des exokrinen Pankreas sind duktale Adenokarzinome, weitere Formen beinhalten Zystadenokarzinome, Azinuszellkarzinome, adenosquamöse Karzinome, muzinöse Karzinome und Karzinome vom Riesenzelltyp. Eine frühe Diagnose ist aufgrund der häufig erst spät auftretenden Symptome wie Ikterus, Abdominalschmerz und Gewichtsverlust oft nicht möglich.

Tabelle 10.36: Kurzgefasste TNM-Klassifikation (8. Aufl.)

	Pankreaskarzinom
T1	Tumor ≤ 2 cm, (schließt Invasion des peripankreatischen Weichgewebes mit ein)
T2	Tumor > 2 cm und < 4 cm, (schließt Invasion des peripankreatischen Weichgewebes mit ein)
T3	Tumor > 4 cm, (schließt Invasion des peripankreatischen Weichgewebes mit ein)
T4	Tumor infiltriert Truncus coeliacus, A. mesenterica superior und/oder A. hepatica communis
N0	Keine Lymphknotenmetastasen
N1	Metastasen in 1–3 regionären Lymphknoten
N2	Metastasen in 4 oder mehr regionären Lymphknoten
M0	keine Fernmetastasen
M1	Fernmetastasen

Risikofaktoren für die Entwicklung eines Pankreaskarzinoms sind exzessiver Alkoholkonsum, Tabakkonsum, Übergewicht, ein Peutz-Jeghers-Syndrom, eine langjährige chronische Pankreatitis und ein Diabetes mellitus Typ 2. Bei etwa der Hälfte der Patienten liegen bereits bei Diagnosestellung Fernmetastasen vor. Bei weiteren 30–40 % ist der Befund lokal fortgeschritten und wird als inoperabel eingeschätzt. Auch nach erfolgreicher Operation treten jedoch sehr häufig Fernmetastasen und/oder Lokalrezidive auf. Relevante Prognosefaktoren sind neben dem Allgemeinzustand des Patienten, ein organüberschreitendes Wachstum, eine Lymphknotenmetastasierung und/oder Lymphangiosis carcinomatosa und die primäre Resektabilität des Tumors. Bevorzugte Metastasierungsorte sind die Leber und die Peritonealhöhle.

Primärdiagnostik

- ●●● Anamnese, körperliche Untersuchung, Abdomen-Sonographie, Labor und Tumormarker (CA 19-9), 2-phasisches Dünnschicht-CT Abdomen, bei operablen Tumoren: Leber-MRT z. A. von Lebermetastasen, CT Thorax
- ●● Endosonographie, MRT mit MRCP (Magnetresonanz-Cholangio-Pankreatikographie) oder ERCP
- ● Eine endosonographisch gesteuerte Biopsie kann dann durchgeführt werden, wenn Differentialdiagnosen bestehen, die das Vorgehen ändern würden, wie z. B. Metastasenverdacht bei einem anderen Malignom. Diagnostische Laparoskopie (z. B. bei V. a. Peritonealkarzinose, hohen CA 19-9 Werten), PET/CT, Skelettszintigraphie

Therapiestrategie

Das therapeutische Vorgehen hängt entscheidend davon ab, ob primär ein resektabler, ein grenzwertig (borderline) resektabler, ein lokal fortgeschrittener (inoperabler) oder ein metastasierter Befund vorliegt. Die Einschätzung der Resektabilität beruht dabei nicht nur auf anatomischen Kriterien, sondern auch auf dem ECOG Performance Status des Patienten und biologischen Faktoren (Höhe des Tumormarkers CA 19-9 < 500 IU/ml).

Die einzig kurative Therapie ist die chirurgische Resektion. Ziel der operativen Therapie ist die Resektion des Tumors im Gesunden einschließlich des regionalen Lymphabflusses. Bei intraoperativem Nachweis von Fernmetastasen oder Metastasen in nicht-regionären Lymphknoten sollte keine Resektion erfolgen, da im Vergleich zu palliativen Maßnahmen keine Prognoseverbesserung erzielt werden kann. Die Infiltration des Truncus coeliacus oder der Arteria mesenterica superior stellt chirurgisch-technisch keine absolute Kontraindikation für eine Resektion dar, geht aber mit einer erhöhten perioperativen Morbidität und Mortalität einher. Dagegen ist bei Befall der Pfortader oder der Vena mesenterica superior durchaus eine radikale Operation mit entsprechender en-bloc-Resektion von befallenen Nachbarorganen möglich. Beim auf den Pankreaskopf beschränkten Karzinomen wird eine partielle Duodenopankreatektomie mit oder ohne Pyloruserhalt durchgeführt, bei Ausdehnung des Tumors auf den Corpus erfolgt eine (sub-)totale Duodenopankreatektomie. Bei Tumorsitz im Pankreasschwanz ist die Hemipankreatektomie links bzw. subtotale Pankreaslinksresektion die chirurgische Methode der Wahl. Die postoperative Morbidität und Letalität beruht in hohem Maße auf der Erfahrung des chirurgischen Zentrums („high-volume center"), deshalb wird in der aktuellen Leitlinie (2021) eine Mindestfallzahl für Krankenhäuser von $\geq$ 20 Pankreasresektionen pro Jahr empfohlen.

Eine frühzeitige hämatogene und lymphogene Fernmetastasierung tritt in 30–70 % trotz radikaler Resektion auf. Nach R0-Resektion eines Pankreaskarzinoms im UICC-Stadium I–III soll eine adjuvante Chemotherapie durchgeführt werden. Bei gutem Performance Status (ECOG 0-1) soll eine Kombinationschemotherapie mit FOLFIRINOX zur Anwendung kommen. Diese führt zu einer signifikanten und klinisch relevanten Verbesserung des rezidivfreien Überlebens sowie des Gesamtüberlebens im Vergleich zu einer Gemcitabin-Monotherapie. Die alleinige postoperative Chemotherapie mit Gemcitabine (CONKO-001-Studie) bleibt Standard für Patienten, bei denen eine intensive Kombinationschemotherapie aufgrund des Allgemeinzustandes nicht möglich ist. Die ESPAC-4 Studie untersuchte die Wirksamkeit einer adjuvanten Chemotherapie mit Gemcitabine und Capecitabine im Vergleich zu einer Gemcitabine Monotherapie bei Patienten mit einem ECOG von 0-2. Die Kombination führte zu einer Verlängerung des medianen Gesamtüberlebens, ohne eine Verbesserung des rezidivfreien Überlebens zu erzielen. In den europäischen ESPAC-Studien, welche die alleinige adjuvante Chemotherapie gegenüber der adjuvanten Radiochemotherapie untersucht haben, hatte sich kein Vorteil für ein kombiniertes Vorgehen sichern lassen.

Im Gegensatz zur deutschen S3-Leitlinie und der ESMO-Leitlinie wird in den USA die adjuvante Chemo-Radiochemotherapie empfohlen. Neuere randomisierte Studien zur adjuvanten Radiochemotherapie nach Resektion eines Pankreaskarzinoms bestätigen die Sicherheit dieser Therapiemodalität bei simultaner Gabe von 5-FU oder Gemcitabine. In einer 2014 veröffentlichen Metaanalyse aus über 900 gepoolten Patienten-Daten, zeigte sich durch die kombinierte Radiochemotherapie ein Überlebensvorteil nach 5 Jahren von 41,2 % versus 25,7 % (bei alleiniger adjuvanter Chemotherapie). Eine weitere Meta-Analyse ergab eine signifikante Reduktion des Risikos, am Pankreaskarzinom zu sterben, um 28 % für die Subgruppe der R1- resezierten Patienten, wenn eine adjuvante Radiochemotherapie erfolgte. Die Therapieoption einer Radiochemotherapie bei R1-resezierten und/oder lymphknotenpositiven Tumoren wird auch in den aktualisierten NCCN-Leitlinien 2017 aufgeführt. Eine 5-FU-basierte Radiochemotherapie ist hierbei nach einer Chemotherapie mit Gemcitabine für Patienten vorgesehen, die zwischenzeitlich metastasenfrei geblieben sind. Gemäß der aktuellen deutschen S3-Leitlinie von 2021 ist die adjuvante Strahlen-Chemotherapie auch bei R1-Resektionen aufgrund fehlender prospektiv randomisierter Daten nicht indiziert und sollte nur im Rahmen von Studien zur Anwendung kommen.

Bei Patienten mit einem als borderline resektabel eingeschätzten Pankreaskarzinom wird präoperativ eine Kombinations-Chemotherapie mit FOLFIRINOX oder Gemcitabine plus nab-Paclitaxel ebenso empfohlen wie eine Radiochemotherapie. In einer Metaanalyse (38 Studien, 3484 Patienten) wurde hierdurch eine Verbesserung des Überlebens erreicht werden. In der randomisierten PREOPANC-Studie konnte die neoadjuvante Radiochemotherapie mit Gemcitabine gegenüber der sofortigen Operation die R0-Resektionsrate und das rezidivfreie Überleben signifikant verbessern.

Die 2017 publizierte Leitlinie der NCCN betont im Gegensatz zur deutschen S3-Leitlinie insbesondere den Stellenwert der definitiven Chemo-Radiochemotherapie beim lokal fortgeschrittenen, inoperablen Pankreaskarzinom. Eine kombinierte Radiochemotherapie nach einer Induktionschemotherapie kann erfolgen, wenn die Patienten im Verlauf metastasenfrei bleiben. Hierbei können sowohl Patienten profitieren, bei denen die Systemtherapie bei lokalem Oligoprogress beendet wurde, als auch Patienten, die zwar eine stabile Erkrankungssituation nach 6-monatiger Systemtherapie erreichen, aber eine Fortführung der Chemotherapie nicht wünschen oder inakzeptabel hohe Nebenwirkungen hierunter erlitten haben. Unterstützt wird dies durch die Ergebnisse einer Metaanalyse, die über 14 000 Patienten einschloss. Hiernach zeigt sich ein Prognosevorteil für Patienten mit lokal fortgeschrittenen, aber nicht fernmetastasierten Tumorstadien, die mittels Chemo-Radiochemotherapie im Vergleich zu einer alleinigen Systemtherapie behandelt wurden. Diese Metaanalyse betont auch den Stellenwert der stereotaktisch geführten hypofraktionierten Hochpräzisionsbestrahlung (SBRT) als definitive lokale Therapie, die erfolgreich in Phase-I/II-Studien geprüft wurde. Bei Fehlen randomisierter, prospektiver Daten bleibt die optimale Sequenz zwischen Chemotherapie und SBRT noch offen. Gemäß den Empfehlungen der DEGRO sollte aufgrund des potentiellen Risikos für höhergradige gastrointestinale Nebenwirkungen, die SBRT für selektionierte Patientengruppen möglichst im Rahmen von Studienprotokollen erfolgen.

In mehreren Untersuchungen konnte Capecitabine als effektiver und gut verträglicher Radiosensitizer bestätigt werden, und wird daher für Patienten mit lokal fortgeschrittenen, inoperablen Pankreaskarzinomen außerhalb von Studien parallel zur Radiotherapie empfohlen. Der Stellenwert einer definitiven Radiochemotherapie nach Induktionschemotherapie beim lokal begrenzten, inoperablen Pankreaskarzinom im Vergleich zur alleinigen Chemotherapie wurde in der CONKO-007 untersucht, Ergebnisse liegen derzeit noch nicht vor.

Beim metastasierten Pankreaskarzinom sollte immer eine palliative Chemotherapie geprüft werden. In der Erstlinientherapie des metastasierten Pankreaskarzinoms soll sich die Wahl des optimalen Therapieregimes nach ECOG-Performance Status, Komorbidität und der Patienten-Präferenz richten. Gemcitabin-basierte Kombinationstherapien können bei Patienten eingesetzt werden, die eine Behandlung mit FOLFIRINOX nicht tolerieren oder nicht wünschen. Möglich sind Kombinationschemotherapie mit Gemcitabine/ Oxaliplatin, Gemcitabin/ Cisplatin oder Gemcitabine/Capecitabine. Bei reduziertem Allgemeinzustand sollte eine Gemcitabine Monotherapie bevorzugt werden. Metastasierte Patienten mit einer Keimbahnmutation in BRCA1/2 Gen profitieren von einer platinhaltigen Kombinationstherapie, anschließend können PARP-Inhibitoren als Erhaltungstherapie angeboten werden. Immuntherapien mit Checkpoint-Inhibitoren können nach Ausschöpfen aller Therapieoptionen eingesetzt werden, wenn im Tumorgewebe eine DNA Mismatch-Reparatur-Defizienz (dMMR) bzw. eine hochgradige Mikrosatelliten-Instabilität (MSI-H) nachgewiesen werden kann.

Bestrahlungsindikation und Durchführung der Bestrahlung

Die Strahlentherapie beim Pankreaskarzinom kommt als Radiochemotherapie zum Einsatz postoperativ bei R1-Resektion, präoperativ bei grenzwertig (borderline) resektablen Tumoren, definitiv als Radiochemotherapie oder als hypofraktionierte (stereotaktische) Hochpräzisions-Bestrahlung bei lokal fortgeschrittenen, aber nicht metastasierten Tumoren zur Verbesserung der Lokalkontrolle, wenn unter vorheriger Chemotherapie keine Krankheitsprogression aufgetreten ist, sowie symptomorientiert in der metastasierten Situation. In der Palliativsituation sollte die Bestrahlung zur besseren Verträglichkeit immer nur sequentiell zu einer Chemotherapie erfolgen.

Die Gesamtdosis der Strahlentherapie beträgt üblicherweise 50–54 Gy in konventioneller Fraktionierung mit 5x1,8–2.0 Gy/Woche. Hochkonformale IMRT/ VMAT-Bestrahlungstechniken ermöglichen eine bessere Schonung der umgebenden Normalgewebe, Darm und Magen, Leber, Nieren und Rückenmark. Im Rahmen einer stereotaktischen Hochpräzisionsbestrahlung (SBRT) kommen hypofraktionierte Dosierungsschemata über 3–10 Fraktionen zum Einsatz, die bei vergleichbaren lokalen Kontrollraten eine Verkürzung der Gesamtbehandlungszeit erlauben. Insbesondere bei der Applikation höhere Einzeldosen ist auf eine strikte Einhaltung der Dosistoleranzen im Gastrointestinaltrakt zu achten. Weiterhin sind Strategien zur Bewegungskompensation (Atemkontrolle) und eine bildgeführte Strahlentherapie für die sichere Durchführung der Behandlung zwingend erforderlich.

Nebenwirkungen und Begleittherapie

Akut kann es unter der Strahlentherapie zu Übelkeit, Erbrechen und Durchfällen kommen. Bei der kombinierten Radiochemotherapie können sich akute Nebenwirkungen insbesondere gastrointestinal verstärken. Auf eine frühzeitige und ausreichende Supportivtherapie mit einer antiemetischen und analgetischen Medikation sowie eine adäquate Ernährungstherapie ist zu achten.

Nachsorge und Rehabilitation

Da der Wert einer strukturierten Tumornachsorge zur Früherkennung eines Rezidivs und damit zur Prognoseverbesserung bislang nicht belegt ist, sollte die Nachsorge symptomorientiert erfolgen. Wird der Patient im Rahmen einer Therapiestudie behandelt, so ist im Rahmen der Studienteilnahme eine entsprechende Nachsorge gewährleistet.

Literatur

1. Balaban E, Mangu P, Khorana AA et al. Locally Advanced, Unresectable Pancreatic Cancer: American Society of Clinical Oncology Clinical Practice Guideline. J Clin Oncol 2016; 34: 2654–68.
2. Badiyan SN, JK Molitoris, MD Chuong et al: The Role of Radiation Therapy for Pancreatic Cancer in the Adjuvant and Neoadjuvant Settings. Surg Oncol Clin N Am. 2017;26:431–453.
3. ClinicalTrials.gov Identifier: NCT01827553: Pancreatic Carcinoma: Chemoradiation Compared With Chemotherapy Alone After Induction Chemotherapy (CONKO-007).
4. De Geus S, Eskander M, Kasumova G. Stereotactic body radiotherapy for unresected pancreatic cancer: a nationwide review. Cancer. 2017;123:4158–4167.
5. Huguet F, Hammel P, Vernerey D et al.: Impact of chemoradiation on local control and time without treatment in patients with locally advanced pancreatic cancer included in the international phase III LAP07 study. J Clin Oncol 2014; 32:5s.
6. Khorana AA, McKernin SE, Berlin J et al.: Potentially Curable Pancreatic Adenocarcinoma: ASCO Clinical Practice Guideline Update. J Clin Oncol. 2019; 37:2082–2088.
7. S3-Leitlinie zum exokrinen Pankreaskarzinom Version 2.0 2021. AWMF-Registernummer: 032/010OL `https://www.leitlinienprogramm-onkologie.de/fileadmin/user_upload/Downloads/Leitlinien/Pankreaskarzinom/Version_2/LL_Pankreaskarzinom_Langversion_2.0.pdf`
8. Morganti AG, Cellini F, Buwenge M et al.: Adjuvant chemoradiation in pancreatic cancer: impact of radiotherapy dose on survival. BMC Cancer. 2019;19:569.
9. NCCN Clinical Practice Guidelines in Oncology. Pancreatic Adenocarcinoma, Version 2.2017, JNCCN, Volume 15: Issue 8. Online Publication Date: Aug 2017.
10. Rutter CE, Park HS, Corso CD, et al: Addition of radiotherapy to adjuvant chemotherapy is associated with improved overall survival in resected pancreatic adenocarcinoma: An analysis of the National Cancer Data Base. Cancer 2015;121:4141–9.
11. Trakul N, Koong AC, Chang DT: Stereotactic body radiotherapy in the treatment of pancreatic cancer. Semin Radiat Oncol 2014;24:140–147.
12. Versteijne E, Suker M, Groothuis K et al: Preoperative Chemoradiotherapy Versus Immediate Surgery for Resectable and Borderline Resectable Pancreatic Cancer: Results of the Dutch Randomized Phase III PREOPANC Trial. J Clin Oncol 2020; 38:1763–1773.

10.8.2 Primäres Leberkarzinom

Kernaussagen

- Für hepatobiliäre Tumoren, die unter kurativer Intention behandelt werden sollen, ist die Operation die Therapie der Wahl.
- Bei inoperablen intrahepatischen Tumoren ist alternativ zu lokal ablativen Verfahren (TACE, RFA) eine selektiv interne Radiotherapie (SIRT) über interstitiell applizierte Radionuklide oder eine hypofraktionierte stereotaktische Radiotherapie (SBRT) eine wirksame Therapieoption.

Histologie, anatomische Ausbreitung und prognostische Faktoren

Bei den primär intrahepatischen Karzinomen wird das hepatozelluläre (HCC) und das cholangiozelluläre (CCC) Karzinom unterschieden. Weitere, seltenere Formen umfassen das fibrolamelläre HCC bzw. das Hepatoblastom bei Kindern. Die Inzidenz primärer Leberkarzinome liegt in Europa bei 3–9 auf 100 000 Einwohner und tritt 5–100-mal häufiger in Südostasien und Teilen Afrikas auf. Risikofaktoren für die Entwicklung eines HCC sind eine chronische Hepatitis B oder C Infektion, eine äthyltoxische Leberzirrhose sowie die Exposition mit Aflatoxinen. Prognostisch bedeutsame Faktoren sind Tumorgröße, Gefäßinvasion, eine Portalvenen-Thrombose oder -invasion, verbleibende Leberfunktion, Multifokalität des Tumors, Allgemeinzustand des Patienten und p53-Genmutationen. Die Inzidenz intrahepatischer CCC liegt bei 1–2 Erkrankungen auf 100 000 Einwohnern. Risikofaktoren sind hier die primär sklerosierende Cholangitis, chronisch entzündliche Darmerkrankungen und chronische Entzündungen mit verschiedenen biliären Parasiten.

Primärdiagnostik

- ●●● Anamnese, körperliche Untersuchung (einschl. Festlegung des Child-Pugh-Status), Labor, Abdomen-Sonographie, KM-gestütztes Thorax-Abdomen-CT, für die intrahepatische Ausbreitungsdiagnostik sollte vorzugsweise die KM-MRT eingesetzt werden
- ●● Duplexsonograpie der Leber, Angiographie (bei unklarer Differentialdiagnose), Gastroskopie/Koloskopie (bei unklarer Abgrenzung gegenüber sekundären Lebertumoren), Laparoskopie (bei fraglicher Operationsindikation), Tumormarker AFP (besonders zur Verlaufsbeurteilung)

Therapiestrategie

Malignitätsverdächtige Leberrundherde sind in einer therapierelevanten Konstellation unabhängig von der Größe abzuklären, um eine gezielte Therapie primärer und nichtprimärer Lebertumoren möglichst frühzeitig beginnen zu können. Auf die histologische Diagnosesicherung kann vor einer geplanter Operation nur bei charakteristischen Befunden der bildgebenden Verfahren und ggf. entsprechender AFP-Konstellation verzichtet werden.

Grundsätzlich ist für hepatobiliäre Tumoren, die unter kurativer Intention behandelt werden sollen, die Operation die Therapie der Wahl. Für die Entscheidung über das operative Therapieverfahren ist die Tumorgröße, Anzahl von Tumorherden, die Lokalisation als auch die Leberfunktion und der Allgemeinzustand des Patienten relevant. Hierbei kommen die Child-Pugh-Kriterien zur Anwendung. Die drei Child-Pugh-Stadien A, B bzw. C errechnen sich aus den folgenden fünf Eigenschaften: Gesamtbilirubin, Serumalbumin, Gerinnungsstatus (INR) sowie dem Vorliegen von Aszites beziehungsweise einer Enzephalopathie.

Die möglichen Therapiemodalitäten schließen die alleinige Resektion, die Transplantation und lokal ablative Verfahren ein. Die Radiofrequenzablation (RFA) ist hierbei als Standardmethode der perkutanen (invasiven) Lokalablation des HCCs anzusehen. Die perkutane Ethanol Injektion (PEI/PAI) soll nur zur Therapie von HCCs genutzt werden, die sich nicht für eine Resektion oder Radiofrequenz-Ablation (RFA) eignen. Wenn mit einer längeren Wartezeit bis zur Lebertransplantation zu rechnen ist, können sogenannte Bridging-Verfahren eingesetzt werden, wie die Radiofrequenz-Ablation (RFA), transarterielle Chemoembolisation (TACE) oder die stereotaktische Hochpräzisionsbestrahlung (SBRT). Bei fibrolamellären Karzinomen ist die Prognose nach Resektion günstiger, diese treten zumeist in nicht-zirrhotischen Lebern und bei jüngeren Patienten auf.

Die Wirksamkeit neoadjuvanter und adjuvanter Maßnahmen ist nicht belegt, der Effekt einer präoperativen intraarteriellen Chemoembolisation zur Verkleinerung des Tumors und zum Herbeiführen einer potentiell kurativen Situation ist zurzeit unklar.

Das intrahepatische CCC kann nur radikal chirurgisch kurativ behandelt werden. Die Resektabilität und die Prognose werden maßgeblich durch die Tumorlokalisation beeinflusst. Über den Nutzen einer adjuvanten Radiotherapie existieren widersprüchliche Aussagen, insbesondere fehlen prospektiv randomisierte Daten. Einige retrospektive Analysen deuten auf einen Benefit hinsichtlich des Überlebens bei Patienten mit perihilärer Tumorlokalisation hin, die nach R1/R2-Resektion eine adjuvante Radiochemotherapie mit 5-FU oder Gemcitabine erhalten.

Die Therapieformen bei nicht-resektablen Lebermalignomen umfassen die Radio-Frequenz-Ablation, die Kryoablation, die perkutane Ethanolinjektion, die transarterielle Chemoembolisation und die Strahlentherapie. Mit einer stereotaktisch geführten Hochpräzisionsbestrahlung lassen sich, wie in mehreren Phase I/II Studien und retrospektiven Serien publiziert, 2-Jahres-lokale Kontrollraten zwischen 65 % und 100 % bei einem medianen Überleben von 11–32 Monaten erreichen. Daher sollte für Patienten, die nicht radikal operiert werden können, interdisziplinär geprüft werden, ob eine hochdosierte

Hochpräzisions-Strahlentherapie (SBRT) mit kurativem Potential angeboten werden kann. Entsprechend selektionierte Patientengruppen sollten vorrangig in Studien behandelt werden.

Als Erstlinien-Systemtherapie des HCC hat sich die Effektivität des Tyrosinkinaseinhibitors Sorafenib bestätigt. Die Kombinationstherapie Atezolizumab und Bevacizumab ist als Erstlinie zugelassen worden und zeigte in der Zulassungsstudie eine Überlegenheit zu Sorafenib. Weitere Therapieoptionen stehen mit Lenvatinib und dem VEGFR-R2 Antikörper Ramucirumab (bei AFP > 400 ng/ml) zur Verfügung.

Bestrahlungsindikation und Durchführung der Bestrahlung

Die früher gebräuchliche Strahlentherapie der gesamten Leber zur Linderung der Schmerzen durch eine Kapselspannung ist heute durch die gezielte kleinräumige hochpräzise Bestrahlung (SBRT) abgelöst. Nur durch die SBRT gelingt aufgrund der hohen Radiosensitivität der Leber die Applikation einer ausreichend hohen (ablativen) Strahlendosis bei zugleich guter Verträglichkeit. Alternativ zu den lokal ablativen Verfahren ist radiotherapeutisch eine Behandlung bei nicht-resektablen Tumoren mit einer selektiv internen Radiotherapie (SIRT) über interstitiell applizierte Radionuklide wie ^{90}Yttrium. In größeren, prospektiven Kohortenstudien führte die SIRT dosisabhängig zu einer Verlängerung des progressionsfreien Überlebens. Bei der hypofraktionierten Hochpräzisionsbestrahlung (SBRT) handelt es sich um das einzige wirklich nicht-invasive lokale Therapieverfahren. Die SBRT erlaubt die risikoadaptierte, fokale Dosiseskalation bei Patienten im Stadium Child-Pugh A für selektionierte Erkrankungsfälle. Fraktionierung und Einzeldosis sollten hierbei in Abhängigkeit von Tumorgröße und Lokalisation adaptiert werden.

Gerade bei Leberzellkarzinomen, bei denen eine hohe Bestrahlungsdosis und eine besondere Schonung des umgebenden Gewebes erforderlich sind, bietet die Partikeltherapie mit Protonen oder Schwerionen durch ihren vorteilhaften Tiefendosisverlauf und ihre höhere relative biologische Wirksamkeit eine weitere therapeutische Option. Beschrieben werden lokale Kontrollraten nach 2 Jahren von bis zu 90 %. Da prospektive Daten fehlen, sollte eine Partikeltherapie allerdings nur im Rahmen von Therapiestudien angeboten werden.

Nebenwirkungen und Begleitbehandlung

Mögliche strahlenbedingte Nebenwirkungen wie z. B. Übelkeit, Erbrechen, Durchfall, Hepatitis bzw. die radiogene Hepatopathie hängen sehr von der Größe des Zielvolumens ab. Eine ggf. bereits prophylaktische antiemetische Medikation ist zu empfehlen. Die Toleranzdosen für die radiogene Leberbelastung sind insbesondere in Abhängigkeit von der Leberfunktion einzuhalten.

Nachsorge und Rehabilitation

Der Wert einer strukturierten Tumornachsorge zur Rezidivfrüherkennung und zur Prognoseverbesserung ist bisher nicht belegt. Bei Patienten mit Rezidiven kann eine erneute Resektion unter Umständen mit Lebertransplantation den Krankheitsverlauf günstig beeinflussen. Daher sollte die Nachsorge alle 3–6 Monate für 2 Jahre mittels mehrphasischer Schnittbildgebung (bevorzugt MRT), und bei initial erhöhtem Wert eine AFP-Kontrolle erfolgen. Ziel einer Rehabilitation ist die Sicherung ggf. Verbesserung der Lebensqualität. Der Rehabilitationsbedarf ist äußerst variabel und hängt von dem prätherapeutischen Status, dem gewählten Therapieverfahren und dem posttherapeutischen Verlauf ab.

Literatur

1. S3-Leitlinie: Diagnostik und Therapie des Hepatozellulären Karzinoms und biliärer Karzinome. 2021. AWMF-Registernummer: 032/053OL `https://www.awmf.org/leitlinien/detail/ll/032-053OL.html`
2. Bujold A, Massey CA, Kim JJ et al.: Sequential phase I and II trials of stereotactic body radiotherapy for locally advanced hepatocellular carcinoma. J Clin Oncol. 2013;31:1631–9.
3. Brandi G, Venturi M, Pantaleo MA et al.: Cholangiocarcinoma: Current opinion on clinical practice diagnostic and therapeutic algorithms: A review of the literature and a long-standing experience of a referral center. Dig Liver Dis. 2016; 48:231–41.
4. Sterzing F, Brunner T, Ernst I et al. Stereotactic body radiotherapy for liver tumors. Principles and practical guidelines of the DEGRO Working Group on Stereotactic Radiotherapy. Strahlenther Onkol 2014; 190:872–881.

10.8.3 Gallenblasenkarzinom

Histologie, anatomische Ausbreitung und prognostische Faktoren

Gallenblasenkarzinome gehören zur Gruppe der seltenen biliären Karzinome (englisch: biliary tract cancer, BTC), welche als Oberbegriff für Karzinome der intra- und extrahepatischen (perihilären/Klatskin-Tumoren und distalen) Gallengänge und der Gallenblase verwendet werden. In der internationalen Nomenklatur werden biliäre Karzinome auch als Cholangiokarzinome bezeichnet. Die extrahepatischen Gallengangskarzinome werden im nachfolgenden Kapitel behandelt. Frauen sind viermal häufiger betroffen als Männer.

Histologisch handelt es sich bei den Gallenblasenkarzinomen hauptsächlich um Adenokarzinome oder Zystadenokarzinome. Die klinischen Symptome wie Oberbauchbeschwerden, Ikterus, Gewichtsverlust, Anorexie oder Übelkeit/Erbrechen sind unspezifisch. Die Prognose von Gallenblasenkarzinomen ist abhängig von der lokoregionären Tumorausbreitung, Alter und Allgemeinzustand des Patienten, Histologie, Grading, Gefäßinvasion und dem Vorhandensein eines Residualtumors nach Resektion. Angesichts begrenzter diagnostischer Möglichkeiten wird bei gegebener Operabilität eine histologische Sicherung des Karzinoms ggf. intraoperativ vorgenommen.

Primärdiagnostik

- ●●● Anamnese, körperliche Untersuchung, Labor, Abdomen-Sonographie, KM-gestütztes Thorax-Abdomen-CT, MRT Abdomen, endoskopisch-retrograde Cholangiographie (ERC) mit Stenteinlage bei Ikterus, perkutane transhepatische Cholangiographie und Drainage (PTCD) bei erfolgloser ERC und bei zentral gelegenen Tumoren
- ●● Magnetresonanz-Cholangiogramm (MRC), weiterführende Diagnostik des Magens, Duodenums oder Kolons bei Verdacht auf Tumorbefall

Therapiestrategie

Die einzig kurative Therapieform ist die radikale chirurgische Resektion, wobei das Ausmaß der Resektion stadienabhängig differenziert wird. Beim Carcinoma in situ, beim Mukosakarzinom und beim Primärtumor der Kategorie T1b (Infiltration der Muscularis) ist die Entfernung der Gallenblase ausreichend. Bei weiter fortgeschrittenen Gallenblasenkarzinomen sollte neben der Cholezystektomie und der Resektion des Gallenblasenbettes eine anatomische Leberresektion mit Entfernung der Lebersegmente IVb /V und eine Lymphadenektomie erfolgen. Unter Umständen ist je nach Lage des Tumors sogar eine Hemihepatektomie erforderlich.

Entsprechend der ASCO-Leitlinie von 2019 sollte den Patienten postoperativ eine adjuvante Chemotherapie mit Capecitabine über 6 Monate angeboten werden, nach R1-Resektion ist eine adjuvante Radiochemotherapie eine empfohlene Behandlungsoption. Bei palliativer Zielsetzung kommen bei Beteiligung der intra- und extrahepatischen Gallengänge endoskopische und interventionelle, radiologische Behandlungsverfahren mit Anlage eines Tumor-Stents zur Anwendung, im Einzelfall kann auch eine chirurgische Gallengangsableitung notwendig sein. Bei irresektablen fortgeschrittenen Karzinomen, bei der Behandlung von Lokalrezidiven oder bei Auftreten von Fernmetastasen sollte eine palliative Gemcitabine-basierte Kombinations-Chemotherapie erfolgen, bei reduzierten Performance Status auch als Monotherapie mit Gemcitabine oder Capecitabine.

Bestrahlungsindikation und Durchführung der Bestrahlung

Die Indikation zu einer adjuvanten Radiotherapie, wenn möglich in Kombination mit einer simultanen Fluoropyrimidine-basierten Chemotherapie (5-FU, Capecitabine), kann bei großem Primärtumor, positiven Resektionsrändern und ausgeprägtem Lymphknotenbefall gestellt werden und zielt auf die Verringerung des Lokalrezidivrisikos. In zwei großen retrospektiven Analysen von über 3000 Patientendaten ließ sich ein Überlebensvorteil bei lokal fortgeschrittener Erkrankung nach adjuvanter Strahlentherapie zeigen. In diesen Fällen ist die intraoperative Markierung des Tumorbereiches durch Clips sinnvoll. Durch eine CT-gestützte 3D-Bestrahlungsplanung und Einsatz von hochkonformalen IMRT/VMAT-Techniken kann bei ausreichender Zielvolumenabdeckung eine Dosisbelastung und damit das Nebenwirkungsrisiko für Magen, Dünndarm, Leber und Nieren reduziert werden. Die Gesamtdosis beträgt normofraktioniert 45 Gy im Bereich der regionalen Lymphknoten und 50–54 Gy kleinvolumig im Bereich des Tumorbetts, z. B. als simultan integrierter Boost. Evidenzbasierte Dosisempfehlungen bei der kombinierten Radiochemotherapie liegen allerdings nicht vor. Bei lokal fortgeschrittenen, nicht-resektablen Karzinomen ist eine symptom- bzw. befundorientierte Bestrahlung, ggf. in Kombination mit einer Chemotherapie, sinnvoll.

Nebenwirkungen und Begleitbehandlung

Durch hochkonformale Bestrahlungstechniken kann das Risiko für gastrointestinale Toxizitäten reduziert werden. Mögliche strahlenbedingte Nebenwirkungen wie z. B. Übelkeit, Erbrechen und Durchfall sollten gegebenenfalls bereits prophylaktisch behandelt werden. In der Palliativsituation ist eine adäquate Schmerztherapie von großer Bedeutung, um die Zeit bis zum Eintreten der Schmerzlinderung wirksam zu überbrücken.

Nachsorge und Rehabilitation

Der Einfluss eines Nachsorgeprogramms auf die Prognose der Patienten konnte nicht nachgewiesen werden. Die Nachsorgebetreuung sollte daher regelmäßig symptomorientiert erfolgen. Im Vordergrund von Rehabilitationsmaßnahmen steht die Sicherung bzw. die Verbesserung der Lebensqualität der Patienten. Voraussetzungen sind ein definierter Rehabilitationsbedarf und die individuelle Rehabilitationsfähigkeit.

Literatur

1. Mitin T, Enestvedt CK, Jemal A et al.: Limited Use of Adjuvant Therapy in Patients With Resected Gallbladder Cancer Despite a Strong Association With Survival. J Natl Cancer Inst. 2017;109.doi: 10.1093/jnci/djw324
2. Shroff RT, Kennedy EB, Bachini M et al.: Adjuvant Therapy for Resected Biliary Tract Cancer: ASCO Clinical Practice Guideline. J Clin Oncol. 2019; 37:1015–1027.
3. Wang J, Narang AK, Sugar EA et al: Evaluation of Adjuvant Radiation Therapy for Resected Gallbladder Carcinoma: A Multi-institutional Experience. Ann Surg Oncol. 2015;22 Suppl 3:S1100–6.

10.8.4 Extrahepatisches Gallengangskarzinom einschl. Klatskin-Tumoren

Histologie, anatomische Ausbreitung und prognostische Faktoren

Bei den extrahepatischen Gallengangskarzinomen handelt es sich hauptsächlich um schleimproduzierende Adenokarzinome. Charakteristisch ist die Ausbreitung entlang des Gallenganges und auch entlang der Perineuralscheiden, eine frühzeitige Infiltration von Nachbarorganen und eine starke Fibrosierungsneigung. Lymphknotenmetastasen treten in bis zu 50 % der Fälle frühzeitig auf, ca. 30 % der Patienten weisen bereits zum Zeitpunkt der Primärdiagnose Fernmetastasen vorwiegend hepatisch und peritoneal auf. Perihiläre Tumoren, die im Bereich der Leberpforte liegen (Klatskin-Tumoren, 1965 benannt nach dem amerikanischen Hepatologen G. Klatskin) machen ca. 70 % aller extrahepatischen Gallengangskarzinome aus. Die wichtigsten Prognosefaktoren stellen die lokale Ausdehnung, der Resektionsstatus nach chirurgischer Therapie und der Nodalstatus dar.

Es gilt allgemein die folgende anatomische Einteilung (s. Abb. 10.20):

Typ I: Tumor betrifft Ductus hepaticus communis, jedoch nicht die Hepaticusgabel.
Typ II: Tumor betrifft die Hepaticusgabel, allerdings nicht die sekundären Aufzweigungen rechts oder links.
Typ III: Tumor reicht auf einer Seite (IIIa rechts, IIIb links) bis an die Segmentabgänge.
Typ IV: Tumor wächst multizentrisch oder betrifft die Hepatikusgabel und die sekundären Aufzweigungen rechts oder links.

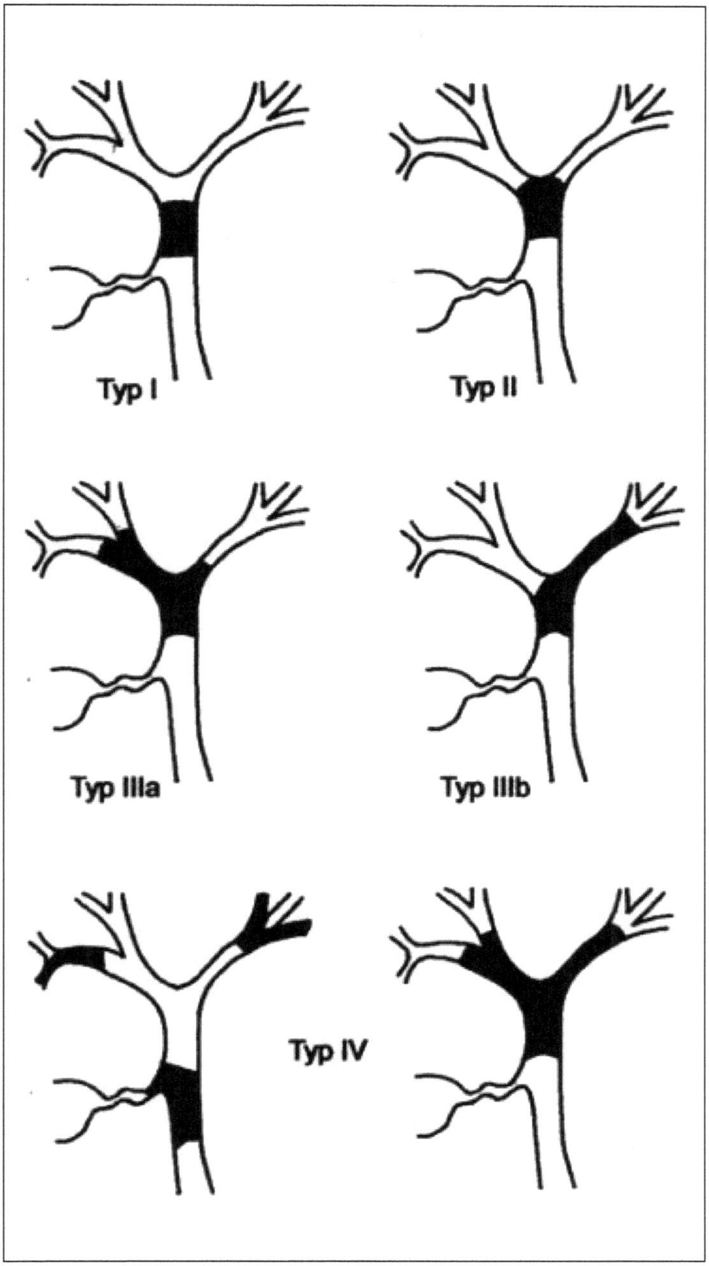

Abbildung 10.20: Einteilung der Klatskin-Tumoren

Primärdiagnostik

- ●●● Anamnese, körperliche Untersuchung und Labor, Abdomen-Sonographie, ERC (endoskopische retrograde Cholangiographie), ggf. PTCD (perkutane transhepatische Cholangiographie und Drainage), KM-gestütztes CT Thorax-Abdomen, MRT Abdomen
- ●● Magnet-Resonanz-Cholangio-Pankreatikographie (MRCP), Endosonographie besonders bei distaler Tumorlokalisation

Therapiestrategie

Als primär kurativer Therapieansatz gilt die radikale Resektion. Prognostisch richtungsweisende Faktoren sind hierbei die erreichte Radikalität und das Fehlen von Lymphknotenmetastasen. Allerdings ist aus anatomischen Gründen das Einhalten weiter Sicherheitsabstände häufig nicht möglich, sodass oft eine R1-Resektion resultiert. Beim Typ I und Typ II des Klatskin-Tumors wird eine Resektion des extrahepatischen Gallenganges und der Gallenblase mit regionaler Lymphadenektomie angestrebt, während beim Typ III eine Resektion des extrahepatischen Gallenganges, der Gallenblase und eine hepatische Lobektomie unter Mitnahme des Lobus caudatus erforderlich sind. Beim Typ IV ist meist eine kurative Resektion nicht mehr möglich, hier kommen palliative Maßnahmen zum Tragen wie z. B. die Anlage einer biliodigestiven Anastomose (Hepaticojejunostomie mit Cholezystektomie). Weiterhin sind interdisziplinär endoskopische und interventionelle Therapieverfahren individuell zu diskutieren. Bei einem Verschlussikterus stellt die endoskopische Gallenwegsdrainage das Palliativ-Verfahren der Wahl mit Anlage eines Metall- oder Kunststoffstents dar, erst in zweiter Linie sollten perkutane transhepatische Ableitungsverfahren Anwendung finden.

Sowohl hinsichtlich neoadjuvanter als auch adjuvanter Therapieverfahren existieren keine Empfehlungen auf der Basis von prospektiv randomisierten Studien. Da retrospektive Auswertungen auf einen prognostischen Benefit einer adjuvanten Bestrahlung +/- Chemotherapie (mit 5-FU oder Capecitabine) nach inkompletter Resektion hindeuten, sollte diese im Einzelfall empfohlen werden. In einer Phase II Studie der SWOG wurde ein rezidivfreies Überleben nach 2 Jahren von 65% erreicht für Patienten, die postoperativ (R0/R1) adjuvant 4 Zyklen Gemcitabine/ Capecitabine gefolgt von einer Radiochemotherapie mit Capecitabine auf das Tumorbett erhielten. Konzepte mit einer neoadjuvanten Radiochemotherapie in Verbindung mit einer Lebertransplantation sind ein möglicher Therapieansatz (sog. Mayo Protokoll). Patienten, die hierfür qualifizieren, sollten möglichst im Rahmen eines Studienprotokolls behandelt werden.

Für die Effektivität einer definitiven, alleinigen Strahlentherapie irresektabler Gallengangskarzinome ergab sich bisher keine ausreichende Evidenz. Mit der Entwicklung der Hochpräzisionstechniken wie der stereotaktischen Bestrahlung (SBRT) besteht neben der intraluminalen Brachytherapie die Möglichkeit, höhere Therapiedosen unter gleichzeitiger

Berücksichtigung der Normalgewebstoleranzen von Leber und Magen-Darmtrakt zu applizieren. In monoinstitutionellen Auswertungen sind durch die Dosiseskalation Verbesserungen von lokalen Kontroll- und Überlebensraten im Vergleich zur konventionellen, perkutanen Radio+/- Chemotherapie beschrieben.

Bestrahlungsindikation und Durchführung der Bestrahlung

Eine perkutane, normofraktionierte Radiotherapie mit Gesamtdosen zwischen 45–54 Gy kann in der adjuvanten Situation nach einer R1-/R2-Resektion individuell angeboten werden. Die Bestrahlung erfolgt über eine 3D-geplante konformale Radiotherapie, vorzugsweise mittels hochkonformaler IMRT/VMAT-Technik, in geeigneten Fällen ggf. mit einer ergänzenden endoluminalen Boost-Bestrahlung mittels Afterloading. Die Bestrahlung sollte je nach Allgemeinzustand des Patienten mit einer simultanen Chemotherapie kombiniert werden. Neoadjuvante Therapieansätze unter Anwendung perkutaner und interstitieller Techniken in Kombination mit einer Chemotherapie können im Rahmen von Studienprotokollen zur Anwendung kommen. Der Stellenwert von hypofraktionierten Hochpräzisionstechniken bei irresektablen Gallengangskarzinomen mit der stereotaktisch geführten Applikation wird derzeit in Studien geprüft.

Nebenwirkungen und Begleitbehandlung

Mögliche strahlenbedingte Nebenwirkungen wie z. B. Übelkeit, Erbrechen, Durchfall, Hepatitis und radiogene Hepatopathie hängen sehr von der Größe des Zielvolumens ab. Eine prophylaktische antiemetische Medikation ist in Abhängigkeit vom Bestrahlungsvolumen zu empfehlen. Als Nebenwirkungen können auch radiogen bedingte Magen- und Duodenalulzera auftreten, die sich jedoch in der Regel durch medikamentöse Maßnahmen beherrschen lassen. Die Anwendung intraluminaler Bestrahlungstechniken ist mit einer erhöhten Cholangitisrate und einer Gallengangstenose assoziiert.

Nachsorge und Rehabilitation

Falls eine palliative interventionelle endoskopische Therapie mit Anlage eines Metall- oder Kunststoffstents durchgeführt wurde, sollte in regelmäßigen Abständen die Durchgängigkeit der implantierten Drainagen überprüft werden. Ansonsten ist der Stellenwert regelmäßiger Nachuntersuchungen zur Prognoseverbesserung durch eine strukturierte Nachsorge bei diesem Tumor nicht gesichert. Stationäre Rehabilitationsverfahren sollten in besonders erfahrenen Tumornachsorgekliniken durchgeführt werden.

Literatur

1. Ben-Josef E, Guthrie KA, El-Khoueiry AB et al.: SWOG S0809: A Phase II intergroup Trial of Adjuvant Capecitabine and Gemcitabine Followed by Radiotherapy and Concurrent Capecitabine in Extrahepatic Cholangiocarcinoma and Gallbladder Carcinoma. J Clin Oncol 2015; 33: 2617–22.
2. Jackson MW, Amini A, Jones BL et al: Treatment Selection and Survival Outcomes With and Without Radiation for Unresectable, Localized Intrahepatic Cholangiocarcinoma. Cancer J 2016; 22:237–42.
3. Shroff RT, Kennedy EB, Bachini M et al.: Adjuvant Therapy for Resected Biliary Tract Cancer: ASCO Clinical Practice Guideline. J Clin Oncol. 2019; 37:1015–1027.

10.8.5 Ampullenkarzinom (Papillenkarzinom)

Histologie, anatomische Ausbreitung und prognostische Faktoren

Karzinome der Ampulla vateri (Papillenkarzinome) stellen eine eigene Tumorentität dar. Abzugrenzen sind diese Tumoren von distalen Gallengangskarzinomen und Pankreaskarzinomen, welche die Papillenregion miterfassen. Die Abgrenzung ist teilweise schwierig und wird dann je nach Schwerpunkt der Tumormanifestation festgelegt. Die Abgrenzung von Karzinomen der Ampulla vateri von den genannten anderen Karzinomen ist aufgrund einer besseren Prognose und unterschiedlichen Therapieverfahren von Bedeutung.

Nach dem makroskopischen Lokalbefund wird zwischen dem Ampullen-, dem Duodenal- oder dem gemischten Typ unterschieden. Beim Ampullentyp ist der Tumor intraampullär gelegen, beim Duodenaltyp sind die Oberfläche der Papille und die angrenzende Duodenalschleimhaut befallen. Histologisch handelt es sich um tubuläre oder papilläre, überwiegend höher differenzierte Adenokarzinome.

Unterschieden wird bei Adenokarzinomen ein intestinaler (CDX2 positiv) und ein pankreatikobiliärer (MUC1 positiv) Subtyp.

Primärdiagnostik

- ●●● Anamnese, körperliche Untersuchung, Labor (Tumormarker besitzen keine diagnostische Bedeutung), Abdomen-Sonographie, Endoskopie mit Biopsie, ERCP (Endoskopisch Retrograde Cholangio-Pankreatikographie), KM-gestütztes CT Thorax-Abdomen, MRT Abdomen
- ●● Endosonographie

Therapiestrategie

Das chirurgische Verfahren der Wahl mit kurativer Intention ist die partielle Duodenopankreatektomie, ggf. pyloruserhaltend. Bei kleinen, lokal begrenzten Tumoren (< 1 cm

Durchmesser) kann bei eingeschränktem Allgemeinzustand des Patienten die chirurgische Therapie auf die lokale Exzision der Ampulle (Ampullektomie; Papillenresektion) beschränkt werden, hier sind jedoch die Rezidivraten deutlich höher.

Daten aus der ESPAC-3 Studie „periampullary trial" und der CONKO-001 Studie weisen auf eine Verbesserung des Überlebens durch eine adjuvante Chemotherapie mit Gemcitabine hin. Eine Wahl der adjuvanten Therapie nach dem histologischen Subtyp erscheint sinnvoll, sodass Karzinome des intestinalen Subtyps eine adjuvante Therapie analog zur Therapie des Kolonkarzinoms und Karzinome des pankreatikobiliären Subtyps analog zur Therapie des biliären Karzinoms oder des Pankreaskarzinoms behandelt werden können.

Der Stellenwert einer adjuvanten Radio(chemo-)therapie ist nicht erwiesen, diese sollte individuell entsprechend des wahrscheinlichen lokoregionären Rückfallrisikos festgelegt oder – wenn möglich – im Rahmen von Studien erfolgen. Falls eine Strahlentherapie als Palliativmaßnahme in Erwägung gezogen wird, sollte zunächst eine ausreichende Gallenableitung interventionell-endoskopisch gesichert sein.

Bestrahlungsindikation und Durchführung der Bestrahlung

Weder die Wirksamkeit einer prä- oder intraoperativen noch die einer postoperativen Radiotherapie ist beim Ampullenkarzinom erwiesen, der Einsatz dieser Therapieverfahren ist derzeit nur in Studien vertretbar. Als Palliativmaßnahme kann die Strahlentherapie neben medikamentösen, zytostatischen, endoskopischen oder operativen Verfahren durchaus eingesetzt werden.

Nebenwirkungen und Begleitbehandlung

Für die Nebenwirkungen und deren Begleitbehandlung gilt Vergleichbares wie beim Pankreaskarzinom.

Nachsorge und Rehabilitation

Der Wert einer strukturierten Tumornachsorge zur Erkennung eines Rezidivs und eine dadurch bedingte Prognoseverbesserung sind bisher nicht belegt. Aus diesem Grunde sollte die Nachsorge in erster Linie symptomorientiert erfolgen. Im Vordergrund der Rehabilitation steht die Sicherung bzw. Verbesserung der Lebensqualität des Patienten.

Literatur

1. Palta M, Patel P, Broadwater G et al: Carcinoma of the ampulla of Vater: patterns of failure following resection and benefit of chemoradiotherapy. Ann Surg Oncol. 2012;19:1535–40.
2. Stiles ZE, Behrman SW, Deneve JL et al.: Ampullary adenocarcinoma: Defining predictors of survival and the impact of adjuvant therapy following surgical resection for stage I disease. J Surg Oncol. 2018;117:1500–8.

10.9 Gynäkologische Tumoren des kleinen Beckens

Jörn Wichmann

10.9.1 Endometriumkarzinom (Korpuskarzinom)

Kernaussagen

- Die adjuvante Therapie nach radikaler Hysterektomie und beidseitiger Adnexektomie richtet sich nach definierten Risikogruppen.
- Bei Patientinnen mit erhöhtem Rückfallrisiko erfolgt eine adjuvante Strahlentherapie, ggf. im Kombination mit einer Chemotherapie.
- Eine primäre (definitive) Strahlentherapie des Endometriumkarzinoms ist indiziert, wenn durch eine schwerwiegende Komorbidität oder aufgrund hohen Lebensalters Inoperabilität besteht.

Histologie, anatomische Ausbreitung und prognostische Faktoren

Die Mehrzahl der Endometriumkarzinome sind in der klassischen HE-gefärbten histopathologischen Aufarbeitung endometrioide Adenokarzinome, die mehrheitlich östrogenabhängig sind (früher EC Typ I) und makroskopisch überwiegend exophytisch, seltener infiltrierend-endophytisch wachsen. Prototypen des nicht-hormonabhängigen Typ-II-Karzinoms sind das seröse und das klarzellige Karzinom. Weitere Tumortypen sind das muzinöse Adenokarzinom, das undifferenzierte Karzinom, das seltene Karzinosarkom sowie neuroendokrine Tumoren.

Als gesicherte Risikofaktoren insbesondere für das Typ-I-Karzinom gelten u. a. die Langzeit-Einnahme von Östrogenen ohne Gestagenschutz, eine Hormontherapie mit einer kürzer als 12 Tage/Monat dauernden Gestagen-Gabe, ein metabolisches Syndrom mit Adipositas, ein Diabetes mellitus, ein Mammakarzinom in der Eigenanamnese sowie eine Tamoxifen-Therapie. Wichtigstes hinweisendes Symptom auf ein Endometriumkarzinom ist die uterine Blutung bei postmenopausalen Frauen. Eine Variation der Intensität und Frequenz der Blutungen bei perimenopausalen Frauen ist ebenfalls verdächtig. Das Ausmaß der Tumorausbreitung, insbesondere die extrauterine Tumorausdehnung bei lokal fortgeschrittenen Tumoren, ist von entscheidender Bedeutung für die Wahl der Therapiestrategie. Besondere therapeutische Bedeutung hat im Stadium I das Ausmaß der Myometriuminvasion, aber auch ein kaudalwärts zur Zervix gerichtetes Tumorwachstum (Stadium II), da in diesem Falle gleiche Wachstums- und Ausbreitungsmodalitäten wie beim Zervixkarzinom vorliegen. Wenn metastatische Absiedlungen in den Ovarien nachgewiesen werden, so ist in einem hohen Prozentsatz mit einer positiven Peritonealzytologie zu rechnen. Die operative Stadieneinteilung setzt eine Exploration des Abdomens mit

Hysterektomie, Adnexektomie beidseits sowie eine systematische Lymphonodektomie für die hoch-intermediäre und Hochrisiko-Erkrankungssituation voraus.

Tabelle 10.37: Kurzgefasste TNM-Klassifikation (8. Aufl.)

		Endometriumkarzinom	
TNM		Ausbreitungsmuster	FIGO
Tis		Carcinoma in situ	0
T1		Tumor begrenzt auf Corpus uteri	I
	T1a	Endometrium oder < ½ Myometrium	IA
	T1b	≥ ½ Myometrium	IB
T2		Tumorausbreitung auf Zervixstroma	II
T3		Tumor lokal und/oder regionär ausgebreitet, wie nachstehend spezifiziert	III
	T3a	Corpus uteri-Serosa oder Adnexe (direkte Ausbreitung oder Metastase)	IIIA
	T3b	Vagina oder Parametrien (direkte Ausbreitung oder Metastase)	IIIB
N1, N2		Lymphknotenbefall pelvin und/oder paraaortal	IIIC
	N1	Lymphknotenbefall pelvin	IIIC1
	N2	Lymphknotenbefall paraaortal mit/ohne pelvin	IIIC2
T4		Infiltration von Harnblasen-/Darmschleimhaut	IVA
M1		Fernmetastasen	IVB

Als prognostisch relevant gelten klassischerweise neben dem TNM-Stadium das histologische Grading (G1=gut, G2=mäßig, G3=schlecht, G4=undifferenziert), das Vorliegen eines Lymphgefäßeinbruchs (Lymphangiosis) sowie das Vorliegen bestimmter histologischer Subtypen (klarzelliges Karzinom, seröses Karzinom). Zusätzliche klinische Prognoseparameter sind Alter (höheres Alter ungünstig), Allgemeinzustand, Komorbiditäten und Ausmaß der Resektion. Prognostische Bedeutung gewinnt zunehmend die Typisierung von molekularen Mutationen/Alterationen, beispielhaft Phosphatase und Tensin Homolog (PTEN), Polymerase Epsilon (POLE), p53 oder das Vorliegen einer Mismatch-Reparatur-Defizienz (MMRd) mit konsekutiver Mikrosatelliteninstabilität (MSI). Eine molekulare Klassifikation der ESGO/ESTRO aus dem Jahr 2021 definiert 4 Subgruppen (POLE mutiert, MMRd, p53 abnormal, NSMP =nicht-spezifisches molekulares Profil) und weist diese verschiedenen Risikogruppen zu.

Tabelle 10.38: kurzgefasste Definition der prognostischen Risikogruppen nach Concin et al. 2021

Risikogruppe	Molekulare Klassifikation unbekannt	Molekulare Klassifikation
Niedriges Risiko (Low)	• Stadium IA endometrioid, G1-2, L0	• Stadium I-II POLEmut, ohne Residuen • Stadium IA MMRd/NSMP, G1-G2, L0
Intermediäres Risiko (Intermediate)	• Stadium IB endometrioid, G1-2, L0 • Stadium IA endometrioid, G3, L0 • Stadium IA nicht-endometrioid, ohne Myometriuminfiltration	• Stadium IB MMRd/NSMP endometrioid, G1-G2, L0 • Stadium IA MMRd/NSMP endometrioid, G3, L0 • Stadium IA p53abn und/oder nicht-endometrioid ohne Myometriuminfiltration
Hoch-intermediäres Risiko (High-intermediate)	• Stadium I endometrioid, L1 • Stadium IB endometrioid, G3 • Stadium II	• Stadium I MMRd/NSMP endometrioid, L1 • Stadium IB MMRd/NSMP endometrioid, G3 • Stadium II MMRd/NSMP endometrioid
Hohes Risiko (High)	• Stadium III-IVA ohne Residuen • Stadium I-IVA nicht-endometrioid mit Myometriuminfiltration, ohne Residuen	• Stadium III-IVA MMRd/NSMP endometrioid ohne Residuen • Stadium I-IVA p53abn mit Myometriuminfiltration ohne Residuen • Stadium I-IVA MMRd/NSMP serös, undifferenziert, Karzinosarkom mit Myometriuminfiltration ohne Residuen
Fortgeschrittene oder metastasierte Erkrankung (Advanced Metastastic)	• Stadium III-IVA mit Residuen • Stadium IVB	• Stadium III-IVA mit Residuen jeglichen molekularen Typs • Stadium IVB jeglichen molekularen Typs

Für Stadium III–IVA POLEmut und Stadium I–IVA MMRd/NSMP Klarzellkarzinom mit Myometriuminfiltration liegen keine Daten zur Eingruppierung in die Molekulare Klassifikation vor; L0=keine oder fokale Lymphgefäßeinbruch, L1= substanzieller Lymphgefäßeinbruch; POLEmut=Polymerasemutation; MMRd=mismatch repair deficient; NSMP=nicht spezifisches molekulares Profil; p53abn= p53 abnormal

Primärdiagnostik

●●● Anamnese, körperliche Untersuchung einschl. gynäkologischem Befund, transvaginale Sonographie, Hysteroskopie mit fraktionierte Abrasio, Labor, Rö-Thorax in 2 E, Abdomen-Sonographie (Nieren, Leber)

●● MRT Becken, Zystoskopie und Rektoskopie (bei Verdacht auf Blasen- oder Rektumbeteiligung)

● CT Abdomen, bei V.a. Fernmetastasierung: CT Thorax, Skelettszintigrafie, PET/CT, Tumormarker allenfalls zur Therapie- und Verlaufskontrolle bei initial erhöhten Werten: CEA oder CA-125

Therapiestrategie

Den aktuellen Wissenstand zu Diagnostik, Therapie und Nachsorge des Endometriumkarzinom fasst die derzeit gültige S3-Leitlinie (2018) sowie die Leitlinie der ESGO/ESTRO (2021) zusammen. Nach Sicherung der Diagnose mittels fraktionierter Abrasio gilt im FIGO-Stadium I bis II die Hysterektomie unter Mitnahme beider Adnexen als chirurgische Standardtherapie; bei höheren Stadien muss der operative Eingriff entsprechend erweitert werden (z. B. operative Entfernung der Parametrien bei Parametrieninfiltration). Ein laparoskopisches Vorgehen ist dem konventionellen abdominalen Zugang onkologisch gleichwertig.

Die Sentinel-Lymphknotenbiopsie findet international zunehmende Verbreitung anstelle der systematischen Lymphonodektomie, randomisierte Studien hierzu fehlen jedoch. Für Endometriumkarzinome mit hohem oder hoch-intermediärem Risiko bleibt die systematischen pelvine und paraaortale Lymphonodektomie jedoch weiterhin empfohlen. Es handelt es sich hier allerdings eher um eine diagnostische Maßnahme, die aber für die Entscheidung bezüglich einer adjuvanten Therapie wichtig bleibt. Lediglich in der Niedrigrisiko-Situation, d. h. im frühen Stadium und bei hohem Differenzierungsgrad (pT1a G1-2) wird die operative Lymphknotendissektion nicht empfohlen. Im Gegensatz zum Zervixkarzinom ist die Entfernung der Tuben und vielfach auch der Ovarien obligatorisch, weil einerseits hier häufig Metastasen auftreten und andererseits die Östrogensynthese unterbunden werden sollte. Die alleinige vaginale Hysterektomie mit Adnex-Exstirpation ist nur bei nicht gegebener abdominaler Operabilität oder limitierenden Komorbiditäten (insbes. Adipositas permagna) eine komplikationsarme therapeutische Option und ist nicht als onkologisch radikal zu werten. Beim Vorliegen eines serösen oder undifferenzierten Karzinoms sowie eines Karzinosarkoms sollte zusätzlich eine Omentektomie sowie die Entnahme multipler Peritonealbiopsien (inklusive Zwerchfellkuppeln) in Analogie zur Staging-Operation beim Ovarialkarzinom erfolgen. Die Spülzytologie aus dem Douglas-Raum, den parakolischen Rinnen und aus dem subdiaphragmatischen Raum bzw. Asziteszytologie gehört weiterhin zum operativen Standardvorgehen, auch wenn die Ergebnisse bei der Tumorklassifikation nicht berücksichtigt werden. In fortgeschrittenen Stadien wird eine möglichst komplette Resektion des Tumors angestrebt, um die Effizienz der systemischen und strahlentherapeutischen Maßnahmen zu verbessern.

In der Niedrigrisikosituation (pT1a G1–2, L0, endometrioid) ist aufgrund des geringen Rezidvrisikos keine adjuvante Therapie indiziert. In der intermediären Risikosituation (pT1a G3, pT1a L1, pT1b/pT2 G1-2, endometrioid) wird eine postoperative vaginale Brachytherapie zur Reduzierung des Lokalrezidivrisikos empfohlen. In der niederländischen PORTEC-4a Studie erfolgt erstmals anhand molekularer Faktoren (POLE Mut, p53 Mut, MMRd) eine Stratifizierung der adjuvanten Strahlentherapie mit dem Ziel, bei günstigem molekularen Profil auf eine Bestrahlung zu verzichten.

In der Hochrisikosituation wird eine Kombination aus adjuvanter Chemotherapie mit 6x Carboplatin/ Paclitaxel und Bestrahlung des Beckens (simultan mit 2 Kursen Cisplatin in Woche 1+5) im Stadium III (pT3 und/oder pN1) sowie im resektablen Stadium IV empfohlen, außerdem kann eine adjuvante Chemotherapie beim muskelinvasiven Endometriumkarzinom mit nicht-endometrioider (seröser, klarzelliger) Histologie und im Stadium I/II mit hoch-intermediärem Risiko (pT1b/pT2 G3 u/o L1, endometrioid) angeboten werden. Grundlage hierfür sind die Ergebnisse der PORTEC-3- und GOG-258-Studie, bei denen jeweils ein Arm mit Radiochemotherapie (plus adjuvanter Chemotherapie) mit der alleinigen Bestrahlung (PORTEC-3) bzw. alleinigen Chemotherapie (GOG-258) verglichen wurde. Die lokoregionären Rezidive wurde durch die zusätzliche Radiotherapie signifikant reduziert bei allerdings höheren Nebenwirkungsraten. In der post-hoc 5-Jahres-Analyse der PORTEC-3 Studie zeigte sich durch die Radiochemotherapie zudem ein Überlebensvorteil im Stadium III und für seröse Karzinome.

Wenn aus medizinisch-internistischen Gründen Inoperabilität besteht, erfolgt eine primäre kombinierte Strahlentherapie bestehend aus einer externen Beckenbestrahlung am Linearbeschleuniger und/oder einer intrakavitären (intrauterinen) Brachytherapie mittels Afterloading mit kurativer Zielsetzung. Zur Wertigkeit dieses Vorgehens liegen jedoch keine randomisierten Studien vor.

Beim lokoregionären und intraabdominalen Rezidiv oder Metastasen sollte – falls möglich – eine Operation und/oder eine Strahlentherapie, insbesondere bei Patientinnen ohne Vorbestrahlung, angestrebt werden. Eine Chemotherapie, endokrine Therapie oder Immuntherapie (abhängig von molekularen Markern MMRd/ MSI-H) mit PD-1 Inhibitoren (Dostarlimab, Pembrolizumab plus Lenvatinib) sind zusätzliche Therapieoptionen.

Bestrahlungsindikation und Durchführung der Bestrahlung

Bei der Strahlentherapie steht die Brachytherapie als intrauterine (intrakavitäre) Bestrahlung im Vordergrund, wobei diese als alleinige Bestrahlungsmodalität nur im Stadium I/G1 sowie bei schwerwiegenden Zweiterkrankungen oder im hohen Alter in Frage kommt. Die Strahlentherapie erfolgt üblicherweise postoperativ-adjuvant. Postoperativ ist die alleinige intravaginale (HDR-)Brachytherapie in Afterloading-Technik die bevorzugte Therapie bei Patientinnen mit intermediärem Risiko. Sie wird bei effektiver lokaler Kontrolle gut toleriert und ist gegenüber der perkutanen Bestrahlung mit weniger Nebenwirkungen und einer besseren Lebensqualität verbunden. Die Brachytherapie erfolgt zumeist in drei bis fünf Fraktionen (z. B. mit 3x7 Gy oder 5x5 Gy) in wöchentlichen Intervallen.

Die adjuvante perkutane Beckenbestrahlung (Teletherapie) ist vor allem bei Patienten mit hohem Risiko indiziert, aber auch bei hoch-intermediärem Risiko, wenn keine systematische Lymphonodektomie (cN0/pNx) erfolgte und histologisch eine tiefe Stromainvasion (pT2) oder eine substanzielle Lymphangiosis vorliegen. Die perkutane

Dosis beträgt 45 bis 50 Gy, wobei Einzeldosen von 1,8 bis 2,0 Gy verwendet werden; der Einsatz moderner Bestrahlungstechniken (IMRT, VMAT) ermöglicht eine bessere Schonung von Harnblase, Rektum und Darm. In der postoperativen Situation sollte möglichst keine Kombination von Brachytherapie und perkutaner pelviner Bestrahlung erfolgen, um Spätnebenwirkungen (insb. Lymphödeme) zu minimieren. Eine zusätzliche Brachytherapie als Boost nach perkutaner Bestrahlung sollte nur ausnahmsweise z. B. bei vaginaler R1-Situation erfolgen.

Tabelle 10.39: adjuvante Therapie des Endometriumkarzinoms unter Berücksichtigung der ESGO/ESTRO Empfehlung (Concin N et al. 2021)

Risikogruppe	Adjuvante Therapie
Niedriges Risiko (Low)	• Keine adjuvante Therapie
Intermediäres Risiko (Intermediate)	• Brachytherapie zur Senkung des vaginalen Rezidivrisikos • Ein Verzicht auf die Brachytherapie kann für Patientinnen < 60 Jahre erwogen werden
Hoch-intermediäres Risiko & pN0 nach systematischen Lymphknoten-Staging (High-intermediate)	• Brachytherapie zur Senkung des vaginalen Rezidivrisikos • Chemotherapie kann für G3 und/oder L1 erwogen werden
Hoch-intermediäres Risiko & cN0/pNx ohne systematischen Lymphknoten-Staging (High-intermediate)	• Perkutane Beckenbestrahlung insbesondere bei L1 und/oder pT2 • alleinige Brachytherapie kann für endometrioide Karzinome bei L0 und pT2 G1 erwogen werden • Chemotherapie kann für G3 und/oder L1 erwogen werden
Hohes Risiko (High)	• Chemotherapie und perkutane Beckenbestrahlung • Karzinosarkome sollten als high risk Karzinome behandelt werden

Nebenwirkungen und Begleitbehandlung

Akut- und Spätfolgen der primären und der adjuvanten Bestrahlung des Korpuskarzinoms ähneln in Art und Häufigkeit den Folgen der Strahlentherapie des Zervixkarzinoms. Die distalen Vaginalabschnitte zeigen eine höhere Strahlensensibilität; dies ist bei der intravaginalen Bestrahlung zu beachten. Eine Spätfolge der intrakavitären Therapie können Vaginalstenosen sein, die durch regelmäßiges Bougieren behandelt werden können. Strahlenfolgen an Dünndarm, Harnblase und Rektum sind selten zu beobachten, mit einer Wahrscheinlichkeit von deutlich unter 4 %.

Nachsorge und Rehabilitation

Die gynäkologische Untersuchung ist der wichtigste Teil der Nachsorgeuntersuchung, die in den ersten zwei postoperativen Jahren risikoadaptiert alle 3–6 Monate erfolgen sollte und neben der Spekulumeinstellung eine vaginale und rektale Untersuchung sowie ggf. Ultraschall beinhaltet. Nach primärer Strahlentherapie ist besonderer Wert auf eine Kontrollabrasio drei Monate nach Therapieende zu legen. Eine Früherkennung von Metastasen durch Blutuntersuchungen bzw. bildgebende Verfahren ergibt keinen therapeutischen Vorteil hinsichtlich des Gesamtüberlebens. Ansonsten sollte die Nachsorge symptomorientiert erfolgen unter besonderer Berücksichtigung der häufig anzutreffenden behandlungsbedürftigen Begleiterkrankungen, wie z. B. Diabetes mellitus. Auch sollte auf die erhöhte Inzidenz von nicht-radiogen induzierten Zweitmalignomen (insbesondere Mammakarzinom und Kolorektales Karzinom) geachtet werden, die auf 6–10 % geschätzt wird.

Literatur

1. Concin N, Planchamp F, Abu-Rustum N R, et al.: European Society of Gynaecological Oncology quality indicators for the surgical treatment of endemtrial carcinoma. Int J Gynecol Cancer 2021; 31: 12–39.
2. de Boer SM, Powell ME, Mileshkin LR, et al.: Adjuvant chemoradiotherapy versus radiotherapy alone for women with high-risk endometrial cancer (PORTEC-3): final results of an international, open-label, multicenter, randomized, phase 3 trial. Lancet Oncol 2018; 19: 295–309.
3. Klopp A, Smith BD, Alektiar K, et al.: The role of post-operative radiation therapy for endometrial cancer: An ASTRO evidence-based guideline. Practical Radiation Oncology 2014; 4: 137–144.
4. van der Steen-Banasik E, Christiaens M, European Organisation for Research and Treatment of Cancer, Gynaecological Cancer Group (EORTC-GCG), et al.: Systemic review: Radiation therapy alone in medical non-operable endometrial carcinoma. Eur J Cancer 2016; 65: 172–181.
5. S3 Leitlinie Diagnostik, Therapie und Nachsorge der Patientinnen mit Endometriumkarzinom, 2018, AWMF Registernummer: 032/034-OL `https://www.awmf.org/uploads/tx_szleitlinien/032-034OL1_S3_Endometriumkarzinom-Diagnostik-Therpie-Nachsorge_2018-04.pdf`
6. van den Heerik ASVM, Horeweg N, Nout RA et al: PORTEC-4a: international randomized trial of molecular profile-based adjuvant treatment for women with high-intermediate risk endometrial cancer. Int J Gynecol Cancer 2020; 30:2002–2007.

10.9.2 Zervixkarzinom

Kernaussagen

- Therapie der Wahl in den Stadien Ia1–IIa ist die Operation, bei Inoperabilität ist eine definitive Radiochemotherapie mit Cisplatin und einer Kombination aus Tele- und Brachytherapie indiziert.
- Vor Beginn einer definitiven Radiotherapie ist ein laparoskopisches Lymphknoten-Staging anzustreben.
- Die postoperative Perkutanbestrahlung des Beckens möglichst mit einer simultanen Chemotherapie wird bei Vorliegen bestimmter Risikofaktoren zur Senkung der Lokalrezidivrate eingesetzt.

Histologie, anatomische Ausbreitung und prognostische Faktoren

80 % der Zervixkarzinome sind Plattenepithelkarzinome, von den restlichen 20 % sind die meisten Adenokarzinome, während andere histologische Subtypen Raritäten darstellen. Die meisten Plattenepithelkarzinome enthalten DNA-Material von High-risk HPV (humaner Papilloma-Virus), sodass eine genitale HPV-Infektion als wesentlicher Entstehungsfaktor für das Zervixkarzinom auch in jungen Jahren angenommen wird. Aus diesem Grunde wird zur Primärprävention des Zervixkarzinoms eine Impfung gegen die häufigsten High-risk-Genotypen des HPV (insbesondere Typ 16 und 18) empfohlen. Entsprechend der altersbedingten Verschiebung der Grenzzone von Plattenepithel und Zylinderepithel nach innen, treten bei älteren Frauen häufiger intrazervikale Karzinome auf. Makroskopisch tritt das invasive Plattenepithelkarzinom der Portio in 3 Erscheinungsformen auf: exophytischer Typ, endophytischer Typ und primär ulzerierter Typ. Das Zervixkarzinom breitet sich hauptsächlich lokal im kleinen Becken aus und ummauert die Iliakalgefäße und die Ureteren. Daraus ergeben sich die folgenden klinischen Probleme: untere Einflussstauung, Harnstauung ggf. mit sekundärer Urämie, Vesikovaginal- und Rektovaginalfisteln mit Sepsisgefahr. Fernmetastasen treten am häufigsten in paraaortalen Lymphknoten, Lunge und Knochen auf.

Tabelle 10.40: Kurzgefasste TNM-Klassifikation (8. Aufl.)

		Zervixkarzinom		
TNM			FIGO	
Tis		Carcinoma in situ	0	
T1		Begrenzt auf Cervix uteri	I	
	T1a	Diagnose nur durch Mikroskopie	IA	
	T1a1	Tiefe $\leq$ 3 mm, horizontale Ausbreitung $\leq$ 7 mm		IA1
	T1a2	Tiefe $>$ 3 bis 5 mm horizontale Ausbreitung $\leq$ 7 mm		IA2
	T1b	Tumor klinisch sichtbar oder nur mikroskopisch diagnostiziert, jedoch größer als T1a2	IB	
	T1b1	$\leq$ 4 cm		IB1
	T1b2	$>$ 4 cm		IB2
T2		Ausdehnung jenseits des Uterus, aber weder zur Beckenwand noch zum unteren Vaginaldrittel	II	
	T2a	Parametrium frei	IIA	
	T2a1	$\leq$ 4 cm		IIA1
	T2a2	$>$ 4 cm		IIA2
	T2b	Parametrium befallen	IIB	
T3		Ausdehnung bis zum unteren Vaginaldrittel/zur Beckenwand/ggf. mit Hydronephrose oder Nierenfunktionsverlust	III	
	T3a	Nur unteres Vaginaldrittel befallen	IIIA	
	T3b	Beckenwand befallen oder Hydronephrose	IIIB	
N1a		Lymphknotenbefall pelvin	IIIC1	
N1b		Lymphknotenbefall paraaortal	IIIC2	
T4		Schleimhaut von Harnblase / Rektum oder Ausdehnung jenseits des kleinen Beckens	IVA	
M1		Fernmetastasen	IVB	

Als wichtigste Prognoseparameter gelten neben dem TNM-Ausbreitungsstadium und dem histologischen Subtyp insbesondere die Tumorgröße, der Nachweis von Lymphknotenmetastasen, die Resektionsränder, der Allgemeinzustand der Patientin und eine bestehende Immunsuppression. Tiefe der Stromainvasion, Lymphangiosis und Hämoglobinwert gelten als weitere Prognoseparameter. Umstritten ist, inwieweit das histologische Grading ein unabhängiger prognostischer Faktor ist. Weitere, klinisch ebenfalls bedeutsame Prognoseparameter sind Gefäßinvasion (Hämangiosis), HPV-Serotyp, intratumorale Gefäßdichte, intratumorale Hypoxie sowie ein erhöhter Serumwert des Tumormarkers SCC-Antigen.

Primärdiagnostik

- ••• Anamnese, körperliche Untersuchung einschl. gynäkologischem Befund mit bimanueller vaginaler sowie rektovaginaler Untersuchung und Spiegeleinstellung, ergänzt im Einzelfall durch Kolposkopie von Vagina und Portio (mit Biopsie bei auffälligem Befund oder sichtbarem Tumor), bei endozervikalem Prozess: Kürettage der Zervix, Labor, MRT-Becken zum lokalen Staging, transvaginale Sonographie, Rö-Thorax in 2 E., Abdomen-Sonographie (Nieren, Leber)
- •• Zystoskopie und Rektoskopie (bei Verdacht auf Blasen- oder Rektumbeteiligung), LK-Staging: KM-gestütztes CT Thorax/Abdomen, MRT Abdomen, Sonographie ggf. mit FNP suspekter LK (Hals, Leiste)
- • Tumormarker allenfalls zur Therapie- und Verlaufskontrolle: beim Plattenepithelkarzinom SCC, beim Adenokarzinom CEA und CA-125, FDG-PET-CT (insbesondere in der Rezidivsituation)

Therapiestrategie

Den aktuellen Wissenstand zu Diagnostik, Therapie und Nachsorge des Zervixkarzinoms fasst die interdisziplinäre S3-Leitlinie von 2021 zusammen. Die Therapie des Zervixkarzinoms wird nach Vorliegen der klinischen Untersuchungen stadiengerecht nach interdisziplinärer Absprache durchgeführt. Es stehen operative, strahlentherapeutische und chemotherapeutische Maßnahmen zur Verfügung. Die Operation ist die Therapie der Wahl in den Stadien Ia1–IIa, sofern die Patientin internistisch operabel ist. Hierzu steht eine Vielzahl an operativen Therapietechniken und -prinzipien zur Verfügung. Auch wenn durch eine definitive Radiotherapie vergleichbare 5-Jahres-Überlebensraten erzielt werden können, gelingen durch das operative Vorgehen ein exaktes pelvines Staging und ein Erhalt der Ovarialfunktion bei Patientinnen in der Prämenopause. Die Operation erfolgt beim früh-invasiven Karzinom (Stadium Ia1) als einfache Hysterektomie ohne Resektion der Parametrien oder bei Kinderwunsch als Konisation, die ab dem Stadium Ia2, II oder bei Vorliegen von ungünstigen Prognosekriterien durch eine pelvine/paraaortale Lymphonodektomie ergänzt wird. Die alleinige Sentinel-Lymphonodektomie ist weiterhin kein Standardverfahren für alle Stadien, der Einsatz im Stadium IA2 und IB1 bis zu einer Tumorgröße $\leq$ 2 cm gilt aber als ausreichend sicher.

In den höheren Stadien (Ia2 mit mind. 2 Risikofaktoren bis IIb) gilt die abdominelle Radikaloperation in der stadienadaptierten Klassifikation nach Piver-Rutledge-Smith weiterhin als chirurgische Standardtherapie. Für die minimalinvasive Operation konnte in einer randomisierten Studie keine Nichtunterlegenheit gegenüber der offenen Radikaloperation gezeigt werden. Das Ziel der Operation ist es, den Uterus, das obere Drittel der Vagina, beide Parametrien, die Ligg. sacrouterina und vesicouterina vollständig bis zur Beckenwand en bloc zu entfernen. In Abhängigkeit von der Tumorausdehnung erfolgt die Mitnahme eines größeren Scheidenabschnittes, die Ausdehnung der Operation im parametralen Bereich bis zur Beckenwand. In Einzelfällen kann auch eine Exenteration des Beckens in der Primärsituation indiziert sein, z. B. um eine Kloakenbildung zu verhindern.

Die definitive Strahlentherapie des Zervixkarzinoms erfolgt in der Regel kombiniert als perkutane Bestrahlung am Linearbeschleuniger (Teletherapie) und anschließender intrakavitärer (intrazervikale) Brachytherapie mittels Afterloadingtechnik. Die Kombination der Strahlentherapie mit einer gleichzeitigen (simultanen) Cisplatin-basierten Chemotherapie ist ab dem Stadium IB2 Therapiestandard und zeigt eine deutliche Verbesserung der Heilungsraten im Vergleich zur alleinigen Strahlentherapie. Das relative Risiko, an einem Zervixkarzinom zu versterben, sinkt im Vergleich zur alleinigen Radiotherapie um 30–50 %. Wenn keine Kontraindikationen gegen Cisplatin bestehen (z. B. Niereninsuffizienz, hohes Alter) sollte daher bei kurativer Intention immer eine Radiochemotherapie angestrebt werden. Wenn bei der Kontrollabrasio nach 3 Monaten noch vitale Tumorzellen nachweisbar sind, sollte die Patientin zeitnah in einem spezialisierten Zentrum zur Salvage-Hysterektomie vorgestellt werden.

Die postoperative Perkutanbestrahlung des Beckens kommt bei Patientinnen mit R1- oder pN1-Situation sowie bei Vorliegen von mehreren ($\geq$ 3) Risikofaktoren (L1, V1, G3, Tumorgröße > 4cm, tiefe Stromainvasion) zur Senkung der lokoregionären Rezidivrate zum Einsatz. Auch in der adjuvanten postoperativen Situation verbessert die Hinzunahme einer simultanen Cisplatin-haltigen Chemotherapie die Behandlungsergebnisse. Dies gilt sowohl für das erkrankungsfreie wie für das Gesamt-Überleben. Der absolute Benefit der zusätzlichen Chemotherapie in der pN1-Situation (als einzigem Risikofaktor) ist geringer, soweit nur ein Lymphknoten befallen ist.

Die alleinige Chemotherapie beim Zervixkarzinom ist in der adjuvanten Situation nicht indiziert, da sie keinen Überlebensvorteil bringt. Eine kurative Wirkung der Chemotherapie wurde bisher nur in der Kombination mit einer simultanen Strahlentherapie nachgewiesen. Zur neoadjuvanten Therapie gefolgt von einer Operation sind für operable Patientinnen mehrere Studien mit uneinheitlichen Ergebnissen veröffentlicht. Die Bedeutung der neoadjuvanten Therapie beim Zervixkarzinom bleibt also weiterhin unklar und sollte nicht außerhalb von Studien angewandt werden.

Beim nicht metastasierten zentralen Rezidiv von nicht vorbestrahlten Patentinnen sollte aufgrund der geringeren Morbidität eine definitive Radiochemotherapie einer Exenteratio vorgezogen werden. Bei Fernmetastasen zeigt eine Platin-haltige (Kombinations-)Chemotherapie in bis zu 50 % der Fälle Remissionen, darunter auch komplette Remissionen. Im vorbestrahlten Bereich ist die Chemotherapie-Wirkung allerdings meist geringer. Aktuelle Daten zeigen, dass die zusätzliche Gabe von Bevacizumab zur Kombinationstherapie mit Cisplatin und Paclitaxel in dieser Situation einen statistisch signifikanten, wenn auch absolut geringen Überlebensvorteil zeigt. Eine symptomorientierte (palliative) Chemotherapie ist insbesondere dann indiziert, wenn außerhalb des bestrahlten Gebietes Fernmetastasen auftreten, die zu Beschwerden führen und weder operativ entfernt noch bestrahlt werden können. In einer aktuellen Studie konnte Pembrolizumab bei PD-L1 positiven rezidivierten oder metastasierten Zervixkarzinomen zusätzlich zur Chemotherapie (mit oder ohne Bevacizumab) das Überleben verbessern.

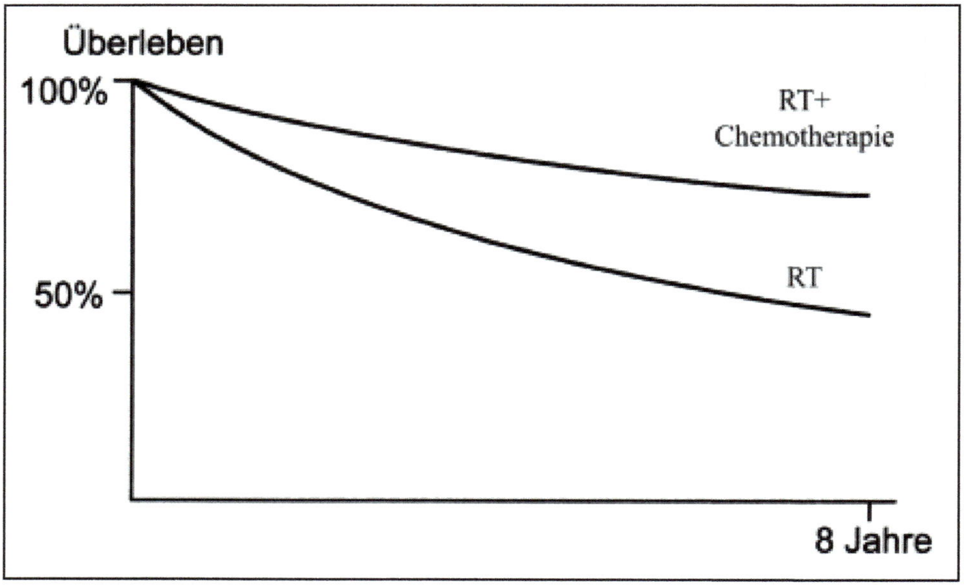

Abbildung 10.21: Kaplan-Meier-Abschätzung des Langzeitüberlebens nach Strahlentherapie (RT) bzw. kombinierter Radiochemotherapie. Zu erkennen ist die günstige Überlebensrate bei der kombinierten Radiochemotherapie (nach Eifel 2004)

Bestrahlungsindikation und Durchführung der Bestrahlung

Die postoperative Radiotherapie wird beim Vorliegen folgender Risikofaktoren empfohlen: Histologisch nachgewiesener Lymphknotenbefall, Tumorbefall der Parametrien oder der Resektionsränder (R1) bzw. sehr knappe R0-Resektion, tiefe Stromainvasion (ungünstiger Tumor-Zervix-Quotient) oder Tumoreinbruch in Lymph- oder Blutgefäße. Darüber hinaus kann sie indiziert sein beim schlecht differenzierten G3-Karzinom, beim Adenokarzinom der Cervix uteri, bei jungen Patientinnen und bei einem Durchmesser des Primärtumors von über 4 cm (pT1b2). Der entsprechende Empfehlungsgrad zur postoperativen Radiotherapie hängt von Art und Anzahl dieser Risikofaktoren ab.

Die perkutane Bestrahlung des Beckens erfolgt zur optimalen Schonung des umliegenden Gewebes mittels IMRT/ VMAT Techniken an 5 Tagen pro Woche mit täglichen Einzeldosen von 1.8–2.0 Gy bis zu einer Gesamtdosis von 45–50 Gy. Die o. g. Dosis kann im Bereich von nachgewiesenem (Rest-)Tumorsubstrat lokal aufgesättigt werden. Die zusätzliche

Radiotherapie der paraaortalen Lymphknoten sollte bei gesichertem Befall (Histologie, eindeutige Bildgebung) erfolgen.

Bei der definitiven Bestrahlung erfolgt eine Kombination aus perkutaner Bestrahlung und einer intrakavitären (intrazervikalen) oder interstitiellen Brachytherapie mittels Afterloadingtechnik. Der perkutane Dosisanteil beträgt in der Regel 45–50 Gy täglichen Einzeldosen von 1.8–2.0 Gy und 5 Fraktionen pro Woche. Lokale Dosiserhöhungen im Bereich von befallenen Lymphknoten können ggf. mittels simultan-integriertem Boost erfolgen.

Die Brachytherapie sollte immer Bestandteil eines kurativen Therapiekonzeptes in der Primärtherapie sein, weil nur hierdurch eine ausreichend hohe Integraldosis im Primärtumor erreicht werden kann. Als Gesamtdosis im brachytherapeutischen Zielvolumen (Primärtumorregion), ausgedrückt bzw. umgerechnet als normofraktionierte Äquivalenz-Dosis (EQD2Gy), sollten kumulativ 85–90 Gy angestrebt werden. Die Dosierung erfolgt bei primär MRT- oder CT-geplanter intrakavitärer bzw. interstitieller Brachytherapie auf die umschließende Referenz-Isodose. Eine MRT-gestützte Brachytherapieplanung macht eine individualisierte Therapie unter bestmöglicher Schonung der Risikoorgane (Harnblase, Rektum, Darm) möglich und wird daher von der Leitlinie empfohlen. Zwischen der externen und der intrakavitären Bestrahlung sollte keine Pause liegen, damit die empfohlene Gesamt-Behandlungsdauer von 8 Wochen nicht überschritten wird. Idealerweise wird die Brachytherapie bereits zum Ende der perkutanen Bestrahlungsserie interponiert.

Zur Strahlensensibilisierung werden wöchentliche Cisplatingaben mit 40 mg/m^2 simultan zur perkutanen Bestrahlung als Therapiestandard empfohlen. Dies ist das Ergebnis von 6 randomisierten Studien, die an insgesamt 1155 Patienten eine Verbesserung der lokalen Kontrolle von 68 % auf 81 % erbrachten. Die zusätzliche Bestrahlung der Paraaortalregion, deren Inzidenz im Stadium IIb/IIIb auf 20 % bzw. 30 % geschätzt wird, sollte bei nachgewiesenem Befall der paraaortalen Lymphknoten erwogen werden. Hervorzuheben ist, dass insbesondere bei der definitiven Radio(chemo-)therapie der Hämoglobinwert eng mit dem Resultat einer Strahlentherapie assoziiert ist. Die Anämie ist als unabhängiger prognostischer Faktor anzusehen, sodass der Hämoglobinwert bei kurativer Behandlungsabsicht während der gesamten Therapie überwacht und bei Werten unter 12 g/dl mittels Transfusion korrigiert werden sollte.

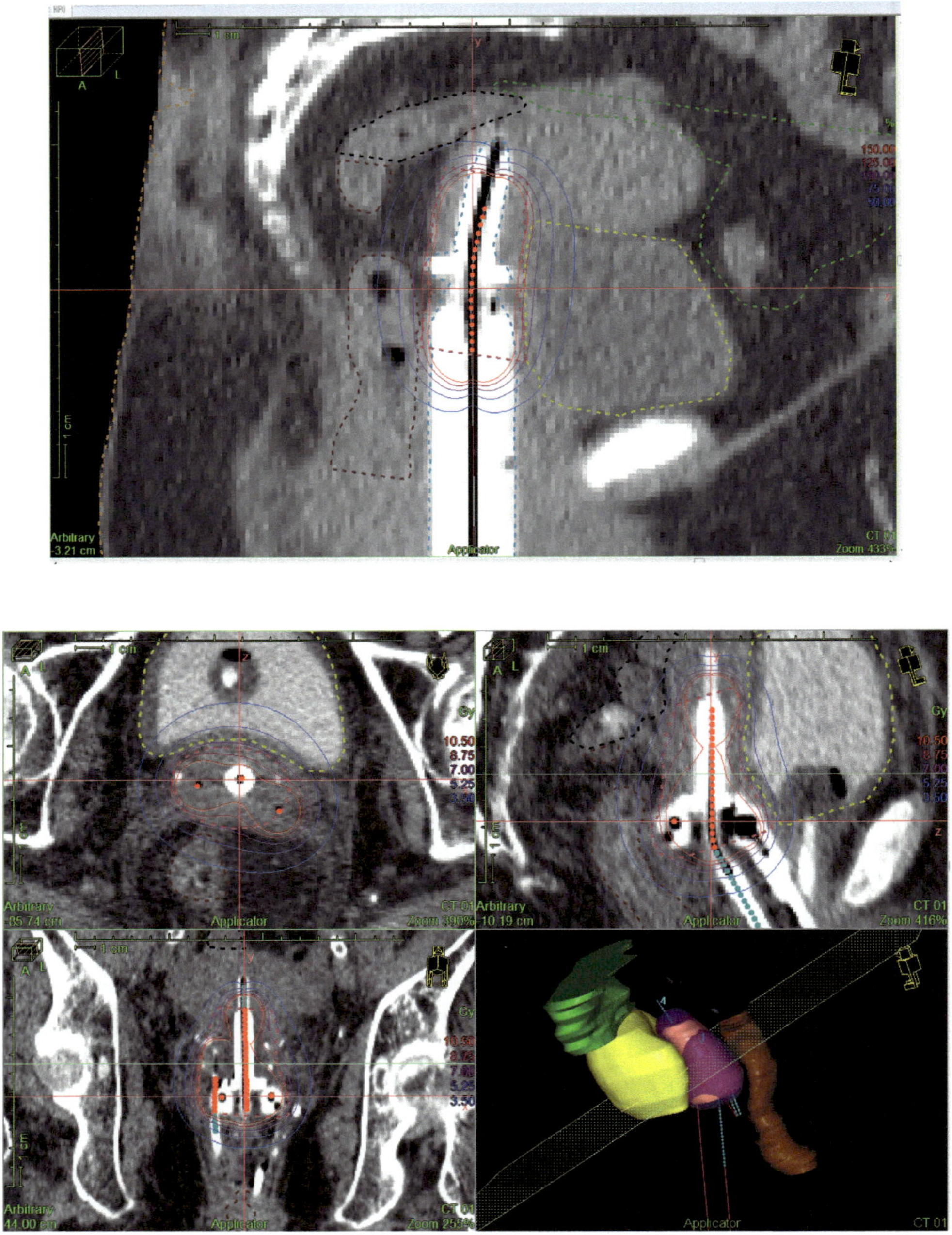

Abbildung 10.22: Brachytherapeutische Dosisverteilung im nativen Planungs-CT mit liegendem Ring-Stift-Applikator und interstitieller Nadel. Rote Punkte im Applikator: aktive Quellenpositionen, Konturen: Harnblase (gelb), Rektum (braun), Sigma (dunkelbraun), übrige Darmabschnitte (grün), brachytherapeutisches Zielvolumen (rosa), 100 %-Isodose (purpurfarben)

Nebenwirkungen und Begleitbehandlung

An akuten strahlenbedingten Nebenwirkungen sind in erster Linie die Vulvovaginitis, die Enteritis/Proktitis sowie die Zystitis zu nennen, deren Behandlung jeweils symptomatisch erfolgt. Bei gleichzeitiger Gabe einer Chemotherapie können diese Akutnebenwirkungen stärker in Erscheinung treten; zusätzlich ist mit einer Leukopenie und/oder Thrombopenie sowie mit Übelkeit/Erbrechen zu rechnen. Demzufolge sind bei Applikation der Chemotherapie eine ausreichende antiemetische Begleitmedikation und Hydrierung sowie regelmäßige Kontrollen von Blutbild und Nierenwerten bis zur vollständigen Normalisierung erforderlich. Zur Vorbeugung von Strahlenfolgen an der Scheide kann eine spezielle Schleimhautpflege im Bereich der Scheide durchgeführt werden, beispielsweise mit Bepanthen und/oder Estriol Vaginalzäpfchen während und für mind. 3 Monate nach Abschluss der Strahlentherapie.

An radiogenen Spätfolgen sind chronische Schleimhautveränderungen, aber auch Fibrosierungen und Stenosierungen von Vagina, Harnblase/ableitende Harnwege und Darm zu nennen. Bei definitiver (hochdosierter) Radiotherapie ist in Einzelfällen mit Fistelbildung zu rechnen, die u. U. eine chirurgische Intervention erforderlich machen können. Des Weiteren ist auf die Möglichkeit von sexuellen Funktionsstörungen hinzuweisen. Junge Patientinnen sind über eine vorzeitige Menopause (Infertilität) aufzuklären; darüber hinaus sollten diese Patientinnen noch vor Beginn der Radiatio auf die Möglichkeit der extrapelvinen Ovarialverlagerung hingewiesen und ggf. eine Beratung in der Fertilitätssprechstunde (FertiPROTECT) vermittelt werden.

Nachsorge und Rehabilitation

Grundlage der Nachsorge sind regelmäßige gynäkologische Untersuchungen, die in festen Intervallen durchgeführt werden sollten (vierteljährlich in den ersten 3 Jahren, halbjährlich in den folgenden 2 Jahren, dann ggf. jährliche Fortsetzung). Auch wenn der Nutzen einer strukturierten Nachsorge in Bezug auf eine Reduktion der Mortalität bisher nicht erwiesen ist, kann z. B. ein früh entdecktes Beckenwandrezidiv nach primärer Radiotherapie eines Zervixkarzinoms durchaus Veranlassung zu einer operativen Behandlung geben, ggf. ergänzt durch eine perkutane oder interstitielle Strahlentherapie, wobei eine derartige Rezidiv-Bestrahlung immer eine besonders sorgfältige Planung und Kenntnis der zuvor eingesetzten Bestrahlungstechniken sowie der zuvor eingestrahlten Einzel- und Gesamtdosen erfordert. Bildgebende Untersuchungen werden in der Regel symptomorientiert eingesetzt. Angesichts des im Vergleich zu anderen Tumorentitäten jüngeren Alters der Patientinnen und einer damit verbundenen hohen Problematik im Hinblick auf die Krankheitsbewältigung sind psychologische Maßnahmen im Rahmen einer Rehabilitation von besonderer Bedeutung.

Literatur

1. Leitlinienprogramm Onkologie (Deutsche Krebsgesellschaft, Deutsche Krebshilfe, AWMF): S3-Leitlinie Diagnostik, Therapie und Nachsorge der Patientin mit Zervixkarzinom, Langversion, 2.1, 2021, AWMF-Registernummer: 032/033OL, https://www.leitlinienprogramm-onkologie.de/leitlinien/zervixkarzinom
2. Castelnau-Marchand P, Chargari C, Bouaita R, Dumas I, et al.: What to expect from immediate salvage hysterectomy following concomitant chemoradiation and image-guided adaptive brachytherapy in locally advanced cervical cancer. Cancer Radiother 2015;19:710–717.
3. Castelnau-Marchand P, Chargari C, Haie-Meder C, Mazeron R: Image-guided adaptive brachytherapy in locally advanced cervical cancer: recent advances and perspectives. Curr Opin Oncol 2016;28:419–428.
4. Fachini AMD, Zuliani AC, Sarian LO et al: Long-term outcomes of concomitant cisplatin plus radiotherapy versus radiotherapy alone in patients with stage IIIB squamous cervical cancer: A randomized controlled trial. Gynecol Oncol. 2021;160:379–383.
5. Pötter R, Tanderup K, Kirisits C, et al.: The EMBRACE II study: The outcome and prospect of two decades of evolution within the GEC-ESTRO GYN working group and the EMBRACE studies. Clinical and Translational Radiation Oncology 2018;9:48–60.

10.9.3 Ovarialkarzinom

Kernaussagen

- Die adäquate (Radikal-) Operation gefolgt von einer platinhaltigen (Kombinations-) Chemotherapie erzielt beim frühen Ovarialkarzinom hohe Kontrollraten.
- Die Zellen des epithelialen Ovarialkarzinoms sind zwar radiosensibel, dennoch hat die Strahlentherapie in der Primärtherapie keine Bedeutung.
- Der Nutzen einer Strahlentherapie bei rezidivierenden und metastasierenden Ovarialkarzinomen ist zweifelsfrei belegt, bei einer Oligometastasierung mit dem Ziel eines stabilen Krankheitsverlaufs.

Histologie, anatomische Ausbreitung und prognostische Faktoren

Das Ovar setzt sich aus drei histogenetisch unterschiedlichen Geweben zusammen, sodass sich hinter dem Begriff des Ovarialtumors eine Vielzahl an Tumorentitäten verbirgt. Ovarielle Borderline- (sogenannte low malignant potential, atypisch proliferierende) Tumoren bilden eine mitunter schwierig zu bewertende Gruppe der Ovarialtumoren, da sie morphologisch und klinisch zwischen den benignen (Zystadenome, Adenofibrome) und den echten Ovarialkarzinomen stehen. Die epithelialen Tumoren überwiegen mit etwa 90 %. Die Ovarialkarzinome können in 2 Gruppen aufgeteilt werden: Typ I-Tumoren (circa 25 % aller Ovarialkarzinome) sind häufig auf das Organ begrenzt, entwickeln sich über definierte Vorstufen (lowgrade-seröse Karzinome, endometrioide Karzinome, seromuzinöse Karzinome, muzinöse Karzinome, klarzellige Karzinome sowie maligne Brennertumoren). Bei den Typ II-Karzinomen (circa 75 % aller Ovarialkarzinome) hingegen handelt es sich um hochmaligne Tumore, die schnell und aggressiv wachsen und meist erst spät diagnostiziert werden (highgrade-seröse Karzinome, alle gemischten Karzinome mit Ausnahme des seromuzinösen Typs und alle Karzinosarkome). Insgesamt ist der Typ II für circa 90 % der Mortalität bei Ovarialkarzinomen verantwortlich (s. Tab. 10.41).

Tabelle 10.41: Graduierung der Ovarialkarzinome (WHO 2014)

Histologie	Graduierung			Anmerkungen
	G1	**G2**	**G3**	
Serös	lowgrade (G 1)	--	highgrade (G 3)	
Muzinös	--	--	--	keine einheitliche Graduierung
Sero-muzinös	--	--	--	
Endometrioid	X	X	X	analog dem Endometrium
Klarzellig	--	--	X	werden immer als G 3 klassifiziert
Maligner Brennertumor	--	--	--	keine Graduierung
undifferenziert	--	--	--	gelten als hoch maligne
Karzinosarkom	--	--	--	

Nur knapp ein Drittel der betroffenen Patientinnen weist zum Zeitpunkt der Diagnosestellung ein Frühstadium auf (FIGO Stadium I–IIA) (s. Tab. 10.42). Etwa 10 % aller Ovarialkarzinome sind genetisch bedingt; dabei beruhen mehr als 90 % aller erblichen Ovarialkarzinome auf einer autosomal-dominant vererbten Keimbahnmutation im BRCA1- oder BRCA2-Gen, wobei Mutationen im BRCA1-Gen zahlenmäßig dominieren. Bei gesunden BRCA1- und BRCA2-Mutationsträgerinnen führt die prophylaktische bilaterale Salpingoovarektomie nach abgeschlossener Familienplanung zu einer Risikoreduktion um 97 % für ein Ovarialkarzinom und zu einer Risikoreduktion von etwa 50 % für ein Mammakarzinom. Prognostisch relevante Faktoren sind Ausbreitungsstadium, Grading, histologischer Subtyp, aber auch der postoperative Tumorrest, das Lebensalter und der Allgemeinzustand; im FIGO-Stadium I auch die intraoperative Kapselruptur. Aufgrund der gleichen Genese und Histomorphologie werden die Karzinome von Ovar, Tube und Peritoneum nach WHO und FIGO erstmals gemeinsam klassifiziert; die exakte Lokalisation des Tumorursprungs wird durch das entsprechende Suffix angegeben (Tov: Ovar – Tft: Tube – Tp: Peritoneum).

Tabelle 10.42: kurzgefasste TNM-Klassifikation (8. Aufl.)

	Ovarialkarzinom	
TNM		FIGO
T1	Begrenzt auf die Ovarien	I
T1a	unilateral	IA
T1b	bilateral	IB
T1c	Kapselruptur, Tumornachweis an Oberfläche Ovar/Tube oder maligne Zellen in Aszitis/Peritoneallavage	IC
T1c1	Chirurgische Tumoreröffnung in situ („surgical spill")	IC1
T1c2	Kapselruptur oder Tumornachweis an Oberfläche Ovar/Tube	IC2
T1c3	maligne Zellen in Aszitis/Peritoneallavage	IC3
T2	Ausbreitung im kleinen Becken, wie nachstehend spezifiziert	II
T2a	Uterus und/oder Tube(n) und/oder Ovar(ien)	IIA
T2b	übrige Beckengewebe (einschl. Dünndarm)	IIB
T3	Peritonealmetastasen außerhalb des kleinen Beckens und/oder retroperitoneale Lymphknotenmetastasen	III
N1	Lymphknotenbefall retroperitoneal	IIIA
N1a	$\leq$ 10 mm	IIIA1i
N1b	> 10 mm	IIIA1ii
T3a	Mikroskopische Peritonealmetastasen (extrapelvin)	IIIA2
T3b	Makroskopische Peritonealmetastase(n) bis 2 cm	IIIB
T3c	Peritonealmetastase(n) größer als 2 cm	IIIC
M1	Fernmetastasen (außer Peritonealmetastasen)	IV
M1a	Pleuraerguss mit zytologischem Tumorzellnachweis	IVA
M1b	Organmetastasen (nicht-oberflächlich) und/oder Lymphknotenmetastasen inguinal oder extraabdominell	IVB

Primärdiagnostik

- ••• Anamnese (familiäre Häufung), körperliche Untersuchung einschl. gynäkologischem Befund, Labor (Tumormarker CA-125 als Verlaufsparameter; AFP bei Keimzelltumoren, Beta-HCG beim embryonalen Karzinom), Sonographie (transvaginal und abdominal), KM-gestütztes CT oder MRT Abdomen, Rö-Thorax
- •• PET/CT, CT Thorax (bei unklarem Röntgenbefund), Zystoskopie und Rektoskopie

Therapiestrategie

Den aktuellen Wissenstand zu Diagnostik, Therapie und Nachsorge der malignen Ovarialtumoren fasst die interdisziplinäre S3-Leitlinie von 2021 (AWMF-Registernummer 032/035OL) zusammen. Die Verdachtsdiagnose eines Ovarialkarzinoms macht immer eine operative Abklärung mit histologischer Diagnosesicherung durch Laparotomie oder evtl. Laparoskopie notwendig, da es präoperativ unmöglich ist, mit akzeptabler

Sicherheit abzuschätzen, dass es sich beispielsweise um ein Frühstadium eines Ovarialkarzinoms handelt. Im klinischen Stadium I oder II liegt in ca. 30 % tatsächlich ein höheres Stadium vor, da sich intraoperativ Metastasen im Omentum majus, Peritoneum oder den Lymphknoten finden lassen. Der primäre operative Eingriff erfolgt beim Ovarialkarzinom risiko- und stadienadaptiert mit dem Ziel einer möglichst vollständigen chirurgischen Tumorentfernung und stellt die Voraussetzung für eine exakte histologische Diagnosestellung, eine korrekte Stadienklassifikation, die Zuordnung zu einer definierten Risikogruppe und die klinische Prüfung der Effektivität adjuvanter Therapiemaßnahmen dar. Das in der Vergangenheit als optimal angesehene Operationsergebnis von Tumorrest < 1 cm wurde nach Publikation einer Metaanalyse mehrerer Phase III-Studien zugunsten einer makroskopischen Komplettresektion revidiert. Patientinnen mit einer adäquat gesicherten „Low-risk"-Erkrankung (Stadium IA/G1, Borderline-Tumoren) benötigen aufgrund der guten Prognose keine adjuvante Therapie. Bei sehr jungen Patientinnen mit Kinderwunsch kann im Frühstadium (abhängig vom Differenzierungsgrad) auch fertilitätserhaltend operiert werden.

Da epitheliale Ovarialkarzinome chemosensible Tumoren sind, wird eine postoperative platinhaltige Chemotherapie empfohlen, aufgrund der Daten randomisierter Studien auch in den Frühstadien mit Ausnahme des FIGO-Stadiums IA bei hohem Differenzierungsgrad (G1) nach komplettem operativem Staging. Die postoperative Chemotherapie gilt dabei als umso effektiver, je kleiner die postoperativ verbliebene Tumorlast ist. Als Standardtherapie gelten derzeit beim frühen Ovarialkarzinom eine Carboplatin-haltige Chemotherapie und beim fortgeschrittenen Ovarialkarzinom eine Kombination aus Carboplatin und Paclitaxel, ggf. erweitert um Bevacizumab. Bei Patientinnen mit reduziertem Karnofsky-Status aufgrund des günstigeren Toxizitätsprofils alternativ eine Carboplatin-Monotherapie. Bei sehr ausgedehnten Primärtumoren kann eine primäre Chemotherapie erfolgen mit nachfolgendem Versuch der Entfernung der Resttumoren. Beim fortgeschrittenen Ovarialkarzinom (Stadium III–IV) schließt sich eine zusätzliche Erhaltungstherapie (Bevacizumab, PARP-Inhibitor) an.

Die Rezidivbehandlung wird bestimmt von verschiedenen Faktoren wie Alter, Komorbiditäten, genetischen Faktoren (BRCA-Mutationsstatus), therapiefreies Intervall und zurückliegende Gabe von antiangiogenetischen Substanzen oder PARP-Inhibitoren. Beim platinsensiblen Rezidiv (Ansprechen auf platinhaltige Chemotherapie in der Primärtherapie, Rezidiv frühestens nach 6 Monaten) wird eine Carboplatin-haltige Kombinationstherapie mit Gemcitabine, Paclitaxel oder pegyliertem liposomalem Doxorubicin, beim platinresistenten Rezidiv hingegen eine nicht-platinhaltige Monotherapie empfohlen. Bei Patientinnen mit Rezidiv eines high-grade Ovarialkarzinoms sollte nach Ansprechen auf eine platinhaltige Rezidivtherapie eine Erhaltungstherapie mit einem PARP-Inhibitor angeboten werden.

Bestrahlungsindikation und Durchführung der Bestrahlung

Obwohl das Ovarialkarzinom ein intermediär strahlenempfindlicher Tumor ist, wird die Strahlentherapie im Rahmen der Primärtherapie nicht mehr eingesetzt. Die früher praktizierte adjuvante Bestrahlung des gesamten Bauchraumes (Ganzabdomen-Bestrahlung) hatte trotz limitierter Gesamtdosis ein hohes (Spät-) Nebenwirkungspotential an Darm (Verwachsung, Ileus), Nieren, Leber und Knochenmark und wurde nach Einführung der platinbasierten Chemotherapie verlassen.

In der Rezidivtherapie erfolgt eine lokalisierte Bestrahlung zur Symptomkontrolle der betroffenen Region. Darüber hinaus kann der Einsatz einer gezielten (kleinvolumigen) Strahlentherapie bei Patientinnen mit Oligoprogression (limitiertes Spätrezidiv) oder Oligometastasierung, z. B. in Form einer bildgeführten stereotaktischen Hochpräzisionsbestrahlung, im Individualfall und nach interdisziplinärem Austausch zur Vermeidung einer weiteren Chemotherapie bzw. zum Erzielen eines stabilen Krankheitsverlaufs sinnvoll und gewinnbringend sein.

Nebenwirkungen und Begleitbehandlung

Nebenwirkungen und entsprechende Begleitbehandlungen hängen von der jeweiligen Lokalisation der (gezielten) Bestrahlung ab und sind in den entsprechenden Organkapiteln beschrieben.

Nachsorge und Rehabilitation

Da beim Ovarialkarzinom nach Operation und Chemotherapie im Rezidivfall, insbesondere im Fall einer Oligoprogression, wirksame Behandlungsmöglichkeiten zur Verfügung stehen, empfiehlt sich eine strukturierte Nachsorge. Umfang und Intervalle der Nachsorgeuntersuchungen richten sich nach den Prognosefaktoren sowie den Besonderheiten der durchgeführten Tumorbehandlung. In den letzten Jahren hat sich die „symptomgesteuerte Nachsorge“ etabliert, sodass bildgebende Verfahren nur bei klinischem Verdacht auf ein Rezidiv oder möglichen therapeutischen Konsequenzen eingesetzt werden sollten. In der palliativen Situation sind die Nachsorgeintervalle und die Art der Untersuchungen den individuellen Bedürfnissen und Gegebenheiten anzupassen.

Literatur

1. Leitlinienprogramm Onkologie (Deutsche Krebsgesellschaft, Deutsche Krebshilfe, AWMF): S3-Leitlinie Diagnostik, Therapie und Nachsorge maligner Ovarialtumoren, Langversion 5.0, 2021, AWMF-Registernummer: 032/035OL, https://www.leitlinienprogramm-onkologie.de/leitlinien/ovarialkarzinom
2. du Bois A, Reuss A, Pujade-Lauraine E, et al. Role of surgical outcome as prognostic factor in advanced epithelial ovarian cancer: a combined exploratory analysis of 3 prospectively randomized phase 3 multicenter trials: by the Arbeitsgemeinschaft Gynaekologische Onkologie Studiengruppe Ovarialkarzinom (AGO-OVAR) and the Groupe d'Investigateurs Nationaux Pour les Etudes des Cancers de l'Ovaire (GINECO). Cancer 2009;115:1234–1244.
3. Rochet N, Kieser M, Sterzing F, et al. Phase II study evaluating consolidation whole abdominal intensity-modulated radiotherapy (IMRT) in patients with advanced ovarian cancer stage FIGO III - The OVAR-IMRT-02 Study. BMC Cancer 2011;11: 41.

10.9.4 Vaginalkarzinom

Kernaussagen

- Die definitive Bestrahlung ist beim Vaginalkarzinomen die Therapie der Wahl, eine Operation erfolgt allenfalls bei kleinen oder oberflächlichen Tumoren im oberen oder mittleren Vaginaldrittel.
- Die Brachytherapie stellt eine wesentliche Therapiekomponente dar und ist in allen Stadien sinnvoll.
- Bei lokal fortgeschrittenen Stadien erfolgt eine Cisplatin-basierte simultane Radiochemotherapie.

Histologie, anatomische Ausbreitung und prognostische Faktoren

Beim Vaginalkarzinom handelt es sich um einen Tumor des höheren Lebensalters mit einem Häufigkeitsgipfel um das 65. Lebensjahr. Primäre Vaginalkarzinome müssen vom wesentlich häufigeren metastatischen Tumorbefall durch Zervix- oder Vulvakarzinome abgegrenzt werden. 30 % der Patienten mit Vaginalkarzinom weisen in der Vorgeschichte ein > 5 Jahre zurückliegendes in-situ Karzinom (CIN) der Zervix bzw. ein Zervixkarzinom auf. 90 % der malignen Tumoren der Vagina sind Plattenepithelkarzinome. Ähnlich wie beim Zervixkarzinom lässt sich beim Vaginalkarzinom in mehr als 50 % der Fälle eine HPV-Infektion (Subtyp 16 oder 18) nachweisen.

Bei Vorliegen eines Adenokarzinoms (5–10 % der Fälle) muss eine Metastasierung eines Endometrium- oder Ovarialkarzinoms ausgeschlossen werden.

Vaginalkarzinome wachsen in 40–50 % multizentrisch. Von den regionalen Lymphknotenstationen sind neben den pelvinen am häufigsten die inguinalen Lymphknoten befallen. Die Inzidenz positiver pelviner Lymphknoten liegt im Stadium I bei etwa 0–6 %, im Stadium II bei etwa 20–35 % und steigt im Stadium III und IV auf 75–80 % an, was die Bedeutung der Mitbehandlung der Lymphabflussgebiete unterstreicht. Wichtigste Prognosefaktoren sind das Tumorstadium und – bei Durchführung einer definitiven Bestrahlung – die Tumorgröße.

Tabelle 10.43: Kurzgefasste TNM-Klassifikation (8. Aufl.)

	Vaginalkarzinom	
TNM		FIGO
Tis	Carcinoma in situ	0
T 1	auf die Vaginalwand beschränkt	I
T 2	Paravaginales Gewebe infiltriert, aber nicht bis zur Beckenwand (Parakolpium)	II
T 3	Ausbreitung bis zur Beckenwand	III
N 1	Inguinale oder pelvine Lymphknotenmetastasen	III
T 4	Infiltration Mukosa von Harnblase/Rektum oder jenseits des Beckens	IV A
M 1	Fernmetastasen	IV B

Primärdiagnostik

- ●●● Anamnese, körperliche Untersuchung einschl. gynäkologischem Befund, Labor, Vaginalsonographie, Kolposkopie mit Zytologie bzw. direkter Biopsie; in Abhängigkeit vom Sitz und der Histologie: Urethrozystoskopie (besonders bei Befall der vorderen Scheidenwand) und Prokto-Rektoskopie (besonders bei Befall der hinteren Scheidenwand)
- ●● fraktionierte Abrasio zum Ausschluss eines primär stummen Zervix- oder Endometriumkarzinoms, MRT-Becken, Rö-Thorax in 2 E., Abdomen-Sonographie
- ● Kontrastmittelgestützte Abdomen-CT, Thorax-CT (bei unklarem Röntgenbefund), PET/CT

Therapiestrategie

Den aktuellen Wissenstand zu Diagnostik, Therapie und Nachsorge des Vaginalkarzinom fasst die 2018 erschienene interdisziplinäre S2k-Leitlinie (AWMF-Registernummer 032/042) zusammen. Aufgrund der Seltenheit der Erkrankung gibt es keine prospektiven Therapiestudien und die Behandlung orientiert sich aufgrund ähnlicher Krankheitsätiologie und bei Wunsch nach Organerhalt an den Behandlungskonzepten des Zervix-, Vulva- und Analkarzinoms. Für die meist älteren Patientinnen mit Vaginalkarzinom stellt die primäre Strahlentherapie, bei fortgeschrittenen Stadien auch die Cisplatin-basierte Radiochemotherapie, die Therapie der Wahl dar. Chirurgische Maßnahmen kommen allenfalls im Stadium I bei jüngeren Patientinnen, kleinem Primärtumor bis 2 cm und Lokalisation im oberen/mittleren Drittel des Scheidengewölbes als lokale Exzision in Frage. Beim Carcinoma in-situ (vaginale intraepitheliale Neoplasie, VAIN II–III), welches häufig multifokal im Bereich des Scheidengewölbes auftritt, kommt eine chirurgische Exzision der suspekten Läsion weit im Gesunden in Frage. Im Stadium II und III kann eine Operation bei Vorliegen bestimmter Histologien (z. B. Melanom) oder bei ausgedehnten vulvo-vaginalen Karzinomen als Teil eines kombinierten Vorgehens gerechtfertigt sein. Bei adäquater Therapie sind die Überlebensraten von Patientinnen mit Vaginalkarzinom vergleichbar mit denen von Zervixkarzinom-Patientinnen.

Bestrahlungsindikation und Durchführung der Bestrahlung

Die definitive Strahlentherapie ist im kurativen Ansatz die Therapiemethode der Wahl und erfolgt stadienabhängig in Form einer kombinierten Therapie aus perkutaner Bestrahlung und intravaginaler Brachytherapie bzw. bei fortgeschrittenem Stadium auch als Cisplatin-basierte Radiochemotherapie. Eine interstitielle Brachytherapie in Form einer transperinealen Spickung kann bei Introitus-nahem ausgedehntem Tumorbefall in Frage kommen.

Die Brachytherapie des Vaginalkarzinoms ist in allen Stadien der Krankheit indiziert. Im Stadium I kann die alleinige Brachytherapie bei kleinen Läsionen ausreichend sein. Allerdings wurde auch im Stadium I über vermehrte pelvine Rezidive mit alleiniger vaginaler Brachytherapie im Gegensatz zur Kombination mit einer perkutanen Beckenbestrahlung berichtet, insbesondere bei Vorliegen höhergradiger und infiltrativ wachsender Vaginalkarzinome. Im Stadium II–IV wird eine kombinierte Behandlung aus perkutaner Bestrahlung und Brachytherapie durchgeführt. Eine Cisplatin-basierte simultane Radiochemotherapie sollte ab dem Stadium II erfolgen, insbesondere bei Primärtumoren > 4 cm sowie inguinalen oder pelvinen Lymphknotenmetastasen, auch wenn aufgrund der Seltenheit des Vaginalkarzinoms nur begrenzte Erfahrungen vorliegen. Auf das gesteigerte Nebenwirkungspotential ist bei den oft multimorbiden Patientinnen zu achten.

Bei der perkutanen Bestrahlung sollte eine Intensitäts- bzw. Volumenmodulierten Technik (IMRT/VMAT) zur Organschonung (Harnblase, Rektum, Darm, Haut) eingesetzt werden. Bei Tumorsitz im oberen Vaginaldrittel schließt die kraniale Feldgrenze die iliakal externen Lymphknoten ein (dies entspricht etwa der Höhe des Bandscheibenfaches L5/S1), die kaudale schließt die gesamte Scheide ein. Bei einem Tumorsitz im mittleren oder unteren Vaginaldrittel sollten Vulva und Leisten in das Zielvolumen mit einbezogen werden. Bei fortgeschrittenen Tumoren wird mit einer perkutanen Bestrahlung des Tumors und der Lymphabflusswege begonnen und nach Erreichen einer Dosis von 45–50 Gy (Einzeldosis 1,8–2,0 Gy) mit einer gezielten Brachytherapie fortgesetzt (kumulative Primärtumordosis > 70 Gy). Bei pathologisch vergrößerten oder palpablen Lymphknoten und/oder ausgedehntem Parametrienbefall ist eine zusätzliche perkutane Dosiserhöhung kleinvolumig bis 54–60 Gy sinnvoll. Bei adäquater Therapie können in den frühen Tumorstadien Kontrollraten im Bereich der Vagina von über 90 % erreicht werden. Die Inzidenz von Fernmetastasen im weiteren Krankheitsverlauf beträgt jedoch in den lokal fortgeschrittenen Tumorstadien 30–50 %, wobei diese in > 50 % der Fälle in Kombination mit einem Lokalrezidiv auftreten.

Nebenwirkungen und Begleitbehandlung

Hinsichtlich der Akutreaktionen kann die Haut in den Leistenbeugen und Perineum neben Hautrötung auch feuchte Epitheliolysen aufweisen, die entsprechende pflegerische Maßnahmen erforderlich machen. Die intravaginale Brachytherapie führt gelegentlich zur Vaginitis mit der Möglichkeit einer bakteriellen Infektion. An Späteffekten werden Trockenheit, Fibrosierung und Stenosierung der Vagina mit Verkürzung und Elastizitätsverlust beschrieben. Die lokale Applikation von Östrogenen (Vaginalsuppositorien) und der langfristige Einsatz von Vaginaldilatatoren mit Beginn 4–6 Wochen nach Abschluss der Bestrahlung kann die Problematik günstig beeinflussen. Selten können chronische Proktitiden, rektovaginale (3 %) oder vesikovaginale Fisteln (2 %) auftreten.

Nachsorge und Rehabilitation

Die Nachsorge (drei Jahre alle 3 Monate, zwei Jahre alle 6 Monate, dann jährlich) entspricht der bei allen anderen gynäkologischen Karzinomen. Entscheidend ist dabei die präzise lokale Untersuchung mit Kolposkopie und Zytologie. Bildgebende Verfahren werden bei Beschwerden symptomorientiert durchgeführt.

Literatur

1. S2k-Leitlinie Diagnostik, Therapie und Nachsorge des Vaginalkarzinoms und seiner Vorstufen, AWMF-Registernummer: 032-042, Version 1.0, 2018 https://www.awmf.org/leitlinien/detail/ll/032-042.html
2. Dimopoulos JC, Schmid MP, Fidarova E, et al. Treatment of locally advanced vaginal cancer with radiochemotherapy and magnetic resonance image-guided adaptive brachytherapy: dose-volume parameters and first clinical results. Int J Radiat Oncol Biol Phys 2012;82:1880–1888.
3. Mock U, Kucera H, Fellner C, et al. High-dose-rate (HDR) brachytherapy with or without external beam radiotherapy in the treatment of primary vaginal carcinoma: long-term results and side effects. Int J Radiat Oncol Biol Phys 2003;56:950–957.

10.9.5 Vulvakarzinom

Kernaussagen

- Primär wird eine Operation angestrebt, soweit eine komplette Resektion mit Kontinenzerhalt und eine spannungsfreie Defektdeckung erreicht werden kann.
- Eine Bestrahlung erfolgt postoperativ abhängig von Lymphknotenbefall und Resektionsstatus indikationsgerecht im Bereich der Leisten, des Beckens und ggf. der Vulva.
- Eine Cisplatin-basierte Radiochemotherapie erfolgt bei lokoregionär fortgeschrittenen Stadien in kurativer Intention mit der Möglichkeit einer sekundären Resektion.

Histologie, anatomische Ausbreitung und prognostische Faktoren

Die überwiegende Zahl der Vulvakarzinome sind Plattenepithelkarzinome. Die Inzidenz der vulvären intraepithelialen Neoplasie (VIN) als Vorstufe des Vulvakarzinoms steigt an, besonders bei 35- bis 40-Jährigen. Diese Veränderungen treten häufig multifokal auf und weisen eine hohe Prävalenz von HPV-DNA auf, beispielsweide der onkogenen HPV-Typen 16 und 33. Eine prophylaktische Impfung mit tetravalenter HPV-Vakzine kann eine höhergradige VIN bei HPV-negativen Frauen effektiv verhindern. Es bleibt jedoch abzuwarten, ob damit auch die künftige Zahl HPV-assoziierter Vulvakarzinome reduziert wird. Wahrscheinlich gibt es zwei Formen des Plattenepithelkarzinoms der Vulva: ein HPV-positives Karzinom, das bei jüngeren Frauen vorkommt und oft mit Karzinomen der Zervix und des Anus kombiniert ist, und ein zweites, das kein HPV aufweist, bei älteren Frauen vorkommt und mit 65–80 % am häufigsten ist.

Bei den invasiven Karzinomen ist bereits ab 1 mm Invasionstiefe ein inguinaler Lymphknotenbefall möglich. Die Inzidenz positiver inguinaler Lymphknoten liegt im Stadium IB (T1b-Tumoren) bei etwa 10–20 %, im Stadium II (T2-Tumoren) bei etwa 30–40 % und im Stadium III und IV bei 50–90 %. Risikofaktoren sind neben einer persistierenden HPV-Infektion, präkanzeröse Hautveränderungen anogenital (z. B. Lichen sklerosus), eine bestehende Immunsuppression und Nikotinabusus. Etwa 4 % der malignen Vulvatumoren sind Melanome, etwa 2 % sind Basalzellkarzinome. Als wichtigste Prognosefaktoren gelten das Tumorstadium, ein Lymphknotenbefall, aber auch die Größe und Anzahl der Lymphknotenmetastasen und das Vorliegen einer Kapselperforation sowie eine inkomplette Tumorresektion. Das Vorliegen von pelvinen Lymphknotenmetastasen geht mit einer schlechten Prognose einher und definiert deshalb ein Stadium IVB nach FIGO.

Tabelle 10.44: Kurzgefasste TNM-Klassifikation (8. Aufl.)

	Vulvakarzinom	
TNM		FIGO
T 1	Begrenzt auf Vulva/Perineum	I
T 1 a	Tumor bis 2 cm mit Stromainfiltration bis 1 mm (mikroinvasives Karzinom)	I A
T 1 b	Tumor >2 cm oder Stromainfiltration > 1 mm	I B
T 2	Infiltration von: unteres Drittel Urethra, unteres Drittel Vagina oder Anus	II
N 1	Ein bis zwei regionäre Lymphknotenmetastasen	IIIA
N1a	Jede < 5 mm	IIIA
N1b	Eine $\geq$ 5 mm	IIIA
N 2	Drei und mehr regionäre Lymphknotenmetastasen	IIIB
N2a	Jede < 5 mm	IIIB
N2b	Zwei und mehr $\geq$ 5 mm	IIIB
N2c	Lymphknotenmetastase mit extrakapsulärer Ausbreitung	IIIC
N 3	Fixierte oder ulzerierte Lymphknotenmetastase	IV A
T 3	Infiltration von: obere 2/3 Urethra, obere 2/3 Vagina, Harnblasenmukosa, Rektummukosa oder Fixierung am Beckenknochen	IV A
M 1	Fernmetastasen einschließlich Beckenlymphknoten	IV B

Primärdiagnostik

- ●●● Anamnese, körperliche Untersuchung einschl. gynäkologischem Befund, Rö-Thorax in 2 E. und Abdomen-Sonographie
- ●● Vaginalsonographie, KM-gestütztes CT Abdomen, Zystoskopie und Rektoskopie (Stadium III), Leisten-Sonographie bds., Vulvoskopie
- ● Thorax-CT (bei unklarem Röntgenbefund), PET/CT

Therapiestrategie

Den aktuellen Wissenstand zu Diagnostik, Therapie und Nachsorge des Vulvakarzinoms fasste die interdisziplinäre S2k-Leitlinie von 2015 (AWMF-Registernummer 015/059) zusammen, welche zwischenzeitlich ausgelaufen ist. Eine S3-Leitlinie ist in Vorbereitung und wird für 2022 erwartet. Die lokale bzw. regionale Radikalität in der Behandlung des Vulvakarzinoms wurde in den letzten Jahren zunehmend mit dem Ziel zurückgenommen, bei vergleichbarer Effektivität die therapiebedingte Morbidität zu senken und die Funktion und Sensibilität der Vulva zu erhalten. Bei der vulvären intraepithelialen Neoplasie (VIN 3) und beim mikroinvasiven Vulvakarzinom (FIGO IA) erfolgt bei umschriebenen Läsionen eine lokale Exzision oder eine Laservaporisation nach klinischem Bild im Gesunden und keine Lymphadenektomie. Beim invasiven Karzinom erfolgt im Stadium IB eine lokale Exzision oder einfache Vulvektomie mit vollständiger inguino-femoraler Lymphknotendissektion. Bei streng einseitiger Tumorlokalisation ist eine ipsilaterale Lymphonodektomie ausreichend, wenn histologisch keine Lymphknotenmetastasen nachweisbar sind. Bei Patientinnen im Stadium II und III mit günstigen Prognosekriterien erfolgt eine radikale Vulvektomie (meist in Dreischnitttechnik) mit beidseitiger inguinofemoraler Lymphadenektomie.

Die Sentinel-Lymphknotenbiopsie (SLN) ist eine Alternative zur inguino-femoralen Lymphonodektomie in den Stadien IB und II mit klinisch und sonographisch unauffälligen Leistenlymphknoten (cN0), unilateralem Tumorsitz und Tumoren < 4 cm Größe, wie die Langzeitdaten der prospektiven GROINSS-V I Studie gezeigt haben. Beim negativen SLN lag die Lymphknoten-Rezidivrate nach 5 Jahren bei 2,5 %. Die 2021 publizierten Ergebnisse der prospektiven GROINSS-V II Studie zeigten ebenfalls nur 3 % isolierte Lymphknotenrezidive von SLN-negativen Patienten ohne weitere Lokaltherapie. In der Subgruppe von Patientinnen mit SLN-Mikrometastasen ($\leq$ 2 mm) wurden nach alleiniger Bestrahlung lediglich 1,6 % ipsilaterale Lymphknotenrezidive beobachtet. Hingegen traten bei Patientinnen mit SLN-Makrometastasen (> 2 mm) nach alleiniger Bestrahlung 22 % LK-Rezidive auf, während es nach operativer Lymphonodektomie (± adjuvanter Bestrahlung) 6,9 % waren. Hieraus ergibt sich, dass bei negativem SLN eine adjuvante Therapie der Lymphknoten offenbar verzichtbar ist, bei SLN-Mikrometastasen ($\leq$ 2 mm) eine alleinige Bestrahlung akzeptabel niedrige Lymphknotenrezidive aufweist und bei SLN-Makrometastasen (> 2 mm) eine Lymphonodektomie indiziert ist. Da ein inguinaler Lymphknotenbefall mit einem erhöhten regionären Rezidivrisiko und einer signifikanten schlechteren Prognose verbunden ist, wird eine postoperative adjuvante Bestrahlung der Lymphabflusswege bereits ab einem makroskopisch (> 5 mm) befallenen Lymphknoten empfohlen.

Bei lokal fortgeschrittenen Stadien setzt eine eventuelle primäre Operation grundsätzlich die Erreichbarkeit einer in-sano Resektion mit Kontinenzerhalt und eine spannungsfreie Defektdeckung ± plastische Rekonstruktion (je nach Funktionalität und weiblichem Erscheinungsbild) voraus. In den übrigen Fällen, z. B. wenn durch die Operation die Kontinenz gefährdet wird, erfolgt eine definitive Radio-(chemo-)therapie, wobei allerdings das meist höhere Lebensalter der Patientinnen berücksichtigt werden muss. Simultan zur Bestrahlung eingesetzte Zytostatika sind Cisplatin (40 mg/m^2 wöchentlich) oder alternativ 5-FU oder Mitomycin C in Anlehnung an die Behandlung von Zervix- bzw. Analkarzinomen. Im präoperativen Ansatz kann durch eine Radiochemotherapie eine anschließende Operabilität in 63–92 % der Fälle erreicht werden, im postoperativen Ansatz eine lokale Kontrolle zur Senkung der Rezidivrate. Eine sekundäre Operation der Vulva (ohne Leistenlymphknoten) nach Radiochemotherapie kann auch nach Erreichen einer kompletten Remission das Rezidivrisiko senken.

Bestrahlungsindikation und Durchführung der Bestrahlung

Die Indikationen zur postoperativen Bestrahlung der Lymphabflusswege besteht bereits ab einem befallenen Lymphknoten, wenn die Metastase $\geq$ 5 mm ist, immer ab zwei oder mehr befallenen Lymphknoten (unabhängig von deren Größe), bei Kapseldurchbruch sowie bei Vorliegen einer fixierten oder ulzerierten Lymphknotenmetastase. Der Stellenwert der alleinigen Bestrahlung der Lymphabflusswege in der cN0-Situation ist durch das Konzept der Sentinel-Lymphknotenbiopsie (SLN) im Umbruch und scheint bei Nachweis einer SLN-Mikrometastase ($\leq$ 2 mm) mit niedrigen Lokalrezidivraten einherzugehen (GROINSS-V II Studie). Die alleinige Bestrahlung weist geringere Akut- und Spätnebenwirkungen auf und stellt bei reduziertem Allgemeinzustand der Patientin eine Alternative zur Lymphonodektomie dar, um das höhere Morbiditätsrisiko einer Operation zu vermeiden. Die zusätzliche Bestrahlung der Primärtumorregion (Vulva) erfolgt bei positiven Resektionsrändern (R1/R2); sie sollte aber auch erwogen werden, wenn die Resektionsgrenzen zum gesunden Gewebe $\leq$ 3 mm betragen und eine Nachresektion nicht möglich oder/und funktionell nicht sinnvoll erscheint bzw. von der Patientin nicht gewünscht wird. Neben der alleinigen postoperativen Bestrahlung ist abhängig von der individuellen Risikosituation auch eine postoperative Radiochemotherapie möglich, allerdings liegen zur Wertigkeit dieser intensivierten Therapie nur begrenzte Daten vor.

Die perkutane Bestrahlung der Leisten und/oder Vulva erfolgt CT-basiert und 3D-geplant mit Intensitäts- bzw. Volumenmodulierten Techniken (IMRT/VMAT). Hiermit gelingt die beste Schonung der pelvinen Risikostrukturen (Harnblase, Rektum, Darm, Haut von Leisten und Damm). Die Gesamtdosis beträgt in den Leisten bei adjuvanter Bestrahlung 45–50 Gy (Einzeldosis: 1,8–2,0 Gy). Bei inkompletten Resektionen oder bei der definitiven Bestrahlung beträgt die Dosis im Bereich der befallenen Leisten (cN+) und in der Primärtumorregion kleinvolumig bis zu 60 Gy. Bei der kombinierten Radiochemotherapie sollte die Gesamtdosis auf < 60 Gy begrenzt werden.

Nebenwirkungen und Begleitbehandlung

Im Bereich von Leisten, Introitus, Urethra und Perineum kommt es regelmäßig zu Hautrötungen, ödematösen Schwellungen und schmerzhaften feuchten Epitheliolysen. Sitzbäder, feuchte Umschläge und die lokale Anwendung von desinfizierenden Auflagen sollen bakterielle Infektionen verhindern. Bei dysurischen Beschwerden sollte ein zusätzlicher Harnwegsinfekt ausgeschlossen und ggf. antibiotisch behandelt werden. Seltene Spätfolgen der Bestrahlung stellen Fisteln (rektovaginal, vesikovaginal), eine chronische Zystitis oder Proktitis, Urethrastrikturen oder Inkontinenz durch Fibrosierung des Analspinkters dar. Das Risiko von Lymphödemen ist bei einer Kombination von inguinaler Lymphonodektomie und postoperativer Bestrahlung erhöht.

Nachsorge und Rehabilitation

Kern der Nachsorge ist die gynäkologische Untersuchung, ggf. mit Vulvoskopie, Zytologie und Biopsie. Der Nutzen einer strukturierten Nachsorge ist bisher nicht erwiesen. Bei den zumeist älteren Patientinnen liegt häufig eine Multimorbidität vor, die neben den Auswirkungen der Erkrankung und Therapie ein Grund für einzuleitende Rehabilitationsmaßnahmen sein kann.

Literatur

1. Deppe G, Mert I, Winer IS. Management of squamous cell vulvar cancer: a review. J Obstet Gynaecol Res 2014;40: 1217–25.
2. Te Grootenhuis NC, van der Zee AG, van Doorn HC, et al. Sentinel nodes in vulvar cancer: Long-term follow-up of the GROningen INternational Study on Sentinel nodes in Vulvar cancer (GROINSS-V) I. Gynecol Oncol 2016;140:8–14.
3. Kunos C, Simpkins F, Gibbons H, et al. Radiation therapy compared with pelvic node resection for node-positive vulvar cancer: a randomized controlled trial. Obstet Gynecol 2009;114: 537–46.
4. Mahner S, Jueckstock J, Hilpert F, Neuser P, Harter P, de Gregorio N, et al. Impact of adjuvant therapy in lymph-node positive vulvar cancer – the AGO-CaRE 1 (Chemo- and Radiotherapy in Epithelial Vulvar Cancer) study. J Natl Cancer Inst. 2015;107.
5. Moore DH, Ali S, Koh WJ, et al. A phase II trial of radiation therapy and weekly cisplatin chemotherapy for the treatment of locally-advanced squamous cell carcinoma of the vulva: a gynecologic oncology group study. Gynecol Oncol 2012;124: 529–33.
6. Oonk MHM, Slomovitz B, Baldwin PJW et al.: Radiotherapy Versus Inguinofemoral Lymphadenectomy as Treatment for Vulvar Cancer Patients With Micrometastases in the Sentinel Node: Results of GROINSS-V II. J Clin Oncol. 2021; 39:3523–363.
7. van der Velden J, Fons G, Lawrie TA: Primary groin irradiation versus primary groin surgery for early vulvar cancer. Cochrane Database Syst Rev. 2011.

8. Woelber L, Bommert M, Harter P et al.: Role of Pelvic Lymph Node Resection in Vulvar Squamous Cell Cancer: A Subset Analysis of the AGO-CaRE-1 Study. Ann Surg Oncol. 2021; 28: 6696–6704.

10.10 Urologische Tumoren

Robert M. Hermann

10.10.1 Nierenzellkarzinom

Kernaussagen

- In der kurativen Situation ist die Resektion (Nierenteilresektion, Nephrektomie) entscheidend.
- In der metastasierten Situation sind die Checkpoint-Blockade in Kombination mit TKI als Erstlinienbehandlung gut wirksam.
- Die Hauptaufgabe der Radiotherapie besteht in der lokalen Tumorkontrolle nicht oder nur erschwert resektabler Fernmetastasen. Gerade bei solitären Metastasen/Oligometastasierung ist die lokal ablative Therapie der Metastasen wahrscheinlich mit einer Verbesserung des krankheitsfreien Überlebens verbunden.
- Inoperablen Patienten kann auch eine lokal ablative Bestrahlung des Primärtumors in ausgesuchten Situationen angeboten werden.

Histologie und onkologische Besonderheiten

Das Nierenzellkarzinom (syn. Hypernephrom) besteht histologisch überwiegend aus trabekulären und azinären Zellformationen, in etwa 10 % aus papillären Drüsenkomplexen. Die pathologische Typisierung unterscheidet die häufigen klarzelligen Karzinomen (80 %) von den chromophilen (10–15 %) und den chromophoben Karzinomen (5 %). Das klarzellige und das chromophile Karzinom nehmen ihren Ursprung vom proximalen Tubulus. Die WHO-Klassifikation graduiert die Nierenzellkarzinome nach der zellulären Anaplasie (G1: geringster Grad der Anaplasie, G3: schwere zelluläre Anaplasie). Die WHO-Klassifikation berücksichtigt neben den histopathologischen auch molekulare Charakteristika. In weniger als 5 % der Fälle liegt ein hochmaligner, aggressiver Tumor mit spindelzelliger Entdifferenzierung (sog. sarkomatoides Nierenzellkarzinom) vor. Eine Sonderstellung nimmt das Onkozytom ein (bis 4 % der Tumoren), welches nicht metastasiert und eine gute Prognose hat. Durch den ubiquitären Einsatz der Sonographie werden die meisten Nierenzellkarzinome in einem relativ frühen Stadium diagnostiziert. Die früher als typisch beschriebenen Tumorsymptome Hämaturie, Flankenschmerz sowie palpabler Tumor sind heute sehr viel seltener und nur bei lokal weit fortgeschrittenen Tumoren anzutreffen.

Als Risikofaktoren für erworbene Tumore gelten Rauchen, arterielle Hypertonie und eine hohe Exposition gegenüber Halogenwasserstoffen (Trichlorethen). Die häufigste hereditäre Form ist das von Hippel-Lindau-Syndrom, bei dem sich Mutationen auf dem VHL-Gen finden. Es ist auch assoziiert mit Hämangioblastomen im ZNS, Angiomen der Retina und Phäochromozytomen, bei deutlicher Heterogenität des Krankheitsbildes.

Nierenzellkarzinome gelten als mittelgradig strahlensensible Tumoren, sodass insbesondere bei der Behandlung von Knochen- und Weichteilmetastasen gute palliative Effekte erzielt werden.

Tabelle 10.45: TNM-Klassifikation der Nierenkarzinome (8. Aufl.)

T1	$\leq$ 7cm ($\leq$ 4 cm T1a, $>$ 4 bis $\leq$ 7 cm T1b)
T2	$>$ 7 cm, auf die Niere begrenzt ($\leq$ 10 cm T2a, $>$ 10 cm T2b)
T3	Ausbreitung in größere Venen, Infiltration des perirenalen Gewebes (nicht über Gerota-Faszie hinaus, nicht in die Nebenniere) T3a Ausbreitung in die Nierenvene T3b Tumorzapfen in V.cava unterhalb des Zwerchfells T3c Tumorzapfen in V.cava oberhalb des Zwerchfells oder Infiltration der Wand der V. cava
T4	Wachstum über die Gerota-Faszie hinaus oder Infiltration der Nebenniere
N1	Metastasen in regionären Lymphknoten
M1	Fernmetastasen

Primärdiagnostik

- ●●● Anamnese, körperliche Untersuchung, Labor, Abdomen-Sonographie, KM-gestütztes Abdomen-CT, Rö-Thorax in 2 E
- ●● CT oder MR-Angiographie (insbesondere bei geplanter organerhaltender Nieren-Teilresektion), farbkodierte Duplex-Sonographie (zur Beurteilung einer Tumorinvasion in die Nierenvene bzw. Vena cava), MRT-Abdomen (z. B. bei Kontraindikation bzgl. CT-Kontrastmittel), Thorax-CT (bei unklarem Röntgenbefund oder Tumoren > 3 cm), MRT des Hirns (bei entsprechenden Symptomen), bei V. a. ossäre Metastasen *low dose* Ganzkörper-CT oder MRT besser als Skelettszintigraphie

Therapiestrategie

Eine *Biopsie* einer unklaren Nierenraumforderung soll nur erfolgen, wenn diese die Wahl der Therapie beeinflussen kann. Da unter kurativer Zielsetzung die chirurgische Resektion die Therapie der Wahl ist, kann hier meist auf eine Biopsie verzichtet werden. Im palliativen Setting (ablative Therapie, vor Einleitung einer Systemtherapie) ist eine histologische Sicherung aber sinnvoll. Falls diese nicht aus einer Metastase erfolgen kann, ist eine Biopsie des Nierentumors gut zu rechtfertigen.

Von entscheidender Bedeutung für die Prognose ist die Frage, ob es sich um ein lokal begrenztes oder ein metastasiertes Nierenzellkarzinom handelt. Beim lokal begrenzten Tumor (Stadium I–III) ist die operative Therapie die sicherste kurative Behandlungsoption.

Alternativ kann bei Patienten mit Tumoren < 4 cm und gleichzeitig hoher Komorbidität mit entsprechend eingeschränkter Lebenserwartung eine lokal *ablative Therapie* des Tumors erfolgen. Dabei wird eine vorherige histologische Sicherung gefordert, da bis zu 20 % dieser Tumore benigne sein können und die verschiedenen ablativen Techniken mit Risiken behaftet sind (S3 Leitlinie). Verschiedene Techniken werden zur Ablation der Tumore eingesetzt, wie die Radiofrequenzablation (RFA), Kryoablation und stereotaktisch-ablative Radiotherapie (stereotactic ablative body radiotherapy – SABR).

Bei der RFA wird perkutan unter Bildgebung eine Sonde in den Tumor eingeführt, über die ein Hochfrequenzstrom Wärme erzeugt und zu einer „Thermonekrose" des umliegenden Gewebes führt. Bei der Kryoablation hingegen wird ein Kälteapplikator perkutan oder laparoskopisch in dem Tumor platziert und das Gewebe auf ca. -60 °C abgekühlt. Bei der SABR werden hochpräzise, perkutan und unter kontinuierlicher Berücksichtigung der Atemlage sehr hohe Strahlendosen im Tumor appliziert.

Zur Effektivität dieser Therapien liegen keine prospektiv randomisierten Daten vor. Große Patientenserien legen aber für alle Verfahren eine lokale Kontrolle von ca. 90 % nach 2 Jahren nahe (S3 Leitlinie).

Bei Patienten mit einer kleinen Raumforderung, hoher Begleitmorbidität und/oder begrenzter Lebenserwartung, bei denen eine ablative Therapie nicht durchführbar oder gewünscht ist, kann der Nierentumor im Rahmen einer *„aktiven Überwachung"* kontrolliert werden. Im Unterschied zum Prostatakarzinom ist dieses Vorgehen aber nicht in großen prospektiven Studien abgesichert, zudem fehlt häufig die histologische Sicherung des Nierentumors. Es besteht kein Konsens hinsichtlich der optimalen Kontrollintervalle, um einen klinisch signifikanten Progress auszuschließen.

Die *Nephrektomie* kann offen oder laparoskopisch durchgeführt werden. Da der Blutverlust geringer und der stationäre Aufenthalt kürzer ist, sollten nach Möglichkeit laparoskopische Verfahren angestrebt werden. Dabei scheinen laparoskopische und robotische Verfahren gleich effektiv und sicher zu sein, bei längerer Operationszeit und höheren Kosten für den Roboter-Einsatz.

Bei *Nierenteilresektionen* führt der offene Zugang zwar zur kürzesten Operationsdauer, scheint aber mit mehr Komplikationen, längerem stationären Aufenthalt und häufiger unsicheren Resektionsrändern assoziiert zu sein als die laparoskopischen Verfahren, insbesondere i. Vgl. zur Robotischen Operation.

Hierbei muss die Ischämiedauer so kurz wie möglich gehalten werden, um die damit verbundene Nierenschädigung zu minimieren (auch bei erwartbarer Teilkompensation des Nierenfunktionsverlustes durch die kontralaterale Niere). Bei komplexen Eingriffen mit einer zu erwartenden Ischämiedauer > 25 min ist eine kalte Ischämie zu bevorzugen, bei kleinen Tumoren mit darstellbarem zuführendem Gefäß kann auf eine Ischämie verzichtet werden.

cT1 Tumoren sollen, größere – noch lokal begrenzte – Tumoren sollten möglichst nierenerhaltend operiert werden i. S. einer Nierentumorenukleation oder einer partiellen Nephrektomie. Im Vergleich zur radikalen Nephrektomie erscheinen die onkologischen Ergebnisse gleichwertig, während die Komorbiditäten (Einschränkung der Nierenfunktion, kardiovaskuläre Folgeerkrankungen) reduziert werden. Dabei wird eine R0-Resektion angestrebt. Durch die Tumorenukleation (entlang der Pseudokapsel) scheint die Rate an R1-Resektionen signifikant niedriger zu liegen als nach Teilnephrektomien. Allerdings kann nach R1-Resektion (aber makroskopisch vollständiger Tumorentfernung) auf eine Nachresektion verzichtet werden, sofern eine engmaschige Nachsorge sichergestellt ist.

Eine Verbesserung der Prognose durch eine extensive Lymphadenektomie bei bildgebend unauffälligen Lymphknoten wurde bislang nicht belegt. Auch bei nachgewiesenem Befall von regionären Lymphknoten ist der onkologische Stellenwert einer ausgedehnten Lymphadenektomie unsicher.

Eine *neoadjuvante Therapie* vor kurativ intendierter Operation ist nicht indiziert, da bislang keine prospektiven Daten vorliegen, die eine klinische bedeutsame Verbesserung der Operabilität ohne zusätzliche Morbidität belegt haben.

Die *adjuvante Strahlentherapie* spielt in der Initialtherapie des Nierenzellkarzinoms keine Rolle. Ebenso ist bislang noch keine positive Beeinflussung der onkologischen Endpunkte durch eine adjuvante TKI Therapie (Sunitinib, Sorafenib) nach Resektion von Hochrisiko-Patienten belegt worden (Bex, 2017).

Metastasiertes Stadium 1/3 der Patienten mit Nierenkarzinom wird erst im metastasierten Stadium diagnostiziert. Zudem treten Metastasen im weiteren Verlauf bei ca. 25 % der Patienten auf, die in kurativer Absicht operiert wurden.

Chemotherapien zeigen kaum Wirkung beim Nierenzellkarzinom. Die erste verfügbare *Immuntherapie* war das Zytokin Interferon α, allerdings mit einem Ansprechen von nur ca. 10 % und relativ hoher Toxizität. Seit 2006 hat ein Paradigmenwechsel stattgefunden: So stehen jetzt die molekularen *zielgerichteten Therapien* im Vordergrund, während die früher dominierende Zytokintherapie in der Erst- und Zweitlinientherapie keine relevante Rolle mehr spielt.

Im Vergleich zu Interferon α wird eine deutliche Verbesserung des medianen Überlebens in der Hochrisikogruppe mit dem oralen Rezeptor-Tyrosinkinase-Inhibitor (TKI) Sunitinib erzielt. Dabei wird die Antitumorwirkung insbesondere der *Blockade des VEGF-Rezeptors (Vascular Endothelial Growth Factor)* zugewiesen. Das objektive Ansprechen wurde von 6 % auf 31 % gesteigert, das mediane progressionsfreie Überleben von 5 auf 11 Monate erhöht, und auch das mediane Gesamtüberleben von 21.8 auf 26.4 Monate verlängert (Motzer, 2009). Ähnliche Ergebnisse wurden mit einem anderen oralen TKI (Pazopanib i. Vgl. zu Placebo) erzielt (Sternberg, 2013).

Parallel wurden auch die wöchentliche i. V. Gabe von Temsirolimus, einem spezifischen Inhibitor der mTOR-Kinase (*mammalian target of rapamycin*) in die Therapie eingeführt. Bei Patienten mit hohem Progressionsrisiko wird i. Vgl. zu Interferon α das objektive Ansprechen von 4,8 % auf 8,6 % erhöht, das progressionsfreie Überleben von 3,1 auf 5,5 Monate und das mediane Gesamtüberleben von 7,3 auf 10,9 Monate gesteigert (Hudes, 2007).

Der neueste Therapiebaustein war die Integration der Checkpoint-Inhibitoren in die Behandlungskonzepte.

Die aktuellen Therapiealgorithmen orientieren sich – neben patientenbezogenen Faktoren wie Komorbiditäten – auch an der zu erwartenden Toxizität der Therapie (s. Tabelle 10.46) und insbesondere an der Risikoabschätzung nach IMDC (*International Metastatic Renal-Cell Carcinoma Database Consortium*; Heng 2013).

Tabelle 10.46: Typische Nebenwirkungen zielgerichteter Therapien (Heinzerling, 2019)

	Häufig	Gelegentlich	selten
TKI	art. Hypertonie, Blutbildveränderungen, erhöhte Blutungsneigung, Mukositis/Geschmacksverlust	Leberschädigung, Hypothyreose, Dyspnoe	Nierenversagen III°–IV°
VEGF	art. Hypertonie Interferon: Depression	kardiale NW, Dyspnoe	Nierenversagen
mTOR-Inhibitoren	art. Hypertonie, Mukositis	kardiale NW, nicht-infektiöse Pneumonitis	Nierenversagen
Checkpoint-Inhibition	Fatigue, Pruritus, autoimmun: Kolitis, Hepatitis, Endokrinopathien (Thyreoiditis, Hypophysitis, Adrenalitis, Diabetes mellitus)	Pneumonitis, Nephritis, Kardiomyositis	neurologische Nebenwirkungen

Dabei werden folgende Prognosekriterien bewertet:

- Performance Status < 80 %
- Intervall von Diagnose bis zur Systemtherapie < 1 Jahr
- Hämoglobin unterhalb des Normwertes
- Hyperkalzämie

- Neutrophile oberhalb des Normwertes
- Thrombozyten oberhalb des Normwertes

0 Risikofaktoren bedeuten eine „gutes Risikoprofil“ mit 43,2 Monaten medianes Gesamtüberleben,
1–2 Risikofaktoren ein intermediäres Risikoprofil mit 22,5 Monaten und
> 3 Risikofaktoren ein ungünstiges Risikoprofil mit 7,8 Monaten.

In der Erstlinientherapie – unabhängig von der Risikogruppe – hat sich die Kombination aus einem modernen TKI mit einem Checkpoint-Inhibitor einer alleinigen Therapie mit Sunitinib als signifikant überlegen erwiesen. In den Zulassungsstudien KEYNOTE-426 (für Pembrolizumab plus Axitinib) und JAVELIN Renal 101 (Avelumab plus Axitinib) wurden die objektiven Ansprechraten von 30–35 % unter Sunitinib durch die Kombinationstherapie auf 55–60 % fast verdoppelt bei vollständigen Remissionsraten bis 10 % (i. Vgl. zu maximal 2 % unter Sunitinib). Dabei wurde das progressionsfreie Überleben von 7.2 auf 13 Monate fast verdoppelt (Motzer, 2019), und das Gesamtüberleben nach einem Jahr von 78 % auf fast 90 % gesteigert (Rini, 2019). Fast identische Daten zur Effektivität wurden für die Kombination von Nivolumab mit Cabozantinib i. Vgl. zu Sunitinib nachgewiesen (CheckMate 9ER; Choueiri, 2021).

Eine Alternative für Patienten im mittleren und ungünstigen Risiko stellt die alleinige Checkpoint-Inhibition mit der Kombination aus Ipilimumab (Anti-CTLA-4-Antikörper) und Nivolumab (PD-1 Antikörper) dar. In CheckMate-214 führte die Kombinationsbehandlung bei Patienten im intermediären und ungünstigen Risiko gegenüber Sunitinib zu einer Erhöhung des Gesamtüberlebens nach 42 Monaten von 39 % auf 52 %, wobei 5 % vs. 18 % langfristig keiner weiteren Therapie bedurften (Regan, 2021).

Die Therapieempfehlungen und die Alternativen, wenn in der Erstlinie keine Checkpoint-Inhibitor-basierte Kombinationstherapie durchgeführt werden kann, werden in Tabelle 10.47 dargestellt.

Tabelle 10.47: Algorithmus Erstlinientherapie des metastasierten Nierenzellkarzinoms nach S3 Leitlinie

Risikoprofil	Standard	Optionen, wenn keine Checkpoint-Inhibition durchgeführt werden kann
niedrig	Pembrolizumab + Axitinib Avelumab + Axitinib	Bevazizumab + IFN Pazopanib Sunitinib Tivozanib
intermediär	Pembrolizumab + Axitinib Ipilimumab + Nivolumab Avelumab + Axitinib	Cabozantinib Sunitinib Pazopanib Tivozanib Bevazizumab + IFN
ungünstig	Pembrolizumab + Axitinib Ipilimumab + Nivolumab Avelumab + Axitinib	Cabozantinib Sunitinib Temsirolimus Pazopanib

Im Verlauf der Erkrankung entwickeln fast alle Patienten Resistenzen gegenüber VEGF und mTOR gerichtete Therapien, sehr viele auch gegen die Checkpoint-Inhibition. Bei gesichertem Progress im Rahmen der Erstlinienbehandlung (CAVE: bei Checkpoint-Inhibitoren wird oft eine initiale Pseudoprogression gesehen) oder bei nicht tolerierbaren Nebenwirkungen richtet sich die *Zweitlinientherapie* nach der Vorbehandlung.

Bei Versagen einer Checkpoint-Inhibitor-Therapie kann ein TKI gegeben werden, allerdings ist die Datenlage hierfür noch schwach. Bislang ist nur Sunitinib für eine solche Indikation zugelassen.

Bei Progress nach TKI kann auch auf Checkpoint-Inhibition gewechselt werden (Nivolumab). Aber auch der potente TKI Cabozantinib, der auch alternative Signalkaskaden blockiert, die für eine erworbene Resistenz gegenüber VEGF gerichteten Therapien verantwortlich sein können, führt in dieser Situation i. Vgl. zu Everolimus zu einer Verlängerung des medianen progressionsfreien Überlebens von 3,9 auf 7,4 Monate und des medianen Gesamtüberlebens von 16,5 auf 21,4 Monate (Choueiri, 2016).

Deutlich weniger Studien sind für *nicht-klarzellige Nierenzellkarzinome* verfügbar. Aktuell werden sie in Analogie zu den klarzelligen Karzinomen behandelt. Subgruppenanalysen z. B. der Javelin Bladder 101 stützen dieses Vorgehen (Choueiri, 2021).

Zytoreduktive Chirurgie Einen wichtigen Stellenwert hat die zytoreduktive Nephrektomie und Metastasektomie. Ziel ist dabei die Verringerung der Tumorlast, welche in mehreren randomisierten Studien mit einer Verbesserung des Gesamtüberlebens assoziiert war. In diesem Zusammenhang kann auch eine hochdosierte, ablative Metastasen-Bestrahlung sinnvoll sein bei oligometastasierten, inoperablen Patienten. Auch bei metachroner solitärer Metastasierung soll zunächst eine lokale Resektion oder eine ablative Bestrahlung der Metastase geprüft werden mit dem Ziel der Verlängerung des krankheitsfreien Überlebens.

Bestrahlungsindikation und Durchführung der Bestrahlung

In der Standardtherapie des Nierenzellkarzinoms hat die Radiotherapie keinen gesicherten Stellenwert. Dies liegt nicht an einer vermeintlichen Radioresistenz dieser Tumoren, sondern an der Lokalisation mit umliegenden radiosensitiven Risikoorganen und an den notwendigen tumoriziden erhöhten Einzel- und Gesamtdosen. Erst mit dem Einzug moderner stereotaktischer Bestrahlungsverfahren ist es möglich geworden, technisch eine ausreichende Dosis unter sicherer Schonung der Normalgewebe einzustrahlen.

Polymorbiden Patienten mit begrenzter Lebenserwartung oder aus anderen Gründen inoperable Patienten können mit einer stereotaktisch-ablativen Radiotherapie behandelt werden. Unterschiedliche Fraktionierungen sind dabei geprüft worden: ca. 40 Gy in 5 Fraktionen, 3x14 Gy oder 1x26 Gy (Siva, 2017). Die lokalen Kontrollraten nach 2 Jahren betragen über 90 %, Nebenwirkungen Grad 3 und höher treten bei unter 4 % der Patienten auf.

Die adjuvante normofraktionierte Strahlentherapie ist heutzutage nicht mehr üblich, kann aber in Einzelfällen bei T4-Tumoren erwogen werden. Bei Lokalrezidiven nach initialer Tumornephrektomie kann hingegen die Strahlentherapie sinnvoll sein; dies gilt insbesondere im Rahmen eines multimodalen Therapiekonzeptes.

Aktuelle Domäne der Strahlentherapie beim Nierenkarzinom ist die strahlentherapeutische Behandlung von Metastasen. Dabei wird unterschieden in die palliative, symptomorientierte Bestrahlung von Weichteil- oder Knochenmetastasen mit dem Ziel der Schmerzreduktion, der Rekalzifizierung von Osteolysen oder der Kontrolle einer zerebralen Metastasierung. Abzugrenzen hiervon ist die stereotaktische Vernichtung oligometastatischer Tumorherde in (zumindest lokal-)kurativer Intention, wenn diese einer chirurgischen Entfernung nicht zugänglich sind (Cheung, 2014).

Eine interdisziplinäre Abstimmung bezüglich der medikamentösen zielgerichteten Tumortherapie und der Strahlentherapie ist notwendig, da systematische Untersuchungen zur simultanen Therapie fehlen und radiosensibilisierende Effekte bei diversen Wirkstoffen beschrieben wurden.

Nebenwirkungen und Begleitbehandlung

An akuten Nebenwirkungen bei der Strahlentherapie des Nierenzellkarzinoms im Bauchbereich sind in erster Linie Übelkeit und Erbrechen zu nennen, bedingt durch die topographische Beziehung der Niere zum Magen-Darm-Trakt. Eine antiemetische

Supportivtherapie sollte (insbesondere bei jüngeren Patienten) bereits prophylaktisch, die Behandlung einer Diarrhoe hingegen bedarfsorientiert erfolgen.

Typische Nebenwirkungen zielgerichteter Therapien sind in Tabelle 10.46 zusammengestellt.

Nachsorge und Rehabilitation

Beim Nierenkarzinom ist eine strukturierte Nachsorge empfehlenswert, da z. B. beim Auftreten einzelner Metastasen (Oligometastasierung) eine erfolgreiche Behandlung eventuell mit kurativer Chance möglich ist. Das aktuell empfohlene Nachsorgeschema ist in Tabelle 10.48 dargestellt. Aufgrund von Spätrezidiven wird die Nachsorge bei Patienten in der mittleren und hohen Risikogruppe bis 9 Jahre nach der Therapie durchgeführt.

Tabelle 10.48: Empfohlene Nachsorgeuntersuchungen nach Operation eines cM0 Nierenzellkarzinoms spezifiziert nach Risikogruppen (S3 Leitlinie)

Zeitpunkt der Untersuchung (m)	3	6	12	18	24	36	48	60	84	108
Klinische Untersuchung	N M H	N M H	N M H	N M H	N M H	N M H	N M H	N M H	- M H	- M H
Laborwerte (Blutbild, Kreatinin, BSG/CRP)	N M H	N M H	N M H	N M H	N M H	N M H	N M H	N M H	- M H	- M H
Sonographie Abdomen	N M H	N M (H)	N - -	N M H	- M -	N M H	- M H	N - -	- - -	- - -
CT Thorax	- - -	- M H	N M H	- - H	N M H	- M H	N M H	- M H	- M H	- M H
CT Abdomen	(N) (M) (H)	- - (H)	- M H	- - -	N - H	- M -	N - -	- M H	- M H	- M H

Niedriges Risiko (N): pT1a/bcN0 G1–2

Mittleres Risiko (M): pT1a/b cN0 G3; pT2cpN0 G1–2; ablative Therapie bzw. R1 eines low risk Karzinoms

Hohes Risiko (H): pT2cpN0 G3; pT3–4 oder pN+

Literatur

1. Langversion der S3-Leitlinie „Diagnostik, Therapie und Nachsorge des Nierenzellkarzinoms", Langversion 3.0 – November 2021 AWMF-Registernummer: 043/017OL https://www.leitlinienprogramm-onkologie.de/fileadmin/user_upload/Downloads/Leitlinien/Nierenzellkarzinom/Version_3/LL_Nierenzellkarzinom_Langversion_3.0.pdf
2. Bex A, Albiges L, Ljungberg B, Bensalah K, et al. Updated European Association of Urology Guidelines Regarding Adjuvant Therapy for Renal Cell Carcinoma. Eur Urol. 2017;71:719–722.
3. Cheung P, Thibault I, Bjarnason GA. The emerging roles of stereotactic ablative radiotherapy for metastatic renal cell carcinoma. Curr Opin Support Palliat Care 2014;8:258–264.

4. Choueiri TK, Escudier B, Powles T, et al. Cabozantinib versus everolimus in advanced renal cell carcinoma (METEOR): final results from a randomised, openlabel, phase 3 trial. Lancet Oncol 2016;17:917–927.
5. Choueiri TK, Larkin J, Pal S, Motzer RJ, et al. Efficacy and correlative analyses of avelumab plus axitinib versus sunitinib in sarcomatoid renal cell carcinoma: post hoc analysis of a randomized clinical trial. ESMO Open 2021;6:100101.
6. Choueiri TK, Powles T, Burotto M, Escudier B, et al.; CheckMate 9ER Investigators. Nivolumab plus Cabozantinib versus Sunitinib for Advanced Renal-Cell Carcinoma. N Engl J Med 2021;384:829–841.
7. Heinzerling L, de Toni EN, Schett G, Hundorfean G, Zimmer L. Checkpoint Inhibitors. Dtsch Arztebl Int 2019;116:119–126.
8. Heng DY, Xie W, Regan MM, Harshman LC, et al. External validation and comparison with other models of the International Metastatic Renal-Cell Carcinoma Database Consortium prognostic model: a population-based study. Lancet Oncol 2013;14:141-.148.
9. Hudes G, Carducci M, Tomczak P, et al. Temsirolimus, interferon alfa, or both for advanced renal-cell carcinoma. N Engl J Med 2007;356:2271–2281.
10. Motzer RJ, Bacik J, Murphy BA, Russo P, Mazumdar M. Interferon-alfa as a comparative treatment for clinical trials of new therapies against advanced renal cell carcinoma. J Clin Oncol 2002;20:289–296.
11. Motzer RJ, Hutson TE, Tomczak P, et al. Overall survival and updated results for sunitinib compared with interferon alfa in patients with metastatic renal cell carcinoma. J Clin Oncol 2009;27:3584–3590.
12. Motzer RJ, Penkov K, Haanen J, Rini B, et al. Avelumab plus Axitinib versus Sunitinib for Advanced Renal-Cell Carcinoma. N Engl J Med 2019;380:1103–1115.
13. Regan MM, Jegede OA, Mantia CM, et al. Treatment-free Survival after Immune Checkpoint Inhibitor Therapy versus Targeted Therapy for Advanced Renal Cell Carcinoma: 42-Month Results of the CheckMate 214 Trial. Clin Cancer Res 2021;27:6687–6695.
14. Rini BI, Plimack ER, Stus V, Gafanov R, et al., KEYNOTE-426 Investigators. Pembrolizumab plus Axitinib versus Sunitinib for Advanced Renal-Cell Carcinoma. N Engl J Med 2019;380:1116–1127.
15. Siva S, Pham D, Kron T, Bressel M, et al. Stereotactic ablative body radiotherapy for inoperable primary kidney cancer: a prospective clinical trial. BJU Int 2017;120:623–630.
16. Sternberg CN, Hawkins RE, Wagstaff J, et al. A randomised, double-blind phase III study of pazopanib in patients with advanced and/or metastatic renal cell carcinoma: final overall survival results and safety update. Eur J Cancer 2013;49:1287–1296.

10.10.2 Harnblasenkarzinom

Kernaussagen

- Das nicht-muskelinvasive Harnblasenkarzinom wird mit transurethralen Resektionen und Frühinstillation von Mitomycin C behandelt, je nach Risikokategorie folgt eine adjuvante intravesikale Immuntherapie mit BCG.
- Standardtherapie des muskelinvasiven Harnblasenkarzinoms ist die radikale Zystektomie.
- Eine multimodale Behandlung mit dem Ziel des Organerhaltes ist eine Alternative zur Zystektomie bei muskelinvasivem, aber noch lokal begrenztem Tumorwachstum (cT2-4 cN0/X cM0, ohne Hydronephrose, ohne Carcinoma in situ).
- Die multimodale Therapie besteht aus einer möglichst kompletten endoskopischen Tumorentfernung (einschließlich Nachresektion) und einer sich daran anschließenden Strahlentherapie, meist mit simultaner Chemotherapie.
- Indikationen für eine palliative Bestrahlung sind Blasenblutungen und Lokalrezidive, die nicht operativ entfernt werden können.

Histologie, anatomische Ausbreitung und prognostische Faktoren

Tumoren der ableitenden Harnwege leiten sich überwiegend vom Urothel ab. Vergleichbar mit der Adenom-Karzinom-Sequenz des Kolonkarzinoms gibt es auch beim Harnblasenkarzinom einen kontinuierlichen Übergang vom Urothelpapillom bis zum Urothelkarzinom. 95 % aller Harnblasenkarzinome sind urothelialen Ursprungs. Plattenepithelkarzinome, Adenokarzinome, Sarkome und Lymphome sind hingegen selten. Dreimal mehr Männer als Frauen erkranken, mit einem Häufigkeitsgipfel zwischen dem 65. und 70. Lebensjahr. Neben dem Zigarettenkonsum als wichtigstem Risikofaktor stellen vor allem aromatische Amine Kanzerogene dar. Auch das Chemotherapeutikum Cyclophosphamid ist mit einem erhöhten Risiko assoziiert. Eine Infektion mit Bilharziose erhöht das Risiko für ein Plattenepithelkarzinom. Screening-Untersuchungen werden derzeit nicht empfohlen. Allerdings sollten Patienten mit wiederholter Mikrohämaturie oder einer positiven Urinzytologie einer urologischen Diagnostik zugeführt werden.

Das klinische Leitsymptom des Harnblasenkarzinoms ist die schmerzlose Hämaturie. Weitere Beschwerden sind Harndrang, Dysurie, häufiges Wasserlassen sowie vom Becken ausgehende Schmerzen. Flankenschmerzen, Anämien und Gewichtsverlust sprechen eher für ein fortgeschrittenes Krankheitsstadium. Harnblasenkarzinome entwickeln sich in über 30 % multifokal, damit ähneln sie den Plattenepithelkarzinomen des Kopf-Hals-Bereichs. Ähnlich wie diese sind sie relativ strahlenempfindlich.

Tabelle 10.49: Kurzgefasste TNM-Klassifikation (8. Aufl.)

Stadium	Definition	krankheitsspezifische 10-Jahres-Überlebensrate
Ta	Nicht invasives papilläres Karzinom	bei pN0: ca. 90 %
Tis	Carcinoma in situ	
T1	Infiltration subepithelialen Bindegewebes	
T2	Infiltration der Muskulatur T2a: innere Hälfte T2b: äußere Hälfte	bei pN0: ca. 66 %
T3	Infiltration perivesikalen Fettgewebes T3a: mikroskopisch T3b: makroskopisch	bei pN0: ca. 60 %
T4	T4a: Infiltration von Prostatastroma, Samenblasen, Uterus oder Vagina T4b: Infiltration von Becken- oder Bauchwand	bei pN0: ca. 36 %
N1	Solitäre Lymphknotenmetastase des kleinen Beckens (hypogastrisch, obturatorisch, iliakal extern, präsakral)	unabhängig vom T-Stadium: ca. 16 %
N2	Multiple Lymphknotenmetastsen des kleinen Beckens	
N3	Lymphknotenmetastase(n) iliakal kommun	
M1	M1a: Lymphknotenmetastasen in nicht-regionären Lymphknoten M1b: andere Fernmetastasen	

Primärdiagnostik

- ●●● Anamnese, körperliche Untersuchung (bei der Frau zusätzlich gynäkologische Untersuchung), Labor, Abdomen-Sonographie (Nieren und Harnblase), Weißlicht- oder Fluoreszenz-Zystoskopie mit transurethraler Tumor-Resektion, KM-gestütztes Thorax-/Abdomen-/Becken-CT mit CT-Urographie (bei muskelinvasiven Karzinomen), statt CT des Beckens auch MRT möglich
- ●● Ausscheidungsurographie rsp. CT-Urographie rsp. MRT-Urographie (zum Ausschluss eines Zweittumors im oberen Harntrakt bei nicht muskelinvasiven Karzinomen des Trigonums und/oder bei high grade Histologie und/oder multiplen Tumoren), Urinzytologie, bei entsprechender klinischer Symptomatik: Skelettszintigraphie und kranielles CT

1. Kurative Therapie nicht-muskelinvasiver Harnblasenkarzinome

Beim oberflächlichen Karzinom (Ta-T1, Tis) ist die transurethrale Resektion der Harnblase (TUR-B) zur Diagnosefindung gleichzeitig auch Therapie der Wahl. Die Durchführung dieser Untersuchung unter Fluoreszenz mit Hexaminolevulinat (sog. photodynamische Untersuchung) führt zu einer signifikant höheren Tumordetektionsrate als unter Weißlichtbedingungen, allerdings ist ungewiss, ob der onkologische Verlauf insbesondere bei größeren T1-Tumoren dadurch günstig beeinflusst wird.

Innerhalb von 6 Wochen soll bei Patienten, die organerhaltend behandelt werden, eine Nachresektion des ersten Resektionsareals und aller makroskopisch suspekten Bereiche erfolgen bei folgenden Konstellationen: inkomplette primäre TUR, kein Muskel im Präparat der initialen TUR (Ausnahme pTa *low-grade*), pT1, *high-grade* Tumor.

Direkt im Anschluss an die TUR-B (innerhalb der ersten 6 oder 24 h) kann eine intravesikale Chemotherapie-Frühinstillation (meist mit Mitomycin C) die Rezidivrate von ca. 50 % auf ca. 37 % senken, wobei die Patienten im niedrigen Risiko am meisten profitieren. Die Chemotherapie soll übersehene Tumorzellen abtöten und eine Neuansiedelung abgespülter vitaler Karzinomzellen verhindern.

Zur Kategorisierung des Rezidivrisikos nach TUR dieser Tumore wird Einteilung nach Tabelle 10.50 empfohlen (Sylvester, 2006).

Tabelle 10.50: Stratifizierung der nicht-muskelinvasiven Karzinome in Risikogruppen nach Empfehlungen der European Organisation for Research and Treatment of Cancer (Sylvester, 2006)

Risiko für Rezidiv	**Punkte**	**Rezidivscore**	**Rez. 1 Jahr**	**Rez. 5 Jahre**	**Risiko**
Anzahl der Tumoren		0	15	31	low
1	0	1–4	24	46	intermediate
2–7	3	5–9	38	62	intermediate
$\geq$ 8	6	10–17	61	78	high
Tumorgröße					
$<$ 3cm	0				
$\geq$ 3cm	3				
Anamnese					
Primärer Tumor	0				
Rezidiv $\leq$ 1. Jahr	2				
Rezidiv $>$ 1. Jahr	4				
pT-Stadium					
Ta	0				
T1	1				
simultanes CIS					
Nein	0				
Ja	1				
Grading					
G1	0				
G2	1				
G3	2				

CIS: Carcinoma in situ; Rez. Rezidivwahrscheinlichkeit

In der *low-risk* Gruppe ist keine weitere adjuvante intravesikale Instillationsbehandlung notwendig. Bei *intermediate-risk* wird zusätzlich eine adjuvante „Immun-Therapie" mit Bacille-Calmette-Guerin (BCG) über mindestens ein Jahr appliziert (zur Induktion

6x wöchentliche Gabe gefolgt von 3x wöchentliche Gabe nach 3, 6 und 12 Monaten) oder eine weitere Chemotherapie (z. B. Mitomycin C, wobei es keine einheitlichen Empfehlungen zur Dauer und Dosierung gibt). Bei *high-risk* wird generell die BCG Gabe empfohlen, erweitert um eine verlängerte Erhaltungstherapie (18, 24, 30 und 36 Monate). Dabei soll eine volle Dosierung angestrebt werden (z. B. $5x10^8$ CFU [*colony forming units*] des Stamms OncoTICE) (Oddens, 2013). Die Toxizität dieser Behandlung ist mit über 60 % zystitischen Beschwerden und fast 70 % systemischen Nebenwirkungen nicht unerheblich, aber nur ca. ein Drittel der Patienten bricht die Behandlung vorzeitig ab. Unterschiedliche BCG Stämme sind zur Behandlung zugelassen (BCG-medac, ImmuCyst Stamm Connaught, OncoTICE). Wahrscheinlich sind alle Stämme hinsichtlich Effektivität und Verträglichkeit äquivalent.

Als therapeutische Alternative zum organerhaltenden Vorgehen in der *high-risk* Situation ist auch eine radikale Zystektomie möglich (sog. *Früh-Zystektomie*). Insbesondere ein Versagen der BCG-Instillationstherapie wird als prognostisch ungünstig gewertet. Begründung ist ein eventuell besserer onkologischer Verlauf bei direkt zystektomierten Patienten als bei „verzögerter Zystektomie" erst im Rezidiv nach organerhaltender Therapie.

Als organerhaltende Alternative bei Rezidiv rsp. Progression unter oder nach BCG Instillation wird aktuell die Checkpoint-Inhibition etabliert. Die Phase II Studie KEYNOTE-057 Phase II testete den Effekt des PD-1 Inhibitors Pembrolizumab (200 mg alle 3 Wochen für 2 Jahre) bei high-risk Patienten, die nicht auf eine BCG Therapie angesprochen hatten und nicht einer radikalen Zystektomie zugeführt werden konnten/sich dieser nicht unterziehen wollten (Balar, 2021). Als BCG Versagen wurde dabei definiert: Stadien-Progression innerhalb von 3 Monaten; nach 6 Monaten BCG persistierend high-risk; high-risk innerhalb von 9 Monaten nach der letzten BCG Gabe.

Nach 3 Monaten zeigten 41 % ein vollständiges Ansprechen, ca. 20 % hatten nach 12 Monaten noch ein vollständiges Ansprechen. Dies belegt einen über die Induktion des Immunsystems durch BCG hinausgehenden Effekt der PD-1 Inhibition.

Interessant ist dieser Therapieansatz auch in Hinblick auf zunehmende Engpässe in der BCG Versorgung.

Carcinoma in situ (CIS) Im Unterschied zu anderen Entitäten ist das CIS der Harnblase biologisch aggressiv. Es wächst flach, oft auch multifokal. Die entdifferenzierten Zellen respektieren die Mukosa, sind aber nur gering kohärent, weshalb die Urinzytologie recht sensitiv und sehr spezifisch ist. Die Diagnose erfordert aber eine Histologie, dabei kann aufgrund des Wachstumsmusters und der makroskopischen Unauffälligkeit die endoskopische Detektion unter Weißlicht erschwert sein. Durch eine zusätzliche photodynamische Untersuchung wird die Detektionsrate signifikant erhöht. Bei positiver Zytologie und negativer Zystoskopie sind auch randomisierte Biopsien zulässig. Bei

Vorliegen eines CIS muss generell der gesamte Harntrakt auf das Vorliegen synchroner weiterer Läsionen untersucht werden. Nach endoskopischer Resektion ist eine sofortige und adjuvante BCG-Instillation indiziert. Alternativ kann eine radikale Zystektomie durchgeführt werden.

Multimodale, organerhaltende Therapie Patienten mit high-risk nicht-muskelinvasiven Karzinomen, die weder mit BCG Instillationstherapie noch mit einer radikalen Zystektomie behandelt werden können oder wollen, kann die multimodale, primär organerhaltende Therapie angeboten werden (Weiss, 2012). Dabei wird nach einer TUR eine Radiotherapie oder eine Radiochemotherapie durchgeführt (Details s. „Bestrahlungsindikation und Durchführung der Bestrahlung"). Größere Patientenserien legen eine höhere Effektivität durch die Kombination von Radiotherapie mit einer simultanen Chemotherapie (z. B. mit Cisplatin) i. Vgl. zur alleinigen Radiotherapie nahe (Weiss, 2012). Bei invasivem Resttumor im posttherapeutischen Restaging oder bei Rezidiv in der Nachsorge ist die Salvage-Zystektomie indiziert. Allerdings ist dieses Vorgehen noch nicht in prospektiven Studien belegt.

2. Kurative Therapie muskelinvasiver Karzinome

Radikale Zystektomie T2 bis T4 Karzinome ohne Fernmetastasen werden operativ kurativ im Gegensatz zu den nicht-muskelinvasiven Karzinomen mit einer primären radikalen Zystektomie einschließlich bilateraler pelviner Lymphadenektomie (mindestens 10–16 resezierte Lymphknoten) behandelt. Eine extendierte Lymphadenektomie kann wahrscheinlich das krankheitsfreie Überleben verbessern, allerdings sind die Resektionsgebiete dafür noch nicht eindeutig definiert. Die Operation kann offen oder laparoskopisch (konventionell oder roboterassistiert) durchgeführt werden. Dabei werden neben der Blase auch die angrenzenden Organe reseziert (beim Mann die Samenblasen, proximale Samenleiter, distale Ureteren und die Prostata; bei der Frau die Adnexe, der Uterus, distale Ureteren und ggf. auch Anteile der vorderen Vaginalwand). Zur Verringerung der sexuellen Dysfunktion und zum Erhalt der Eierstockfunktion kann den Patienten nach individueller Aufklärung der Erhalt der inneren Genitalien bei unifokalem, nicht die Blasenwand überschreitendem Tumorbefund mit Lokalisation außerhalb von Blasenhals, Trigonum/Blasenboden angeboten werden. Die Beeinträchtigung der Sexualität und der Sphinkterfunktion kann auch durch Schonung autonomer sympathischer und parasympathischer Nervenfasern reduziert werden. Deshalb sollte die Lymphadenektomie lateral der Ureteren erfolgen, da medial die Nn. hypogastrici lokalisiert sind. Im Bereich der Prostata und der Samenblasen sollen die Nn. cavernosi geschont werden. Eine partielle Zystektomie wird aufgrund fehlender prospektiv-randomisierter Daten nicht als Standardbehandlung empfohlen. Nur beim lokal begrenzten *Urachuskarzinom* ist die Blasenteilentfernung einschließlich der en bloc Resektion des Lig. umbilicale medianum und pelviner Lymphadenektomie nach Leitlinie primärer Standard mit einer 5-Jahresüberlebensraten von > 90 %. Bei Lymphknotenbefall oder peritonealer Aussaat ist die Prognose allerdings schlecht. Indikationen für adjuvante oder neoadjuvante Chemotherapie werden bei dieser Tumorentität derzeit nicht gestellt.

Harnableitung nach radikaler Zystektomie Verschiedene Formen der Harnableitung nach Zystektomie stehen zur Verfügung. Inkontinente Harnableitungen sind Ureterhautfisteln oder das Ileum-/Kolon-Conduit, kontinente stellen eine Neoblase oder ein katheterisierbarer Pouch dar. Erstaunlicherweise liegen keine prospektiv-randomisierten Studien vor, um zwischen den verschiedenen Optionen in Hinblick auf Patientencharakteristika nach Morbidität, Mortalität und Lebensqualität urteilen zu können.

Bei der Harnleiterhautfistel werden die Ureteren direkt in die Haut der Bauchwand eingenäht. Dabei kommt es im Verlauf häufig zu Stenosen, die geschient und überwacht werden müssen. Deshalb wird diese Form der Harnableitung vornehmlich in palliativen Situationen oder bei polymorbiden Patienten gewählt. Das Ileum-Conduit ist das Standardverfahren zur inkontinenten Harnableitung. Prinzipiell kann das Conduit auch aus Dünndarm gebildet werden. Demgegenüber wird eine Neoblase (ein intestinales Niederdruckreservoir) als kontinente Harnableitung an die Urethra angeschlossen, insofern ist dies nur bei nicht befallener Urethra möglich. Bei Frauen ist das Risiko eines Urethrabefalls assoziiert mit Tumorlokalisation im Blasenhals oder Befall der ventralen Vagina. Bei geplantem orthotopen Blasenersatz wird ein negativer intraoperativer Schnellschnitt des Urethraabsetzungsrandes gefordert. Neben der positiven Urethraabsetzung sind Kontraindikationen gegen eine orthotope Neoblase z. B. ein Stadium T4b, N3, diffuses Carcinoma in situ, multifokale Tumore oder eine Lokalisation im Blasenhals.

Als kontinente Ableitung nach Urethraresektion steht eine Pouchableitung über die Haut zur Verfügung, die über Katheterisierung entleert wird.

Neoadjuvante/adjuvante Therapie bei radikaler Zystektomie Bei muskelinvasiven Karzinomen kann eine neoadjuvante, Cisplatin-basierte Chemotherapie (3 bis 4 Zyklen, z. B. MVAC) vor der Zystektomie das 5-Jahres Überleben um ca. 10 % steigern durch eine Reduktion des Rezidivrisikos um ca. 10 % (S3-Leitlinie).

Nach einer Zystektomie bei pT3 /4 oder pN+ Tumoren kann eine Cisplatin-basierte Polychemotherapie die Gesamtmortalität senken (HR 0.74, CI 0.55–0.99), dies entspricht ca. 10 % geringere Mortalität bei 2 bis 5 Jahren Nachbeobachtung.

Randomisierte Vergleiche zwischen neoadjuvanter und adjuvanter Chemotherapie liegen nicht vor.

Auch in dieses Therapiesetting hält die Checkpoint-Blockade derzeit Einzug. In CHECKMATE 274 wurde nach radikaler Resektion R0 von neoadjuvant vorbehandelten Karzinomen der Blase, des Ureters oder des Nierenbeckens im Stadium ypT3/4a oder ypN+, oder nach primärer Resektion ohne Möglichkeit einer adjuvanten Cisplatin-Gabe eine Erhaltungstherapie mit Nivolumab geprüft (Bajorin, 2021). Adjuvante Erhaltungstherapie mit Nivolumab führt zu einer signifikanten Verlängerung des medianen DFS von 10.8 Monate auf 20.8 Monate. Dieser deutliche Effekt führte zu einer FDA Zulassung, auch wenn die Daten zum Gesamtüberleben noch nicht verfügbar sind.

Besonders interessant ist diese Therapiesequenzierung, da viele Patienten, die eine Nephroureterektomie benötigen, präoperativ noch für Cisplatin ausreichende Nierenfunktionen und AZ aufweisen (s. Tabelle 10.51), sodass damit eine Prognoseverbesserung sowohl durch die Chemotherapie als auch durch die Immuntherapie möglich ist.

Nach einer R0-Zystektomie gibt es keine Indikation für eine *adjuvante Radiotherapie*/Radiochemotherapie, allerdings sollten Patienten – wenn möglich – mit positiven Lymphknoten oder extravesikalem Wachstum in Therapiestudien eingebracht werden, da es Hinweise auf eine Verbesserung der onkologischen Ergebnisse durch die adjuvante Radiotherapie gibt (Kim, 2010). Patienten nach R1/2 Resektion kann hingegen eine adjuvante Radiochemotherapie zur Erhöhung der lokoregionären Kontrollen angeboten werden.

Multimodale, primär organerhaltende Therapie Bei muskelinvasiven Karzinomen ist ein organerhaltender Therapieansatz möglich bei kleineren Tumoren ohne Carcinoma in situ. Entscheidend ist, dass zunächst eine möglichst vollständige TUR-B (mit PE vom Tumorbett) erfolgt. Der Therapieerfolg ist direkt mit der verbliebenen Tumorlast korreliert. Innerhalb von 2 bis 4 Wochen wird dann die Radiochemotherapie eingeleitet. Eine Radiochemotherapie mit 5-FU und Mitomycin C ist dabei effektiver als eine alleinige Radiotherapie (James, 2012). 6 bis 12 Wochen nach Abschluss ist ein Restaging inklusive TUR-B zur Histologie-Gewinnung aus dem ehemaligen Tumorbereich für die pathologische Kontrolle des Tumoransprechens obligat. Bei invasivem Resttumor (ypT $\geq$ 1) muss eine sofortige Salvage-Zystektomie erfolgen. Bei nicht-muskelinvasivem Resttumor (ypTa, ypTis) ist neben der Zystektomie auch eine TUR mit ggf. intravesikaler Therapie möglich. Patienten ohne Tumornachweis werden engmaschig lebenslang nachgesorgt, um bei einem invasiven Tumorrezidiv die Salvage-Zystektomie frühzeitig durchzuführen. Letztlich gelingt so ein Organerhalt und eine Tumorheilung nach 5 bis 10 Jahren bei 40 bis 60 % der Patienten.

3. Palliative Therapie

Im metastasierten Stadium ist die Cisplatin-basierte Polychemotherapie Standard (MVAC [Methotrexat, Vinblastin, Adriamycin, Cisplatin] oder – besser verträglich aber ähnlich effektiv – Gem/Cis [Gemcitabine, Cisplatin]). Dabei ist die Effektivität der Therapie vom Performance Status und dem Vorhandensein viszeraler Metastasen abhängig. Bei Kontraindikationen für Cisplatin (s. Tabelle 10.51) ist Carboplatin/Gemcitabine möglich, allerdings auch weniger effektiv. Alternativ sind bei Cisplatin-ungeeigneten Patienten Checkpoint-Inhibitoren (PD-L1 Inhibitor Atezolizumab und PD-1 Inhibitor Pembrolizumab) zugelassen, wenn eine erhöhte PD-L1 Expression nachgewiesen wurde mit Ansprechraten bis ca. 25 %. Im Unterschied zur Chemotherapie kann das Ansprechen unter einer solchen Behandlung lange anhalten: Bei Ansprechen unter Pembrolizumab haben 68 % einen stabilen Krankheitsverlauf für mindestens 12 Monate, bei Ansprechen auf die Chemotherapie nur 35 % (Bellmunt, 2017).

In der *Kombinationsbehandlung aus palliativer Chemotherapie mit Checkpoint-Inhibition* wurden – im Unterschied zur Therapie des NSCLC – bislang nur Vorteile für ein sequentielles Vorgehen berichtet, nicht für eine simultane Gabe. So zeigten sich in der Kombination mit Pembrolizumab keine Vorteile gegenüber einer alleinigen Chemotherapie (KEYNOTE-361), mit Atezolizumab nur eine geringe Verbesserung des DFS. Im Unterschied dazu führte ein „*switch maintenance approach*“, indem Patienten nach Ansprechen oder Krankheitsstabilisierung durch Platinbasierte Induktionstherapie bei fortgeschrittenen urothelialen Karzinomen einer Erhaltungstherapie mit Avelumab i. Vgl. zu Placebo unterzogen wurden, zu einem signifikant verlängerten OS (median 21.4 vs. 14.3 Monate) und progressionsfreien Überleben (3.7 vs. 2 Monate – JAVELIN Bladder 100, Powles, 2020).

Als Zweitlinie kann bei Progress nach Cisplatin Vinflunin mit einer Steigerung des mittleren Überlebens von 4 auf 7 Monate gegeben werden (Bellmunt, 2013). Effektiver erwies sich jedoch die Immuncheckpoint-Blockade mit Pembrolizumab. Im randomisierten Vergleich mit einer Salvage-Chemotherapie (Taxan oder Vinflunin) nach Platin-Progress wurde das mediane Überleben durch Pembrolizumab um 3 Monate von 7.4 auf 10.3 Monate verlängert bei einem bildgebenden Ansprechen von 21 % i. Vgl. zu 11 % (Bellmunt, 2017). Gleichzeitig war die Verträglichkeit besser. Auch Atezolizumab und Nivolumab sind in dieser Indikation zugelassen. Nur bei Kontraindikationen/Unverträglichkeit gegenüber der Checkpoint-Blockade hat die palliative Zweitlinien-Chemotherapie noch einen Stellenwert.

Bei *symptomatischem lokalem Progress* (Blutungen, Harnstau, Schmerzen) kann neben einer Zystektomie auch eine palliative Bestrahlung zur Symptomkontrolle indiziert werden.

Tabelle 10.51: Kriterien für Cisplatin-ungeeignete Patienten (Galsky, 2011)

- Karnofsky Performance Score ≤ 70 % (Selbstversorgung, aber normale Aktivität oder Arbeit nicht mehr möglich)
- Kreatinin-Clearance (gerechnet oder gemessen) ≤ 60 mL/min
  Kreatinin-Clearance von 40–60 mL/min: Fraktionierung von Cisplatin empfohlen
- Hörverlust in der Audiometrie (≥ Grad 2 CTCAE Version 4): im 1, 2, 3, 4, 6 and 8 kHz Audiogramm Verlust der Hörschwelle > 25 dB
- periphere Neuropathie (≥ Grad 2 CTCAE Version 4) moderate Symptome
- New York Heart Association (NYHA) Klasse ≥ III Herzinsuffizienz

Bestrahlungsindikation und Durchführung der Bestrahlung

Eine Übersicht über mögliche Bestrahlungsindikationen zeigt Tabelle 10.52. Weder die neoadjuvante noch – nach einer R0-Resektion – die adjuvante Radiotherapie sind therapeutischer Standard.

Tabelle 10.52: Übersicht über mögliche Bestrahlungsindikationen beim Blasenkarzinom

Tumorstadium	
Nicht-muskelinvasives Karzinom	bei high-risk Histologie optional als Alternative zur adjuvanten Therapie mit BCG oder zur „Frühzystektomie“
Muskelinvasive Karzinome	• cT2-4 cN0/X cM0, ohne Hydronephrose, ohne CIS → möglichst vollständige Tumorresektion i.R. der TUR-B; → Salvage-Zystektomie bei Rezidiv integraler Bestandteil des Therapiekonzeptes! • nach R1/2 Zystektomie
Palliativ	zur Kontrolle / Vermeidung eines lokalen symptomatischen Tumorwachstums (Blutungen, Schmerzen, Obstruktion)

Im Rahmen einer primär organerhaltenden, multimodalen Therapie ist die interdisziplinäre Therapieabstimmung sehr wichtig (s. o.). Während der transurethralen Tumorresektion soll möglichst eine R0-Resektion (auch mit Nachresektionen und Bestätigungsbiopsien vom Tumorgrund rsp. -rand) erzielt werden. 2–4 Wochen später wird die Radiotherapie eingeleitet. Die Bestrahlung erfolgt üblicherweise in Rückenlage, die Blase soll direkt vor der Planung/Therapie entleert werden. Aufgrund der häufig durch Vernarbungen starren Blasenwände ist das Blasenvolumen auch nach Miktion meist relativ groß. Das strahlentherapeutische Zielvolumen umfasst grundsätzlich die Harnblase, der Stellenwert der elektiven Bestrahlung der regionären Lymphknoten ist bei cN0-Status – wenn auch bei jüngeren Patienten meist praktiziert – nicht gesichert. Da ausgedehntere Volumina zu einer höheren Rate von Nebenwirkungen führen, sollte insbesondere bei multimorbiden, älteren Patienten darauf verzichtet werden (James, 2012). Mit Einzeldosen von 1.8–2.0 Gy wird normofraktioniert eine Dosis von 45 bis 50.4 Gy eingestrahlt. Daran schließt sich eine kleinvolumige Dosiserhöhung im Bereich der Primärtumorregion bis insgesamt 55.8 Gy (nach R0-Resektion) bzw. 59.4 Gy (R1/R2-Resektionen) an (sog. „Boostbestrahlung“, Weiss, 2007). In der englischen randomisierten Studie wurde bei guter Verträglichkeit 64 Gy bei einer Einzeldosis von 2 Gy appliziert, alternativ auch 55 Gy bei einer Einzeldosis von 2.75 Gy (James, 2012). In einer Metaanalyse wurden die Toxizität und die onkologische Effektivität beider Fraktionierungen bei über 780 Patienten miteinander verglichen (wobei nicht zwischen den Fraktionierungen randomisiert worden war – Choudhury, 2021). Dabei zeigte sich ein geringeres Risiko für ein lokoregionäres Rezidiv bei weitgehend vergleichbarer Toxizität (numerisch höhere, statistisch aber nicht signifikante Rektumtoxizität bei der Hypofraktionierung). Eine solche Fraktionierung hat aber bislang keinen Eingang in die S3-Leitlinien-Empfehlungen gefunden. Für die Therapieplanung ist eine möglichst genaue Reproduktion der initialen Tumorlokalisation im Planungs-CT unerlässlich. Die Therapieplanung erfolgt optimalerweise als IMRT geplante Behandlung.

Eine Unterbrechung der Bestrahlungsserie bei ca. 40 Gy zur Durchführung eines Restagings ist tumorbiologisch ungünstig und deshalb nicht mehr Bestandteil aktueller Therapieprotokolle.

Eine *simultane Chemotherapie* verbessert nicht nur die lokale Tumorkontrolle, sondern auch das krankheitsspezifische Überleben und senkt die Rate an Salvage-Zystektomien. Deshalb ist die Radiochemotherapie mittlerweile Behandlungsstandard (James, 2012). Geprüft ist eine simultane Gabe von dreimal Cisplatin 100 mg/m^2 alle 2 Wochen (Efstathiou, 2012). Auch die Kombination aus Cisplatin 20 mg/m^2/d als Bolus und 5-FU 600 mg/m^2 als 120h Dauerinfusion d1–5 und d29–33 ist in großen Patientenserien getestet worden (Weiss, 2006). Alternativ können auch 5-FU 500 mg/m^2 als Dauerinfusion während d1–5 und d16–20 und Mitomycin C 12 mg/m^2 an d1 als Bolus appliziert werden, dieses Schema erscheint v. a. für ältere Patienten relativ gut verträglich und gleichzeitig onkologisch effektiv zu sein (James, 2012).

6 bis 12 Wochen nach Abschluss der Radiochemotherapie muss eine Restaging-Zystoskopie mit Probengewinnung aus dem ehemaligen Tumorbett erfolgen. Bei Patienten mit nur inkomplettem Ansprechen (invasiver Rest, s. o.) ist eine Salvage-Zystektomie unverzichtbarer Bestandteil des Therapiekonzeptes (bei ca. 20–25 % der Patienten notwendig).

Im Rahmen einer *palliativen Bestrahlungsindikation* ist die Kontrolle eines symptomatischen Tumorprogresses (Blutungen, Schmerzen) oder die Vermeidung eines solchen Wachstums das Ziel der Behandlung. In dieser Situation sind sowohl die Behandlungsdauer als auch die Kombination mit einer Chemotherapie immer in Hinblick auf das Alter, den Allgemeinzustand, etwaige Komorbiditäten und Vorbehandlungen als auch die Tumorausdehnung festzulegen. Insbesondere älteren Patienten mit hoher Komorbidität und kurzer Lebenserwartung profitieren von hypofraktionierten Bestrahlungskonzepten, z. B. 5 bis 6x6 Gy einmal wöchentlich (McLaren, 1997).

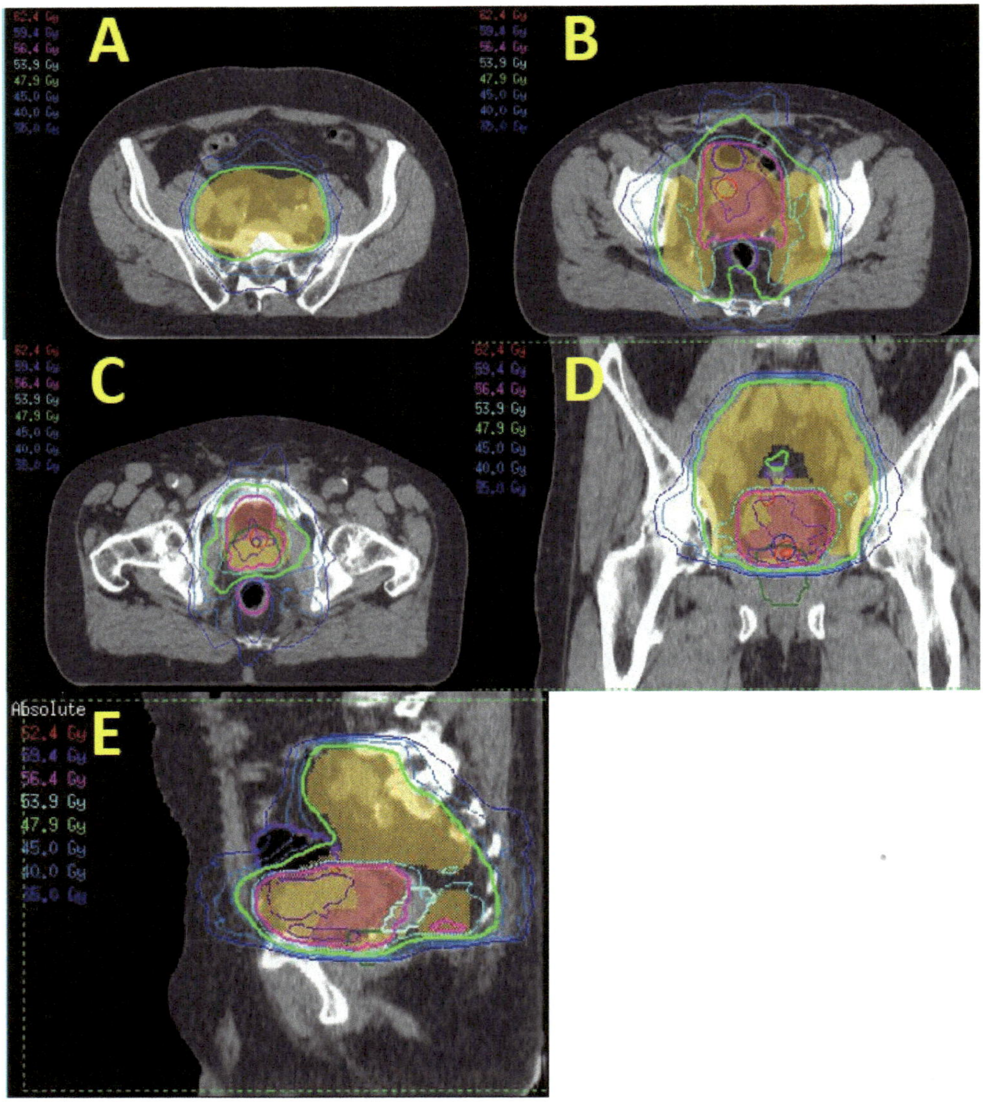

Abbildung 10.23: Bestrahlungsplan i. R. einer multimodalen, organerhaltenden Therapie eines muskelinvasiven Blasenkarzinoms mindest. cT2a cN0 cM0 Urothelkarzinom G3, Lokalisation in der linken Seitenwand und der Hinterwand
50,4 Gy werden mit einer Einzeldosis von 1,8 Gy mit einer intensitätsmodulierten Technik appliziert, die 95 % Isodose (47,9 Gy, grün) umschließt nicht nur die Blase, sondern auch die pelvinen Lymphabflüsse. Bei R2-Resektion wurde anschließend mit einer 3D Technik ein Boost auf die Blase mit zusätzlich 5x1,8 Gy (Gesamtdosis 59,4 Gy) appliziert
Schnitte A-C in transversaler Orientierung, D in koronarer und E in saggitaler Führung

Nebenwirkungen und Begleitbehandlung

Eine radiogene Zystitis tritt im Verlauf der Bestrahlung regelmäßig auf und wird mit spasmolytischen Analgetika therapiert. Ein bakterieller Harnwegsinfekt muss immer behandelt werden (Antibiogramm). Diarrhoen oder Proktitiden werden symptomatisch therapiert.

Chronische Bestrahlungsfolgen betreffen vor allem die Harnblase, seltener den Darm. Dabei kann es zu einer Sklerosierung der Blasenwand und zu chronischen Blutungen mit Koagelbildung kommen. Diese Langzeitfolgen sind eindeutig dosisabhängig und nehmen oberhalb einer Dosis von 60 Gy sprunghaft zu. Mit den heutigen Bestrahlungstechniken liegt bei Gesamtdosen unter 60 Gy bei Einzeldosen von 1.8–2 Gy das Risiko einer Grad III Nebenwirkung unter 10 %. Nur in 2 % kommt es zu einer operationspflichtigen Schrumpfblase (Rödel, 2002).

Nachsorge und Rehabilitation

Die Nachsorge beim Harnblasenkarzinom richtet sich nach dem Tumorstadium und der Art der Operation (TUR-B vs. Zystektomie), s. Tabelle 10.53. Eine besonders intensive Nachsorge wird Patienten nach multimodaler organerhaltender Therapie empfohlen. Dabei erfolgt während der ersten 3 Jahre pro Quartal eine Zystoskopie (mit Biopsie und TUR bei suspekten Befunden) und zusätzlicher Urinzytologie, im 4. und 5. Jahr dann alle 6 Monate, und danach lebenslang einmal jährlich.

Tabelle 10.53: Vereinfachte Darstellung der Nachsorge des Harnblasenkarzinoms nach S3-Leitlinie (nicht angegeben sind die Intervalle der Anamnese, Sonographie, Blutgasanalysen, Urinkulturen, Spülzytologie der Urethra, Vit. B12, und Stomakontrolle)

				3 m	6 m	9 m	12 m	2. a	3. a	4. a	5. a	> 5. a Folgejahre
Zystoskopie	nicht-muskelinv. m / a nach TUR	low-risk		+	-	-	+	+	+	+	+	-
		intermediate		+	+	+	+	2 x	2 x	+	+	+
		high		+	+	+	+	4 x	2 x	2 x	+	+
Urinzytologie	nicht-muskelinv.	low-risk		-	-	-	-	-	-	-	-	-
		intermediate		+	+	+	+	2 x	2 x	+	+	+
		high		+	+	+	+	4 x	2 x	2 x	+	+
	muskelinv. m / a nach Zystektomie	pT2		-	+	-	+	+	+	+	+	+
		pT3 /n+		-	+	-	+	+	+	+	+	+
Bildgebung	nicht-muskelinv.	***nur high-risk***	CT / MRT Urograph.	+*	-	-	-	+	+	+	+	+
	muskelinv.	pT2	CT Thorax / Abdomen + Urograph.	(+)	+	-	+	+	+	+	+	+
		pT3 /n+		(+)	+	-	+	2 x	2 x	+	+	+

* Ausnahme low-risk Bildgebung auch 3 m nach TUR-B: bei multifokalen oder das Trigonum befallenden Tumoren

m = Monat, a = Jahr, L = low-risk, I = intermediate-risk, H = high-risk (cf. Tabelle 10.50: Risikoeinteilung der nicht-muskelinvasiven Harnblasenkarzinome nach EAU)

Literatur

1. S3-Leitlinie Früherkennung, Diagnose, Therapie und Nachsorge des Harnblasenkarzinoms, Langversion 2.0, Langversion 2.0 – März 2020 AWMF-Registernummer: 032/038OL https://www.leitlinienprogramm-onkologie.de/fileadmin/user_upload/Downloads/Leitlinien/Blasenkarzinom/Version_2.0/LL_Harnblasenkarzinom_Langversion_2.0.pdf
2. Bajorin DF, Witjes JA, Gschwend JE, Schenker M, et al. Adjuvant Nivolumab versus Placebo in Muscle-Invasive Urothelial Carcinoma. N Engl J Med. 2021;384:2102–2114.
3. Balar AV, Kamat AM, Kulkarni GS, Uchio EM, et al. Pembrolizumab monotherapy for the treatment of high-risk non-muscle-invasive bladder cancer unresponsive to BCG (KEYNOTE-057): an open-label, single-arm, multicentre, phase 2 study. Lancet Oncol 2021;22:919–930.
4. Bellmunt J, Fougeray R, Rosenberg JE, von der Maase H, Schutz FA, Salhi Y, Culine S, Choueiri TK. Long-term survival results of a randomized phase III trial of vinflunine plus best supportive care versus best supportive care alone in advanced urothelial carcinoma patients after failure of platinum-based chemotherapy. Ann Oncol 2013;24:1466–1472.
5. Bellmunt J, de Wit R, Vaughn DJ, Fradet Y, Lee JL, et al.; KEYNOTE-045 Investigators. Pembrolizumab as Second-Line Therapy for Advanced Urothelial Carcinoma. N Engl J Med. 2017;376:1015–1026.
6. Choudhury A, Porta N, Hall E, Song YP, Owen R, et al.; BC2001 and BCON investigators. Hypofractionated radiotherapy in locally advanced bladder cancer: an individual patient data meta-analysis of the BC2001 and BCON trials. Lancet Oncol. 2021;22:246–255.
7. Efstathiou JA, Spiegel DY, Shipley WU, Heney NM, et al. Long-term outcomes of selective bladder preservation by combined-modality therapy for invasive bladder cancer: The MGH Experience. Eur Urol 2012;61:705–711.
8. Galsky MD, Hahn NM, Rosenberg J, et al. A consensus definition of patients with metastatic urothelial carcinoma who are unfit for cisplatin-based chemotherapy. Lancet Oncol 2011;12:211–214.
9. James ND, Hussain SA, Hall E, Jenkins P, Tremlett J, et al.; BC2001 Investigators. Radiotherapy with or without chemotherapy in muscle-invasive bladder cancer. N Engl J Med 2012;366:1477–1488.
10. Kim YB, Hong SJ, Yang SC, Cho JH, Choi YD, Kim GE, Rha KH, Han WK, Cho NH, Oh YT. Pattern of failure in bladder cancer patients treated with radical cystectomy: rationale for adjuvant radiotherapy. J Korean Med Sci 2010,25:835–840.
11. McLaren DB, Morrey D, Mason MD. Hypofractionated radiotherapy for muscle invasive bladder cancer in the elderly. Radiother Oncol 1997;43:171–174.
12. Oddens J, Brausi M, Sylvester R, Bono A, van de Beek C, et al. Final results of an EORTC-GU cancers group randomized study of maintenance bacillus Calmette-Guerin in intermediate- and high-risk Ta, T1 papillary carcinoma of the urinary bladder: one-third dose versus full dose and 1 year versus 3 years of maintenance. Eur Urol 2013,63:462–472.
13. Powles T, Park SH, Voog E, et al. Avelumab maintenance therapy for advanced or metastatic urothelial carcinoma. N Engl J Med 2020; 383: 1218–1230.
14. Rödel C, Grabenbauer GG, Kuhn R et al. Combined-modality treatment and selective organ preservation in invasive bladder cancer: longterm results. J Clin Oncol 2002;20:3061–3071.
15. Sylvester RJ, van der Meijden APM, Oosterlinck W, et al. Predicting recurrence and progression in individual patients with stage Ta T1 bladder cancer using EORTC risk tables: a combined analysis of 2 596 patients from seven EORTC trials. Eur Urol 2006;49:466–477.
16. Weiss C, Engehausen DG, Krause FS, Papadopoulos T, Dunst J, Sauer R, Rödel C. Radiochemotherapy with cisplatin and 5-fluorouracil after transurethral surgery in patients with bladder cancer. Int J Radiat Oncol Biol Phys 2007;68:1072–1080.
17. Weiss C, Sauer R, Rödel C. Stellenwert der Radiochemotherapie beim Harnblasenkarzinom. Onkologe 2012;18:1003–1011.
18. Weiss C, Wolze C, Engehausen DG, Ott OJ, et al. Radiochemotherapy after transurethral resection for high-risk T1 bladder cancer: an alternative to intravesical therapy or early cystectomy? J Clin Oncol 2006;24:2318–2324.

10.10.3 Prostatakarzinom

Kernaussagen

- Die Gleichwertigkeit von radikaler Prostatektomie und definitiver Strahlentherapie ist beim Prostatakarzinom in allen Stadien anerkannt.
- Die individuelle Beratung über beide Optionen sollte allen Patienten angeboten werden.
- Patienten mit niedrigem Risikoprofil kann alternativ zur kurativen Therapie auch die „aktive Überwachung" angeboten werden.
- Die adjuvante Bestrahlung sollte nur noch nach Operation von Hochrisiko-Patienten erfolgen, ansonsten ist die „early Salvage" Radiotherapie der Prostataloge bei Wiederanstieg der PSA-Werte in der Nachsorge onkologisch gleichwertig bei deutlich weniger „Übertherapien".
- Der Vorteil einer Strahlentherapie mit Einschluss der pelvinen Lymphknoten ist zurzeit nur in Kombination mit der antihormonellen Therapie belegt.
- Bei oligometastasierten Tumorstadien ist eine lokal ablative Therapie der Metastasen sinnvoll, um eine Verlängerung des krankheitsfreien Überlebens zu ermöglichen.

Histologie, anatomische Ausbreitung und prognostische Faktoren

Neben dem klinisch fassbaren Karzinom kennt man das inzidentelle Karzinom (d. h. Entdeckung bei einer TUR-P wegen benigner Prostatahyperplasie der Prostata), das okkulte Karzinom (d. h. Metastasen werden zuerst entdeckt) und das latente Karzinom (Autopsie-Befund: 10 % im 50. Lebensjahr, 80 % im 80. Lebensjahr). Maligne Tumoren der Prostata sind meist Adenokarzinome (z. B. mit tubulären oder azinären Wachstumsmustern). Selten werden Urothelkarzinome, Plattenepithelkarzinome, kleinzellige Karzinome, Sarkome oder andere Histologien gefunden. Stets sollte bei offensichtlich diskrepanten Befunden (z. B. bildgebend fortgeschrittener Tumor, trotzdem niedriger PSA-Wert) an ein kleinzelliges Karzinom als Subtyp der neuroendokrinen Tumoren gedacht werden; dies lässt sich durch histologische Zusatzuntersuchungen klären.

Risikofaktor ist neben dem Alter auch eine familiäre Vorbelastung: Männer, deren Brüder/Väter an einem Prostatakarzinom erkrankt waren, tragen ein zweifach erhöhtes Lebenszeitrisiko. Wahrscheinlich steigern sexuell übertragbare Krankheiten, insbesondere in Zusammenhang mit einer Prostatitis, das Risiko für eine spätere Erkrankung. Auf der anderen Seite können eine Phytoöstrogen-reiche Diät oder häufige Ejakulationen protektiv wirken.

Durch ein PSA-Screening werden signifikant mehr Prostatakarzinome entdeckt als in nicht-gescreenten Gruppen (12,7 % vs. 8,2 % – Hugosson, 2010). Dennoch wird derzeit in Deutschland ein Screening nicht systematisch durchgeführt, da zum einen zahlreiche

Karzinome entdeckt werden würden, die eigentlich keiner Therapie bedurft hätten (auf einen verhinderten Todesfall kommen 12 Überbehandlungen – S3 Leitlinie), zum anderen bislang nur eine geringe Reduktion der karzinomspezifischen Mortalität (von 3 % auf 1,8–2,4 %) und keine signifikante Verlängerung der Gesamtlebenszeit gezeigt werden konnten. Da insbesondere bei älteren Patienten das Prostatakarzinom einen langsamen natürlichen Verlauf zeigen kann, ist eine Diagnosestellung (mit Prostatastanzen und Staging) nur sinnvoll bei einer angenommenen Lebenserwartung von noch mindestens 10–15 Jahren.

Wenn Männer ab dem 45. Lebensjahr eine Früherkennung wünschen, sollte eine PSA-Bestimmung zusammen mit einer digital rektalen Untersuchung durchgeführt werden. Wenn dabei ein PSA-Wert < 1 ng/ml gefunden wird, ist eine Wiederholung alle 4 Jahre ausreichend, bei Werten zwischen 1–2 ng/ml alle 2 Jahre, bei Werten > 2 ng/ml jährlich.

Prostatastanzen zur Diagnosefindung sollten bei PSA-Werten > 4 ng/ml bei der Erstbestimmung (unter Berücksichtigung des Prostatavolumens und nach Ausschluss einer Prostatitis), bei auffälligem Tastbefund oder auffälligem PSA-Anstieg im Verlauf (0,35–0,75 ng/ml pro Jahr) durchgeführt werden. Insgesamt sollen 10–12 Zylinder gestanzt werden unter transrektal-sonographischer Kontrolle zur systematischen Entnahme aus verschiedenen anatomischen Bereichen (Apex, Mitte, Basis). Bei sehr kleinem Prostatavolumen sollten 6 Biopsien angestrebt werden. Palpatorisch oder bildgebend auffällige Areale können zusätzlich biopsiert werden. Aktuell hält auch das diagnostische multiparametrische MRT Einzug in die Primärdiagnostik. Diese scheint v. a. biologisch aggressivere Tumoren darzustellen. Durch eine Fusion der MRT mit der transrektalen Sonographie können im MRT auffällige Bereiche gezielt biopsiert werden, dadurch wird die Sensitivität gegenüber der alleinigen systematischen Biopsie um ca. 10 % gesteigert. Da jedoch auch das MRT Karzinome übersehen kann, ist neben der gezielten „MRT-geführten“ zusätzlich immer eine systematische Biopsie erforderlich, ebenso bei auffälligem Tastbefund + PSA-Elevation ohne pathologischem MRT Befund (S3 Leitlinie).

Beim Adenokarzinom der Prostata ist das Grading hinsichtlich der Abschätzung der Prognose von besonderer Bedeutung. Hierfür wird der „Gleason-Score“ verwendet. Während der Pathologe üblicherweise die am wenigsten differenzierten Tumoranteile – also die vermeintlich bösartigsten – beurteilt und befundet, wird beim Gleason Grading das vorherrschende Bild (primärer Gleason Grad) und das mit dem aggressivsten Muster (sekundärer Gleason Grad) zum Gleason-Score addiert (z. B. 55 % Muster 3, 40 % Muster 4 und 2 % Muster 5: Gleason-Score 3+5=8). Die bei anderen Tumoren übliche Graduierung der biologischen Aggressivität in G1 bis G3 kann beim Prostatakarzinom wie folgt übertragen werden: G1 entspricht einem Gleason Score ≤ 6, G2 einem Gleason Score 7 und G3 einem Score ≥ 8.

Wichtig bei der Bewertung von Prostatastanzen ist weiterhin die semiquantitative Angabe des infiltrierten Volumens der Stanzzylinder, eine Lymphgefäß- und Veneninfiltration (L0/1 oder V0/1) und ein perineurales Wachstumsmuster (Pn0/1).

Vor der Therapie ist die anatomische Ausbreitung nach der TNM-Klassifikation festzulegen. Neben dem durch die T-Klassifikation beschriebenen digital-rektalen Befund ist der in den Stanzen bestimmte Gleason Score und die Höhe des prostataspezifischen Antigens (PSA) entscheidend für die Abschätzung der lokalen und regionalen Ausbreitung. Aus diesen 3 Parametern kann durch Nomogramme das Risiko für den Kapseldurchbruch, der Befall der Samenblasen und eine Lymphknotenmetastasierung bestimmt werden (z. B. das „Partin-Nomogramm"; Eifler, 2013). Bei der Bewertung der Höhe des PSA-Wertes muss eine vorherige TUR-P oder eine PSA-supprimierende Therapie unbedingt berücksichtigt werden.

Tabelle 10.54: Kurzgefasste TNM-Klassifikation (8. Aufl.)

T1		klinisch nicht erkennbarer Tumor
	T1a	zufälliger histologischer Befund in 5 % oder weniger des resezierten Gewebes (TUR-P)
	T1b	zufälliger histologischer Befund in mehr als 5 % des resezierten Gewebes
	T1c	Tumor durch Biopsie diagnostiziert (bei erhöhtem PSA)
T2		Tumor auf die Prostata begrenzt
	T2a	Tumor befällt die Hälfte eines Lappens oder weniger
	T2b	Tumor befällt mehr als die Hälfte eines Lappens
	T2c	Tumor in beiden Lappen
T3		Tumor durchbricht die Prostatakapsel
	T3a	Extrakapsuläre Ausbreitung einschl. Infiltration des Blasenhalses
	T3b	Tumor infiltriert Samenblase(n)
T4		Infiltration benachbarter Strukturen (z. B. Sphinkter, Rektum, Levatormuskel, Fixation an der Beckenwand)
N1		regionäre Lymphknotenmetastasen (unterhalb der Bifurkation der Aa. iliacae communes)

Primärdiagnostik

- ●●● Anamnese einschließlich Fragebogen zur Miktion (IPSS (International Prostate Symptom Score): 0–7 Punkte: milde; 8–19 Punkte: mittelschwere; 20–35 Punkte: schwere Symptomatik des unteren Harntraktes), körperliche Untersuchung mit digitaler rektaler Palpation (letztere zur Bestimmung des T-Stadiums unter Berücksichtigung etwaiger Bildgebung), Labor mit PSA, Stanzbiopsie der Prostata (mindest. 10–12 Stanzzylinder) unter transrektaler Ultraschallkontrolle. Bei kurativer Bestrahlung: MRT der Prostata für die Bestrahlungsplanung
- ●● Staging in Abhängigkeit von der Risikogruppe:
  - cT1 und niedriges Risiko: keine weiteren bildgebenden Untersuchungen
  - intermediäres Risiko: keine evidenzbasierten Empfehlungen

  - cT3/4 oder Gleason Score $\geq$ 8: MRT oder CT des Beckens zur Abschätzung einer lymphogenen Metastasierung oder des Ausmaßes extraprostatischen Wachstums
  - Skelettszintigraphie: PSA > 10 ng/ml, cT3/4, Gleason > 7, Knochenschmerzen/erhöhte alkalische Phosphatase

  MRT-Ultraschall-Fusionsbiopsie als Ergänzung bei negativer Biopsie in der Primärsituation
- PSMA-PET/CT: höhere Genauigkeit für den Nachweis von Metastasen als CT + Knochenszintigraphie: insbesondere sinnvoll beim high-risk Prostatakarzinom (Gleason-Score 8–10 oder T-Kategorie cT3/cT4 oder PSA $\geq$ 20 ng/ml)

Therapie des nicht-metastasierten Prostatakarzinoms

Zur Stratifizierung der Therapie des lokal begrenzten, nicht metastasierten Prostatakarzinoms ist die D'Amico Klassifikation international akzeptiert (Tabelle 10.55).

Tabelle 10.55: Risikoklassifikation des lokal begrenzten, kurativ therapierten Prostatakarzinoms nach D'Amico (1998)

Risikogruppe	PSA (ng/ml)		Gleason Score		T-Stadium
Niedrig	< 10	und	< 7	und	T1c – T2a
Mittel	10 – 20	oder	7	oder	T2b
Hoch	> 20	oder	> 7	oder	$\geq$ T2c

Oft wächst das Prostatakarzinom beim älteren Patienten langsam, es ist über die PSA-Wert-Progression recht gut kontrollierbar. Deshalb sind bei vielen Patienten – auch ohne Therapie – lange Gesamtüberlebenszeiten zu erwarten. Insofern ist bei der Entscheidung über eine kurative Therapie bei diesen Patienten unbedingt auch die therapieassoziierte streiche Toxizität zu berücksichtigen. Sie spielt für die Therapieentscheidung eine wichtige Rolle, da bei Prostatektomie in Abhängigkeit mit dem Alter das Risiko einer erschwerten Rehabilitation des Blasenschlusses mit bleibender Blaseninkontinenz exponentiell ansteigt (Wallerstedt, 2013). Darüber hinaus profitieren nicht alle Patienten desselben Alters in gleichem Maße von einer kurativen Therapie. In diesem Zusammenhang ist die sog. *competing mortality* in diesem Patientenkollektiv entscheidend. Diese kann ein hohes Sterberisiko durch andere Ursachen (z. B. kardiovaskuläre Erkrankungen) bedingen, und nicht an der „Grunderkrankung Prostatakarzinom". Allerdings wird im Einzelfall (z. B. bei herzinsuffizienten Patienten) die bewusst gewählte palliative Behandlung des Prostatakarzinoms (z. B. die antihormonelle Therapie bei ossärer Metastasierung) das Risiko für kardiovaskuläre Zwischenfälle erhöhen.

Tabelle 10.56: Therapeutische Optionen beim lokal begrenzten Prostatakarzinom

Risikogruppe	**niedrig**	**mittel / hoch**
active surveillance	zusätzlich $\leq$ 2 befallene Stanzen (bei 10–12 gewonnenen Stanzen) und semiquantitativer Befall $\leq$ 50 % Tumor pro Stanzzylinder	⌀
Prostatektomie	möglichst mit Nerverhalt, pelvine Lymphadenektomie verzichtbar	pelvine Lymphadenektomie (Überlebensvorteil nicht gesichert, wahrscheinlich Verbesserung des krankheitsfreien Überlebens), bei cT3 extendierte pelvine Lymphadenektomie cT4 keine gesicherte Indikation
Bestrahlung	perkutane Bestrahlung oder *low dose rate* Therapie (Iridium, Jod)	perkutane Bestrahlung oder perkutane Therapie mit *high dose rate* – Boost bei Befallsrisiko $\geq$ 15 % ggf. Einschluss pelviner Lymphabflüsse Kombination mit (neo)adjuvanter antihormoneller Therapie

Niedriges Risiko

Aktive Überwachung Statt einer sofortigen kurativen Therapie kann Patienten, die alle Kriterien für die niedrige Risikogruppe der Tabelle 10.55 erfüllen, alternativ zunächst die aktive Überwachung angeboten werden. Dadurch sollen die mit den kurativen Therapien assoziierten Nebenwirkungen und Toxizitäten und die damit verbundenen Beeinträchtigungen der Lebensqualität möglichst herausgezögert werden. In den ersten beiden Jahren müssen alle 3 Monate der PSA-Wert abgenommen und eine digital rektale Untersuchung durchgeführt werden, dieses Intervall kann später (bei konstanter Erkrankung) auf alle 6 Monate reduziert werden. Zusätzlich werden bei Patienten ohne initiale MRT geführte Prostatabiopsien die Prostatastanzen (systematisch und gezielt MRT geführt) nach 6 Monaten, dann in den ersten 3 Jahren alle 12–18 Monate, und später alle 3 Jahre wiederholt. Wenn die PSA-Verdoppelungszeit < 3 Jahre beträgt oder die Einschlusskriterien nicht mehr erfüllt sind, wird die aktive Überwachung abgebrochen und eine Therapie eingeleitet. Grundsätzlich sollte die Lebenserwartung mehr als 10 Jahre betragen, um mit einer kurativen Therapie einen medizinischen Nutzen für den Patienten zu erzielen.

Bei Patienten mit einer Lebenserwartung unter 10 Jahren ist auch das „*watchful waiting*" möglich. Im Unterschied zur „*active surveillance*" wird dabei der Tumor nicht überwacht, sondern es wird nur auf durch das Tumorwachstum auftretende klinische Symptome mit entsprechend dann notwendigen palliativen Therapien reagiert.

Operation Operatives Standardverfahren ist die radikale Prostatovesikulektomie. Bei lokal begrenzten Tumoren reduziert die Operation im Vergleich zu *watchful waiting* nicht nur die Prostatakarzinom-spezifische, sondern – im langfristigen Verlauf nach über 10 Jahren – auch die Gesamtmortalität (Bill-Axelson, 2011). Im Vergleich zu einer vereinfachten aktiven Überwachung (ohne Re-Biopsien) wurde die Rate von Fernmetastasen gesenkt (Hamdy, 2016).

Verschiedene Operationszugänge und -techniken werden verwendet: retropubisch, perineal, laparoskopisch oder Roboter-assistiert laparoskopisch (intra- oder extraperitoneal). Ziel ist die R0-Resektion, da eine R1-Resektion mit einem erhöhten Rezidivrisiko assoziiert ist. Zur Verringerung des Risikos einer postoperativen dauerhaften Blaseninkontinenz und erektilen Dysfunktion sollte die Operation unter Nerverhalt durchgeführt werden. Allerdings ist ein solches Vorgehen oft nicht möglich bei cT3 Tumoren oder Gleason-Score > 7 (Heidenreich, 2011).

Bei Patienten in niedrigem Risiko kann auf eine pelvine Lymphadenektomie verzichtet werden.

Die **definitive *Bestrahlung*** des Prostatakarzinoms hat vergleichbare Behandlungsergebnisse wie die radikale Prostatektomie. Für die niedrige Risikogruppe liegen mittlerweile randomisierte Daten vor (Hamdy, 2016). Dabei ist die therapeutische Effektivität zwischen Bestrahlung und Operation vergleichbar. Die Behandlungsmodalitäten unterscheiden sich aber hinsichtlich der Nebenwirkungen: Während durch eine Bestrahlung die Enddarmfunktion im längeren Verlauf etwas irritiert wurde, traten bei den operierten Patienten deutliche Verschlechterungen der Blasenkontinenz und der erektilen Funktion auf (Donovan, 2016).

Die Bestrahlung kann perkutan durchgeführt werden, oder als interstitielle Therapie (sog. *low dose rate* Brachytherapie mit permanenter Implantation von J-125 oder Pd-103) erfolgen.

Der Patient muss sich – bei Wunsch einer kurativen Behandlung – nach ausführlicher Beratung durch Urologen und Strahlentherapeuten für eine der beiden kurativen Optionen in Abhängigkeit von seinem Alter, dem Nebenwirkungsspektrum, persönlicher Präferenzen und der Komorbidität entscheiden.

Andere Behandlungsansätze: fokale Therapien Verfahren, bei denen nur ein Teil der Prostata zerstört wird, werden unter dem Begriff „fokale Therapien" zusammengefasst. Verschiedene Verfahren sind entwickelt worden, die wichtigsten sind die gezielte photodynamische Therapie (VTP) unter Verwendung von Padeliporfin, HIFU (hochintensiver fokussierter Ultraschall), IRE (irreversible Elektroporation) und die Kryotherapie. Dabei sollen die klinisch signifikanten Tumore in der Prostata zerstört werden, der Rest der Prostata bleibt unbeeinflusst durch die Behandlung. Lediglich für die VTP liegen randomisierte Studiendaten i. Vgl. zur active surveillance vor.

Bei Patienten im niedrigen Risiko mit unilateralem Tumor nach MRT gezielter und fusionierter Prostatastanze kann eine fokale Therapie nach entsprechender Aufklärung angeboten werden, wenn der Patient die aktive Überwachung und die Standardtherapien ablehnt. 6–12 Monate nach der Behandlung soll eine Erfolgskontrolle der Therapie mit einer gezielten (behandeltes Areal) und systematischen Prostatabiopsie erfolgen.

Mittleres und hohes Risiko

Bei höherem Risiko wird die *Operation* durch die diagnostische pelvine Lymphadenektomie ergänzt. Dadurch wird – bei positiven Lymphknoten – das progressionsfreie Überleben erhöht. Der Nachweis pelviner Lymphknotenmetastasen bedeutet eine deutliche Verschlechterung der Prognose und die Notwendigkeit weiterer adjuvanter (oder verzögert eingeleiteter adjuvanter) Therapien (androgenablative Therapie, aber auch eine adjuvante Radiotherapie des Beckens ist im Analogie-Schluss zur primären, definitiven Radiotherapie [ohne Prostatektomie und Lymphadenektomie] bei ansonsten gesunden Patienten gut zu rechtfertigen). Als Folgen dieser Operation können Lymphozelen, Thrombosen und Lymphödeme der Beine oder des Genitals auftreten. Deshalb wird in der S3 Leitlinie keine generelle Empfehlung zur pelvinen Lymphadenektomie gegeben. Bei Durchführung werden mindestens 10 geborgene Lymphknoten gefordert.

Die therapeutische Alternative zur Operation ist auch in diesen Patientengruppen die *Bestrahlung.* Diese wird dosiseskaliert appliziert (entweder durch eine moderne perkutane Therapie unter Bildführung und Intensitätsmodulation oder durch eine temporäre Applikation einer *high dose rate* Brachytherapie mit Ir-192, s. u.). In dieser Situation wird zudem die therapeutische Effektivität durch eine *hormonablative Therapie* (ggf. auch neoadjuvant und adjuvant) signifikant gesteigert (Details s. u. unter „*Kombination EBRT mit androgenablativer Therapie [AAT]*“).

Adjuvante Radiotherapie/early salvage Radiotherapie Nach Erreichen eines PSA-Nullbereichs nach Prostatektomie kann bei Risikokonstellationen durch eine Bestrahlung der ehemaligen Prostataloge innerhalb von 3–4 Monaten nach der Operation das biochemisch-krankheitsfreie Überleben gesteigert werden. Dies gilt besonders für die R1-Resektion eines pT3 pN0 Karzinoms. Der Effekt ist geringer bei R0 resezierten pT3 Karzinomen, oder R1 resezierten pT2 Tumoren.

Als therapeutische Alternative kann aber auch eine PSA-Nachsorge eingeleitet werden. Die Bestrahlung erfolgt erst bei ansteigenden PSA-Werten, möglichst bei einem Wert < 0.5 ng/ml (sog. *early salvage* Radiotherapie, s. u.). Damit wird das Risiko einer „Übertherapie“ und damit verbundener Toxizitäten in der adjuvanten Situation vermieden. In großen internationalen Studien zeichnet sich ab, dass diese *early salvage* Radiotherapie onkologisch gleichwertig ist im Vergleich zur adjuvanten Radiotherapie (Vale, 2020). Deshalb sollte eine adjuvante Radiotherapie in der Regel nur noch bei besonders hohen Risikokonstellationen wie Gleason 8–10, R1 und pT3/4 diskutiert werden (stets unter Berücksichtigung der Alternative der PSA-gesteuerten Nachsorge und Bestrahlung erst im Rezidiv, s. o.).

Therapie des biochemischen Rezidivs Der PSA-Wert ist für die Tumornachsorge der wichtigste Marker für die Verlaufskontrolle. Nach einer Prostatektomie wird ein Abfall in den Nullbereich erwartet. Zwei Werte > 0.2 ng/ml werden als sicher biochemisches Rezidiv gewertet, der Versuch einer histologischen Sicherung ist nicht erforderlich.

Bei langsamen Anstieg (Verdoppelungszeit > 10 Monate, PSA-Anstieg > 2 Jahre nach Operation, primärer Gleason-Score < 8) – insbesondere bei relevanter Komorbidität – kann eine alleinige Beobachtung des weiteren, höchstwahrscheinlich nur langsam progredienten Verlaufs gerechtfertigt sein.

Bei postoperativer PSA-Persistenz oder biochemischen Rezidiv bietet die perkutane Bestrahlung der ehemaligen Prostataloge eine kurative Therapieoption (s. o.). Diese wird „Salvage Radiotherapie" genannt. Sie sollte frühzeitig (also bei PSA-Werten zwischen 0.2 und 0.5 ng/ml) eingeleitet werden. Wahrscheinlich ist eine Radiotherapie bei noch geringeren Werten sinnvoll (sog. *„very early salvage* Radiotherapie"), da auf der einen Seite bei vielen Patienten ein postoperativer PSA-Wert von 0.1 ng/ml auf > 0.2 ng/ml anstieg, und auf der anderen Seite die langfristige biochemische Kontrolle nach einer *very early salvage* Radiotherapie (< 0.2 ng/ml) höher war als nach einer *early salvage* Radiotherapie (zwischen 0.2–0.49 ng/ml) (Budäus, 2017).

Auch bei der Salvage-Radiotherapie des biochemischen Rezidivs kann die Kombination mit einer kurzzeitigen hormonablativen Therapie (6 Monate) die langfristigen biochemischen Kontrollraten (Carrie, 2016) und (nach einer zweijährigen antiandrogenen Behandlung) sogar das Gesamtüberleben erhöhen (Shipley, 2017). Diese Kombinationsbehandlung wird – aufgrund des erweiterten Nebenwirkungsspektrums – v. a. für Hochrisikokonstellationen bei jüngeren Patienten ohne signifikante Komorbidität empfohlen.

Nach einer kurativen Radiotherapie wird ein zweimaliger Wert > 2 ng/ml über dem postradiogenen Nadir als Rezidiv gewertet. Damit sollen falsch positive Rezidivdiagnosen aufgrund eines benignen *bounce*-Effektes (insbesondere nach Brachytherapie) vermieden werden. Nach histologischer Bestätigung des Rezidivs kann – bei Vorliegen einer M0-Situation – eine Salvage-Prostatektomie durchgeführt werden, allerdings sind die funktionellen Ergebnisse (insbesondere hinsichtlich der Blasenkontinenz) deutlich schlechter als nach einer primären Operation ohne vorherige Radiotherapie.

Metastasiertes Prostatakarzinom

Palliative Therapie des hormonsensitiven metastasierten Prostatakarzinoms

Patienten mit hoher Komorbidität und entsprechend eingeschränkter Lebenserwartung kann bei asymptomatischem Tumorleiden ein *watchful waiting* angeboten werden. Dabei wird erst bei klinisch manifestem Progress eine palliative antihormonelle Therapie eingeleitet.

Alternativ kann direkt nach Diagnose die palliative antihormonelle Therapie appliziert werden, insbesondere bei Patienten mit längerer Lebenserwartung. Dadurch wird zumindest das progressionsfreie Überleben verlängert, allerdings auf Kosten der mit dieser Therapie assoziierten Nebenwirkungen. Diese Behandlung wird zunächst grundsätzlich durchgehend gegeben. Wenn der PSA-Wert aber innerhalb der ersten 7 Monate unter 4 ng/ml gesunken ist, kann die antihormonelle Therapie wieder abgesetzt werden und erst bei erneutem Anstieg des Wertes über einen Schwellenwert von z. B. 12 ng/ml wieder eingeleitet werden (intermittierende Therapie).

Wirkungsweise der androgenablativen/antihormonellen Therapie Über verschiedene Wege kann die Testosteronstimulation des Tumorzellwachstums vermieden werden. Die Androgenablation bedeutet den chirurgischen oder biochemischen Testosteronentzug. Neben der (klassischen) bilateralen Orchiektomie wird heute vornehmlich ein Eingriff in die hypothalamisch-hypophysären Regelkreise durchgeführt. Die Ausschüttung der Steuerhormone LH und FSH ist abhängig von einer zirkadian pulsatilen Anflutung des hypothalamischen Steuerhormons GnRH. Eine permanente Überstimulation der Hypophyse durch kontinuierlich gleichbleibend hohe Anflutung eines **LHRH-Analogons** führt nach einem initialen Anstieg der LH-Ausschüttung (*flare up*) zu einer Herunterregulierung dieses Steuerhormons mit einer konsekutiven Aufhebung der Testosteron-Produktion in den Leydig-Zellen des Hodens. Die LHRH- Analoga sind als s.c. Injektion als 1-, 3- und 6-Monats Depots verfügbar. Bei Einleitung der Therapie muss ein temporärer Anstieg des Testosterons durch ein Antiandrogen (z. B. Bicalutamid) über 14 Tage abgefangen werden, bevor Kastrationsspiegel erreicht werden.

Alternativ führt die Gabe eines **GnRH-Antagonisten** zu einem direkten Abfall der Testosteronspiegel, eine *flare up* Prophylaxe ist hier nicht erforderlich.

Die **Anti-Androgene** blockieren im Unterschied dazu Rezeptoren der Prostatazellen. Verfügbar sind steroidale Antiandrogene (z. B. Cyproteronacetat), die den Testosteronspiegel senken und selten eine Gynäkomastie auslösen und nicht-steroidale Antiandrogene (z. B. Bicalutamid). Letztere beeinflussen bei erhaltenem oder sogar erhöhtem Testosteronspiegel die Lebensqualität deutlich weniger als andere Formen der Hormontherapie; allerdings kommt es bei voller Dosierung (150 mg/d) über mehrere Monate regelhaft zu einer Gynäkomastie. Dieser kann mit einer prophylaktischen Elektronenbestrahlung mit z. B. 3x4 Gy vor Therapiebeginn vorgebeugt werden.

Die modernen **Anti-Androgene der 2. Generation** werden weiter unten besprochen.

Kombination androgenablativer Therapie mit Bestrahlung Bei lokal fortgeschrittener Erkrankung (cT3, PSA > 40 aber < 70 ng/ml) wird die Effektivität der androgenablativen Therapie durch eine zusätzliche Bestrahlung der Prostata und der pelvinen Lymphabflüsse deutlich verlängert: Die langfristige krankheitsspezifische Mortalität wird durch die zusätzliche Bestrahlung im Vergleich zur alleinigen androgenablativen Therapie halbiert (Widmark, 2009; Warde, 2009).

Kombination androgenablativer Therapie mit Chemotherapie Bei Patienten in gutem Allgemeinzustand (ECOG 0-1) mit metastasiertem, hormonsensitiven Prostatakarzinom führt die frühe Gabe (Einleitung innerhalb der ersten 4 Monate) einer Chemotherapie mit 6x **Docetaxel** 75 mg/m² alle 3 Wochen zusätzlich zur Androgenablation zu einer Verlängerung des Gesamtüberlebens um ca. 14 Monate, auch bei hoher Tumorlast (Sweeney, 2015; James, 2016). Da die Toxizität der Behandlung durch Docetaxel erhöht ist, muss auf den Allgemeinzustand und auf Komorbiditäten der Patienten geachtet werden.

Bestrahlung bei „oligo-metastatischer" Situation Die Bildgebung z. B. mit PSMA-PET/CT detektiert zunehmend Patienten mit nur wenigen metastatischen Tumorabsiedlungen in der Primär- oder der Rezidivsituation, die in der konventionellen Bildgebung noch übersehen worden wären. Je nach Definition wird bei 3 resp. 5 Metastasen-Lokalisationen von einer „Oligometastasierung" gesprochen (die S3 Leitlinie empfiehlt eine pragmatische Definition mit max. 4 ossären oder lymphogenen Metastasen). Durch eine Bestrahlung (mit tumoriziden, also ablativen Dosis- und Fraktionierungskonzepten) aller klinisch sichtbaren Metastasen soll der Krankheitsverlauf gebremst werden, indem die Notwendigkeit der Einleitung einer antiandrogenen Therapie der 2. Generation herausgezögert oder durch die Vernichtung der meisten Tumorklone das Auftreten hormonunabhängig wachsender Tumorzellen vermieden werden soll. Eine prospektiv randomisierte Studie (allerdings mit nur 62 Patienten) zeigte für eine stereotaktische Bestrahlung von bis zu 3 Metastasen eine deutliche Verlängerung der Antiandrogen-freien Zeit von 13 Monaten (Überwachung) auf 22 Monate – ohne relevante Toxizität oder Kompromittierung der Lebensqualität (Ost, 2018).

Bei in der *Erstdiagnose oligometastasierten Patienten* wird entsprechend eine (i. d. R. hypofraktionierte, aber auch normofraktioniert mögliche) Bestrahlung der Prostata (Parker, 2018) und ablative Bestrahlung aller Metastasen kombiniert mit einer erweiterten Systemtherapie (antihormonelle Therapie parallel zur Bestrahlung, sequentiell bei gutem AZ und jungem Alter Docetaxel oder auch schon erweiterte antiandrogene Therapie mit z. B. Apalutamid) stets individuell mit den betroffenen Patienten diskutiert.

Palliative Therapie des nicht-metastasierten kastrationsresistenten Prostatakarzinoms (nmCRPC) Ein PSA-Progress (definiert als ein Anstieg in 3 aufeinander folgenden Messungen auf über 2 ng/ml) unter laufender Androgenablation noch ohne bildgebenden Nachweis eines Rezidivs oder einer Metastasierung wird als „nicht-metastasiertes kastrationsresistentes Prostatakarzinom“ definiert. Dabei sollen zunächst die Testosteron-Spiegel im Serum bestimmt werden (< 50 ng/dl), um die Wirkung der Therapie zu dokumentieren.

Eine Intensivierung der Androgenablation durch Hinzunahme von Androgenrezeptor-Antagonisten der 2. Generation in dieser Situation verfolgt mehrere Ziele. Zum einen soll die Entwicklung klinisch nachweisbarer Metastasen oder eines Lokalprogresses zeitlich herausgezögert und damit das Gesamtüberleben langfristig verlängert, zum anderen soll die Lebensqualität möglichst lange erhalten werden.

So reduziert Apalutamid (Erleada®) das Auftreten von Metastasen um 72 % und verlängert signifikant das Gesamtüberleben (Smith, 2021). Dabei treten bei 30 % der Patienten eine Fatigue auf, bei 25 % ein Hautausschlag, zudem besteht ein erhöhtes Osteoporose-Risiko, das sich auch in vermehrte Frakturen übersetzt. Entsprechend ist die Überwachung der Knochendichte unter dieser Therapie erforderlich. Ähnliche Effekte werden in diesem Patientenkollektiv mit Enzalutamid (Xtandi®) erzielt (Sternberg, 2020). Als dritter zugelassener Androgenrezeptor-Antagonist steht in dieser Indikation Darolutamid (Nubeqa®) zur Verfügung (Fizazi, 2020). Dieser hat im Unterschied zu den anderen Antiandrogenen eine zusätzliche polare Gruppe, wodurch die Blut-Hirn-Schranke schlechter überwunden wird. Klinisch soll dies zu einer geringeren Rate an Fatigue führen. Zudem zeigt Darolutamid ein geringeres Wechselwirkungspotential, sodass insbesondere polymorbide Patienten, die NOAKs einnehmen müssen, von dieser Substanz profitieren können.

Palliative Therapie des metastasierten kastrationsresistenten Prostatakarzinoms (mCRPC) Bei *klinisch fassbarem* Progress der Erkrankung unter laufender Hormonablation/antiandrogener Therapie sollen zunächst die Testosteron-Spiegel im Serum bestimmt werden (< 50 ng/dl), um die Wirkung der Therapie zu dokumentieren und den kastrationsrefraktären Krankheitsprogress zu beweisen. Auch bei Einleitung anderer Therapien wird die Androgenablation fortgeführt, um keine zusätzliche Stimulation der Krankheitsaktivität durch eine Rekonstitution der Erkrankung zu riskieren.

Verschiedene therapeutische Optionen stehen bei klinisch fassbarem Progress zur Verfügung. Wenn noch keine Chemotherapie erfolgte, ist Docetaxel eine Option. Im Vergleich zu Mitoxantron wird die Überlebenszeit um ca. 3 Monate verlängert.

Alternativ kann auch die antihormonelle Therapie um **Abiraterone** 1000 mg/d erweitert werden. Es hemmt Cytochrom CYP-17, ein Schlüsselhormon in der Biosynthese des Testosterons in Hoden, Nebennieren und Prostatakarzinomzellen. Die Tabletteneinnahme erfolgt zusammen mit einem niedrig dosierten Kortikosteroid (Prednison oder Prednisolon 100 mg/d), um die ACTH-Ausschüttung zu drosseln und damit die Mineralokortikoid-Spiegel zu senken, die aufgrund des Wirkmechanismus von Arbiraterone erhöht werden (Nebenwirkungen sind Hypertension, Flüssigkeitsretention, Hypokaliämie). Durch

Arbiraterone wird die mediane progressionsfreie Überlebenszeit um ca. 8 Monate verlängert.

Eine ossäre Metastasierung im kastrationsrefraktären Stadium wird unterstützend antiresorptiv mit **Bisphosphonaten** oder dem *receptor activator of nuclear factor kappa B ligand* (RANKL)-Antikörper **Denosumab** behandelt. Letzterer inhibiert die Aktivität von Osteoklasten.

Bei symptomatischer, progredienter ossärer Metastasierung ist auch eine Behandlung mit dem **alpha-Strahler Radium 223** möglich. Dieser führt nicht nur zu einer Schmerzlinderung, sondern auch zu einer Verlängerung des Gesamtüberlebens. Allerdings sollte er aufgrund der Knochenmarktoxizität erst nach einer Chemotherapie eingesetzt werden, oder wenn diese nicht durchführbar ist.

Als Zweitlinientherapie stehen bei Progress nach Docetaxel auch die Androgenrezeptor-Antagonisten der 2. Generation, z.B. **Enzalutamid**, zur Verfügung. Sie blockieren nicht nur die Bindung der Androgene an den Androgenrezeptor, sondern verhindern auch die Translokation des Androgenrezeptorkomplexes in den Zellkern und blockieren die Bindung an die DNA. Enzalutamid verlängert die Überlebenszeit um fast 5 Monate i. Vgl. zu Placebo.

Als weitere chemotherapeutische Option kann **Cabazitaxel** eingesetzt werden. Im Vergleich zu Mitoxantron verlängert es das Überleben um 2,5 Monate in dieser klinischen Situation.

Bei metastasierter Erkrankung, bei der alle anderen therapeutischen Optionen ausgeschöpft sind, steht auch eine nuklearmedizinische Behandlung zur Verfügung (**^{177}Lutetium-PSMA-Radioligandentherapie**). Dabei wird ein Ligand des *Prostataspezifischen Membrane Antigens* (PSMA) mit Lutetium-177 komplexiert. Dieses emittiert eine Betastrahlung von 0.5 MeV mit kurzer Reichweite (max. 2 mm im Gewebe). Der PSMA-Rezeptor schleust über Endozytose den Liganden einschließlich des Nuklids nach intrazellulär, sodass dort eine hohe Dosis in den Tumorzellen appliziert wird. Die Behandlung erfolgt für ca. 4 Zyklen im 4–6 wöchigen Rhythmus und ist jeweils mit einer 48-stündigen stationären Aufnahme verbunden. Hierbei muss unbedingt die Knochenmarktoxizität berücksichtigt und auf eine ausreichende Nierenfunktion geachtet werden.

Tabelle 10.57: Übersicht der kurativen Bestrahlungsindikationen und Therapieoptionen in Abhängigkeit vom Risikoprofil (Bestrahlungsdosis normofraktioniert)

Risikogruppe	Risikogruppe	strahlentherapeutische Option	antiandrogene Therapie
lokal begrenzt	**niedrig**	EBRT (mind. 74 Gy) Alternativ: Brachytherapie -> LDR	keine
	mittel	EBRT (mind. 74Gy) evtl. HDR-Boost	4–6 Monate (optional)
	hoch	EBRT (dosiseskaliert) oder HDR Boost	2–3 Jahre (zwingend indiziert)
pelvin metastasiert		EBRT einschl. pelvine Lymphabflüsse, ggf. Boost auf LK-Metastasen prüfen	2–3 Jahre oder lebenslang (zwingend indiziert)
Oligometastasierung (bis 4 Met.)		EBRT der Prostata, v. a. hypofraktioniert, ablative (insb. stereotaktische) RT der Metastasen	2–3 Jahre oder lebenslang (zwingend indiziert) sequentiell erweiterte Systemtherapie prüfen

Bestrahlungsindikation und Durchführung der Bestrahlung

Standard in der perkutanen normofraktionierten Bestrahlung (EBRT) des Prostatakarzinoms ist heute die intensitätsmodulierte Bestrahlung (IMRT). Die *volumetric arc therapy* (VMAT) ist eine Weiterentwicklung der IMRT, deren Vorteil v. a. in der kurzen täglichen Einstrahlzeit liegt. Weiterhin wird die Therapie bildgeführt appliziert (*image guided radiotherapy* – IGRT). Dies kann entweder durch ein *cone beam* CT erfolgen, das die im Linearbeschleuniger vorhandene Bildgebung vor jeder Bestrahlung erzeugt. Oder es werden – bei 2-dimensionaler Kontrollbildgebung unter Bestrahlung – noch vor der Bestrahlungsplanung 3 röntgendichte Marker in die Prostata implantiert („Goldmarker"), mittels derer die Position vor jeder Bestrahlung lokalisiert wird. Dadurch kann mit großer Präzision und guter Verträglichkeit eine hohe Strahlendosis in der Prostata und bei Bedarf auch in den pelvinen Lymphabflüssen appliziert werden.

Für die Bestrahlungsplanung wird das Bestrahlungs-Planungs-CT mit dem Patienten in Rückenlage gefahren. Falls die pelvinen Lymphabflüsse mitbehandelt werden sollen, kann eine Lagerung des Patienten auf dem Bauch mit Hilfe eines „Bauchbrettes" i. Vgl. zur Lagerung auf dem Rücken die radiogene Exposition des Dünndarms reduzieren (Wiesendanger-Wittmer, 2012). Allerdings ist die Bauchlage mit einer höheren intrafraktionellen Beweglichkeit der Prostata verbunden (Sheth, 2012), weshalb die Bauchlagerung bei dieser Tumorentität nicht als Standard angesehen wird. Ein zuvor durchgeführtes MRT der Prostata wird elektronisch mit dem CT überlagert und hilft aufgrund der besseren Weichteilkontraste bei der Abgrenzung der kaudalen Drüsenanteile von der Beckenbodenmuskulatur und durch Visualisierung des Tumors bei der Zielvolumendefinition. Wesentlich für die Bestrahlungsplanung und -durchführung ist eine reproduzierbare, gute Blasenfüllung, die meist mit einem „Trinkprotokoll" erreicht werden kann. Bei Patienten mit deutlicher postoperativer Inkontinenz kann eine Penis-Klemme versucht werden (sofern der verbliebene Penisschaft lang genug ist).

Als CTV wird die Prostata abgegrenzt, je nach Infiltrationsrisiken werden zusätzlich Sicherheitsabstände nach lateral (zur Kompensation eines Risikos des Kapselbefalls) und die unteren 2/3 der Samenblasen miteingeschlossen.

Das CTV wird anschließend zum PTV erweitert, um für interne und externe Bewegungen und Lagerungsungenauigkeiten zu kompensieren. Die Sicherheitsabstände können durch die IGRT (s. o.) von 10–13 mm auf 5–8 mm reduziert werden, weshalb eine bessere Schonung der umliegenden Risikoorgane möglich wird (Crehange, 2012).

Primäre, kurative EBRT

Gesamtdosis – Dosiseskalation Mehrere randomisierte Studien zeigten, dass eine Eskalation der Strahlendosis die langfristige biochemische Kontrolle signifikant verbessert (Hou, 2015). Davon profitieren v. a. Patienten im mittleren und hohen Risikoprofil, sodass hier eine Gesamtdosis von 74 bis < 80 Gy (normofraktioniert) mittlerweile Standard ist. Der Nutzen fällt in der Niedrig-Risikogruppe am geringsten aus und tritt erst im längeren Verlauf auf, sodass bei Komorbidität oder Risikofaktoren in der individuellen Beurteilung $\leq$ 74 Gy zu rechtfertigen ist.

Hypofraktionierung Da der α/β-Quotient bei Prostatakarzinomen niedriger zu sein scheint als bei anderen Karzinomen oder bei der Spättoxizität des Rektums, bietet die Steigerung der täglich applizierten Einzeldosis (Hypofraktionierung) theoretisch die Option einer höheren Tumorkontrolle ohne eine Steigerung der radiogenen Nebenwirkungen.

Im Rahmen „moderat hypofraktionierter" Protokolle wurden so z. B. 19–20x3 Gy (Dearnaley, 2016) oder 19x3.4 Gy an drei Tagen pro Woche (Incrocci, 2016) bei Patienten überwiegend im niedrigen und mittleren Risiko getestet. Die meist auf „Nicht-Unterlegenheit" geplanten Studien haben bislang eine Gleichwertigkeit der onkologischen Ergebnisse i. Vgl. zur Normofraktionierung gezeigt (Bekelman, 2017), und die Behandlungszeit für die Patienten konnte substantiell verkürzt werden. Allerdings wurden in einigen Studien auch leicht erhöhte Toxizitäten berichtet, in einem Review betraf dies vor allem die akute GI-Toxizität (Datta, 2017). Deshalb ist aktuell die moderate Hypofraktionierung leitliniengerecht anwendbar, es müssen aber spezielle Aspekte beachtet werden (möglichst geringe vorbestehende obstruktive Symptome sowie kleine und gut abgrenzbare Prostata, tägliche Bildführung der Therapie mittels CBCT, intensitätsmodulierte Therapieplanung).

Hinsichtlich extremer Hypofraktionierungen (Einzeldosen von 5 bis 10 Gy) ist die technische Durchführbarkeit belegt, die Toxizität (insbesondere in Hinblick auf urogenitale Spätfolgen) ist aber noch nicht abschätzbar.

Kombination EBRT mit androgenablativer Therapie (AAT) Bei Patienten in der *niedrigen Risikogruppe* ist eine AAT zusätzlich zur EBRT nicht notwendig. Auf der anderen Seite profitieren Patienten mit *hohem Risiko* deutlich von einer neoadjuvant eingeleiteten, und über 2 bis 3 Jahre weitergeführten AAT in Hinblick auf das Gesamtüberleben (Roach, 2014).

Die meisten dazu vorliegenden Studien haben eine EBRT ohne Dosiseskalation durchgeführt. Allerdings gibt es zunehmend Hinweise, dass die AAT auch bei gesteigerter Gesamtdosis einen zusätzlichen Benefit bietet.

Bei *mittleren Risikoprofil* ist eine Kurzzeit-AAT (4–6 Monate) ausreichend, um die biochemische Kontrolle und das Gesamtüberleben zu verbessern (Jones, 2011).

Bestrahlung pelviner Lymphabflüsse Der Stellenwert der elektiven Bestrahlung der iliakal internen, externen, kommunen und präsakralen Lymphabflüsse ist noch nicht gesichert aufgrund widersprüchlicher Studienergebnisse. Ein Vorteil zeigte sich bisher nur für Kombination einer solchen Bestrahlung mit der AAT bei der EBRT von Patienten mit nachgewiesenem Lymphknotenbefall, evtl. auch bei einem individuell erhöhten Risiko für (subklinische) pelvine Lymphknotenmetastasen (z. B. Partin-Tabellen oder Roach-Formel: (2/3) PSA + [(Gleason – 6) x 10] – Eifler, 2013).

Adjuvante EBRT, Salvage EBRT bei biochemischen Rezidiv

Nach Resektion eines Prostatakarzinoms mit Risikofaktoren für ein biochemisches Rezidiv (pT3/4, R1, Gleason 8–10) wird die langfristige PSA-Kontrolle durch eine adjuvante, normofraktionierte Bestrahlung der ehemaligen Prostataloge mit 60–64 Gy signifikant verbessert. Eine solche postoperative EBRT kann erst dann erfolgen, wenn eine weitgehende Rückbildung der Harninkontinenz eingetreten ist, um eine ausreichende Blasenfüllung zu ermöglichen. Das Intervall zwischen der Operation und dem Beginn der EBRT darf dabei 3–4 Monate betragen.

Die therapeutische Alternative stellt die *early salvage* EBRT dar (Einleitung einer Bestrahlung der ehemaligen Prostataloge bei wiederansteigenden PSA-Werten, möglichst < 0.5 ng/ml; Details s. *„Therapie des biochemischen Rezidivs“*). Dabei wird als Gesamtdosis mindestens 66 Gy angestrebt, eine weitere Steigerung der Dosis bis ca. 70 Gy ist (auch in Analogie zur Primärsituation) gut zu begründen.

Eine AAT begleitend und adjuvant zur Salvagebestrahlung (6 Monate oder 2 Jahre) führt zu einer signifikanten Verbesserung der onkologischen Ergebnisse (Carrie, 2016), sogar des Gesamtüberlebens im langfristigen Verlauf (Shipley, 2017). Allerdings reichen die Daten aktuell noch nicht aus, um die Patientenkollektive, die von der zusätzlichen Therapie (und Toxizität) besonders profitieren, sicher zu definieren. Deshalb sollte diese Kombination derzeit nur nach individueller Aufklärung Patienten mit einer Lebenserwartung von über 10 Jahren, ohne relevante Komorbidität und mit einer *„high-risk“*-Konstellation (Gleason-Score $\geq$ 8, Samenblasenbefall, PSA-Verdoppelungszeit < 6 Monate) angeboten werden.

Palliative EBRT der Prostata In der palliativen Therapiesituation kann die Bestrahlung der Prostata eine lokale Kontrolle erzielen, wenn aufgrund eines lokalen Tumorprogresses trotz AAT Komplikationen zu befürchten sind oder bereits klinisch apparent werden. Es ist dabei eine normofraktionierte Bestrahlung mit reduzierter Gesamtdosis bei ca. 60 Gy oder ein moderat hypofraktioniertes Konzept (z. B. 20x2,75 Gy) möglich.

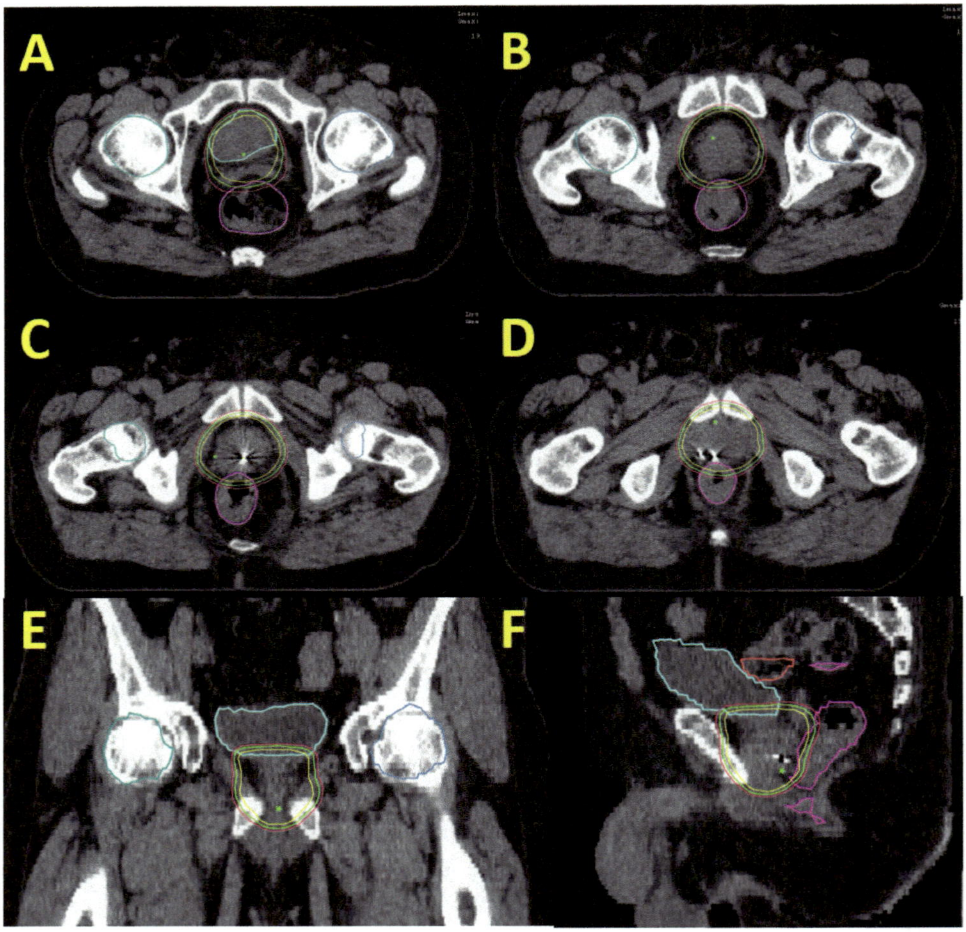

Abbildung 10.24: Intensitätsmodulierter Bestrahlungsplan (VMAT) eines Patienten mit Prostatakarzinom T1c cN0 cM0 Gleason 3+3=6, initialer PSA 6,5 ng/ml. Vor der Bestrahlungsplanung wurden 3 Marker für die Bildführung der Behandlung in die Prostata implantiert. Die Prostata wurde (einschließlich Sicherheitsabständen) 42x1,8 Gy bis 75,6 Gy bestrahlt (95 % Isodose 71,8 Gy – gelbe Linie; 90 % Isodose 68 Gy – grün; 85 % Isodose 64,3 Gy – rot). Das Rektum ist mit einer lilafarbenen Linie markiert, die Blase in blau. A–D in axialer, E in koronarer und F in saggitaler Schnittführung. Gut zu erkennen sind in C und D die zuvor implantierten Goldmarker für die IGRT

Tabelle 10.58: Unterschied zwischen der LDR- und der HDR-Brachytherapie.

Radionuklid	Jod 125 (J-125)	Iridium 192 (Ir-192)
Dosisleistungsbereich	LDR = Low Dose Rate 0.4–2 Gy/h	HDR = High Dose Rate Mehr als 12 Gy/h
Methodik	Permanente Implantation (Seed-Verfahren)	Temporäre Implantation als Nachlade- oder Afterloading-Verfahren (bewegte Strahler)
Klinischer Einsatz beim Prostatakarzinom	Routineverfahren (als Mono- therapie) beim Niedrig-Risiko- Karzinom	Mögliche Dosiseskalation, stets in Verbindung mit einer perkutanen RTx
Physikalische Eigenschaften		
Mittlere Energie	28 keV	370 keV
Halbwertzeit	59,4 Tage	73,8 Tage

Brachytherapie

Ein Abstand zwischen Strahlenquelle und zu bestrahlender Zielstruktur von > 10 cm wird als „Teletherapie“, ein geringerer Abstand als „Brachytherapie“ bezeichnet. Eingesetzt werden zur Bestrahlung der Prostata verschiedene Isotope, die durch natürlichen γ-Zerfall Photonen (Energiequanten) aussenden. Diese sind bautechnisch generell fest umschlossen. Allgemein wird dabei nach der Dosisleistung unterschieden: Die Therapie wird entweder mit Seeds (*low-dose-rate*, sog. LDR, permanente Implantation) oder als *high-dose-rate*-Brachytherapie mit dem Afterloadinggerät (sog. HDR, temporäre Bestrahlung) durchgeführt (Tab. 10.58).

Für die LDR werden in Deutschland Jod-125 Seeds permanent implantiert, mit einem Energiespektrum von 22-31keV, einer Halbwertzeit (HWZ) von 60 Tagen und einer Halbwertschichtdicke (HWSD) in Wasser von 2 cm. Die Dosisleistung ist mit ca. 0.07 Gy/h sehr niedrig.

Als HDR eignet sich für eine temporäre Implantation besonders Iridium-192, mit einem Energiemittel von 370keV, einer HWZ von 74 Tagen und einer HWSD von 6.3 cm.

LDR Die permanente Seeds-Implantation wird beim Prostatakarzinom im niedrigen Risiko eingesetzt.

Die eingesetzten Strahler bestehen aus einem Silberfaden, der das Jod-125 trägt, und einer Titan-Ummantelung. Sie sind weniger als 5 mm lang und 1 mm durchmessend. Wegen ihres „reiskornartigen“ Aussehens werden sie als *seeds* bezeichnet. Durch verschiedene Techniken können die Seeds miteinander zu Ketten kombiniert werden, u. a. mit Vicrylfäden. Dadurch wird die Implantation vereinfacht und eine Migration der implantierten Seeds oder Seedverlust auf max. 1 % reduziert.

Vor der eigentlichen Implantation wird das Prostatavolumen gemessen (im transrektalen Ultraschall mit dem Stepper, s. Abb. 10.25) und die benötigte Anzahl der Seeds abgeschätzt. Dabei kann bereits ein Bestrahlungsplan berechnet werden.

Für die Implantation wird der Patient üblicherweise narkotisiert, mit einem Blasenkatheter versorgt und in Steinschnittlage gelagert. Die transrektal liegende Ultraschallsonde ist dabei mit einem „Stepper", der die Reproduktion der Sondenlage gewährleistet, auf einem Stativ fixiert. Zwingende Voraussetzung für die Planung und Kontrolle ist die Fähigkeit des Ultraschallkopfes, zwischen transversaler und sagittaler Darstellungsebene wechseln zu können. Ein auf dem Stativ aufgesetztes Template ermöglicht die exakte transperineale Positionierung der im Plan berechneten Hohlnadellage für die Ablage der Seed-Ketten. Standard ist mittlerweile die intraoperative Planung, um online die tatsächliche Anzahl, die Aktivität und die Position der Seeds zu berücksichtigen und die Planung entsprechend anzupassen. Dabei wird eine minimale Dosis von 145 Gy im PTV angestrebt.

Als Qualitätskontrolle wird eine „Nachplanung" durchgeführt: 4–6 Wochen nach der Implantation wird auf Basis eines Planungs-CTs die Dosisverteilung nachkontrolliert. Hierbei sollten 100 % der Dosis ca. 90 % der Prostata erfassen.

Zwar gibt es keine randomisierten Studien, die die Effektivität verschiedener strahlentherapeutischer Behandlungsmöglichkeiten gegeneinander getestet hätten, doch zeigen große Kohortenstudien vergleichbare Therapieergebnisse bei Patienten mit niedrigem Risikoprofil. Deshalb ist die LDR-Therapie als Alternative zur EBRT bei diesen Patienten allgemein akzeptiert. Wichtig für eine geringe therapieinduzierte Morbidität ist ein niedriger IPSS Wert vor der Implantation (bis max. 8) und ein geringes Prostatavolumen. Ab einem Volumen von 50 cm^3 sollte eine zytoreduktive AAT eingeleitet werden (Ash, 2000). Ebenfalls führt eine TUR-P vor der Implantation oft zu einer unbefriedigenden Dosisverteilung und erhöht das Risiko für eine Inkontinenz.

Vorteil für den Patienten ist die „Applikation der Bestrahlung" in nur einer Sitzung. Weiterhin wurden nur sehr geringe Impotenzraten im weiteren Verlauf beobachtet. Nachteilig i. Vgl. zur EBRT ist die Notwendigkeit eines operativen Eingriffs mit den damit verbundenen Risiken. Auch wenn eine radioaktive Belastung der Umgebung des Patienten nicht zu erwarten ist, sollten sich Schwangere und kleine Kinder in den ersten 2 Monaten nach Implantation nicht auf den Schoß des Patienten setzen. Sie dürfen sich aber im selben Raum aufhalten.

Als Nebenwirkungen sind urethritische Beschwerden bis hin zu einem Harnverhalt kurz nach der Implantation (bis zu 15 %) zu erwarten, eine Proktitis tritt deutlich seltener auf.

Im mittleren Risikoprofil wird die Datenlage zur Monotherapie mit LDR in der aktuellen S3-Leitlinie als nicht bewertbar eingeschätzt und deshalb keine Empfehlung dazu ausgesprochen. Bei hohem Risikoprofil ist die alleinige LDR kontraindiziert.

HDR Auch bei der HDR werden 8–15 Führungsnadeln nach einer Vorplanung unter transrektaler Ultraschallkontrolle über ein Template transperineal eingesetzt. Anschließend erfolgt die definitive Bestrahlungsplanung, um die tatsächlichen Nadelpositionen zu berücksichtigen und die Verweildauer der Iridium-Quelle in den jeweiligen Nadeln darauf anzupassen. Hierbei können kritische Strukturen geschont (Urethra < 10 Gy und Rektum < 6 Gy pro Fraktion), abgrenzbare Tumorareale aber gleichzeitig mit zusätzlicher Dosis versorgt werden (Kovacs, 2005). Üblicherweise wird eine Einzeldosis von 6–10 Gy appliziert.

Zuletzt werden die Nadeln über Applikatorschläuche mit dem Safe der Iridium-Quelle verbunden. Entscheidend bei der Durchführung der Bestrahlung ist die vorherige Entfernung der transrektalen Sonde, sodass das Rektum weiter nach dorsal fällt. Dadurch wird der Abstand zwischen der durch die Nadeln fixierten Prostata und dem Rektum zusätzlich vergrößert.

Die Bestrahlung erfolgt, nachdem das Personal den OP verlassen hat. Der Patient und die Narkose werden währenddessen durch Monitore überwacht. Computergesteuert wird die Quelle nacheinander in die einzelnen Applikatoren gefahren und dort nach Vorgabe des Bestrahlungsplanes über verschiedene Haltepunkte zurückgezogen.

Hauptsächlich wird die HDR zur biologischen Dosis-Eskalation in Ergänzung zur EBRT eingesetzt. Bevor oder nachdem über die EBRT 45–50 Gy appliziert wurden, werden i. R. von ca. 2 bis 4 Sitzungen jeweils 6–10 Gy als HDR appliziert (HDR Boostdosis 12–20 Gy). Ein solches Vorgehen wird in der S3-Leitlinie explizit als primäre Therapieoption für Patienten im mittleren und hohen Risikoprofil eingestuft.

Akute Nebenwirkung (innerhalb von 90 Tagen) der HDR können perineale Schmerzen, Obstruktion bis hin zum Harnverhalt, Dysurie, Zystitis oder Proktitis umfassen. Als Spätfolgen sind Zystitis, Proktitis, Harnröhrenstrikturen, Inkontinenz und erektile Dysfunktion möglich. Zur Minimierung der Morbidität müssen die Ausschlusskriterien beachtet werden: ein Prostatavolumen > 60 cm^3, eine TUR-P innerhalb von 6 Monaten zuvor, ausgeprägte Obstruktion, Ausbreitung des Karzinoms in den Blasenhals, Abstand zwischen Rektum und Prostata < 5 mm, Lagerungs- und Anästhesieunfähigkeit (Kovacs, 2005). Zur Reduktion der Prostatagröße kann 3 Monate vorlaufend eine AAT zur Zytoreduktion durchgeführt werden.

Die alleinige Behandlung mit HDR bei Patienten im niedrigen Risikoprofil ist zwar auch schon in größeren Kollektiven mit einer Gesamtdosis von ca. 40 Gy auf 3 bis 4 Fraktionen verteilt erprobt worden, soll aber – aufgrund der noch nicht hinreichenden Datenlage – nur in Studien erfolgen.

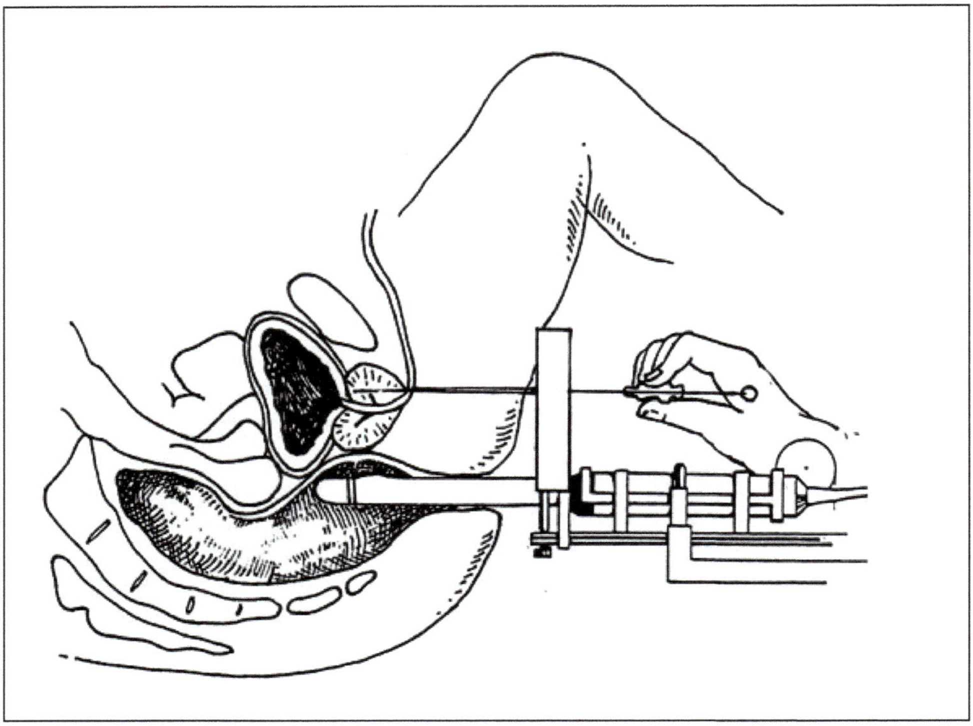

Abbildung 10.25: Ultraschallgesteuertes Einbringen von dünnen Hohlnadeln in die Prostata zur permanenten (Seeds) oder temporären (Afterloading) Bestrahlung

Nebenwirkungen und Begleitbehandlung

Perianale Hautreaktionen sind selten und können durch topische hautpflegende Salben im Bedarfsfall behandelt werden. Bei einer akuten Proktitis kommen antiphlogistische Suppositorien oder topische Kortison-haltige Schäume, bei Durchfällen Antidiarrhoika in Betracht. Hinsichtlich der Spätfolgen ist an eine Urethrastenose oder eine Harninkontinenz zu denken. Nach radikaler Prostatektomie ist es besonders wichtig, zunächst eine Besserung der postoperativ vorhandenen Harninkontinenz abzuwarten.

Nachsorge

Zur Nachsorge asymptomatischer Patienten ist die PSA-Bestimmung der wichtigste Parameter. Bei negativem PSA kann auf eine digitale rektale Untersuchung (DRU) verzichtet werden. Die DRU hat ihren Stellenwert v. a. bei Karzinomen, die kein PSA sezernierten. Eine Bildgebung ist nur bei Symptomatik sinnvoll oder wenn eine Therapie geplant werden soll. Die Untersuchungen finden in den ersten 2 Jahren quartalsweise, danach bis zum 5. Jahr in 6-monatigen Abständen, anschließend dann einmal jährlich statt.

Als biochemisches Rezidiv werden nach Prostatektomie zwei Werte > 0.2 ng/ml, nach kurativer Bestrahlung zwei Werte > 2 ng/ml über dem postradiogenen Nadir gewertet.

Literatur

1. Leitlinienprogramm Onkologie (Deutsche Krebsgesellschaft, Deutsche Krebshilfe, AWMF): S3-Leitlinie Prostatakarzinom, Langversion 6.0, 2021, AWMF Registernummer: 043/022OL, `http://www.leitlinienprogramm-onkologie.de/leitlinien/prostatakarzinom/`
2. Ash D, Flynn A, Battermann J, de Reijke T, Lavagnini P, Blank L; ESTRA/EAU Urological Brachytherapy Group; EORTC Radiotherapy Group. ESTRO/EAU/EORTC recommendations on permanent seed implantation for localized prostate cancer. Radiother Oncol 2000;57:315–321.
3. Bekelman JE, Lee WR. Six Questions to Ask Before We Shorten Radiation Treatments for Intact Prostate Cancer. Int J Radiat Oncol Biol Phys 2017;97:718–721.
4. Bill-Axelson A, Holmberg L, Ruutu M, Garmo H, et al. Radical prostatectomy versus watchful waiting in early prostate cancer. N Engl J Med 2011;364:1708–1717.
5. Budäus L, Schiffmann J, Graefen M, Huland H, et al. Defining biochemical recurrence after radical prostatectomy and timing of early salvage radiotherapy: informing the debate. Strahlenther Onkol 2017;193:692–699.
6. Carrie C, Hasbini A, de Laroche G, Richaud P, et al. Salvage radiotherapy with or without short-term hormone therapy for rising prostate-specific antigen concentration after radical prostatectomy (GETUG-AFU 16): a randomised, multicentre, open-label phase 3 trial. Lancet Oncol 2016;17:747–756.
7. Crehange G, Mirjolet C, Gauthier M, Martin E, et al. Clinical impact of margin reduction on late toxicity and short-term biochemical control for patients treated with daily on-line image guided IMRT for prostate cancer. Radiother Oncol 2012;103:244–246.
8. Datta NR, Stutz E, Rogers S, Bodis S. Conventional Versus Hypofractionated Radiation Therapy for Localized or Locally Advanced Prostate Cancer: A Systematic Review and Meta-analysis along with Therapeutic Implications. Int J Radiat Oncol Biol Phys 2017;99:573–589.
9. Dearnaley D, Syndikus I, Mossop H, Khoo V, et al.; CHHiP Investigators. Conventional versus hypofractionated high-dose intensity-modulated radiotherapy for prostate cancer: 5-year outcomes of the randomised, non-inferiority, phase 3 CHHiP trial. Lancet Oncol 2016;17:1047–1060.
10. Donovan JL, Hamdy FC, Lane JA, Mason M, et al.; ProtecT Study Group. Patient-Reported Outcomes after Monitoring, Surgery, or Radiotherapy for Prostate Cancer. N Engl J Med 2016;375:1425–1437.
11. Eifler JB, Feng Z, Lin BM, Partin MT, Humphreys EB, Han M, Epstein JI, Walsh PC, Trock BJ, Partin AW. An updated prostate cancer staging nomogram (Partin tables) based on cases from 2006 to 2011. BJU Int 2013;111:22–29.
12. Filson CP, Natarajan S, Margolis DJ, Huang J, Lieu P, Dorey FJ, Reiter RE, Marks LS. Prostate cancer detection with magnetic resonance-ultrasound fusion biopsy: The role of systematic and targeted biopsies. Cancer 2016;122:884–892.
13. Fizazi K, Shore N, Tammela TL, Ulys A, et al.; ARAMIS Investigators. Nonmetastatic, Castration-Resistant Prostate Cancer and Survival with Darolutamide. N Engl J Med 2020;383:1040–1049.
14. Hamdy FC, Donovan JL, Lane JA, Mason M, et al.; ProtecT Study Group. 10-Year Outcomes after Monitoring, Surgery, or Radiotherapy for Localized Prostate Cancer. N Engl J Med 2016;375:1415–1424.
15. Heidenreich A, Bellmunt J, Bolla M, Joniau S, Mason M, Matveev V, Mottet N, Schmid HP, van der Kwast T, Wiegel T, Zattoni F; European Association of Urology. EAU guidelines on prostate cancer. Part 1: screening, diagnosis, and treatment of clinically localised disease. Eur Urol 2011;59:61–71.
16. Hou Z, Li G, Bai S. High dose versus conventional dose in external beam radiotherapy of prostate cancer: a meta-analysis of longterm follow-up. J Cancer Res Clin Oncol 2015;141:1063–1071.
17. Hugosson J, Carlsson S, Aus G, Bergdahl S, Khatami A, Lodding P, Pihl CG, Stranne J, Holmberg E, Lilja H. Mortality results from the Goteborg randomised population-based prostate-cancer screening trial. Lancet Oncol 2010;11:725–732.
18. Incrocci L, Wortel RC, Alemayehu WG, Aluwini S, et al. Hypofractionated versus conventionally fractionated radiotherapy for patients with localised prostate cancer (HYPRO): final efficacy results from a randomised, multicentre, open-label, phase 3 trial. Lancet Oncol 2016;17:1061–1069.
19. James ND, Sydes MR, Clarke NW, Mason MD, et al. Addition of docetaxel, zoledronic acid, or both to first-line long-term hormone therapy in prostate cancer (STAMPEDE): survival results from an adaptive, multiarm, multistage, platform randomised controlled trial. Lancet 2016;387:1163–1177.
20. Jones CU, Hunt D, McGowan DG, Amin MB, et al. Radiotherapy and short-term androgen deprivation for localized prostate cancer. N Engl J Med 2011;365:107–118.

21. Kovács G, Pötter R, Loch T, Hammer J, Kolkman-Deurloo IK, de la Rosette JJ, Bertermann H. GEC/ESTRO-EAU recommendations on temporary brachytherapy using stepping sources for localised prostate cancer. Radiother Oncol 2005;74:137–148.
22. Ost P, Reynders D, Decaestecker K, Fonteyne V, et al. Surveillance or Metastasis-Directed Therapy for Oligometastatic Prostate Cancer Recurrence: A Prospective, Randomized, Multicenter Phase II Trial. J Clin Oncol 2018;36:446–453.
23. Parker CC, James ND, Brawley CD, Clarke NW, Hoyle AP, Ali A, Ritchie AWS, Attard G, Chowdhury S, Cross W, Dearnaley DP, Gillessen S, Gilson C, Jones RJ, Langley RE, Malik ZI, Mason MD, Matheson D, Millman R, Russell JM, Thalmann GN, Amos CL, Alonzi R, Bahl A, Birtle A, Din O, Douis H, Eswar C, Gale J, Gannon MR, Jonnada S, Khaksar S, Lester JF, O'Sullivan JM, Parikh OA, Pedley ID, Pudney DM, Sheehan DJ, Srihari NN, Tran ATH, Parmar MKB, Sydes MR; Systemic Therapy for Advanced or Metastatic Prostate cancer: Evaluation of Drug Efficacy (STAMPEDE) investigators. Radiotherapy to the primary tumour for newly diagnosed, metastatic prostate cancer (STAMPEDE): a randomised controlled phase 3 trial. Lancet 2018;392:2353–2366.
24. Roach M 3rd. Current trends for the use of androgen deprivation therapy in conjunction with radiotherapy for patients with unfavorable intermediate-risk, high-risk, localized, and locally advanced prostate cancer. Cancer 2014;120:1620—1629.
25. Sheth N, Kandala S, Chen Y, Yang C. SU-E-J-34: Influence of Prone versus Supine Patient Position on Localization with Image Guided Radiotherapy of Prostate Cancer. Med Phys 2012;39:3660.
26. Shipley WU, Seiferheld W, Lukka HR, Major PP, et al.; NRG Oncology RTOG. Radiation with or without Antiandrogen Therapy in Recurrent Prostate Cancer. N Engl J Med 2017;376:417–428.
27. Smith MR, Saad F, Chowdhury S, Oudard S, et al. Apalutamide and Overall Survival in Prostate Cancer. Eur Urol 2021;79:150–158.
28. Sternberg CN, Fizazi K, Saad F, Shore ND, et al.; PROSPER Investigators. Enzalutamide and Survival in Nonmetastatic, Castration-Resistant Prostate Cancer. N Engl J Med 2020;382:2197–2206.
29. Sweeney CJ, Chen YH, Carducci M, Liu G, et al. Chemohormonal Therapy in Metastatic Hormone-Sensitive Prostate Cancer. N Engl J Med 2015;373:737–746.
30. Vale CL, Fisher D, Kneebone A, Parker C, et al.; ARTISTIC Meta-analysis Group. Adjuvant or early salvage radiotherapy for the treatment of localised and locally advanced prostate cancer: a prospectively planned systematic review and meta-analysis of aggregate data. Lancet 2020;396:1422–1431.
31. Wallerstedt A, Carlsson S, Steineck G, Thorsteinsdottir T, et al. Patient and tumour-related factors for prediction of urinary incontinence after radical prostatectomy. Scand J Urol 2013;47:272–281.
32. Warde P, Mason M, Ding K, Kirkbride P, et al.; NCIC CTG PR.3/MRC UK PR07 investigators. Combined androgen deprivation therapy and radiation therapy for locally advanced prostate cancer: a randomised, phase 3 trial. Lancet 2011;378:2104–2111.
33. Widmark A, Klepp O, Solberg A, Damber JE, et al.; Scandinavian Prostate Cancer Group Study 7.; Swedish Association for Urological Oncology 3. Endocrine treatment, with or without radiotherapy, in locally advanced prostate cancer (SPCG-7/SFUO-3): an open randomised phase III trial. Lancet 2009;373:301–308.
34. Wiesendanger-Wittmer EM, Sijtsema NM, Muijs CT, Beukema JC. Systematic review of the role of a belly board device in radiotherapy delivery in patients with pelvic malignancies. Radiother Oncol 2012;102:325–334.

10.10.4 Hodentumore: Seminom

Kernaussagen

- Beim Seminom im klinischen Stadium I wird generell eine Nachbeobachtung empfohlen. Patienten mit Risikofaktoren (Tumor > 4 cm, Rete testis Infiltration) und/oder bei Wunsch nach einer adjuvanten Therapie können 1 bis 2 Zyklen Carboplatin AUC 7 appliziert werden, bei Kontraindikationen gegen Carboplatin/älteren Patienten kann alternativ mit 20 Gy retroperitoneal bestrahlt werden.
- Die Überwachung ist entscheidend von der Mitarbeit des Patienten abhängig.
- Liegen retroperitoneale Lymphknotenmetastasen < 2 cm vor, ist eine Radiotherapie indiziert. Bei größeren Lymphknotenmetastasen führt eine Platin-basierte Polychemotherapie wahrscheinlich zu besseren Ergebnissen als die Bestrahlung.

Histologie, anatomische Ausbreitung und prognostische Faktoren

Für die Strahlentherapie spielen besonders das Seminom, das spermatozytische Seminom (sehr niedriges Metastasierungspotential) sowie die testikuläre intraepitheliale Neoplasie (TIN) eine Rolle. 45 % aller Keimzelltumoren des Hodens entfallen auf das reine Seminom. Die TIN (früher auch Carcinoma in situ des Hodens genannt) gilt als Präkanzerose der Keimzelltumoren. Die Diagnose kann nur bioptisch gesichert werden. Bei etwa 5 % der Hodentumorpatienten liegt im kontralateralen Hoden eine TIN vor, die durch intraoperative, i. R. der unilateralen Orchiektomie durchgeführte, offene Biopsien in 99 % der Fälle nachgewiesen werden kann. Seminomatöse Hodentumoren zeichnen sich dadurch aus, dass sie regelhaft zunächst aufgrund des Descensus testis lymphogen in die retroperitonealen Lymphabflüsse metastasieren. Seminome und TIN weisen eine sehr hohe Strahlenempfindlichkeit auf.

Tabelle 10.59: Vereinfachte histologische Klassifikation der Keimzelltumoren des Hodens (nach WHO-Empfehlungen 2004)

Seminome (40 %)	• Seminom (95 %) • Spermatozytisches Seminom (5 %), nicht metastasierend
Nicht-Seminome (60 %)	• Dottersacktumor • Emryonalzellkarzinom • Chorionkarzinom • Teratome (reif, unreif, mit malig. Entart.) • Polyembryom
Mischtumoren: Tumoren aus zwei oder mehr histologischen Typen (Seminom- und Nichtseminomanteil)	

Tabelle 10.60: TNM-Klassifikation von Hodentumoren (8. Auflage)

Primärtumor	
Tis	Intratubuläre Keimzell-Neoplasie (TIN)
T1	Tumor im Hoden / Nebenhoden ohne vaskuläre oder lymphatische Invasion, ohne Infiltration der Tunica vaginalis
T2	Tumor im Hoden / Nebenhoden mit vaskulärer / lymphatischer Invasion, oder Infiltration der Tunica vaginalis
T3	Invasion des Samenstrangs
T4	Invasion des Skrotums
Regionale Lymphknoten	
cN1	vergrößerte Lymphknoten $\leq$ 2 cm
pN1	$\leq$ 5 Lymphknotenmetastasen $\leq$ 2 cm
cN2	vergrößerte Lymphknoten $>$ 2 cm und $\leq$ 5 cm
pN2	Lymphknotenmetastase $>$ 2 cm und $\leq$ 5 cm, oder mehr als 5 Lymphknotenmetastasen (keine $>$ 5 cm), oder extranodales Tumorwachstum
cN3	Lymphknoten $>$ 5 cm
pN3	Lymphknotenmetastase $>$ 5 cm
Fernmetastasen	
M1a	nicht regionale Lymphknoten oder Lungenmetastasen
M1b	andere Metastasen
Tumormarker im Serum	
S0	Tumormarker im Normbereich
S1	LDH $\leq$ 1,5 x oberer Normbereich und hCG $<$ 5000 mIU/ml und AFP $<$ 1000 ng/ml
S2	LDH 1,5–10x oberer Normbereich oder hCG 5000–50.000 mIU/ml oder AFP 1000–10.000 ng/ml
S3	LDH $>$ 10x oberer Normbereich oder hCG $>$ 50.000 mIU/ml oder AFP $>$ 10.000 ng/ml

Tabelle 10.61: Stadieneinteilung der Hodentumoren

Stadium 0		pTis
Stadium I (keine Metastasen)		
IA	Tumor auf Hoden / Nebenhoden begrenzt, keine vaskuläre oder lymphatische Invasion, kein Hinweis auf Metastasierung, nach Orchiektomie Normalisierung der Tumormarker im Serum	pT1 cN0 cM0 S0
IB	Lokal weiter fortgeschrittener Tumor, aber keine Hinweise auf Metastasierung	pT2–4 cN0 cM0 S0
IS	Hinweis auf subklinische Metastasierung oder Zweittumor im kontralateralen Hoden	jedes pT cN0 cM0 S1–3
Stadium II	N1–3 cM0	
IIA		jedes pT N1 M0 S0–1
IIB		jedes pT N2 M0 S0–1
IIC		jedes pT N3 M0 S0–1
Stadium III		
IIIA	M1a	jedes T jedes N M1a S0–1
IIIB	S2	jedes T N1-3 cM0 S2
	M1a und S2	jedes T jedes N M1a S2
IIIC	S3 oder M1b	

Primärdiagnostik

- ●●● Anamnese, körperliche Untersuchung, Labor (LDH, β-HCG, AFP vor Orchiektomie am Operationstag und – bei pathologischen Werten – 2–3 Tage β-HCG bzw. 5–7 Tage AFP danach bis zum Nachweis der Normalisierung bzw. eines bleibend erhöhten Wertes; AFP darf beim Seminom nicht erhöht sein/falls im 2-stelligen Bereich Therapie des Seminoms wie ein Nichtseminom; Hoden-Sonographie, KM-gestütztes Abdomen-CT, Rö-Thorax in 2 E. (Seminom), Thorax-CT (bei Nichtseminom; bei Seminom mit auffälligen abdominalen Lymphknoten im CT)
- ●● kranielles MRT (zerebrale Symptome, weit fortgeschrittene Tumorstadien), Skelettszintigraphie (bei Knochenschmerzen), PET (Differenzierung von Resttumoren 6–8 Wochen nach Chemotherapie)

Therapiestrategie

Für alle Hodentumoren ist die operative Primärbehandlung zunächst gleich: von einem inguinalen Zugang aus wird der Samenstrang abgesetzt und eine ipsilaterale Ablatio testis (Hoden, Nebenhoden, Hodenhüllen und Resektion des Samenstranges bis zum inneren Leistenring) vorgenommen. Von dieser Vorgehensweise ausgenommen sind lediglich weit fortgeschrittene metastasierte Tumorstadien mit hoher Tumorlast und symptomatischen Metastasen, da in diesen Fällen eine sofortige Chemotherapie erforderlich ist. Im Rahmen der Primärbehandlung kann gleichzeitig die kontrovers diskutierte offene Biopsie des kontralateralen Hodens durchgeführt werden, diese empfiehlt sich bei entsprechender Risikokonstellation (z. B. Hodenvolumen < 12 ml, Kryptorchismus, verminderte Spermatogenese, Alter < 40 Jahre), da in diesen Fällen ein erhöhtes Risiko für eine TIN besteht. Dabei muss die Konservierung des kontralateralen Biopsie-Materials in Stieve- oder Bouin-Lösung erfolgen (nicht in Formalin).

TIN

Eine therapeutische organerhaltende Alternative zur Orchiektomie bietet die niedrig dosierte Strahlentherapie mit 16 Gy bis 20 Gy bei einer Einzeldosis von 2 Gy. Zwar kommt es zu einer dauerhaften Infertilität, aber oft bleibt die endokrine Hodenfunktion ausreichend erhalten. Eine Gesamtdosis von 16 Gy führt dabei zu einem geringeren Testosteronabfall und ist seltener mit einem Androgen-Substitutionsbedarf assoziiert bei onkologisch ausreichender Sicherheit (Bang, 2009), allerdings ist umstritten, ob diese Dosis onkologisch ausreichend ist (Classen, 2003). In der Praxis wird daher häufig eine Dosis von 18 Gy angestrebt. Da die Hodenepithelien besonders empfindlich auf niedrige Strahlendosen reagieren, ist auch eine Fraktionierung mit 10x1.3 Gy getestet worden. Hierfür liegen aber keine langfristigen Eradikationsdaten vor (Sedlmayer, 2001).

In Ausnahmefällen kann auch eine TIN engmaschig überwacht und erst nach erfolgreicher Konzeption bei Kinderwunsch einer definitiven Therapie zugeführt werden.

Beim Seminom **im Stadium I** sind nach Ablatio testis drei Formen der Nachbehandlung getestet worden, die alle eine fast 100 % langfristige Überlebenschance ermöglichen: Strahlentherapie, Chemotherapie sowie – v. a. in der low risk Situation (s. u.) – Überwachung/„surveillance" (Mortensen, 2014).

Unbehandelt treten bei 12–20 % der Patienten im weiteren Verlauf retroperitoneale Lymphknotenmetastasen auf, bei Tumoren unter 4 cm und ohne Invasion des Rete testis nur bei ca. 4 %. Umgekehrt werden bei ca. 30 % der Patienten mit beiden Risikofaktoren okkulte retroperitoneale Lymphknotenmetastasen im weiteren klinischen Verlauf apparent. Deshalb können diese beiden histologischen Charakteristika zur Risikostratifizierung verwendet werden (Tandstad, 2016).

Nachteile der *Überwachungs*-Strategie sind neben der Inkaufnahme einer erhöhten Rezidivrate von etwa 15 %–20 % (je nach Risikocharakteristika), die im Falle eines Rezidivs eine intensivere Folgetherapie (Strahlentherapie und/oder Chemotherapie) erforderlich machen würde, auch die Notwendigkeit einer engmaschigen bildgestützten Tumornachsorge mit zusätzlichen CT-Abdomen-Untersuchungen, und oft eine höhere psychische Belastung der Patienten (insbesondere bei jungen Männern in der Phase der Familiengründung und beruflichen Etablierung). Wichtig ist in diesem Zusammenhang die hohe Effektivität der Salvagebehandlung (Radio- oder Chemotherapie) eines Rezidivs mit Heilungsraten von erneut fast 100 %.

Die *adjuvante retroperitoneale Strahlentherapie* mit normofraktioniert 20 Gy reduziert die Rezidivrate über alle Patienten auf 3 %–4 %, wobei Rezidive nahezu immer außerhalb des Bestrahlungsvolumens auftreten. Allerdings bedeutete die Nachbehandlung aller Patienten bei den meisten eine Übertherapie. Darüber hinaus besteht das Risiko einer radiogenen Spättoxizität, insbesondere der Tumorinduktion.

Deshalb hat sich heute als *adjuvante* Therapie die *Chemotherapie* mit einem Kurs Carboplatin (AUC 7) etabliert (Oliver, 2011). Dadurch wird das Rezidivrisiko im Risikokollektiv auf ca. 10 % gesenkt (Tandstad, 2016). Der Stellenwert einer Chemotherapie mit 2 Zyklen Carboplatin – um das Rückfallrisiko im Risikokollektiv weiter abzusenken – ist in einer kleineren spanischen Studie geprüft worden, kann aber noch nicht abschließend eingeschätzt werden (Aparicio, 2011).

Zusammenfassend kann Patienten mit einem Seminom im Stadium CSI ohne Risikohistologie die Überwachung angeboten werden. Jüngere Patienten, die aufgrund einer Risikohistologie oder aus psychologischen Gründen eine adjuvante Therapie wünschen, sind gut mit einem Zyklus Carboplatin, bei 2 Risikofaktoren mit zwei Zyklen zu behandeln (Aparicio, 2005; Aparicio, 2011). Bei älteren Patienten (über 40 Jahre) kann alternativ auch die Bestrahlung durchgeführt werden.

Im **Stadium II** (retroperitoneale lymphogene Metastasen), ist die normofraktionierte Bestrahlung bis 30 Gy im CS IIA (Lymphknoten < 2 cm) mit einer Heilungsrate von 95 % sehr effektiv (Glaser, 2016). Bei Lymphknotenmetastasen über 2 cm (CS IIB) hingegen scheint eine Cisplatin-basierte Polychemotherapie eine höhere Heilungschance zu bieten als eine Radiotherapie bis 36 Gy (Giannatempo, 2015). Eine Standardtherapie ist 3x PEB (Cisplatin 20mg/m² d1–5, Etoposid 100 mg/m² d1–5, Bleomycin 30 mg d1,8,15, Wiederholung d21). Alternativ können auch 4 Zyklen EP (Etoposid 100 mg/m²+ Cisplatin 20 mg/m² jeweils d1–5, WDH d 21) appliziert werden.

Das **Stadium III** (*intermediate prognosis*) wird durch nicht-pulmonale viszerale Metastasen charakterisiert. Dieses Stadium wird mit 4x PEB oder 4x PEI (Etoposid 75–100 mg/m², Cisplatin 20 mg/m², Ifosfamid 1.2 g/m² jeweils d1–5, WDH d21) behandelt. Patienten mit Hirnmetastasen erhalten zusätzlich zur Chemotherapie aufgrund der Blut-Hirn-Schranke auch eine normofraktionierte Bestrahlung des Zerebrums mit 40–45 Gy mit zusätzlich 5 Gy Boost auf die Metastasen. Unklar ist, ob auch bei klinischer Vollremission nach der Chemotherapie eine Bestrahlung des Zerebrums durchgeführt werden muss.

Postchemotherapeutisch **residuelle Restbefunde** werden zunächst 2 Monate beobachtet. Ein dann durchgeführtes PET/CT hat einen sehr hohen negativen prädiktiven Wert. Bei positiven Befunden sollte das PET/CT nach 1,5 Monaten wiederholt oder eine Biopsie gewonnen werden. Bei Progress wird eine Salvage-Chemotherapie oder -Radiotherapie eingeleitet. Hierbei ist eine hCG-Persistenz oder -Anstieg chemotherapeutisch zu behandeln. Bei bildgebendem Progress ohne hCG Erhöhung hingegen wird die operative Resektion der Metastasen vor der Salvage-Chemotherapie angestrebt.

Durchführung der retroperitonealen Bestrahlung

Für die Bestrahlung wird der Patient auf dem Rücken gelagert, die Arme werden über dem Kopf in speziellen Halterungen abgelegt. Bei der alleinigen paraaortalen/retroperitonealen Bestrahlung kommt zwar nur geringe Streustrahlung (ohne Risiko einer bestrahlungsbedingten Infertilität) im kontralateralen Hoden an, dennoch kann diese signifikant durch die Verwendung einer Hodenkapsel mit einem Bleiwert von 2,5 cm zum Körper verringert werden (Bieri, 1999). Im Falle einer Bestrahlung der ipsilateralen iliakalen Lymphabflüsse hingegen ist die Streustrahlbelastung so hoch, dass eine Hodenkapsel obligat eingesetzt werden muss.

Hinsichtlich der Bestrahlungstechnik führt eine IMRT-Planung zu höherer Konformalität des Bestrahlungsplanes, ist aber auch mit einer höheren radiogenen Niedrigdosis-Belastung in den angrenzenden Risikoorganen assoziiert. Bewährt hat sich die Erstellung sowohl eines 3D-Planes als auch eines IMRT-Planes und der anschließende Planvergleich in Hinblick auf die individuellen onkologischen und biologischen Bedürfnisse rsp. Risiken des Patienten.

Die Bestrahlungsplanung basiert auf Gefäß- und Lymphknotenanatomie. Im **Stadium I** müssen bei rechtsseitiger Tumorlokalisation die parakavalen, präkavalen, interaortakavalen Regionen, bei linksseitiger Lokalisation die lateroaortalen, präaortalen und links renal hilären Lymphabflüsse behandelt werden (auch wenn die letzteren nur extrem selten befallen werden). Konkret kann das Zielvolumen über die großen Gefäße als Leitstrukturen definiert werden. Dafür werden diese nach kranial bis 2 cm unterhalb des Oberpols der Niere, nach kaudal bis einschließlich der Gefäßbifurkation abgegrenzt, die V. cava inf. wird dann mit 1,2 cm, die Aorta abdominalis mit 1,9 cm expandiert, und anschließend Knochen, Darm, Muskeln, und andere Organe exkludiert (Wilder, 2012). Das so entstandene klinische Zielvolumen wird anschließend mit 0.5 bis 1 cm zur Kompensation von Bewegung und Lagerungsfehlern zum Planungs-Zielvolumen expandiert. Die so realisierte Reduktion der oberen Feldgrenze von der Oberkante BWK11 auf die Oberkante BWK12 oder sogar noch tiefer scheint onkologisch sicher, da fast nie Lymphknotenmetastasen (im Stadium II) kranial von LWK1 gefunden werden (Bruns, 2005).

Im **Stadium II** werden neben den paraaortalen Lymphabflüssen zusätzlich die iliakal kommunen, internen und externen Lymphabflüsse bestrahlt (sog. *hockey stick*). Dazu werden die entsprechenden Gefäße mit 1,2 cm expandiert und anschließend Knochen und Darm exkludiert, um das PTV zu konstruieren. Die untere Feldgrenze wird von der Oberkante des Acetabulums gebildet, eine Bestrahlung der ipsilateralen inguinalen Lymphabflüsse rsp. Narbe ist nicht notwendig. Die bildgebend vergrößerten Lymphknoten werden als GTV konturiert und um 0,8 cm expandiert zum Boostvolumen. Nach Bestrahlung der elektiven Lymphabflüsse bis 20 Gy wird der Boost sequentiell bis insgesamt 30 Gy (Stad. IIA) resp. 36 Gy (Stad. IIB) bestrahlt. Der kontralaterale iliakal kommune Lymphabfluss wird nur bei begründetem Verdacht eines retrograden Lymphabstroms miteingeschlossen, also bei ausgedehnten paraaortalen Lymphknotenkonglomeraten (therapeutische Alternative: Polychemotherapie).

Zur Bestrahlung der **TIN** wird der Patient auf dem Rücken mit nach lateral abduzierten Beinen gelagert, der Hoden auf eine individuell geformte Hodenbank gelegt und mit Wachs oder Silikon-Aufbaumaterial abgedeckt. Die Behandlung erfolgt dann mit Elektronen. Zur Optimierung des Strahlenschutzes kann die Hodenbank zusätzlich durch eine Bleiplatte ergänzt werden, die mit einer Wachs- oder Silikonschicht ummantelt ist.

Nebenwirkungen und Begleitbehandlung

Die Hälfte der Patienten (insbesondere junge Erwachsene) leidet unter der Radiotherapie an radiogen induzierter Nausea (Classen, 2004). Eine Antiemese z. B. mit Ondansetron 4 mg sollte prophylaktisch gegeben werden. Darüber hinaus können Verdauungsunregelmäßigkeiten und Blähungen auftreten (ca. 10 %). Reaktionen an der Haut hingegen sind nicht zu erwarten.

Langfristig problematisch nach einer Radiotherapie ist das Risiko der Induktion von radiogenen Zweittumoren. Ältere Serien mit zwar langer Nachbeobachtungszeit, aber aus heutiger Sicht inadäquat hohen Bestrahlungsdosen und ausgedehnten Zielvolumina schätzen, dass 1/3 der Patienten, die mit einem Seminom im Alter bis 35 Jahren bestrahlt wurden, in den folgenden 40 Jahren einen Zweittumor entwickelt haben i. Vgl. zu 23 % in der Vergleichsbevölkerung (Travis, 2005). Die Erkrankungsrate steigt nach 10 bis 15 Jahren an, wobei die Tumore im Bestrahlungsbereich auftraten, so wurden insbesondere Magenkarzinome induziert (Hauptmann, 2015). Dabei scheint das Risiko abhängig von der applizierten Strahlendosis: Während das Risiko nach 10 Gy i. Vgl. zur Kontrolle verdoppelt wurde, stieg es nach 20 Gy auf das 2,5-fache, nach 30 Gy auf das 7-fache und nach 50 Gy auf das 20-fache an. Auch für die Induktion von Pankreaskarzinomen wurden ähnliche, insgesamt aber niedrigere Risiken gefunden (Hauptmann, 2016). Dabei erhöhte sich das relative Risiko um 12 % pro Gray in der Pankreasregion. Die tumorspezifische Mortalität der radiogen induzierten Zweittumore war nicht erhöht i. Vgl. zu primär an Tumoren gleicher Lokalisation und gleichen Stadiums erkrankten Patienten (Schairer, 2007). Mit modernen Zielvolumen- und Dosiskonzepten sind geringere Tumorinduktionsrisiken anzunehmen, allerdings liegen noch keine langfristigen Daten an ausreichend großen Patientenkollektiven vor.

Mit modernen Therapien ist die Induktion kardiovaskulärer Erkrankungen durch die Bestrahlung unwahrscheinlich. Allerdings fand sich eine deutliche Assoziation zwischen einer Poly-Chemotherapie und späterem Auftreten einer KHK/pAVK (vergleichbare Risikoerhöhung wie durch Rauchen) (van den Belt-Dusebout, 2007). Für Carboplatin mono hingegen sind – bei noch deutlich kürzeren Nachbeobachtungen – solche Beobachtungen nicht publiziert worden (Powles, 2008).

Nachsorge und Rehabilitation

Die Nachsorge hat im Vergleich mit anderen Tumoren beim Seminom einen ganz besonders hohen Stellenwert, da sehr effektive Rezidivtherapien zur Verfügung stehen (Cisplatin-haltige Salvagetherapie oder Strahlentherapie bei der Überwachung). Dies bedeutet, dass die Früherkennung eines Rezidivs direkte Konsequenzen für den Patienten hat. Aus diesem Grunde sind die Nachsorgeempfehlungen in Tab. 10.62 detailliert wiedergegeben. Im Gegensatz zu den nicht-seminomatösen Hodentumoren haben die Tumormarker beim Hodenseminom nur eine eingeschränkte Aussagekraft; zu beachten ist ebenfalls, dass aufgrund ihres indolenten biologischen Wachstumsverhaltens Spät-Rezidive beim Hodenseminom häufiger vorkommen.

Tabelle 10.62: Nachsorge bei Hodenseminom im Stadium I nach EAU Empfehlungen 2015 (Albers, 2015)

	Jahr 1	Jahr 2	Jahr 3-5
Körperliche Untersuchung	3 x	3 x	einmal jährlich
Tumormarker	3 x	3 x	einmal jährlich
Thorax Röntgen	2 x	2 x	
CT Abdomen / Becken	2 x	2 x	nach 3 + 5 Jahren

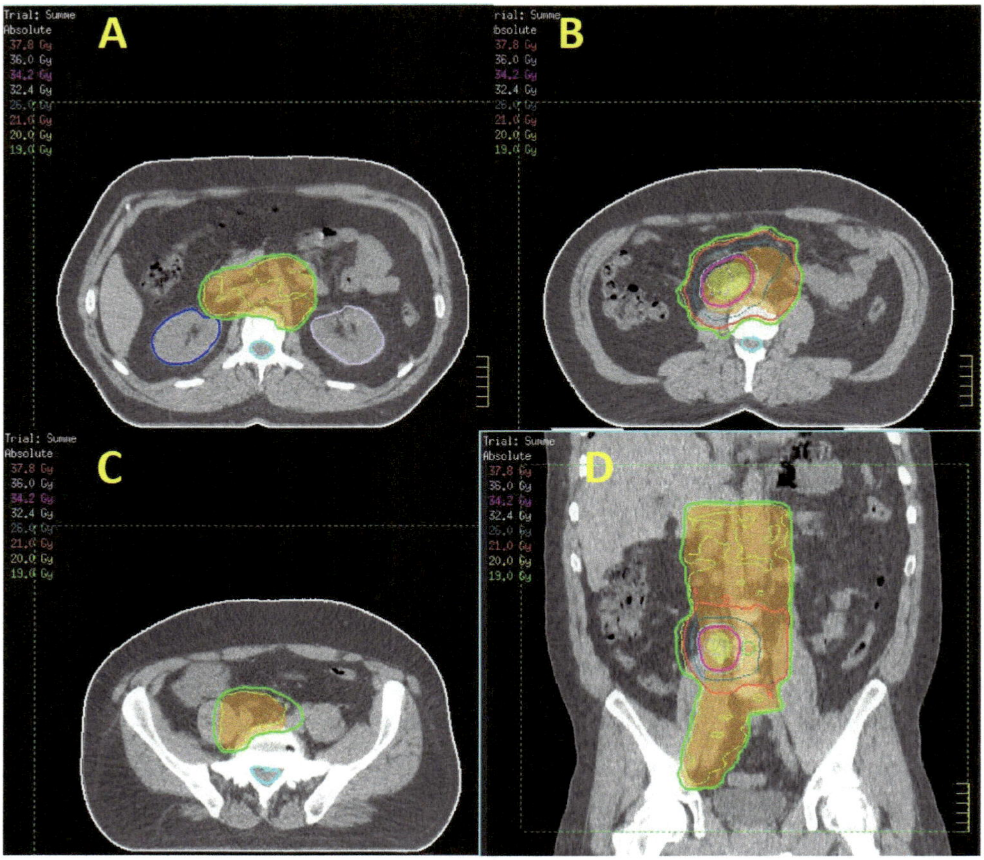

Abbildung 10.26: Bestrahlungsplan in intensitätsmodulierter Technik für ein Rezidiv eines Seminoms im Stadium CS II.

9 Monate nach der Erstdiagnose und Operation eines Seminoms im Stadium CS I wurde im Rahmen der Überwachung ein rechts retroperitoneales Lymphknotenrezidiv mit einem Durchmesser von 2,2 cm diagnostiziert.

In kurativer Intention wurden die paraaortalen und rechts iliakalen Lymphabflüsse mit 20 Gy normofraktioniert bestrahlt, anschließend wurde das Rezidiv mit 1,3 cm Sicherheitsabstand bis zu einer Gesamtdosis von 36 Gy mit einer Boostbestrahlung behandelt. 3 Jahre nach der Behandlung ist der Patient tumorfrei.

Die Abbildungen A, B, C zeigen axiale Schnitte der Dosisverteilung, Abbildung D einen koronaren Schnitt. Schraffiert in ockerfarben ist das PTV dargestellt, es wird von der grünen 95 % Isodose (95 % von 20 Gy) umschlossen. Gelb schraffiert ist die Boostregion dargestellt, sie wird von der lilafarbenen 95 % Isodose (95 % von 36 Gy) umfasst

Literatur

1. S3-Leitlinie Diagnostik, Therapie und Nachsorge der Keimzelltumoren des Hodens. Langversion 1.1 – Februar 2020 AWMF-Registernummer: 043/049OL https://www.awmf.org/uploads/tx_szleitlinien/043-049OLl_S3_Keimzelltumoren-Hoden-Diagnostik-Therapie-Nachsorge_2020-03.pdf
2. Albers P, Albrecht W, Algaba F, Bokemeyer C, et al.; European Association of Urology. Guidelines on Testicular Cancer: 2015 Update. Eur Urol 2015;68:1054–1068.
3. Aparicio J, Germà JR, García del Muro X, Maroto P, et al.; Second Spanish Germ Cell Cancer Cooperative Group. Risk-adapted management for patients with clinical stage I seminoma: the Second Spanish Germ Cell Cancer Cooperative Group study. J Clin Oncol 2005;23:8717–8723.
4. Aparicio J, Maroto P, del Muro XG, Gumà J, et al. Risk-adapted treatment in clinical stage I testicular seminoma: the third Spanish Germ Cell Cancer Group study. J Clin Oncol. 2011;29:4677–4681.
5. Bang AK, Petersen JH, Petersen PM, Andersson AM, Daugaard G, Jørgensen N. Testosterone production is better preserved after 16 than 20 Gray irradiation treatment against testicular carcinoma in situ cells. Int J Radiat Oncol Biol Phys. 2009;75:672–676.
6. Bieri S, Rouzaud M, Miralbell R. Seminoma of the testis: is scrotal shielding necessary when radiotherapy is limited to the para-aortic nodes? Radiother Oncol. 1999;50:349–353.
7. Bruns F, Bremer M, Meyer A, Karstens JH. Adjuvant radiotherapy in stage I seminoma: Is there a role for further reduction of treatment volume? Acta Oncol 2005;44:142–148.
8. Classen J, Schmidberger H, Meisner C, Winkler C, et al.; German Testicular cancer study Group (GTCSG). Para-aortic irradiation for stage I testicular seminoma: results of a prospective study in 675 patients. A trial of the German testicular cancer study group (GTCSG). Brit J Cancer 2004;90:2305–2311.
9. Classen J, Dieckmann K, Bamberg M, Souchon R, Kliesch S, Kuehn M, Loy V; German Testicular Cancer Study Group. Radiotherapy with 16 Gy may fail to eradicate testicular intraepithelial neoplasia: preliminary communication of a dose-reduction trial of the German Testicular Cancer Study Group. Br J Cancer 2003;88:828–31.
10. Giannatempo P, Greco T, Mariani L, Nicolai N, et al. Radiotherapy or chemotherapy for clinical stage IIA and IIB seminoma: A systematic review and meta-analysis of patient outcomes. Ann Oncol 2015;26:657–668.
11. Glaser SM, Vargo JA, Balasubramani GK, Beriwal S. Stage II testicular seminoma: Patterns of care and survival by treatment strategy. Clin Oncol (R Coll Radiol) 2016;28:513–521.
12. Hauptmann M, Fossa SD, Stovall M, van Leeuwen FE, et al. Increased stomach cancer risk following radiotherapy for testicular cancer. Br J Cancer 2015;112:44–51.
13. Hauptmann M, Børge Johannesen T, Gilbert ES, et al. Increased pancreatic cancer risk following radiotherapy for testicular cancer. Br J Cancer 2016;115:901–908.
14. Mortensen MS, Lauritsen J, Gundgaard MG, Agerbæk M, et al. A nation wide cohort study of stage I seminoma patients followed on a surveillance program. Eur Urol 2014;66:1172–1178.
15. Oliver RT, Mead GM, Rustin GJ, Joffe JK, et al. Randomized trial of carboplatin versus radiotherapy for stage I seminoma: mature results on relapse and contralateral testis cancer rates in MRC TE19/EORTC 30982 study. J Clin Oncol 2011;29:957–962.
16. Powles T, Robinson D, Shamash J, Moller H, Tranter N, Oliver T. The long-term risks of adjuvant carboplatin treatment for stage I seminoma of the testis. Ann Oncol. 2008;19:443–447.
17. Schairer C, Hisada M, Chen BE, Brown LM, Howard R, Fosså SD, Gail M, Travis LB. Comparative mortality for 621 second cancers in 29356 testicular cancer survivors and 12420 matched first cancers. J Natl Cancer Inst 2007;99:1248–1256.
18. Sedlmayer F, Höltl W, Kozak W, Hawliczek R, et al.; Austrian Uro-Oncology Group (AUO). Radiotherapy of testicular intraepithelial neoplasia (TIN): a novel treatment regimen for a rare disease. Int J Radiat Oncol Biol Phys 2001;50:909–913.
19. Tandstad T, Ståhl O, Dahl O, Haugnes HS, et al. Treatment of stage I seminoma, with one course of adjuvant carboplatin or surveillance, risk adapted recommendations implementing patient autonomy: a report from the Swedish and Norwegian Testicular Cancer Group (SWENOTECA). Ann Oncol 2016;27:1299–1304.
20. Travis LB, Fosså SD, Schonfeld SJ, McMaster ML, et al. Second cancers among 40,576 testicular cancer patients: focus on long-term survivors. J Natl Cancer Inst 2005;97:1354–1365.
21. van den Belt-Dusebout AW, de Wit R, Gietema JA, Horenblas S, et al. Treatment-specific risks of second malignancies and cardiovascular disease in 5-year survivors of testicular cancer. J Clin Oncol 2007;25:4370–4378.
22. Wilder RB, Buyyounouski MK, Efstathiou JA, Beard CJ. Radiotherapy Treatment Planning for Testicular Seminoma. Int J Radiation Oncol Biol Phys 2012;83:445–452.

10.10.5 Hodentumore: Nichtseminom

Kernaussagen

- Nichtseminome im Stad. I werden nach der inguinalen Orchiektomie bei vaskulärer Infiltration adjuvant mit 1x PEB behandelt, ansonsten ist die Nachsorge ausreichend.
- Die Prognose und Therapie in höheren Stadien ist abhängig vom Metastasierungsmuster und der Höhe der Tumormarker.
- Bei postchemotherapeutischen Residuen > 1 cm ist die zeitnahe chirurgische Resektion wichtig.
- Nichtseminome sind strahlenresistent, die Radiotherapie spielt bei ihrer Behandlung in der Initialtherapie keine Rolle.

Histologie, anatomische Ausbreitung und prognostische Faktoren

Die nichtseminomatösen Keimzelltumoren des Hodens haben verglichen mit den reinen Seminomen eine höhere Wahrscheinlichkeit von Lymphknoten- und Fernmetastasen und sind deutlich weniger strahlenempfindlich. Die häufigsten histologischen Typen sind das embryonale Karzinom, Teratokarzinome, Dottersacktumoren und Chorionkarzinome. Histologischer Subtyp, retroperitoneale Lymphknotengröße, das Vorhandensein extrapulmonaler viszeraler Metastasen (Hirn, Knochen, Leber) und Tumormarkerkonzentration vor Beginn der Behandlung sind unabhängige Prognosefaktoren. Im klinischen Stadium I ist der Nachweis einer vaskulären Infiltration der entscheidende Prognosefaktor; weitere Risikofaktoren sind eine Lymphgefäßinvasion, der Befall von Nebenhoden oder Tunica albuginea (T2–3), der histologische Subtyp (embryonales Karzinom, Abwesenheit von Dottersack-Elementen) oder erhöhte Tumormarker im Serum vor Orchiektomie. Die TNM-Einteilung und die Stadieneinteilung entspricht der des Seminoms (s. Seite 382).

Primärdiagnostik

Die notwendigen diagnostischen Maßnahmen entsprechen denen des Seminoms und sind im Kapitel *Hodentumore: Seminom* auf Seite 383 aufgeführt.

Therapiestrategie

Bei den nichtseminomatösen Hodentumoren basiert die Behandlungsstrategie auf dem Ausbreitungsstadium (retroperitoneale Lymphknotengröße bzw. Metastasenlokalisation und Höhe der Serumtumormarker vor Therapie). In der Regel erfolgt die Therapieplanung nach initialer Operation des Primärtumors. Eine Indikation zur verzögerten Ablatio testis besteht im Fall von ausgedehnten symptomatischen Metastasen, z. B. Dyspnoe bei pulmonalen Metastasen.

Stadium I Bei Invasion von lymphovaskulären Gefäßen ist in 40 % (30–50 %) der Patienten mit einer okkulten retroperitonealen Metastasierung zu rechnen, ohne Infiltration nur in 20 %. Durch eine adjuvante Chemotherapie mit 1x PEB wird die Rezidivrate auf 3,2 % (bei lymphovaskulärer Infiltration) bzw. 1,5 % (ohne Infiltration) gesenkt (Tandstad, 2014). Entsprechend kann anhand dieses Risikofaktors zwischen adjuvanter Therapie und surveillance (Überwachung) stratifiziert werden.

Patienten im Stadium I ohne lymphovaskuläre Infiltration sollte die Überwachung und der Verzicht auf eine adjuvante Therapie angeboten werden, da auch dadurch ein krankheitsspezifisches Überleben von fast 100 % nach 10 Jahren erreicht wird (Daugaard, 2014). Eine „Übertherapie“ ist so sicher vermeidbar.

Die meisten Rückfälle treten innerhalb von 3 Jahren nach Primärdiagnose auf, weshalb die Kontrolluntersuchungen in diesem Zeitraum engmaschiger sind.

Während bislang kaum Untersuchungen zur Zweittumorinduktion durch PEB mit relevanten Fallzahlen vorliegen, ist das Risiko kardiovaskulärer Mortalität durch eine platinbasierte Chemotherapie im Vergleich zu nur operierten Patienten mittlerweile abschätzbar (Fung, 2015). Bei 15.000 Patienten, die zwischen 1980 und 2010 im SEER-Register erfasst wurden, zeigte sich nach Cisplatin ein um das 5-fache gesteigertes Risiko für kardiovaskuläre (einschl. zerebrovaskulärer Ereignisse) Mortalität i. Vgl. zu nur operierten Patienten im ersten Jahr nach der Behandlung. Im längeren Verlauf war das Risiko nicht mehr signifikant erhöht. Das Risiko war insbesondere mit steigendem Lebensalter der Patienten über 30 Jahre assoziiert.

In der Standardtherapie des Stadium I ist eine (diagnostische) retroperitoneale Lymphadenektomie nicht mehr erforderlich (Albers, 2015). Bei unsicherer radiologischer Stadieneinteilung hinsichtlich der retroperitonealen Lymphknoten kann entweder das CT nach 2 Monaten wiederholt oder eine diagnostische retroperitoneale Lymphadenektomie durchgeführt werden.

Fortgeschrittene Stadien Bei niedrigem Volumen Stad. II (< 3 cm) ohne erhöhte Tumormarker nach Orchiektomie können Patienten primär eine retroperitoneale Lymphadenektomie erhalten oder überwacht werden, um das Tumorstadium abzusichern (Albers, 2015). Die fortgeschritteneren Stadien werden in Abhängigkeit von der Prognoseabschätzung behandelt.

Eine gute Prognose ist mit einem 90 % Überleben korreliert und wird unterstellt bei gonadalem oder retroperitonealem Primärtumor und niedrigen Markerkonzentrationen (AFP < 1.000 ng/ml; HCG < 5.000 U/l; < 1.5x LDH) und Ausschluss extrapulmonaler Organmetastasen. Diese Patienten erhalten 3x PEB (bei Kontraindikationen gegen Bleomycin 4x PE).

Eine intermediäre Prognose (ca. 80 % Überleben) ist korreliert mit einem gonadalen oder retroperitonealen Primärtumor und gleichzeitig intermediären Markerkonzentrationen (AFP 1.000–10.000 ng/ml; HCG 5.000–50.000 U/l; LDH > 1.5–10x oberer Normbereich) und gleichzeitigem Ausschluss extrapulmonaler Organmetastasen. Eine schlechte Prognose ist mit ca. 45 % Überleben assoziiert und wird bei mediastinalem Primärtumor oder hohen Markerkonzentrationen (AFP > 10.000; HCG > 50.000; LDH > 10x) oder extrapulmonalen Organmetastasen unterstellt. Patienten mit intermediärer und schlechter Prognose werden mit 4x PEB behandelt. Eine weitere Therapieintensivierung für Patienten in der schlechteren Prognosegruppe – insbesondere bei unzureichendem Markerabfall unter PEB – führt wahrscheinlich zu einer Verbesserung der Überlebensraten (Fizazi, 2014).

Residualtumore nach Polychemotherapie Nach Polychemotherapie werden bei einem Viertel der Patienten noch residuelle Tumormassen gefunden. Reste $\leq$ 1 cm (kurze Achse im CT) werden überwacht (Rezidivrisiko nur ca. 5 %) (Ravi, 2014). Größere Reste müssen innerhalb von 4 bis 6 Wochen nach Abschluss der Chemotherapie reseziert werden, da bildgebend nicht die Histologie vorhersagbar ist. Das retroperitoneale Resektionsfeld richtet sich nach der Primärtumorlokalisation und dem präoperativen Lymphbefall (unilaterale vs. beidseitige Lymphadenektomie). Die beidseitige Ausräumung ist oft mit einer retrograden Ejakulation assoziiert, deshalb sollte möglichst ein Nerverhalt angestrebt werden. Auch Tumorreste in anderen Organen (z. B. pulmonal) werden reseziert, da hier divergierende Histologien i. Vgl. zu den retroperitonealen Resten auftreten können. Hinsichtlich der Sequenzierung verschiedener Operationen soll das Organsystem mit der größten Tumorlast zuerst operiert werden.

Rezidiv Auch Patienten mit Rezidiv haben eine kurative Chance. In dieser Situation wird entweder erneut PEB (eventuell ergänzt mit einem Taxan) oder eine Hochdosistherapie eingesetzt.

Bestrahlungsindikation und Durchführung der Bestrahlung

Die Strahlentherapie spielt keine Rolle in der Initialtherapie der nichtseminomatösen Hodentumoren. In metastasierten Stadien ist die Indikation zur Strahlentherapie in jedem Einzelfall zu prüfen.

Nachsorge und Rehabilitation

Die Nachsorge erfolgt mit einem intensivierten Nachsorgeschema für den Fall einer wait-and-see Strategie im Stadium I. Die aktuellen EAU Empfehlungen werden in Tabellen 10.63 + 10.64 zusammengefasst. Rezidive nach dem 5. Jahr sind äußerst selten.

Tabelle 10.63: Überwachung bei Nichtseminomen im Stadium I nach EAU Empfehlungen 2015 (Albers, 2015)

	Jahr 1-3	Jahr 4-5
Körperliche Untersuchung	4 x	1 x
Tumormarker	4 x	1 x
Thorax Röntgen	2 x	2 x
CT Abdomen / Becken	nach 3, 12, 24 und 36 Monaten	

Tabelle 10.64: Nachsorge bei Nichtseminomen im Stadium I nach retroperitonealer Lymphadenektomie oder adjuvanter Chemotherapie nach EAU Empfehlungen 2015 (Albers, 2015)

	Jahr 1–3	Jahr 4-.5	Jahr 6–10
Körperliche Untersuchung	4 x	1 x	1 x
Tumormarker	4 x	1 x	1 x
Thorax Röntgen	2 x		
CT Abdomen / Becken	1 x	1 x	

Literatur

1. S3-Leitlinie Diagnostik, Therapie und Nachsorge der Keimzelltumoren des Hodens. Langversion 1.1 – Februar 2020 AWMF-Registernummer: 043/049OL `https://www.awmf.org/uploads/tx_szleitlinien/043-049OLl_S3_Keimzelltumoren-Hoden-Diagnostik-Therapie-Nachsorge_2020-03.pdf`
2. Albers P, Albrecht W, Algaba F, Bokemeyer C, et al.; European Association of Urology. Guidelines on Testicular Cancer: 2015 Update. Eur Urol. 2015;68:1054–1068.
3. Daugaard G, Gundgaard MG, Mortensen MS, Agerbæk M, et al. Surveillance for stage I nonseminoma testicular cancer: Outcomes and long-term follow-up in a population-based cohort. J Clin Oncol 2014;32:3817–3823.
4. Fizazi K, Pagliaro L, Laplanche A, Fléchon A, et al. Personalised chemotherapy based on tumour marker decline in poor prognosis germ-cell tumours (GETUG13): A phase 3, multicenter, randomized trial. Lancet Oncol 2014;15:1442–1450.
5. Fung C, Fossa SD, Milano MT, Sahasrabudhe DM, Peterson DR, Travis LB. Cardiovascular disease mortality after chemotherapy or surgery for testicular nonseminoma: A population-based study. J Clin Oncol 2015;333105–3114.
6. Ravi P, Gray KP, O'Donnell EK, Sweeney CJ. A meta-analysis of patient outcomes with subcentimeter disease after chemotherapy for metastatic non-seminomatous germ cell tumor. Ann Oncol 2014;25:331–338.
7. Tandstad T, Ståhl O, Håkansson U, Dahl O, et al.; SWENOTECA. One course of adjuvant BEP in clinical stage I nonseminoma mature and expanded results from the SWENOTECA group. Ann Oncol 2014;25:2167–2172.

10.11 Hauttumoren

Christoph Henkenberens

Kernaussagen

- Bei Basalzell- und Plattenepithelkarzinomen der Haut sollte eine Strahlentherapie bei primärer Inoperabilität erfolgen, sowie nach inkompletter chirurgischer Entfernung (R1, R2), wenn eine Nachresektion nicht möglich oder chirurgisch ein ungünstiges funktionelles und/oder ästhetisches Resultat zu erwarten ist.
- Die Bestrahlung kann je nach Alter, Lokalisation und Feldgröße normo- oder hypofraktioniert erfolgen.
- Beim malignen Melanom mit Lymphknotenbefall wird die Region postoperativ bei Vorliegen von Risikofaktoren zur Verbesserung der lokalen Kontrolle bestrahlt.
- Beim Merkelzellkarzinom sollte postoperativ immer eine Strahlentherapie erfolgen.
- Kaposi-Sarkome sind sehr strahlensensible Tumoren, die mit einer Strahlentherapie lokal sehr gut kontrolliert werden können.

Histologie, anatomische Ausbreitung und prognostische Faktoren

In den letzten Jahrzehnten zeigt sich weltweit eine deutliche Zunahme von malignen Hauttumoren. Die epithelialen Hauttumoren (Basalzellkarzinom, Plattenepithelkarzinom), umgangssprachlich beide als „weißer Hautkrebs" bezeichnet, werden in der Regel durch jahrelange UV-Licht Belastung hervorgerufen und treten daher bevorzugt an lichtexponierten haarfreien Körperstellen (insbesondere der Stirn- und Wangenregion) auf. Die höchsten Erkrankungszahlen liegen im sechsten Lebensjahrzehnt zwischen 50–60 Jahren. Bei immunsupprimierten Patienten (z. B. nach Organtransplantation oder HIV-Erkrankung) treten diese überproportional häufig auf und sind mit aggressiverem Verhalten assoziiert.

Das als semimaligne geltende Basalzellkarzinom (BCC) entwickelt sich über einen Zeitraum von Monaten bis Jahren lokal infiltrierend und destruiert ulkusartig ohne rechtzeitige Therapie das umgebende Gewebe. Die auf die Dermis beschränkte Destruktion wird häufig als Ulkus rodens und die Arrosion der subdermalen Strukturen als Ulkus terebrans bezeichnet. Basalzellkarzinome treten zu über 80 % an lichtexponierter Haut im Kopf-Hals-Bereich auf. Eine Metastasierung wird nur sehr selten und bei meist ausgedehnten Lokalbefunden beobachtet.

Das Plattenepithelkarzinom (Spinaliom, spinozelluläres Karzinom) der Haut tritt ebenfalls in lichtexponierten Hautarealen auf und entwickelt sich vornehmlich auf dem Boden einer aktinischen Keratose (wichtigster Risikofaktor). Die aktinische Keratose ist Ausdruck einer schwer lichtgeschädigten Haut und tritt als flächenhafte Rauigkeit der Hautoberfläche an den sogenannten „Lichtterrassen" (Gesicht, Handrücken, männliche Glatze) auf. In ca. 10 % der aktinischen Keratosen entwickelt sich ein Plattenepithelkarzinom. Diese wachsen ebenfalls wie Basalzellkarzinome infiltrierend und destruierend, haben aber ein deutlich rascheres Wachstum. Plattenepithelkarzinome mit keratotischer Oberfläche sind meist besser differenziert und weniger aggressiv als Plattenepithelkarzinome mit weicher akeratotischer und nodulärer Oberfläche. Eine Metastasierung ist insgesamt nicht häufig und entwickelt sich fast immer primär lymphogen. Für Basalzell- wie für Plattenepithel- und andere Karzinome der Haut gilt die derzeitige Stadieneinteilung nach der UICC-Klassifikation. Allerdings ist diese klinisch wenig gebräuchlich, da die T-Klassifizierung zu grob ist und die Kategorien N und M bei Erstdiagnose relativ selten vorkommen. Ein international einheitlicher Konsensus für „Hoch-Risiko"- Tumore mit erhöhtem Metastasierungsrisiko besteht nicht. Als Risikofaktoren gelten Immunsuppression, schlechte Differenzierung, Invasion der Perineuralscheiden und die Tumorgröße.

Das maligne Melanom ist ein bösartiger Tumor, der vom melanozytären Zellsystem ausgeht und sich ganz überwiegend an der Haut manifestiert. Im Verhältnis zur Tumorgröße besteht eine frühe Tendenz zur lymphogenen und hämatogenen Metastasierung und damit verbunden eine ungünstige Prognose. Das maligne Melanom metastasiert dabei in alle Organe, bevorzugt in Knochen, Gehirn, Leber und Lunge. Klinisch und histologisch lassen sich verschiedene Melanomtypen voneinander unterscheiden, einige Typen sind jedoch nicht klassifizierbar oder repräsentieren Mischformen. Klinisch-histologisch unterscheidet man die 4 Haupttypen in superfiziell spreitendes (SSM), noduläres (NM), Lentigo-maligna Melanom (LMM) und akrolentiginöse Melanom (ALM). Klinische Sonderformen sind z. B. amelanotische Melanome, sowie Schleimhaut- oder andere extrakutane Melanome z. B. am Auge (Konjunktiva und Uvea), die etwa 5 % aller Melanome ausmachen. Der wichtigste prognostische Marker bei Patienten mit malignen Melanomen ist die Tumordicke zum Zeitpunkt der Diagnose. Das metastasierte maligne Melanom ist sehr immunogen und hat durch die verschiedenen Möglichkeiten der Immuntherapie („Checkpoint-Inhibition") sowie der gezielten intrazellulären Signalinhibition eine signifikant bessere Prognose als noch vor wenigen Jahren.

Daneben gehört die Strahlentherapie beim seltenen Kaposi-Sarkom und Merkelzellkarzinom (kutanes neuroendokrines Karzinom) fest zur Therapie.

Diagnostik

- ●●● körperliche Untersuchung, histologische Diagnosesicherung als Inzision oder therapeutische Exzison (Basalzell- und Plattenepithelkarzinom), keine Probebiopsien aus melanozytären Veränderungen; malignes Melanom: Dermatoskopie (Auflichtmikroskopie), Labor einschließlich LDH und Tumormarker S100, LK-Sonographie und Sentinal-Lymphknotenbiopsie (bei Melanom in situ nicht notwendig), bei negativem Sentinal-Lymphknoten: keine weitere Bildgebung wegen hoher Rate an falsch positiven Befunden, bei positivem Sentinal-Lymphknoten: CT Thorax/Abdomen und cranielles MRT, da bis zu 50 % der Patienten dann Fernmetastasen aufweisen; Merkelzellkarzinom: LK- und Abdomen-Sonographie, sowie Sentinal-Lymphknotenbiopsie, CT Thorax/Abdomen wegen häufigen synchronen Lungenmetastasen
- ●● Malignes Melanom mit einer Dicke von ≥ 1mm: S100 Protein im Serum, PET/CT; beim destruierenden Basalzellkarzinom > 20 mm sowie Plattenepithelkarzinom mit Tumordicke > 2 mm und klinischem Anhalt für tiefe Infiltration: CT oder MRT der betreffenden Region; beim Plattenepithelkarzinom mit Tumordicke > 2 mm: LK-Sonographie; bei klinischem Verdacht auf Fernmetastasierung: organspezifische Untersuchungen wie z. B. CT Thorax/ Abdomen, Skelettszintigraphie, kranielles MRT

Malignes Melanom

Die frühzeitige und vollständige Exzison des Primärtumors mit einem, je nach Tumordicke individuellen Sicherheitsabstand (abgestufte Exzisionsstrategie), ist für die Heilungschancen von entscheidender Bedeutung. Die Sentinel-Lymphknoten-Biopsie für Tumoren ab einer Dicke von 1,0 mm dient der Detektion von Mikrometastasen in klinisch und sonographisch unauffälligen regionären Lymphknoten und hat die elektive Lymphknotendissektion abgelöst. Beim nicht invasiven Melanoma in-situ wird keine Sentinel-Lymphknoten-Biopsie durchgeführt. Bei nachgewiesenen (Mikrometastasen < 0,1 mm im Sentinel-Lymphknoten und klinisch unauffälliger Lymphknotenregion soll auf die Lymphadenektomie verzichtet werden. Für Mikrometstasen > 0,1 mm und < 1 mm kann die Lymphadenektomie durchgeführt werden. Der onkologische Stellenwert ist nicht sicher nachgewiesen. Bei der klinisch nachgewiesenen regionären Lymphknotenmetastasierung erfolgt eine radikale therapeutische Lymphadenektomie, ggf. en-bloc zusammen mit dem noch vorhandenen Primärtumor. Bei Satelliten- und/oder In-transit-Metastasen erfolgt möglichst die operative Entfernung aller Metastasen im Gesunden. Im Stadium der Fernmetastasierung wird durch zahlreiche neue Medikamentenklassen (immunmodulatorische und zielgerichtete Therapien) eine weitaus bessere Prognose erzielt als noch vor wenigen Jahren, so dass auch bei Vorliegen einer limitierten Anzahl von Metastasen („Oligometastasierung“) eine Strahlentherapie aller Metastasen geprüft werden sollte, z. B. im Form einer hypofraktionierten bildgeführten (stereotaktischen)

Hochpräzisionsbestrahlung. Aufgrund der bisher fehlenden prospektiven Daten zur Therapie der Oligometastasierung handelt es sich hierbei um individuelle onkologische Konzepte.

Durch die Strahlentherapie sollte sich die Einleitung der medikamentösen Tumortherapie möglichst nicht verzögern. Das Timing von Strahlentherapie und Systemtherapie sollte im Einzelfall interdisziplinär abgestimmt werden. Eine Hypofraktionierung erleichtert die Integration der Bestrahlung in eine laufende bzw. geplante Systemtherapie. Die Kombination neuer Substanzen mit einer Strahlentherapie ist bisher nur unzureichend untersucht und muss im Einzelfall sorgfältig abgewogen werden, um eine unerwartete Steigerung von Nebenwirkungen zu vermeiden. Für die Substanzklassen der BRAF-Inhibitoren (z. B. Vemurafenib) ist mit einer deutlich erhöhten Nebenwirkungsrate, insbesondere im bestrahlten Hautbereich, zu rechnen. Entsprechende Warnhinweise in der Arzneimittelinformation des Herstellers liegen vor. Eine Bestrahlung von Hirnmetastasen mit gleichzeitiger Einnahme von BRAF-Inhibitoren kann mit einer ausgeprägten Neurotoxizität einhergehen und sollte nur bei hohem Behandlungsdruck erfolgen.

Auf Basis der vorwiegend retrospektiven Analysen ist der Stellenwert der Strahlenbehandlung beim malignen Melanom unbestritten. Die alleinige (definitive) Strahlentherapie des Primärtumors ist nur in den Einzelfällen indiziert, bei denen ein operativer Eingriff nicht sinnvoll oder vertretbar möglich ist. Die Indikation zur Strahlenbehandlung stellt sich bei inoperablem oder inkomplett reseziertem Primärtumor ohne Möglichkeit der Nachresektion. Bei der Lentigo maligna und dem Lentigo maligna-Melanom (LMM) ist die alleinige (definitive) Bestrahlung bei ungünstiger Tumorlokalisation, z. B. im Gesichtsbereich, hoch effektiv bei gleichzeitig gutem kosmetischen Ergebnis. Bei makroskopischem (Rest-)Tumor sollten unter Einhaltung eines Sicherheitssaumes von allseits ca. 3 cm lokal 70,0 Gy bei konventioneller Fraktionierung angestrebt werden, bei mikroskopischem Resttumor (R1-Resektion) werden 60,0 Gy empfohlen (bei kurativer Intention). Die Bestrahlung des LMM kann alternativ auch hypofraktioniert erfolgen. Die postoperative Bestrahlung regionärer Lymphknotenstationen wird bei hohem Rezidivrisiko (Befall von $\geq$3 Lymphknoten, Durchmesser eines Lymphknotens $\geq$3 cm, extrakapsuläres Tumorwachstum, Lokalisation im Halsbereich sowie beim Lymphknotenrezidiv) empfohlen. Dadurch kann das Rezidivrisiko von ca. 30 % auf etwa 10 % gesenkt werden. Die Dosis sollte normofraktioniert zwischen 50,0–60,0 Gy liegen. Dosen < 50 Gy resultieren in einer niedrigeren lokalen Kontrollrate.

Eine adjuvante Therapie mit klassischen Chemotherapeutika als Mono-oder Polychemotherapie, sowie eine Therapie mit unspezifischen Immunstimulanzien (BCG, Levamisol) ist heutzutage obsolet. Interferon alpha war aufgrund des erwiesenen Nutzens hinsichtlich des Gesamtüberlebens bei allen Patienten mit erhöhtem Metastasierungsrisiko (ab Tumordicke > 1,0 mm) angezeigt. Alternativ kann ab einer Tumordicke von 2,0 mm eine Immuntherapie mit dem der CTLA-4-Inhibitor Ipilimumab erfolgen ab, wobei potentielle unerwünschte Wirkungen ausgeprägter sind als bei der Interferon-Therapie.

Der aktuelle Therapiestandard ab einer Tumordicke von 2,0 mm oder bei lokoregionärer Lymphknotenbeteiligung ist die adjuvante Checkpointinhibitor-Therapie mit Nivolumab oder Pembrolizumab. Bei eingetretener Metastasierung wird die Systemtherapie anhand der biologischen Tumormerkmale gesteuert. Dabei wird eine duale Therapie (BRAF-Inhibitor+MEK-Inhibitor bei BRAF-mutiertem Melanom) oder duale Immuntherapie der Monotherapie wegen besserer Behandlungsergebnissen vorgezogen. Klassische Chemotherapeutika wie z. B. Dacarbazine spielen wegen deutlich geringerer Wirkung eine untergeordnete Rolle und werden erst appliziert, wenn keine weiteren Systemtherapien mehr zur Verfügung stehen.

Basalzellkarzinom (Basaliom)

Primär sollte soweit möglich eine operative Therapie durchgeführt werden, welche bei größeren Tumoren, beim infiltrativen Tumortyp aber auch bei Rezidiven mittels einer sog. histographischen/mikrographischen Chirurgie des Tumors mit 4 mm Sicherheitsabstand und lückenloser Randschnitthistologie erfolgen sollte. Bei inkompletter Resektion werden zunächst alle operativen Möglichkeiten der gezielten Nachexzision bzw. -resektion ausgeschöpft. Nur bei kleinen und oberflächlichen Tumoren stehen weitere Behandlungsverfahren wie die Kryotherapie, die CO_2-Laserablation, die photodynamische Therapie als auch die topische medikamentöse Therapie (z. B. Imiquimodcreme 5 %, topische 5-FU-Applikation für 4–6 Wochen) zur Verfügung. Der Nachteil dieser Verfahren liegt in der fehlenden histologischen Kontrolle des Behandlungsergebnisses und einer höheren Rezidivrate im Vergleich zur Chirurgie.

Die Strahlentherapie ist bei primärer Inoperabilität sowie nach inkompletter (R1- oder R2-)Resektion, bei Rezidiven nach konventioneller Chirurgie oder bei zu erwartenden unbefriedigenden kosmetischen Operationsergebnissen, nicht jedoch bei Basalzellnävus-Syndrom indiziert.

Bei der definitiven konventionell fraktionierten Bestrahlung betragen die Gesamtdosen in Abhängigkeit von der Lokalisation und Tumorgröße 60–70 Gy (bei 2 Gy Einzeldosis). Alternativ kann auch eine hypofraktionierte Bestrahlung mit 18x 3,0 Gy (54 Gy) oder 10x 4,4 Gy (44 Gy) erfolgen. Selbst bei ausgedehnten Befunden werden hiermit lokale Kontrollraten nach 5 Jahren von über 95 % angegeben. Das Strahlenfeld sollte wegen mikroskopischer Tumorausläufer nicht zu klein gewählt werden und mindestens 1 cm in alle Richtungen über den klinischen Befund hinausgehen. Bei der seltenen Situation der Metastasierung steht der Hedgehog-Signalweg-Inhibitor Vismodigib zur Verfügung.

Plattenepithelkarzinom (Spinaliom)

Die vollständige chirurgische Exzision mit topografisch zugeordneter histopathologischer Kontrolle der Schnittränder (3D-Histologie) stellt die Therapie der ersten Wahl dar. Die Resektion sollte 4–6 mm im Gesunden erfolgen. Liegt eine tiefe Invasion in extradermale Strukturen wie Knorpel, Skelettmuskel oder Knochen vor (T4), folgen der Resektion ggf. aufwändige rekonstruktive oder epithetische Maßnahmen. Bei Tumoren ab einer vertikalen Tumordicke >2 mm erfolgt eine Lymphknotensonographie, ggf. ist eine Sentinel-Lymphknoten-Biopsie angezeigt. Die prophylaktische Lymphadenektomie ist nicht indiziert, sondern wird therapeutisch bei manifestem Lymphknotenbefall durchgeführt.

Eine Strahlentherapie ist sinnvoll, wenn aus anatomischen oder medizinischen Gründen eine Tumorresektion nicht möglich ist. Die Indikation zur definitiven Bestrahlung besteht bei Inoperabilität, einem zu erwartenden ungünstigen kosmetischen Ergebnis oder dem Befall großer Hautareale; dies gilt auch für die Karzinome der Hautanhangsgebilde. Postoperativ ist die Bestrahlung zur Verminderung der Lokalrezidivrate bei inkompletter Resektion (R1/R2) indiziert. Die Brachytherapie kann hierbei in Abhängigkeit von der Lokalisation eine sinnvolle Alternative zur konventionellen Strahlentherapie darstellen. Eine adjuvante Bestrahlung der regionären Lymphabstromgebiete sollte bei inoperablen Lymphknotenmetastasen, Rezidivmetastasen sowie bei Vorliegen von mehreren oder großen Lymphknotenmetastasen oder bei einer Kapselperforation des Lymphknotens erfolgen. Damit kann die lokale Kontrolle gesteigert werden, ein Überlebensvorteil ist nicht erwiesen. Besondere klinische Situationen erlauben auch den Einsatz operativer und destruktiver Verfahren ohne histologische Kontrolle bei makroskopisch sichtbaren Läsionen. Hierzu gehören die Kürettage mit Elektrodesikkation, die Kryotherapie, die photodynamische Therapie, Lasertherapien und die Flachexzision. Bei manifester Metastasierung wird eine 5-FU basierte Polychemotherapie durchgeführt.

Kutanes, neuroendokrines Karzinom (Merkelzellkarzinom)

Das Merkelzellkarzinom ist ein seltener Hauttumor, der sich überwiegend an sonnenexponierten Körperteilen im Kopf-Hals- und Extremitätenbereich (je ca. 40 %) manifestiert und in seinem malignen Potenzial mit hohen Raten an Lymphknoten- oder Fernmetastasen dem malignen Melanom oft gleichgestellt wird. Ätiologisch spielen die UV-Karzinogenese aber auch eine bestehende Immunsuppression eine wichtige Rolle, die synergistisch auf die Tumorentstehung wirken.

Tabelle 10.65: Stadieneinteilung nach UICC (TNM 8. Auflage, 2017)

Stadium I	Tumor $\leq$2 cm ohne Hinweis für regionäre Lymphknotenmetastasen
Stadium II	Tumor >2 cm inklusive Tumoren mit Invasion von Nachbarstrukturen ohne Hinweis für regionäre Lymphknotenmetastasen

Tabelle 10.65: Stadieneinteilung nach UICC (TNM 8. Auflage, 2017)

Stadium III	Jeder Tumor mit regionären Lymphknotenmetastasen
Stadium IV	Fernmetastasen

Die vollständige chirurgische Exzision ist auch bei Merkelzellkarzinomen als Basistherapie anzusehen. Wegen der hohen Rate von Lokalrezidiven, die in der Regel auf subklinische Satellitenmetastasen zurückzuführen sind, sollte möglichst ein Sicherheitsabstand von 3 cm angestrebt werden. Wegen der hohen Frequenz von Lymphknotenmetastasen erfolgt in der Regel eine Sentinel-Lymphknoten-Biopsie, der sich bei Nachweis einer Mikrometastasierung eine komplette Lymphadenektomie anschließt.

Eine adjuvante Bestrahlung nach operativer Therapie ist nach R0-Resektion im Stadium I und II indiziert, da neben der lokalen Kontrolle auch die Gesamtüberlebenszeit der Patienten durch die postoperative Bestrahlung verbessert wird. Im Stadium III wird die lokale Kontrolle gesteigert, eine Verbesserung der Überlebenszeit wird nicht mehr beobachtet, auch nicht durch eine adjuvante Chemotherapie. Merkelzellkarzinome sind sehr strahlensensibel, sodass eine Gesamtdosis von 50 Gy in konventioneller Fraktionierung ausreichend ist. Bei Lymphknotenmetastasen sollte die Bestrahlung die gesamten (ipsilateralen) regionären Lymphabfluss-Stationen einbeziehen, bei klinisch unauffälligen Lymphknoten ist eine alleinige Bestrahlung der an die Primärtumorregion angrenzenden lokalen Lymphknoten ausreichend. Dies kann auch durch größere Sicherheitssäume von bis zu 5 cm je nach Lokalisation erreicht werden. Bei der definitiven Bestrahlung wegen internistischer oder technischer Inoperabilität werden Gesamtdosen von 60–66 Gy (Einzeldosis 2,0 Gy) empfohlen. Beim metastasierten Merkelzellkarzinom kann aufgrund der guten Chemosensitivität unter Berücksichtigung des Behandlungsrisikos der meist älteren Patienten eine Kombinationschemotherapie vergleichbar dem kleinzelligen Bronchialkarzinom angewendet werden. Trotz einem meist guten initialen Ansprechen ist die Remissionsdauer im Allgemeinen nur kurz. Eine offensichtliche Korrelation zwischen Therapieintensität und -ansprechen findet sich nicht, sodass die Chemotherapie dem individuellen Fall angepasst werden muss. Als Immuntherapie in Form von Checkpoint-Inhibition ist Avelumab zugelassen. Die Ansprechraten betragen etwa 50 %.

Kaposi-Sarkom

Das Kaposi-Sarkom ist ein angioproliferativer Tumor, der für seine Entstehung die Infektion mit dem human Herpesvirus-8 (HHV-8) voraussetzt und in Industrienationen typischerweise bei Immuninkompetenz auftritt. Es gilt als primär multilokuläre Systemerkrankung und unterscheidet sich dadurch wesentlich vom Angiosarkom. Letzteres ist ein Subtyp eines angioproliferativen Weichteilsarkoms. Daher sind rein lokal therapeutische Maßnahmen als nicht kurativ einzuschätzen, da es in der Regel nach einer Lokaltherapie zu Fernrezidiven kommt.

Man unterscheidet heute insgesamt 4 verschiedene Formen: Das klassische Kaposi-Sarkom gilt als wenig maligner, langsam progredienter Tumor, der meist im höheren Lebensalter auftritt. Vom Kaposi-Sarkom bei iatrogener Immunsuppression ist bekannt, dass bei Aufhebung der Immunsuppression eine spontane Rückbildung eintreten kann. Aggressive Verläufe sind auch bei dieser Patientengruppe selten. Das afrikanische, endemische Kaposi-Sarkom zeigt sowohl indolente als auch aggressive, rasch zum Tode führende Verläufe. Ähnlich ist dies beim HIV-assoziierten Kaposi-Sarkom, der hierzulande häufigsten Variante; neben Verläufen mit einzelnen Knoten und Flecken, die über mehrere Jahre chronisch stationär bleiben können, finden sich auch rasch progrediente Verläufe mit Dissemination unter Beteiligung von Lymphknoten und inneren Organen. Die effektive medikamentöse Suppression der HI-Viren und evtl. auch die Immunrekonstitution unter hochaktiver antiretroviraler Kombinationstherapie (HAART) kann gelegentlich zur partiellen bis kompletten Rückbildung bereits etablierter Kaposi-Sarkome führen.

Die Therapie richtet sich nach der Grunderkrankung und nach der Ausdehnung des Befundes. Die operative Therapie des primär multilokulären Kaposi-Sarkoms beschränkt sich auf die palliative Entfernung kleiner Tumoren an den Patienten störenden Lokalisationen. Umschriebene Herde können auch kryo- oder laserchirurgisch entfernt werden. Die Laser- und Kryotherapie sind keine onkologischen, sondern vielmehr rein kosmetische Therapien. Die intraläsionale Applikation von Zytostatika (z. B. Vinblastin oder Bleomycin) kann zu einer guten lokalen Kontrolle führen, ist aber durch umgebende Reaktion der Gewebe auf die Zytostatika in der Regel sehr schmerzhaft, sodass auch dieser Ansatz zur lokalen Kontrolle wenig Anwendung findet.

Das Kaposi-Sarkom ist ein auffallend strahlensensibler Tumor. Oberflächliche makulöse und plaqueförmige Kaposi-Sarkome werden daher bevorzugt mit Elektronen oder Röntgenweichstrahlen behandelt. Das zu bestrahlende Feld sollte zur Verhinderung von Randrezidiven mindestens 1,0 cm über den sichtbaren Tumorrand hinausreichen. Großflächige Kaposi-Sarkome mit ödematöser Schwellung und/oder Lymphknotenbeteiligung werden perkutan bestrahlt. Dosis und Fraktionierung sind sehr heterogen. Ein häufiges Bestrahlungskonzept ist eine Gesamtdosis von 30 Gy mit Einzeldosen von 2 Gy.

Bei ausgedehntem oder systemischem Befall gilt die effektive Behandlung der zugrundeliegenden HIV-Erkrankung (HAART) in Kombination mit einer Chemotherapie als Therapie der Wahl. Mit der Initiierung der Chemotherapie kann bei einer begrenzten Anzahl asymptomatischer Herde gewartet werden, bis die Anzahl der Herde zunimmt oder einer der Herde symptomatisch wird. Der symptomatische Herd wird dann insbesondere bei größerer Befundausdehnung bevorzugt bestrahlt. Bezüglich der Substanzen der Chemotherapie gibt es mangels prospektiver Studien keine einheitliche Empfehlung. Häufig wird das Anthrazyklin Doxorubicin in der etwas besser verträglichen pegylierten liposomalen Form verwendet. Damit wurden hohe Ansprechraten von 60–90 % über 2 Jahre beobachtet.

Nebenwirkungen und Begleitbehandlung

Bei der Bestrahlung von Hauttumoren können ab Ende der zweiten Behandlungswoche Hautrötungen sowie trockene und feuchte Epidermiolysen auftreten, insbesondere im Bereich von Hautfalten. Auch wenn die Akutreaktionen deutlich ausgeprägt sein können, heilen sie unter lokalen Maßnahmen rasch und meist komplikationslos ab. Die neu gebildete Haut ist möglicherweise dünner, atrophisch und relativ verletzlich, radiogene Spätulzera sind bei Vermeidung von Traumen aber selten.

Nachsorge und Rehabilitation

Hauttumoren neigen zur Ausbildung von Rezidiven, deren Häufigkeit und zeitliches Auftreten vom Tumortyp und der durchgeführten Therapie abhängt. Risikoadaptierte und stadiengerechte Nachsorgeuntersuchungen dienen der Früherkennung von Rezidiven und Lymphknotenmetastasen, aber auch der frühzeitigen Erkennung metachroner Zweittumoren (z. B. ca. 30 % Zweittumoren beim Basalzellkarzinom). Eine konsequente erneute Therapie nach den o. g. Prinzipien kann zur Dauerheilung führen. Die Nachsorgeuntersuchungen bestehen im Wesentlichen aus der klinischen Untersuchung, mit der die weit überwiegende Anzahl von Rezidiven diagnostiziert wird. Von großer Bedeutung ist die Aufklärung des Patienten, verbunden mit einer genauen Anleitung zur Selbstuntersuchung.

Bei Melanom-Patienten mit einer Tumordicke von <1 mm ist die körperliche Untersuchung in 6-monatigen Abständen während der ersten 5 Jahre ausreichend. Bei Patienten mit Primärtumoren $\geq$1 mm sollen die Nachsorgeuntersuchungen während der ersten 5 Jahre in 3-monatlichen Abständen erfolgen und Hautinspektion, Lymphknotensonographie sowie Protein S100-Bestimmung umfassen. Ab Stadium III sind zusätzliche bildgebende Untersuchungen (Abdomensonografie, Röntgenthorax, oder CT bzw. MRT bzw. PET/CT) erforderlich.

Literatur

1. Ascierto PA, Del Vecchio M, Mandala M et al. (2020) Adjuvant nivolumab versus ipilimumab in resected stage IIIB-C and stage IV melanoma (CheckMate 238): 4-year results from a multicentre, double-blind, randomized, controlled, phase 3 trial. Lancet Oncol 11:1465–77.
2. Berking C, Hauschild A, Köbl O et al. (2014): Basalzellkarzinom – Therapieoptionen für den häufigsten Hautkrebs. Dtsch Arztebl Int 111: 389–95.
3. Bhatia S, Storer BE, Iyer JG et al. (2016): Adjuvant Radiation Therapy and Chemotherapy in Merkel Cell Carcinoma: Survival Analyses of 6908 Cases From the National Cancer Data Base. J Natl Cancer Inst; 31;108(9). pii: djw042. doi: 10.1093/jnci/djw042
4. Di Lorenzo G, Kreuter a, Di Trolio R et al. (2008): Activity and safety of pegylated liposomal doxorubicin as first-line therapy in the treatment of non-visceral classic Kaposi's sarcoma: a multicenter study. J Invest Dermatol 128: 1578–80.
5. Faries MB, Thompson JF, Cochran AJ et al. (2017): Complete Dissection or Observation for Sentinel-Node Metastasis in Melanoma. N Engl J Med 376: 2211–22.
6. Eggermont AMM, Blank CU, Mandala M et al. (2018) Adjuvant pembrolizumab versus placebo in resected stage III melanoma. N Engl J Med 378:1789–1801.

7. Work Group; Invited reviewer Bickackjian C, Armstrong A, Baum C et al. (2018) Guideline of care for the management of squamous cell carcinoma. J Am Acad Dermatol 78: 560–578.
8. Work Group; Invited reviewer Kim YS, Kozlow JH, Mittal B et al. (2018) Guideline of care for the management of basal cell carcinoma. J Am Acad Dermatol 78: 540–59.
9. Hauerstock D, Gerstein W, Vuong T. (2009): Results of radiation therapy for treatment of classic Kaposi sarcoma. J Cutan Med Surg 13: 18–21.
10. Kwan W, Wilson D, Moravan V. (2004): Radiotherapy for locally advanced basal cell and squamous cell carcinomas of the skin. Int J Radiat Oncol Biol Phys 60: 406–11.
11. Seth R, Messersmith H, Kaur V et al. (2020) Systemic Therapy for Melanoma: ASCO Guideline. J Clin Oncol 38:347–70.
12. Van Hezewik M, Creutzberg CL, Putter H et al. (2010): Efficacy of a hypofractionated schedule in electron beam radiotherapy for epithelial skin cancer: Analysis of 434 cases. Radiother Oncol 95: 245–49.
13. Zaorsky NG, Lee CT, Zhang E et al. (2017): Hypofractionated radiation therapy for basal and squamous cell skin cancer: A meta-analysis. Radiother Oncol 125:13–20.
14. S3-Leitlinie zur Diagnostik, Therapie und Nachsorge des Melanoms Version 3.3 – Juli 2020 AWMF-Register-Nummer: 032/024OL.
15. S3-Leitlinie Aktinische Keratose und Plattenepithelkarzinom der Haut Kurzversion 1.1 – März 2020 AWMF-Registernummer: 032/022OL.
16. S2k - Leitlinie - Merkelzellkarzinom (MZK, MCC, neuroendokrines Karzinom der Haut) – Update 2018.

10.12 Tumoren des Auges und der Orbita

Robert M. Hermann

Kernaussagen

- Die Behandlung von Tumoren der Augenanhangsgebilde (z. B. Augenlider) und Konjunktiven unterscheidet sich nicht wesentlich von der Therapie anderer Hauttumoren.
- Die definitive Strahlentherapie (z. B. mittels Ruthenium-106 Applikatoren) erzielt bei lokalisierten Aderhautmelanomen hohe Kontrollraten.
- Bei Orbitatumoren kann durch den Einsatz einer Strahlentherapie häufig eine Enukleation des betroffenen Auges umgangen werden.
- Niedrig maligne B-Zell-Lymphome der Uvea und Adnexe sind extrem strahlensensibel, sodass ein Großteil bereits mit 2 x 2Gy kurabel ist.
- Hochmaligne Lymphome hingegen erfordern auch eine Hochdosischemotherapie.

Tumoren des Auges

Tumoren des Auges können im Bereich der Augenlider, epi- und intrabulbär und in den Weichteilen der Orbita auftreten. An den Augenlidern und -winkeln kommen am häufigsten Basaliome vor, deren Therapie sich nicht wesentlich von der Therapie anderer Hauttumoren unterscheidet (vgl. Kap. 10.11). Während der Strahlentherapie wird eine Augenkalotte aus einem dichten Material (Blei, Gold) unter die Lider auf die Sklera gelegt (Abbildung 10.27).

Bei den epibulbären Tumoren, die meist im Bereich der Konjunktiven lokalisiert sind, handelt es sich überwiegend um Plattenepithelkarzinome. Die konjunktivalen Melanome sind im Gegensatz zu intraokulären Melanomen relativ gutartig. Sie metastasieren in die präaurikulären Lymphknoten. Epibulbäre Tumoren wachsen meist langsam, flächenhaft, bisweilen aber auch in die Tiefe infiltrierend. Nach histologischer Sicherung wird eine Exzision in sano angestrebt; bei R1-Resektion sollte eine Nachbestrahlung erfolgen. Manchmal ist die Bestrahlung bei großen flächenhaften Tumoren die Therapie der ersten Wahl. Je nach Lage und Dicke der Tumoren wendet man konventionelle Röntgen-, Elektronen-, Photonenstrahlen an; gelegentlich ist auch eine Kontakttherapie mit umschlossenem radioaktivem Strontium 90 (Betastrahler) angezeigt.

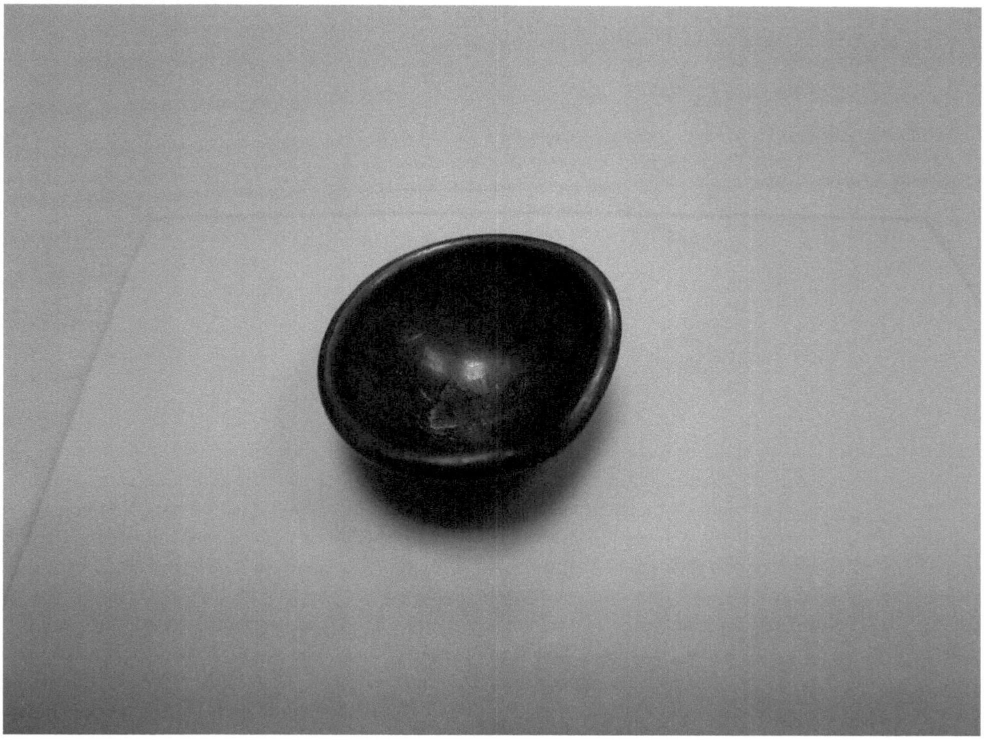

Abbildung 10.27: Beispiel für eine Augenkalotte aus Blei, die während der Bestrahlung unter die Lider auf die Sklera aufgelegt wird. Dadurch wird die Strahlenbelastung der okulären Strukturen deutlich gesenkt.

Der häufigste intraokuläre Tumor bei Erwachsenen ist das maligne Melanom (5. bis 7. Lebensdekade). Lange Zeit war die Enukleation des betroffenen Auges Therapie der Wahl maligner Aderhautmelanome. In den Studien der amerikanischen COMS Studiengruppe wurde gezeigt, dass kleine Melanoma (unter 2,4 mm Tumorhöhe und Durchmesser unter 16 mm bei schwieriger Abgrenzung zum Naevus) beobachtet werden können (COMS, 1997). Bei mittleren Melanomen (< 10 mm Höhe und <16 mm Durchmesser) ist eine organerhaltende Behandlung mit einer Radiotherapie durch operativ aufgebrachte radioaktive Applikatoren (Ruthenium-106 oder Jod-125) onkologisch so sicher wie eine Enukleation (Abbildung 10.28). Ebenfalls erfolgversprechend ist die Behandlung der Aderhautmelanome mit Protonen. Bei sehr großen, ungünstig gelegenen Tumoren bleibt allerdings die operative Intervention die Therapie der Wahl.

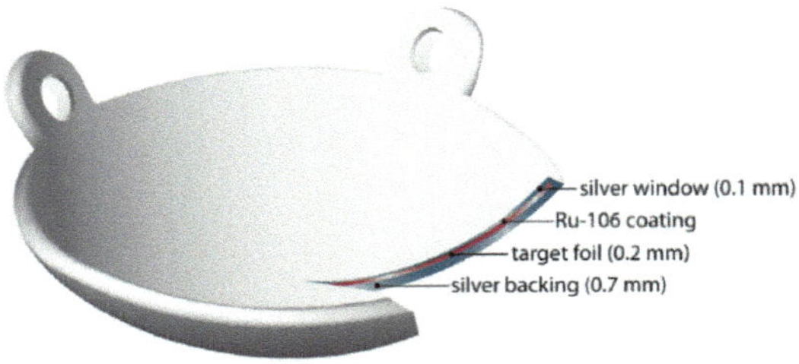

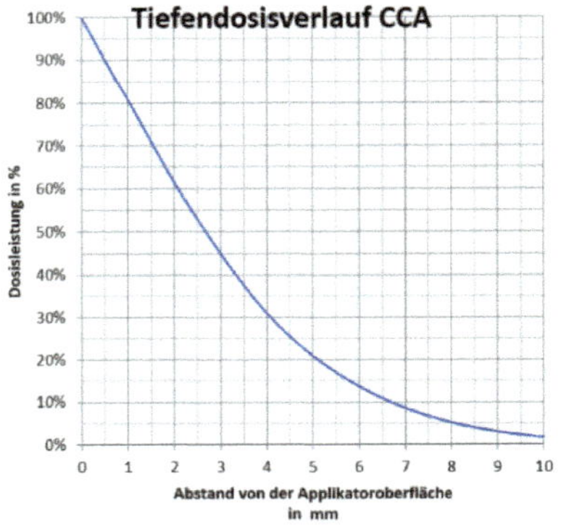

Abbildung 10.28: Schematischer Aufbau einer Ruthenium-106 Augenkalotte (CCA) der Firma Bebig. Sie wird i.R. eines operativen Eingriffs hinter das Melanom auf die Sklera aufgenäht. Durch unterschiedlich dicke Silberfolien wird die Beta-Strahlung nach dorsal (Richtung Hirn) abgeschirmt. Der steile Dosisabfall in Richtung Auge ist in der nebenstehenden Graphik dargestellt: in 0,5 mm Abstand wird noch 90 % der Dosis, in 1 mm noch 80 %, in 2 mm über 60 %, in 4 mm noch 30 % gemessen.
An der Tumorspitze wird eine Dosis von 100 – 150 Gy angestrebt, während die Dosis an der Sklera zwischen 700 – 1500 Gy beträgt. Deshalb können mit diesen Applikatoren nur Melanome bis ca. 5 mm Tumorhöhe (hinzugerechnet wird zusätzlich 1 mm Durchmesser der Sklera) behandelt werden.

Der häufigste Augentumor im Kindesalter ist das Retinoblastom. Es tritt zu 60 % unilateral, zu 40 % bilateral auf. Der von der Retina ausgehende Tumor ist hereditär bedingt und kommt sporadisch vor. Er kann die Augenhöhlen durchbrechen und entlang des Nervus opticus in das Zentralnervensystem vorwachsen. Frühsymptom bei den erkrankten Kindern ist Schielen. Wenn durch konservative Therapie die Sehkraft des betroffenen Auges nicht erhalten werden kann, wird dieses enukleiert. Bei mikroskopischem Sehnervenbefall erfolgt anschließend eine Orbitabestrahlung. Bei beidseitigem Befall wird lediglich das Auge mit dem weiter fortgeschrittenen Tumor enukleiert, das andere Auge bulbuserhaltend therapiert. Die Strahlentherapie erfolgt je nach Stadium perkutan über ein ventrales Stehfeld mit Linsenblock und/oder ein bis zwei laterale Stehfelder und umfasst die Retina bis zur Ora serrata. Alternativ können radioaktive Applikatoren (z. B. der Betastrahler Ruthenium-106) auf die Sklera genäht werden. Bei sehr kleinen und nicht peripher gelegenen Tumoren kann eine Therapie mittels Lichtkoagulation und Kryotherapie erfolgen. Nur in Risikofällen wird im Anschluss an die Primärtherapie des Retinoblastoms eine Chemotherapie eingesetzt.

Bei bis zu 10 % der Patienten mit metastasierten Krebserkrankungen werden in der Aderhaut Metastasen gefunden, von denen aber die meisten asymptomatisch bleiben. Bei Symptomatik (die bis hin zum Visusverlust reichen kann) ist die Bestrahlung mit 10 x 3 Gy oder 20 x 2 Gy eine sehr effektive Therapie. Dadurch wird bei ca. 50 % der Patienten der Visus stabilisiert, bei 35 % wieder signifikant verbessert. Dabei scheint die Bestrahlung des betroffenen Bulbus ausreichend zu sein, eine prophylaktische Bestrahlung der kontralateralen, noch nicht opthalmologisch auffälligen Aderhaut ist nicht notwendig (Wiegel, 2002).

Tumoren der Orbita

In der Orbita entstehen primär Rhabdomyosarkome, Tränendrüsenkarzinome, Lymphome und andere seltenere Tumoren.

Rhabdomyosarkome sind die häufigsten Orbitatumoren im Kindesalter. Sie werden, wie die anderen Weichteilsarkome im Kindesalter auch, multimodal behandelt. In der Mehrzahl der Fälle kann so eine Enukleation des betroffenen Auges umgangen werden. Die Dosis der Bestrahlung richtet sich nach der Radikalität der primären bzw. sekundären Resektion oder nach dem Ansprechen auf die präoperative Chemotherapie und wird auch an das Alter des Patienten adaptiert. Bei einer konventionellen Fraktionierung (1 x 1,8–2 Gy / Tag) liegt die kumulative Dosis zwischen 40–50 Gy in 5 bis 6 Wochen. In den CWS-Studien wird seit 1986 eine akzellerierte Hyperfraktionierung (2 x 1,6 Gy / Tag) bis zu einer kumulativen Dosis von 32 bis 54 Gy durchgeführt.

Im Bereich der Tränendrüsen treten neben benignen Mischtumoren auch Karzinome auf. Primärtherapie ist die chirurgische Exzision. Bei R1- oder R2-Resektion sollte eine Nachbestrahlung angeschlossen werden in perkutaner und/oder interstitieller Technik.

Primäre Lymphome der Orbita sind selten. In der Uvea und Adnexe sind meistens niedrig maligne B-Zell-Lymphome (extranodale Marginalzonenlymphome) lokalisiert, die sich durch eine extrem hohe Radiosensitivität auszeichnen. Wahrscheinlich können die meisten dieser Lymphome schon mit 2 x 2 Gy kontrolliert werden (Fasola, 2013). Im Unterschied dazu befallen die hochmalignen B-Zell-Lymphome meist die Retina, den Glaskörper und den N. opticus, in 80 % wird im Krankheitsverlauf auch das ZNS involviert. In dieser Situation ist die Hochdosis-Polychemotherapie unter kurativer Zielsetzung indiziert, die Bestrahlung wird nur zur lokoregionären Konsolidierung eingesetzt.

Literatur

1. The Collaborative Ocular Melanoma Study Group. Factors predictive of growth and treatment of small choroidal melanoma: COMS Report No. 5. Arch Ophthalmol 1997;115:1537–1544.
2. The Collaborative Ocular Melanoma Study (COMS) Group. The COMS randomized trial of iodine 125 brachytherapy for choroidal melanoma. Arch Ophthalmol 2006;124:1684–1693.
3. Fasola CE, Jones JC, Huang DD, Le QT, Hoppe RT, Donaldson SS. Low-dose radiation therapy (2 Gy x 2) in the treatment of orbital lymphoma. Int J Radiation Oncol Biol Phys 2013;86:930–935.
4. Wiegel T, Bottke D, Kreusel KM, Schmidt S, Bornfeld N, Foerster MH, Hinkelbein W; German Cancer Society. External beam radiotherapy of choroidal metastases – final results of a prospective study of the German Cancer Society (ARO 95–08). Radiother Oncol 2002;64:13–18.

10.13 Tumoren des Knochens und des Weichteilgewebes

Christoph Henkenberens

Kernaussagen

- Die Behandlung lokalisierter und metastasierter Knochen- und Weichteiltumoren erfordert die prätherapeutische Abstimmung bstimmung aller beteiligten Fachdisziplinen und sollte wegen der Komplexität und Seltenheit nur in einem onkologischen Zentrum für Knochen- und Weichteiltumoren erfolgen.
- Bei Extremitätentumoren wird durch eine multimodale Therapie der Erhalt einer funktionsfähigen Extremität angestrebt.
- Bei nicht-metastasierten Weichteilsarkomen erfolgt die Strahlentherapie vorzugsweisepräoperativ im Rahmen eines funktionserhaltenden Ansatzes oder postoperativ bei Vorliegen von Risikofaktoren.
- Bei den Ewing-Sarkomen ist die Strahlentherapie Bestandteil eines multimodalen Therapiekonzeptes.
- Bei den Osteosarkomen wird die Strahlentherapie oder in speziellen Fällen die Partikeltherapie (Protonen, Schwerionen) bei inoperablen oder inkomplett resezierten Tumoren eingesetzt, insbesondere im Bereich von Stammskelett oder Schädel(-basis).

10.13.1 Maligne Knochentumoren

Histologie, anatomische Ausbreitung und prognostische Faktoren

Primäre Knochentumoren sind relativ selten. Unter den mesenchymalen Tumoren sind Knochentumoren wesentlich seltener als Weichgewebstumoren und treten gehäuft im Alter von 15–29 Jahren auf. Knochentumoren gehören in der Regel zu den malignen mesenchymalen Spindelzelltumoren und stellen eine sehr heterogene Gruppe dar. Die WHO unterscheidet 12 verschiedene Gruppen mit teilweise mehreren Subgruppen. Die größte Bedeutung unter den primär malignen Knochentumoren haben aufgrund ihrer relativen Häufigkeit das Osteosarkom und das Ewing-Sarkom. Die malignen Knochentumoren metastasieren überwiegend hämatogen, insbesondere pulmonal, und nur selten lymphogen. Aufgrund der Seltenheit dieser Tumoren sollte die Diagnostik wie auch die Therapie stets interdisziplinär in einem onkologischen Zentrum für Knochen- und Weichteiltumoren erfolgen. Eine wesentliche Rolle für die Therapie und die Prognose spielt das Ausbreitungsmuster der Knochentumoren (Durchbruch durch das Periost, Infiltration angrenzender Weichteile), Lokalisation und Lebensalter.

Primärdiagnostik

●●● Anamnese, körperliche Untersuchung, Labor, konventionelle Röntgenaufnahme des betreffenden Skelettabschnittes, MRT mit KM des befallenen Knochens und der benachbarten Gelenkregionen (Diagnostik von umliegenden Skip-Läsionen), KM-gestütztes CT der betreffenden Region sowie Abdomen- und Thorax-CT, Skelettszintigraphie oder alternativ PET/CT (Detektion von distanten Herden), Biopsie (bei Osteosarkom offene Inzisionsbiopsie) mit Immunhistochemie, DNA-Zytometrie und molekulargenetischen Untersuchungen

●● Sonographie, ggf. Dopplersonographie, Angiographie, weiterführende Staging-Untersuchungen

Therapiestrategie

Beim Osteo- und Ewing-Sarkom sind seit langem interdisziplinäre multimodale Behandlungskonzepte mit Kombination aus präoperativer (Radio-) Chemotherapie, gefolgt von funktions- bzw. Extremitäten-erhaltender Operation und adjuvanter Chemotherapie sowie ggf. Strahlentherapie etabliert. Diese aggressiven multimodalen Behandlungsprotokolle entstammen der pädiatrischen Onkologie (s. eigenes Kapitel 11) und werden vielfach bei Erwachsenen eingesetzt, sind allerdings auf Patienten ohne bzw. nur geringe Komorbiditäten beschränkt. Dadurch konnte die Prognose dieser hoch malignen Tumoren deutlich verbessert werden.

Das Osteosarkom ist mit Ausnahme des seltenen kleinzelligen Subtyps wenig strahlensensibel und Strahlentherapie ist nicht primärer Bestandteil der multimodalen Therapie. Die Therapieregimes sind sehr heterogen, beinhalten aber meist eine präoperative Polychemotherapie inklusive hochdosiertem Methotrexat gefolgt von Operation und adjuvanter Erhaltungs-Chemotherapie. Das Resektionsausmaß hängt beim Osteosarkom neben der Tumorausdehnung auch vom Tumorsitz ab, ein Extremitätenerhalt gelingt bei 70 %–80 % aller Patienten. Der Anteil verbliebener vitaler Zellen im Operationspräparat nach neoadjuvanter Chemotherapie ist von prognostischer Bedeutung. Sind mehr als 10 % der Tumorzellen vital, so wird in der Regel nach der Operation die adjuvante Chemotherapie nicht mit den Substanzen der präoperativen Chemotherapie fortgeführt, sondern auf ein anderes Chemotherapie-Protokoll gewechselt.

Das Ewing-Sarkom ist im Gegensatz zu den anderen primären Knochentumoren relativ strahlensensibel, die Strahlentherapie hat deshalb im Rahmen der multimodalen Therapiestrategie einen festen Platz in der Primärbehandlung. Sie wird auch präoperativ mit der Chemotherapie zum Downsizing des Tumors eingesetzt, insbesondere dann, wenn eine Operation ohne Bestrahlung mit einer hohen Morbidität verbunden ist. Das Ziel ist dabei, eine funktionserhaltende weite Resektion im Gesunden zu ermöglichen. Im Rezidivfall sind bei den genannten Knochentumoren interdisziplinär alle Therapiemodalitäten zu prüfen, einschließlich chirurgischer Metastasektomie, ggf. gefolgt von zusätzlicher Bestrahlung.

Bestrahlungsindikation und Durchführung der Bestrahlung

Beim Osteosarkom ist die postoperative (adjuvante) Bestrahlung weitestgehend durch die etablierte Kombinations-Chemotherapie abgelöst worden und bietet bei suffizienter Chemotherapie keinen Zusatznutzen. Bei inoperablen Tumoren oder Tumoren, deren Resektion als zu mutilierend eingeschätzt wird, kann eine hochdosierte definitive Bestrahlung mit mindestens 60 Gy (Einzeldosis 2 Gy) erfolgen. Bei inoperablen oder inkomplett resezierten Osteosarkomen, insbesondere im Stammskelett oder der Schädelbasis, ist eine Partikeltherapie mit Protonen oder Schwerionen zu erwägen und eine konsiliarische Einschätzung bei den entsprechenden Partikeltherapie-Zentren anzufragen.

Beim Ewing-Sarkom besteht die Indikation zur postoperativen Bestrahlung bei marginaler oder intraläsionaler Resektion sowie bei unzureichendem Ansprechen auf die neoadjuvante Chemotherapie. Eine präoperative Bestrahlung des Primärtumors erfolgt, wenn ein schlechtes Ansprechen auf die Induktions-Chemotherapie vorliegt, wenn eine radikale Operation nicht erreichbar erscheint oder wenn durch die präoperative Bestrahlung eine mutilierende Operation vermieden werden soll. Auch eine definitive Bestrahlung ist bei inoperablen Tumoren oder solchen mit inakzeptabel hohen Operationsrisiken nach interdisziplinärer Absprache möglich. Beim Ewing-Sarkom kann im Einzelfall auch eine konsolidierende Bestrahlung beider Lungen in Erwägung gezogen werden, wenn initial (vor Beginn der Chemotherapie) bereits Lungenmetastasen vorlagen. Die einzustrahlenden Gesamtdosen liegen beim Ewing-Sarkom bei 45–55 Gy (Einzeldosis 1,8–2,0 Gy), bei der Ganzlungenbestrahlung bei 15–18 Gy (Einzeldosis 1,5 Gy).

Grundsätzlich ist bei der Extremitätenbestrahlung darauf zu achten, dass nicht die komplette Zirkumferenz bestrahlt wird, sondern ein durchgehender longitudinaler Gewebestreifen ausgespart bleibt, um ein Lymphödem distal des Bestrahlungsvolumens zu vermeiden (Abb. 10.29).

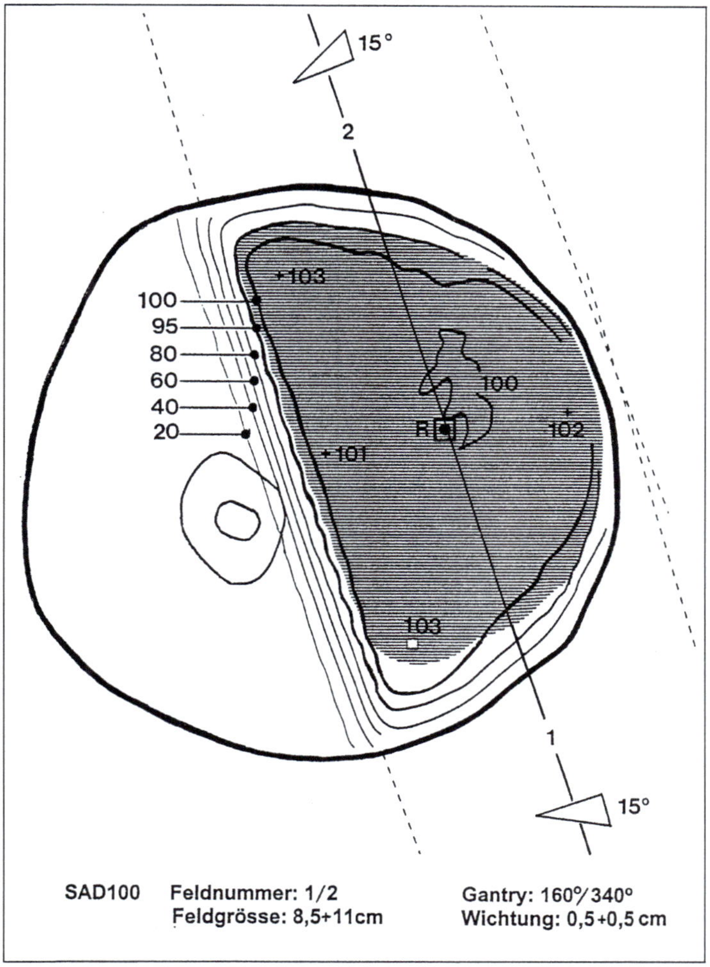

Abbildung 10.29: Beispiel eines Isodosenplans bei der Bestrahlung eines Weichteilsarkoms im Extremitätenbereich mit Gegenfeldern, die den medialen Anteil des Oberschenkels zur Vermeidung eines Lymphödems aussparen

Nebenwirkungen und Begleitbehandlung

Die wesentliche Nebenwirkung der Strahlentherapie bei der Behandlung maligner Knochentumoren ist die akute Hautreaktion, welche sich nach Abschluss der Bestrahlung meist vollständig zurückbildet. An Spätfolgen sind zu erwähnen ein Lymphödem der Extremitäten, eine Bewegungseinschränkung durch radiogene Fibrosierung von Unterhautgewebe (Muskeln, Faszien, Subkutanfett) bzw. angrenzender Gelenkkapseln, falls diese in das Bestrahlungsfeld einbezogen wurden. Eine weitere mögliche Spätnebenwirkung ist die radiogene Nekrose mitbestrahlter Knochen.

Nachsorge und Rehabilitation

Für die Nachsorge liegen keine prospektiven Studiendaten vor, die genau diese Fragestellung untersucht haben. Neben Anamnese und entsprechender klinischer Untersuchung sollte eine Nachsorge zunächst für 2 Jahre alle 3 Monate stattfinden und dann für weitere 3 Jahre in halbjährlichen Abständen. Neben dem MRT des befallenen Knochens ist auch ein CT des Thorax und des Abdomens empfohlen, da bei Knochentumoren auch nach mehreren Jahren Lokal- und Fernrezidive auftreten können. Rehabilitationsmaßnahmen sind insbesondere nach Amputation von großer Bedeutung, wobei neben einer ausreichenden psychischen Betreuung auch der Umgang und alltägliche Gebrauch mit Prothesen und weiteren Hilfsmitteln erlernt bzw. verbessert werden soll.

Literatur

1. Bacci G, Ferrari S, Bertoni F et al. Long-term outcome for patients with nonmetastatic osteosarcoma of the extremity treated at the istituto ortopedico Rizzoli according to the istituto ortopedico rizzoli/osteosarcoma-2 protocol: an updated report. J Clin Oncol 2000; 18:4016–27.
2. Ciernik IF, Niemierko A, Harmon DC et al. Proton-based radiotherapy for unresectable or incompletely resected osteosarcoma. Cancer 2011; 117:4522–30.
3. Rödl RW, Hoffmann C, Gosheger G et al. Ewing's sarcoma of the pelvis: combined surgery and radiotherapy. J Surg Oncol 2003; 83:154–60.
4. Winkelmann W: Extremitätenerhalt bei malignen Knochentumoren. Dtsch Ärztebl 2009; 19: 1270–74.

10.13.2 Weichteilsarkome

Histologie, anatomische Ausbreitung und prognostische Faktoren

Weichteilsarkome sind seltene Tumoren mesodermaler, selten auch (neuro-)ekto- dermaler Herkunft mit mannigfaltigem histologischem Bild und klinischem Verlauf. Insgesamt werden sie seitens der WHO in 13 Hautgruppen aufgeteilt, die wiederum in insgesamt mehr als 100 histopathologische Subtypen unterteilt werden können. Weichteilsarkome sind moderat strahlensensibel mit gewisser Variabilität bezüglich der Strahlenempfindlichkeit innerhalb einer Gruppe. Die histopathologische Typisierung erfolgt gemäß phänotypischer Differenzierungsmerkmale des jeweils vorherrschenden Zelltyps nach der WHO-Klassifikation. Aufgrund der zahlreichen mesodermalen Differenzierungsmuster ist eine genaue histopathologische Typisierung oft nicht unproblematisch, insbesondere im Fall von Mischtumoren.

Alle Weichteiltumoren werden mittels Immunhistochemie sowie ggf. zyto- und molekulargenetischen Methoden pathologisch untersucht, um eine möglichst genaue Feststellung des Subtyps zu erhalten. Wegen der Seltenheit der Erkrankung und dem polytopen histologischen Bild werden die Proben von Referenzpathologen in Sarkomzentren untersucht. Mindestens von gleicher Bedeutung wie die histopathologische Typisierung ist die Bestimmung des Malignitätsgrades (G1–G3), die Tumorgröße, die Lokalisation und

Infiltration von umgebenden Strukturen. Mit steigendem Malignitätsgrad und Tumorgröße sowie Invasion von Nachbarstrukturen und Lage im Bereich des Körperstammes, respektive im Körperinneren nimmt das Risiko für Fernmetastasen zu, welche letztendlich für die Prognose des Patienten entscheidend sind.

Weichteilsarkome im Körperinnern (Mediastinum, Peritoneum, Retroperitoneum) werden oft erst spät diagnostiziert und haben deshalb eine schlechtere Prognose als z. B. Weichteilsarkome der Extremitäten. Das lokale Rezidivrisiko wird im Wesentlichen durch das Ausmaß der Resektion bestimmt. Insbesondere positive Schnittränder sind mit einem hohen Lokalrezidivrisiko verbunden und das Lokalrezidiv selbst ist der wichtigste prognostische Faktor beim Weichteilsarkom. Daher kommt der lokalen Kontrolle durch die Kombination von Operation und Strahlentherapie eine besondere Rolle zu.

Primärdiagnostik

- ●●● Anamnese, körperliche Untersuchung, MRT mit KM der Tumorregion bei allen Lokalisationen außer Retroperitoneum, KM-gestütztes CT, Biopsie (offene Inzisionsbiopsie)
- ●● Sonographie (Primärtumor, lokoregionäre LK, Leber), CT Thorax und Abdomen, Skelettszintigraphie (direkte knöcherne Beteiligung, Metastasennachweis)

Therapiestrategie

Bei der Behandlung der Weichteilsarkome stehen multimodale Therapiekonzepte, bestehend aus Operation, Strahlentherapie und/oder Chemotherapie im Vordergrund. Ziel ist eine hohe Tumorkontrollrate bei gleichzeitigem Organ- und Funktionserhalt. Diese Konzepte bedürfen prätherapeutisch einer optimalen interdisziplinären Abstimmung. Bezüglich der operativen Verfahren wird zwischen der radikalen Tumorresektion, bei der das gesamte tumorbefallene Kompartiment entfernt wird, und einer weiten Exzision („wide excision") unterschieden, bei welcher die Resektionsgrenzen allseits 1–2 cm im Gesunden liegen. Letzteres Verfahren wird heutzutage als der operative Standard angesehen.

Sowohl im europäischen als auch anglo-amerikanischen Sprachraum wird daher multidisziplinär bei Diagnose evaluiert, ob eine weite Exzision im Gesunden möglich erscheint. Risikofaktoren, die eine weite Exzision erschweren, divergieren zwischen den Empfehlungen der Fachgesellschaften aufgrund überwiegend mono-institutioneller Expertise. Risikofaktoren sind eine ungünstige Biologie (G3), Größe (> 5–10 cm), tiefe Lokalisation, Hautinfiltration und kardiovaskuläre Risikofaktoren (Diabetes, Rauchen). Für diese Patienten wird die präoperative Strahlentherapie zur Verbesserung der Operabilität und erhöhten Chance des funktionellen Erhaltes bei Sarkomen der Extremitäten und des Körperstammes präferiert. Die niedrigere Dosis der präoperativen Strahlentherapie erlaubt zudem in Körperregionen (Kopf-Hals, Abdomen, Thorax) mit limitierender radiogener Toleranz von angrenzenden Risikoorganen erst eine suffiziente radio-onkologische Behandlung. Des Weiteren wird durch die präoperative Strahlentherapie die Rate an R1-Resektionen und notwendiger Nachresektionen gesenkt. Die präoperative Strahlentherapie geht mit einer signifikant erhöhten Rate an mittelschweren Wundkomplikationen (überwiegend Wundinfektionen) einher, die aber in einem erfahrenen Zentrum gut behandelt werden können und nicht das langfristige funktionelle Ergebnis reduzieren. Dies gilt insbesondere für die distale Extremität. Die postoperative Strahlentherapie erfolgt hingegen etwa 3–6 Wochen nach der OP und ist im Gegensatz zur präoperativen Strahlentherapie insbesondere im Bereich der Extremitäten mit einer deutlich erhöhten langfristigen Toxizität (Lymphödem) assoziiert. Bei inzidentellen Befunden wird die onkologische Resektion angestrebt und die Radiatio postoperativ durchgeführt.

Neben der alleinigen Strahlentherapie werden auch multimodale Therapieansätze wie z. B. die kombinierte Radiochemotherapie vor Operation durchgeführt. Ob dadurch die Prognose des Patienten verbessert werden kann, ist momentan nicht erwiesen. Die Kombination der Strahlentherapie mit einer Chemotherapie (meist Ifosfamid und Doxorubicin) beschränkt sich allerdings auf internistisch fitte Patienten. Zunehmend werden daher auch Substanzen zur zielgerichteten Inhibition, insb. Tyrosinkinaseinhibitoren, die mehrere Targets (z. B. VEGF, PDGF, RAF) gleichzeitig hemmen oder immunmodulatorische Substanzen (PD-L1 Inhibitoren) im neoadjuvanten Setting eingesetzt, da Sarkome entgegen früheren Annahmen eine Vielzahl von aktivierenden Mutationen in Signaltransduktionskaskaden aufweisen, welche zu einer ungehemmten Zellteilung beitragen. Diese Form der zielgerichteten Therapie eignet sich im Gegensatz zur klassischen Chemotherapie auch für ältere Patienten oder Patienten mit Vorerkrankungen. Aktuell werden zahlreiche Substanzen der zielgerichteten Therapie als auch der Immuntherapie in der neoadjuvanten Situation in Studien untersucht.

Die Indikationsstellung zur adjuvanten Chemotherapie bei primär resezierten G2/G3-Weichteilsarkomen ist kritisch zu stellen, da auch in Meta-Analysen nur ein marginaler Effekt gezeigt werden konnte und Studien zu teilweise widersprüchlichen Ergebnissen gekommen sind. Ein Vorteil ergibt sich wahrscheinlich vor allem bei Männern, Patienten über 40 Jahren, sowie mikroskopischer non in-sano Resektion (R1).

Bestrahlungsindikation und Durchführung der Bestrahlung

Ob die Strahlentherapie prä- oder postoperativ durchgeführt wird, scheint – wie oben bereits erwähnt – keinen signifikanten Einfluss auf das klinisch-onkologische Ergebnis zu haben. Die präoperative Strahlentherapie kann die Operabilität verbessern, geht aber im Gegensatz zur postoperativen Strahlentherapie mit mehr postoperativen Wundkomplikationen einher. Die postoperative Bestrahlung geht hingegen mit einem höheren Fibrose- und Lymphödemrisiko einher.

Daher sollte die Entscheidung für eine prä- oder postoperative Bestrahlung durch ein erfahrenes multiprofessionelles Team in einem onkologischen Zentrum mit entsprechender Expertise fallen. Die Strahlentherapie ist immer indiziert bei allen G2 und G3 Sarkomen, sowie bei allen nicht in sano resezierten Sarkomen, falls keine Möglichkeit zur R0-Nachresektion besteht. Die Strahlentherapie ist nicht zwingend indiziert bei kleinen G1-Sarkomen (individuelle interdisziplinäre Diskussion im Tumorboard). Bei retroperitonealer Lokalisation ist weder für die präoperative noch für die postoperative Strahlentherapie ein Nutzen belegt. Ausgenommen hiervon sind Liposarkome welche durch eine präoperative Strahlentherapie eine erhöhte Lokalkontrolle erfahren.

Das postoperative Bestrahlungsvolumen bezieht neben dem ehemaligen Tumorbett mit ausreichendem Sicherheitssaum (2–4 cm longitudinal und 1–2 cm radial) auch die Narbenregion mit ein; die Gesamtdosis beträgt bei Erwachsenen bei G2/3-Tumoren in der Regel 56–60 Gy bei R0-Resektion, 66 Gy bei R1-Situation und $\geq$70 Gy (Einzeldosis jeweils 1,8–2,0 Gy bei 5 Fraktionen wöchentlich) bei makroskopischen Tumorresten oder Debulking-Operationen.

Das präoperative Bestrahlungsvolumen inkludiert den Tumor, das peritumorale Ödem und wenn möglich den Biopsiekanal mit einem longitudinalen Sicherheitssaum von 2–4 cm und radial von 1–2 cm. Für Tumore ohne Faszienbeteiligung ist ein radialer Sicherheitssaum von 0,5–1,0 cm ausreichend. Normofraktioniert werden Dosen von 45–50 Gy angestrebt.

Die definitive alleinige Bestrahlung erfolgt bei multimorbiden, internistisch inoperablen Patienten. Dabei kann die Gesamtdosis vom Tumorvolumen mitabhängig gemacht werden. Tumore mit einem Volumen >65 ml (entspricht einer Kugel von ca. 5 cm Durchmesser) benötigen für eine effektive lokale Kontrolle Dosen $\geq$70 Gy (bei konventioneller Fraktionierung). Ansonsten wird die Bestrahlung je nach Lage des Tumors mit Gesamtdosen von 60–68 Gy (Einzeldosis 2,0 Gy) durchgeführt. Insbesondere bei myxoiden Liposarkomen, die strahlensensibler als die anderen Weichteilsarkome sind, wird dadurch eine gute lokale Kontrolle erzielt. Bei nicht-kurativer symptom- oder befundorientierter Bestrahlung können auch hypofraktionierte Fraktionierungsschemata zur Begrenzung der Gesamtbehandlungszeit eingesetzt werden.

Nebenwirkungen und Begleitbehandlung

Die zu erwartenden Nebenwirkungen hängen von der jeweiligen Lokalisation des Weichteilsarkoms und den in das Zielvolumen eingeschlossenen Normalgeweben sowie von der applizierten Gesamtdosis ab. Im Bereich der Extremitäten werden chronische Nebenwirkungen mit Sklerosierung von Haut und subkutanem Gewebe, sowie Lymphödembildung distal der bestrahlten Region in bis zu 30 % der Patienten beobachtet. Eine langfristige Nebenwirkung ist die radiogene Knocheninsuffizienz mit Fraktur. Durch den Einsatz intensitätsmodulierter Bestrahlungstechniken (IMRT/VMAT) können je nach

Lokalisation die Dosen am Knochen reduziert werden. Zudem wird das Zielvolumen durch die IMRT konformaler bestrahlt. Bei sehr distaler Lokalisation kann durch den geringeren Niedrigdosisbereich die dreidimensionale Bestrahlung mit einer geringeren Dosis im umgebenden Weichteilgewebe als die IMRT einhergehen, so dass sich eine vergleichende Bestrahlungsplanung zur Aussparung eines optimalen „Lymphstreifens" empfiehlt. Liegt ein Gelenk im Zielvolumen oder in unmittelbarer Nähe, werden wie bei den Knochentumoren auch, Bewegungseinschränkungen durch Gelenkkapselfibrosen beobachtet. Neben einer langfristig angelegten physikalischen Therapie sind unter Umständen operative Eingriffe zur Behandlung dieser Veränderungen nach multimodaler Therapie erforderlich.

Nachsorge und Rehabilitation

Eine strukturierte Nachsorge ist insbesondere in den ersten 2 Jahren nach Abschluss der Primärtherapie von hoher Bedeutung, da Rezidive zu 80 % in diesem Zeitraum auftreten und häufig asymptomatisch sind. Beim Auftreten eines Rezidivs oder limitierter Metastasierung wird erneut ein kurativer, respektive potentiell kurativer Therapieansatz analog zur Primärsituation versucht. Neben Anamnese, körperlicher Untersuchung und CT Untersuchung des Thorax und des Abdomens gehört ein MRT der betroffenen Körperregion alle 3 Monate für 2 Jahre und danach halbjährlich für weitere 3 Jahre zur Nachsorge – insbesondere bei Sarkomen mit ungünstiger Biologie (G3). Rehabilitationsmaßnahmen beinhalten neben der psychischen Betreuung ein Funktionstraining zur Verbesserung von etwaigen Bewegungseinschränkungen sowie zur Therapie von Lymphödemen.

Literatur

1. Bonvalot S, Gronchi A, Le Péchoux C et al. (2020) : Preoperative radiotherapy plus surgery versus surgery alone for patients with primary retroperitoneal sarcoma (EORTC-62092: STRASS): a multicentre open-label, randomised phase 3 trial. Lancet Oncol 10: 1366–77.
2. Sbaraglia M, Bellan E, Dei Tos AP: The 2020 WHO Classification of Soft Tissue Tumours: news and perspectives. Pathologica. 2021; 113:70–84.
3. Folkert MR, Singer S, Brennan MF et al. (2014): Comparsion of local recurrence with conventional and intensity-modulated radiation therapy for primary soft-tissue sarcomas of the extremity. J Clin Oncol 32:3236–41.
4. Gronchi A, Miah AB, Dei Tos AP et al. (2002): Soft tissue and visceral sarcomas: ESMO-EURACAN-GENTURIS Clinical Practice Guidelines for diagnosis, treatment and follow-up. Ann Oncol 21: S0923-7354(21)02184-0.
5. O'Sullivan B, Davis AM, Turcotte R et al. (2002): Preoperative versus postoperative radiotherapy in soft-tissue sarcoma of the limbs: a randomised trial. Lancet 359: 2235–41.
6. Palassini E, Ferrari S, Verderio P et al. (2015): Feasibility of Preoperative Chemotherapy With or Without Radiation Therapy in Localized Soft Tissue Sarcomas of Limbs and Superficial Trunk in the Italian Sarcoma Group/Grupo Espanol de Investigacon en Sarcomas Randomized Trail: Three versus Five Cycles of Full-Dose Epirubicin plus Ifosfamide. J Clin Oncol 33: 3628–34.
7. Pervaiz, N, Colterjohn N, Farrokhyar F et al. (2008): A systematic meta-analysis of randomized controlled trials of adjuvant chemotherapy for localized resectable soft-tissue sarcoma. Cancer 113: 573–81.
8. Salerno KE, Alektiar KM, Baldini EH et al. (2021): Radiation Therapy for Treatment of Soft Tissue Sarcoma in Adults: Executive Summary of an ASTRO Clinical Practice Guideline. Pract Radiat Oncol 11: 339–51.
9. S3 Leitlinie Adulte Weichgewebesarkome, V1.0, September 2021, AWMF Registernummer: 032/044OL.

10.13.3 Desmoide (Aggressive Fibromatose)

Desmoide Tumoren, auch aggressive Fibromatose genannt, sind derbe und lokal aggressive Tumoren ohne Potential zur metastatischen Aussaat oder Entdifferenzierung, sodass man entsprechend dem biologischen Tumorverhalten früher auch von Grad I Fibrosarkomen gesprochen hat. Bei Patienten mit familiärer adenomatöser Polyposis (FAP) treten sie gehäuft auf. Sie sind insgesamt selten und machen weniger als 3 % der Weichteiltumoren aus. Sie treten in der Regel im mittleren Erwachsenenalter auf und werden nur selten bei Kindern/Jugendlichen oder bei Patienten >60 Jahre beobachtet. Desmoide sind abhängig vom Östrogenhaushalt und werden daher gehäuft nach Schwangerschaften beobachtet. Nicht behandelte Desmoide neigen unter einer Schwangerschaft zu einer deutlichen Wachstumstendenz. Ein weiterer Risikofaktor stellt ein vorausgegangenes Trauma der Binde- und Weichteilgewebe dar.

Therapiestrategie

Die TNM-Klassifikation für Weichteiltumoren schließt Desmoide explizit aus, sodass es kein nach TNM-Stadien stratifiziertes Vorgehen gibt. Da Desmoide in der Regel langsam und indolent wachsen, wird die Therapie insbesondere von der Lokalisation abhängig gemacht. Daher kann bei älteren Patienten auch der Ansatz des wachsamen Zuwartens durchgeführt werden, da es innerhalb von 5 Jahren nur bei ca. der Hälfte der Patienten überhaupt zu einem weiteren Wachstum kommt. Dies gilt insbesondere für operativ und radioonkologisch ungünstige Lokalisationen wie dem Abdomen. Alternativ kann auch eine primäre Therapie mit Tyrosin-Kinase Inhibitor (Sorafenib) oder eine Hormontherapie mit einem selektiven Antiöstrogen (z. B. Tamoxifen) erfolgen. Gelegentlich werden sogar spontane Komplettremissionen beobachtet. Die Standardtherapie ist die Operation mit dem Ziel einer kompletten Resektion, die allerdings wegen des infiltrativen Wachstums präoperativ nicht immer sicher abgeschätzt werden kann. Auch nach einer kompletten Resektion kommt es in ca. 20 % zu Lokalrezidiven. Nach inkompletter Resektion werden langfristig in bis zu 50 % der Fälle Lokalrezidive beobachtet. Eine Alternative zur Operation stellt bei medizinischer oder technischer Inoperabilität die Strahlentherapie dar.

In der Rezidivsituation wird genauso behandelt wie bei der Primärsituation. Sind alle Möglichkeiten einer lokalen Therapie (Operation und Strahlentherapie) bei einem symptomatischen Rezidiv ausgeschöpft, so kann neben einer antiöstrogenen Therapie eine Therapie mit dem Tyrosinkinase-Inhibitor Imatinib erwogen werden. Der Wirkungsmechanismus von Imatinib auf Desmoide ist bislang nicht geklärt. Mit Imatinib sind ca. 50 % der Patienten nach 2 Jahren progressionsfrei. Alternativ kann eine Mono-Chemotherapie mit einem Anthrazyklin (z. B. Doxorubicin) erfolgen.

Bestrahlungsindikation und Durchführung der Bestrahlung

Die Alternative zur Operation bei Inoperabilität oder mutilierendem Eingriff ist die definitive Strahlentherapie. Die Dosis beträgt dabei mindestens 50 Gy, sollte aber 60 Gy nicht übersteigen, da über 60 Gy hinaus keine Verbesserung der lokalen Kontrolle zu erwarten ist. Die lokalen Kontrollraten liegen nach 3 Jahren bei ca. 80%. Das Zielvolumen sollte wegen bildgebend nicht abgrenzbarer Tumorausläufer mindestens einen Sicherheitsabstand von 3 cm beinhalten. Eine Besonderheit nach Strahlentherapie ist die nur sehr langsame Befundrückbildung, teils über mehrere Jahre, sodass nicht vorzeitig von einem Therapieversagen der Strahlentherapie gesprochen werden darf.

Eine postoperative Strahlentherapie ist interdisziplinär bei nicht vollständig resezierbaren Befunden zu evaluieren, insbesondere dann, wenn eine erneute Operation wegen ungünstiger Lage nicht möglich scheint. Nach postoperativer Strahlentherapie wegen mikroskopischer Restbefunde werden lokale Kontrollraten von 95 % nach 5 Jahren und 90 % nach 10 Jahren erzielt. Eine postoperative Strahlentherapie nach kompletter Resektion ist nicht angezeigt. Für die Rezidivsituation gilt das gleiche Vorgehen wie in der Primärsituation.

Nebenwirkungen und Begleitbehandlung

Die zu erwartenden Nebenwirkungen hängen von der jeweiligen Lokalisation des Desmoids und den in das Zielvolumen eingeschlossenen Normalgeweben ab. Es zeigt sich gelegentlich eine Sklerose von Haut und subkutanem Gewebe. Im Bereich der Extremitäten besteht das Risiko einer Lymphödembildung distal der bestrahlten Region. Bei gelenknaher Lokalisation werden, wie bei den Knochentumoren auch, Bewegungseinschränkungen durch Gelenkkapselfibrosen beobachtet. Wichtig ist daher die konsequente Mobilisation und Trainingstherapie.

Literatur

1. Ballo MT, Zagars GK, Pollack A et al. (1999): Desmoid tumor: prognostic factors and outcome after surgery, radiation therapy, or combined surgery and radiation therapy. J Clin Oncol 17:158–67.
2. Bonvalot S, Ternès N, Fiore M et al. (2013): Spontaneous regression of primary abdominal wall desmoid tumors: more common than previously thought. Ann Surg Oncol 20:4096–102.
3. Fiore M, Rimareix F, Mariani L et al. (2009): Desmoid-type fibromatosis: a front-line conservative approach to select patients for surgical treatment. Ann Surg Oncol 16:2587–93.
4. Janssen ML, van Broekhoven DI, Cates JM et al. (2017): Meta-analysis of the influence of surgical margin and adjuvant radiotherapy on local recurrence after resection of sporadic desmoid-type fibromatosis. Br J Surg 104:347–57.
5. Kasper B, Gruenwald V, Reichardt P et al. (2017): Imatinib induces sustained progression arrest in RECIS progressive desmoid tumours: Final results of a phase II study of the German Interdisciplinary Sarcoma Group (GISG). Eur J Cancer 76: 60–67.
6. Keus RB, Nout RA, Blay JY et al. (2013): Results of a phase II pilot study of moderate dose radiotherapy for inoperable desmoid-type fibromatosis – an EORTC STBSG and ROG study (EORTC 62991-22998) Ann Oncol 24:2672–76.

10.14 Hämatologische Erkrankungen

Ali Abaci

10.14.1 Hodgkin-Lymphom

Kernaussagen

- Beim Hodgkin-Lymphom (HL) erfolgt eine risikoadaptierte Therapie mit einer initialen Polychemotherapie und abhängig vom Stadium, der Intensität der Chemotherapie und dem PET-Response eine konsolidierende lokale Bestrahlung.
- Beim seltenen nodulär lymphozyten prädominanten HL (NLPHL) im Stadium I A ohne Risikofaktoren erfolgt eine alleinige lokale Bestrahlung.
- Die Bestrahlung erfolgt als involved-site (ISRT) oder involved-node Bestrahlung (INRT) zur Limitierung von Akut- und Spätnebenwirkungen.
- Die Verwendung einer Protonenbestrahlung sollte bei ausgewählten Patienten (prä- und parakardialer Befall bei jungen Patienten) geprüft werden.

Histologie, anatomische Ausbreitung und prognostische Faktoren

Das seltene Hodgkin-Lymphom (HL) ist ein monoklonales B-Zell-Lymphom und gehört zu den am besten behandelbaren malignen Erkrankungen im Erwachsenenalter. Betroffen sind vor allem junge Erwachsene, es kann aber auch im höheren Lebensalter auftreten. Der Altersgipfel liegt bei 32 Jahren. Die Integration der DNA des Epstein-Barr-Virus (EBV) in das Genom von B-Lymphozyten wird als wesentlicher Schritt in der Pathogenese des HL angesehen.

In ca. 95 % der Fälle handelt es sich um einen klassischen Morbus Hodgkin. Die histologisch charakteristischen malignen Reed-Sternberg-Zellen tragen typischerweise die Antigene CD30 und CD15, machen aber nur etwa 0,1 % bis 1 % der Tumormasse aus und werden von zahlreichen reaktiven Zellen (Bystander Cells) umgeben. Die histologischen Subtypen des klassischen HL (nodulärer Sklerose, gemischte Zellularität, lymphozytenreich, lymphozytenarm) haben bisher keine therapeutischen Konsequenzen. In 3 %–5 % der Fälle liegt ein nodulär lymphozyten prädominantes HL (NLPHL, noduläres Paragranulom) überwiegend im Stadium I vor mit Nachweis der B-Zell-Antigene CD20 und CD79a.

Die Ausbreitung des HL erfolgt sowohl lymphogen als auch hämatogen oder per continuitatem in extralymphatische Organe. Die häufigsten Lokalisationen sind Hals (60–80 %), Mediastinum und Leisten. Die Stadieneinteilung I–IV erfolgt weiterhin nach der Ann-Arbor Klassifikation von 1971, welche auch Grundlage der Einteilung bei den

Non-Hodgkin-Lymphomen ist (Tab. 10.66). Bei der beschriebenen Stadieneinteilung werden die Lymphknoten in Regionen zusammengefasst. Ferner wird jedes Stadium entsprechend dem Vorhandensein definierter Allgemeinsymptome (sog. B-Symptome) weiter unterteilt. B-Symptome sind unerklärbarer Gewichtsverlust von mehr als 10 % in den letzten 6 Monaten, ungeklärtes Fieber über 38 °C und Nachtschweiß.

Tabelle 10.66: Kurzgefasste Stadieneinteilung des Hodgkin-Lymphoms (Ann-Arbor Klassifikation)

Stadium		Substadium
Stadium I	Einzelne Lymphknotenregion oder lokalisierter Befall eines einzelnen extralymphatischen Organs/Bezirks	I E
Stadium II	2 oder mehrere Lymphknotenregionen auf gleicher Zwerchfellseite oder lokalisierter Befall außerhalb des lymphatischen Systems und von Lymphknotenregionen auf gleicher Zwerchfellseite	II E
Stadium III	Lymphknotenregionen auf beiden Zwerchfellseiten $\pm$ lokalisierter Befall von einzelnen extralymphatischen Organen	III E
Stadium IV	Diffuser oder disseminierter Befall extralymphatischer Organe $\pm$ Befall von lymphatischen Gewebe	
Zusatz A/B	Ohne Gewichtsverlust/Fieber/Nachtschweiß Mit Gewichtsverlust/Fieber/Nachtschweiß	A B

Neben der anatomischen Tumorausbreitung erfolgt nach den Studien der Deutschen Hodgkin-Studiengruppe (DHSG) auch eine Unterteilung nach dem Vorliegen von therapierelevanten Risikofaktoren (Tab. 10.67 und 10.68).

Tabelle 10.67: Therapierelevante Risikofaktoren (RF) beim Hodgkin-Lymphom

Risikofaktoren gemäß GHSG
• Hohe BSG > 50 mm/h bei A-Symptomen bzw. > 30 mm/h bei B-Symptome • Großer Mediastinaltumor $\geq$ 5 cm • Befall von mehr als 3 Lymphknotenarealen • Extranodaler Befall

Tabelle 10.68: Risikogruppeneinteilung nach Chen et al 2010

1. Frühe Stadien
   - Stadium I A/B und II A/B nach Ann-Arbor ohne Risikofaktoren
2. Mittlere Stadien
   - Stadium I A/B und Stadium II A mit einem oder mehreren Risikofaktoren
   - Stadium II B mit Risikofaktoren hohe BSG u./o. $\geq$ 3 Lymphknotenareale
3. Fortgeschrittene Stadien
   - Stadium II B mit Risikofaktoren E-Befall u./o. großer Mediastinaltumor
   - Stadium III A/B
   - Stadium IV A/B

Primärdiagnostik

●●● Anamnese (B-Symptomatik), körperliche Untersuchung, Labor (Differential-Blutbild, BSG, LDH, Leberwerte, Kreatinin, TSH, Gonadenfunktion), CT Hals/Thorax/Abdomen mit KM, PET-CT (initial und im Verlauf zur Repsonse-Beurteilung), Sonographie, Lymphknotenbiopsie bzw. diagnostische Lymphknotenexzision, Rö-Thorax, EKG, Lungenfunktionsuntersuchung

●● Sonographie, MRT

● Knochenmarkbiopsie (nur noch im Fall bei unklarem PET-CT Befund)

Therapiestrategie

Das HL ist chemo- und strahlensensibel. Die Therapie sollte, wenn immer möglich, in Studien entsprechend den aktuellen risikostratifizierten Protokollen der Deutschen Hodgkin-Studiengruppe (DHSG) behandelt werden.

Außerhalb von Studien ist der Therapiestandard in den frühen Stadien eine Kombinationsbehandlung bestehend aus einem risikoadaptierten Chemotherapieprotokoll (2xABVD), gefolgt von einer konsolidierenden Involved-Site-Bestrahlung (ISRT) mit 20 Gy. In den Intermediären Stadien soll eine Polychemotherapie mit 4 Zyklen erfolgen. Bei Patienten $\leq$ 60 Jahren besteht die Chemotherapie aus 2xBEACOPP esk., gefolgt von 2x ABVD. Eine konsolidierende Bestrahlung (ISRT) mit 30 Gy erfolgt danach nur, wenn keine PET-negative komplette Remission (Deauville Score $\leq$ 3) erreicht wurde. Nach einer weniger intensiven Chemotherapie mit 4x ABVD soll die Bestrahlung hingegen unabhängig vom PET-Response mit 30 Gy erfolgen, da eine PET-adaptierte Strategie nach ABVD-basierter Erstlinientherapie bisher nicht etabliert ist. Bei negativem PET kann der Verzicht auf eine ISRT nur individuell unter Abwägung von Rezidivrisiko und Strahlentherapie-assoziierten Spätnebenwirkungen (Zweittumoren oder Organtoxizität) diskutiert werden.

In den fortgeschrittenen Stadien erfolgt bei Patienten ≤ 60 Jahren eine Chemotherapie mit BEACOPP esk. Die Anzahl der Zyklen richtet sich nach dem Ergebnis des Interims-PET-CT nach 2 Zyklen. PET-negative Patienten (Deauville Score ≤ 3) erhalten 2 weitere Zyklen BEACOPP esk., PET-positive Patienten hingegen 4 weitere Zyklen. Eine konsolidierende Bestrahlung erfolgt nur von PET-positiven Resten ≥ 1,5 cm im Abschluss-PET-CT. Die Indikation zur konsolidierenden Bestrahlung nach 6x ABVD mit negativem Abschluss-PET sollte individualisiert unter Nutzen-Risiko-Abwägung erfolgen.

Neuere Ansätze zur Reduktion der therapiebedingten Toxizitäten untersuchen zielgerichtete Substanzen im Rahmen der Primärtherapie. Ziel ist die Reduktion insbesondere der Procarbazin-, Bleomycin- und Vincristin-assoziierten Nebenwirkungen bei gleichzeitigem Erhalt der hohen Effektivität des klassischen BEACOPP esk. Schemas. Das Antikörper-Wirkstoff-Konjugat Brentuximab Vedotin (BV) ist Bestandteil eines modifizierten BEACOPP Schema (BrECADD) und wird derzeit im Rahmen der HD21-Studie der DHSG mit dem Therapiestandard BEACOPP esk. verglichen. Im Rahmen von Studien wird zudem der Stellenwert von Anti-PD1-Antikörpern im Rahmen der Primärtherapie von intermediären (GHSG NIVAHL-Studie) und fortgeschrittenen Stadien untersucht (Nivolumab-AVD), um die Intensität der konventionellen Therapie zu reduzieren.

Das nodulär lymphozyten prädominante HL (NLPHL) im lokalisierten Stadium I A ohne Risikofaktoren stellt einen prognostisch sehr günstigen Sonderfall dar und wird mit einer alleinigen Involved-field Bestrahlung mit 30 Gy behandelt. Patienten mit NLPHL, die sich nicht im Stadium I A ohne Risikofaktoren befinden, werden hingegen entsprechend dem jeweiligen Stadium wie beim klassischen HL behandelt.

Im Rezidivfall werden Patienten mit Frührezidiv (3–12 Monate nach Primärtherapie) mit ungünstiger Prognose von Patienten mit Spätrezidiv unterschieden. Zur Feststellung eines Rezidivs ist eine histologische Sicherung erforderlich. Für die meisten Patienten bis 60 Jahre stellt die Reinduktions (Salvage)-Chemotherapie (2x DHAP) gefolgt von einer Hochdosischemotherapie (BEAM) mit anschließender autologer Stammzelltransplantation (ASZT) die Therapie der Wahl dar, in Hochrisiko-Rezidiven zusätzlich gefolgt von einer konsolidierenden Therapie mit Brentuximab-Vedotin (BV). Patienten mit erneutem Progress nach Salvage-Chemotherapie/ASZT sollten mit BV behandelt werden, bei weiterem Progress erfolgt eine Behandlung mit einem Anti-PD1-Antikörper (Pembrolizumab, Nivolumab). Für eine kleine Untergruppe von Patienten (Spätrezidiv nach 2x ABVD mit IF-RT) kann auch eine intensive konventionelle Chemotherapie (z. B. 6 Zyklen BEACOPP esk.) ausreichend sein. Eine alleinige Strahlentherapie kann bei ausgewählten Patienten ohne B-Symptomatik mit einem lokalisiertem Spätrezidiv außerhalb der initialen Bestrahlungsfelder (out-field) alternativ zur autologen Stammzelltransplantation erwogen werden.

Bestrahlungsindikation und Durchführung der Bestrahlung

Patienten in den frühen Stadien (Stadium I und II ohne RF) erhalten entsprechend der gültigen S3-Leitlinie (2020) nach einer kurzen Chemotherapie (2x ABVD) eine anschließende ISRT mit 20 Gy (ED 2,0 Gy). In den intermediären Stadien erfolgt nach 4 Zyklen Chemotherapie (2x BEACOPP esk., 2x ABVD) eine anschließende ISRT nur noch bei positivem Abschluss-PET (Deauville Score > 3) mit 30 Gy (ED 2,0 Gy) bzw. PET-CT unabhängig nach weniger intensiver Chemotherapie (4x ABVD). Beim prognostisch sehr günstigen NLPHL im Stadium IA ohne RF erfolgt eine alleinige IFRT mit 30 Gy.

In den klinisch fortgeschrittenen Stadien (Stad III und IV; Stad IIB mit RF E-Befall u/o großer Mediastinaltumor) erfolgt eine konsolidierende Bestrahlung mit 30 Gy (ED 2,0 Gy) nach BEACOPP esk. nur auf PET-positive Restbefunde $\geq$ 1,5 cm. Wenn andere oder weniger intensive Chemotherapieschemata (z. B. 6x ABVD) zur Anwendung kommen, ist der Verzicht auf eine konsolidierende Bestrahlung bei negativem Abschluss-PET noch nicht ausreichend geprüft, die Entscheidung für oder gegen eine Bestrahlung erfolgt hier individualisiert unter Nutzen-Risiko-Abwägung.

Die Größe der Bestrahlungsfelder orientiert sich am initialen und postchemotherapeutischen CT- bzw. PET-Befund und berücksichtigt die anatomischen Grenzen entsprechend dem Tumoransprechen auf die Chemotherapie, insbesondere die lateralen Feldgrenzen betreffend (Lungenschonung).

Die frühere involved-field Bestrahlung (IFRT) der ursprünglich befallenen Lymphknotenregionen resultierte nicht selten aus einem relativ großes Bestrahlungsvolumen. Deshalb wurden neuere erheblich volumenreduzierte Bestrahlunskonzepte entwickelt. Eine involved-node Bestrahlung (INRT) reduziert das Bestrahlungsvolumen signifikant durch Begrenzung auf die initial befallenen Lymphknoten mit moderatem Sicherheitssaum, stellt aber hohe Anforderungen an die Qualität der prä- und postchemotherapeutischen Bildgebung. Eine involved-site Bestrahlung (ISRT) definiert auch außerhalb von Studien ein adaptiertes Standardzielvolumen, welches auch bei suboptimaler Bildgebung einen abgewogenen Kompromiss zwischen IFRT und INRT darstellt.

Die Bestrahlung erfolgt am Linearbeschleuniger auf der Basis einer CT-gestützten 3D-Bestrahlungsplanung. Zur Reduzierung des Hochdosisvolumens können auch IMRT/VMAT-Techniken zum Einsatz kommen, allerdings sollte hier eine sorgfältige Bewertung der Niedrigdosisbelastung von Risikoorganen erfolgen. Bei der Bestrahlung von jungen Frauen im Mediastinalbereich ist besonders auf die Schonung der Brustdrüsen zu achten, um das erhöhte Brustkrebsrisiko im langfristigen Verlauf zu reduzieren. In diesem Zusammenhang sollte an die mögliche Indikation für eine Protonenbestrahlung bei ausgewählten Patienten (prä- und parakardialer Befall bei jungen Patienten) zur Minimierung der Dosisbelastung im Herz- bzw. Brustdrüsenbereich gedacht werden und frühzeitig mit entsprechenden Therapiezentren Kontakt aufgenommen werden. Bei Bestrahlung der zervikalen oder hochzervikalen Lymphknotenstationen ist eine reproduzierbare Lagerung mittels ausreichend überstrecktem Hals in Maskenfixierung erforderlich.

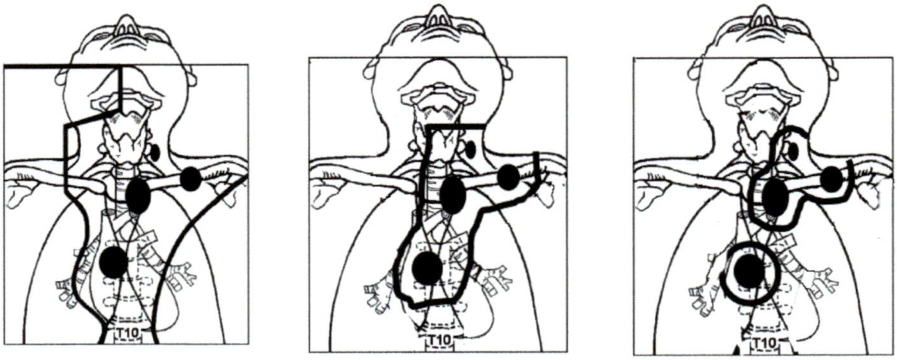

(a) IFRT (b) ISRT (c) INRT

Abbildung 10.30: Konsolidierende Bestrahlung beim Hodgkin-Lymphom: schematische Darstellung der unterschiedlich großen Bestrahlungsvolumina bei supradiaphragmalem Lymphknotenbefall mit a) involved-field (IFRT) b) involved-site (ISRT) und c) involved-node Bestrahlung (INRT). Der initiale Lymphknotenbefall ist schwarz markiert

Nebenwirkungen und Begleitbehandlung

Die Akutnebenwirkungen der Bestrahlung sind aufgrund der reduzierten Bestahlungsvolumina und Gesamtdosen moderat. Je nach Bestrahlungslokalisation treten akute Nebenwirkungen wie radiogen induzierte Schleimhautentzündungen auf, die sich klinisch in Form von Halsschmerzen oder Schluckbeschwerden manifestieren können. Regelmäßige Blutbildkontrollen zum Aufdecken von Leukopenien und Thrombopenien sind erforderlich. Eine Fatigue-Symptomatik ist häufig. Das Risiko von Spätnebenwirkungen der Strahlen- und Chemotherapie (Kombinationseffekte) hängt von der Auswahl und Dosis der Chemotherapie sowie der Gesamtdosis und Feldgröße der Bestrahlung ab. Diese sind koronare Herzerkrankung, Infertilität, Schilddrüsenunterfunktion und Sekundärmalignome. Bei jungen Frauen mit mediastinaler Bestrahlung ist ein langfristig deutlich erhöhtes Brustkrebsrisiko zu berücksichtigen. Das intensivierte Brustkrebsvorsorgeprogramm entspricht dem des familiären Brustkrebs.

Nachsorge und Rehabilitation

Eine strukturierte Nachsorge dient der Rezidivdiagnostik, aber auch der Aufdeckung von Spätnebenwirkungen und Sekundärmalignomen. Nach Abschluss der Therapie erfolgen die Kontrollen im 1. Jahr dreimonatlich, danach bis zum vierten Jahr sechsmonatlich, später jährlich. Die Nachsorge umfasst Anamnese (B-Symptome), körperliche Untersuchung (Lymphknotenschwellung, Hepatosplenomegalie), Laborwerte (Differentialblutbild, BSG, klinische Chemie, TSH) und Sonographie. Eine CT-Bildgebung sollte einmalig zum Dreimonatszeitpunkt bei nicht-erreichter kompletter Remission erfolgen, sonst nur bei klinischem Rezidivverdacht. Meist werden Rezidive durch die Patienten selbst bemerkt. Nikotinkarenz ist dringend zu empfehlen, da sich das Risiko durch Rauchen und die Spätfolgen nach Chemo-Radiotherapie überadditiv summieren. Die Teilnahme an Krebsfrüherkennungsprogrammen (insb. die intensivierte Brustkrebsfrüherkennung bei mediastinal bestrahlten jungen Frauen) sollte angeregt werden.

Literatur

1. Andre MPE, Grinsky T, Federico M et al. (2017): Early positron emission tomography response-adapted treatment in stage I and II Hodgkin lymphoma: final results of the randomized EORTC/LYSA/FIL H10 trial. J Clin Oncol; 35:1786–1794.
2. Borchmann P, Plütschow A, Kobe C et al. (2021): PET-guided omission of radiotherapy in early-stage unfavourable Hodgkin lymphoma (GHSG HD17): a multicentre, open-label, randomised, phase 3 trial.Lancet Oncol; 22: 223–234.
3. Borchmann P, Goergen H, Kobe C et al. (2017): PET-guided treatment in patients with advanced-stage Hodgkin's lymphoma (HD18): final results of an open-label, international, randomised phase 3 trial by the German Hodgkin Study Group Lancet Oncol; 390: 2790–802.
4. Eich HT, Müller RP, in Cooperation with Engenhart-Cabillic R et al.: Involved-Node Radiotherapy in Early-Stage Hodgkin's Lymphoma. Strahlenther Onkol 2008; 184: 406–410.
5. Franklin J, Pluetschow A, Paus M et al.: Second malignancy risk associated with treatment of Hodgkin's lymphoma: meta-analysis of the randomised trials. Ann Oncol 2006; 17: 1749–1760.
6. Lautenschlaeger S, Iancu G, Flatten V et al. (2019): Advantage of proton-radiotherapy for pediatric patients and adolescents with Hodgkin's disease. Radiat Oncol; 14:157.
7. Specht L, MD, Yahalom J, Illidge T et al. (2014): Modern Radiation Therapy for Hodgkin Lymphoma: Field and Dose Guidelines From the International Lymphoma Radiation Oncology Group (ILROG). IJROBP; 89: 854–862.
8. S3-Leitlinie Diagnostik, Therapie und Nachsorge des Hodgkin Lymphoms bei erwachsenen Patienten Version 3.0 - Oktober 2020 AWMF-Registernummer: 018/029OL.

10.14.2 Non-Hodgkin-Lymphom (NHL)

Kernaussagen

- Therapierelevant sind neben Histologie und Stadieneinteilung die Unterscheidung zwischen niedrig malignen („indolenten") und hoch malignen („aggressiven") Lymphomen.
- Die konsolidierende lokale Bestrahlung sollte bei hochmalignen Lymphomen bei inkompletter Remission sowie bei Patienten mit initialem Bulk oder Extranodalbefall erfolgen.
- Die alleinige definitive Strahlentherapie mit moderaten Dosen erzielt bei indolenten Lymphomen im lokalisierten Stadium hohe Kontrollraten, in fortgeschrittenen Stadien ist eine sequentielle Chemo-Strahlentherapie oder eine alleinige Chemotherapie Therapie der Wahl.

Histologie, anatomische Ausbreitung und prognostische Faktoren

Bei den Non-Hodgkin-Lymphomen (NHL) handelt es sich um eine heterogene Gruppe von Erkrankungen, deren gemeinsames Merkmal die Abstammung von klonal expandierenden Zellen des lymphatischen Systems ist. Maligne Erkrankungen dieser Zellen manifestieren sich klinisch als Lymphome (vorwiegender Befall der Lymphknoten), Leukämien oder Plasmozytome. Maligne Lymphome zeichnen sich häufig nur durch eine einzige Gentranslokation aus, die zu charakteristischen Funktionsänderungen wichtiger Zellfunktionsgene führt mit Zugewinn spezifischer Proteinfunktionen und daraus resultierender ungehemmter Proliferation bzw. Verhinderung der Apoptose. Die Stadieneinteilung der NHL erfolgt nach der Ann-Arbor-Klassifikation von 1971 und ist weiterhin gültig. Aus Therapiegründen wird grundsätzlich zwischen einem frühen (limitierten) Stadium (üblicherweise Stad I und II) und einem fortgeschrittenen Stadium (üblicherweise Stad III und IV) unterschieden.

Die histologische Klassifikation der NHL wurde in den vergangenen Jahrzehnten entsprechend den zunehmenden zyto- und molekulargenetischen Erkenntnissen laufend weiterentwickelt. Aktuell wird die internationale WHO-Klassifikation (zuletzt revidiert im Jahr 2017) verwendet, welche zwischen Lymphomen der B- und T-Zell-Reihe unterscheidet und auch die lymphatischen Leukämien, das multiple Myelom und das Hodgkin Lymphom einbezieht (Tab. 10.69).

Über 90 % der malignen Lymphome sind B-Zell- Lymphome, ca. 10 % sind T- bzw. NK-Zell-Lymphome. Non-Hodgkin-Lymphome entstehen in ca. 40 % der Fälle primär extranodal bzw. extralymphatisch, wie z. B. im Magen-Darm-Trakt, im HNO-Bereich, im Hoden oder im ZNS. Eine frühe Knochenmarksinfiltration ist nicht selten. Das hochmaligne diffus-großzellige B-Zell-Lymphom (DLBCL) ist mit ca. 30 % das häufigste NHL. Das follikuläre Lymphom (FL) ist das zweithäufigste NHL bzw. das häufigste indolente NHL (WHO Grad 1–3a; Grad 3b hingegen zählt zu den aggressiven Lymphomen). Beim indolenten Marginalzonenlymphom (MZoL) ist besonders der extranodale Mukosa-assoziierte Subtyp (MALT-Lymphom) und dessen bevorzugte Manifestation in der Magenschleimhaut zu nennen (eigenes Kapitel 10.6). Das Mantelzelllymphom (MCL) wird zwar als indolent klassifiziert, zeigt klinisch jedoch häufig einen aggressiven Verlauf. Eine sekundäre Transformation eines indolenten in ein aggressives NHL im Verlauf ist möglich.

Die Therapie der NHL hängt vom histologischen Subtyp, Stadium und klinischen Erscheinungsbild (indolent vs. aggressiv, Tab. 10.70) ab. Die Prognose ist jeweils abhängig von der zugrunde liegenden Histologie sowie zyto- und molekulargenetischen Charakteristika. Zur Prognoseabschätzung hat sich der internationale prognostische Index (IPI) etabliert, welcher das Alter ($\leq$ 60 vs. > 60 Jahre), den Allgemeinzustand (ECOG 0–1 vs. 3–4), das Ann-Arbor-Stadium (I/II vs. III/IV), den Befall extranodaler Organe (0–1 vs. $\geq$ 2) und den LDH-Wert ($\leq$ vs. $\geq$ obere Normgrenze) berücksichtigt. Eine sehr große initiale Lymphommanifestation (Bulk, Größe $\geq$ 7,5 cm) stellt einen vom IPI unabhängigen Risikofaktor dar.

Tabelle 10.69: gekürzte Darstellung der revidierten WHO Klassifikation maligner Lymphome (2016)

Reife B-Zell Neoplasien	**Reife T-Zell und NK Neoplasien**
chronisch lymphatische Leukämie (CLL)/ kleinzelliges lymphozytisches Lymphom	T-Zell Prolymphozyten Leukämie
B-Zell prolymphozytische Leukämie	Aggressive NK-Zell Leukämie
Splenische Marginalzonenlymphom	Adulte T-Zell Leukämie/ Lymphom
Haarzellleukämie	Mycosis fungoides
Lymphoplasmozytisches Lymphom Waldenström Makroglobulinämie	Sézary Syndrom
Monoklonale Gammopathie unbekannter Siginifikanz (MGUS)	Primär kutanes T-Zell Lymphom
Plasmazellmyelom/ Plasmozytom	Anaplastisches großzelliges Lymphom (ALK)
Solitäres Plasmozytom des Knochens	
Extraossäres Plasmozytom	**Hodgkin-Lymphom (HL)**
Extranodales Marginalzonenlymphom vom MALT-Typ (MALT-Lymphom)	Noduläres Lymphozyten prädominantes HL
Nodales Marginalzonenlymphom	Klassisches HL Nodulär sklerosierend Lymphozytenreich Gemischtzellig Lymphozytenarm
Follikuläres Lymphom (FL)	
Mantelzelllymphom (MCL)	**Posttransplantation Lymphoproliferative Erkrankung (PTLD)**
Diffuses großzelliges B-Zell Lymphom (DLBCL)	
Primäres DLBCL des ZNS	**Histiozytäre und dendritische Zell Neoplasie**
Primär kutanes DLBCL	Langerhanszell Histiozytose
Primäre mediastinales DLBCL	Disseminiertes juveniles Xanthogranulom
Plasmoblastisches Lymphom	Erdheim-Chester Erkrankung
Burkitt-Lymphom	

Tabelle 10.70: Einteilung der malignen Lymphome nach dem klinischen Erscheinungsbild

	Niedrigmaligne (indolente) Lymphome	Hochmaligne (aggressive) Lymphome
Verlauf	Langsam mit spontanen Regressionen	Rasch progredient bis lebensbedrohlich
Lebenserwartung	Mehrere Jahre	ohne Therapie wenige Wochen bis mehrere Monate
Ansprechen auf Systemtherapie	Mäßig	Mäßig bis gut, kuratives Potential in Abhängigkeit von Histologie
Ansprechen auf Strahlentherapie	Gut in lokalisierten Stadien und als Palliation	Gut bis sehr gut als konsolidierende Maßnahme

Primärdiagnostik

●●● Diagnostische Maßnahmen beim malignen Lymphom, die auch der Stadieneinteilung dienen, schließen eine große Zahl von Untersuchungen ein. Diese sind übersichtlich in Tab. 10.71 dargestellt

●● Liquordiagnostik, HNO-Status, gynäkologische Untersuchung, urologische Untersuchung, perkutane Leberbiopsie, Gastroskopie / Koloskopie (speziell: MALT, MCL)

Tabelle 10.71: Basisdiagnostik beim malignen Lymphom

Basisdiagnostik
Anamnese unter besonderer Berücksichtigung von B-Symptomen
Körperliche Untersuchung
Blutbild mit Differentialblutbild, Gerinnungsstatus
Laborwerte incl. LDH und β-2-Mikroglobulin, Urinstatus
Immunglobuline quantitativ, Immunsfixationselektrophorese
CT Hals/Thorax/Abdomen, ggf. ergänzend Sonographie
PET-CT
Bei entsprechender Tumorlokalisation und/oder Histologie: Endoskopie (Gastroskopie, Colorektoskopie), Skelettszintigraphie, Röntgenuntersuchung
Biopsie pathologisch vergrößerter Lymphknoten
Knochenmarkbiopsie
Molekulargenetische Tumordiagnostik (klassische Zytogenetik, PCR, FISH)

Therapiestrategie

Die Behandlung von Patienten mit einem hochmalignen (aggressiven) NHL erfolgt auch bei fortgeschrittenem Alter und Vorliegen ungünstiger prognostischer Faktoren in kurativer Intention. Die Erstlinientherapie erfolgt als Immunchemotherapie mit 6–8 Zyklen des R-CHOP-Protokolls (Rituximab, Endoxan, Adriamycin, Vincristin, Prednison). Bei jungen Patienten mit ungünstiger Prognose können die Ergebnisse durch die Hinzunahme von Etoposid (R-CHOEP-Protokoll) weiter verbessert werden. Der Einsatz des komplexen B-ALL/NHL-Protokolls der Deutschen ALL-Studiengruppe kann bei einer ZNS-Beteiligung von Vorteil sein, da es zusätzlich zum R-CHOP-Protokoll die liquorgängigen Substanzen Methotrexat, Cytarabin und Etoposid enthält, allerdings ist die Toxizität höher (insbesondere Mukositis).

Der Stellenwert einer konsolidierenden involved-site Bestrahlung (ISRT) beim aggressiven NHL in den Stadien I und II ohne Bulk ist nicht gesichert. Der Vorteil einer konsolidierenden Bestrahlung liegt aber in der Reduzierbarkeit der Chemotherapieintensität, da 3 Kurse R-CHOP mit Bestrahlung eine vergleichbare Wirksamkeit aufweisen wie 6-8 Kurse R-CHOP alleine. Die konsolidierende Bestrahlung einer initialen Bulkregion hingegen führt zur Verbesserung der Langzeitergebnisse. Die Verzichtbarkeit auf eine Bestrahlung bei negativem Verlaufs-PET ist bisher nicht belegt.

Beim FL in den Stadien I und II kann eine primäre lokale Strahlentherapie, im Stadium I A ohne Risikofaktoren alternativ auch ein kontrollierendes Zuwarten erfolgen. Dies gilt auch für asymptomatische fortgeschrittene Stadien, da eine frühzeitige Systemtherapie beim FL das Überleben in Studien nicht verbessern konnte. Das extranodale MZoL wird häufig im frühen lokalisierten Stadium diagnostiziert. Hier kann neben einer alleinigen Bestrahlung auch eine vollständige (gewebsschonende und organerhaltende) Resektion mit kurativem Potential erfolgen, wenn eine Bestrahlung vermieden werden soll.

Bei allen fortgeschrittenen symptomatischen oder „bulky“ Stadien III und IV ist eine medikamentöse Tumortherapie indiziert. Beim FL haben sich R-CHOP, Obinutuzumab-CHOP (Vorteil für Patienten mit intermediärem oder hohem FLIP-Index), R-Bendamustin oder Obinutuzumab-Bendamustin (bei älteren Patienten) und auch eine Rituximab Monotherapie (bei Chemotherapieintoleranz) bei guter Wirksamkeit und Verträglichkeit etabliert. Beim FL verlängert eine Rituximab- bzw. Obinutuzumab-Erhaltungstherapie das progressionsfreie Überleben.

Bestrahlungsindikation und Durchführung der Bestrahlung

Alle histologischen Subtypen der NHL gehören zu den strahlensensiblen malignen Erkrankungen. Die empfohlenen Gesamtdosen für die konsolidierende Bestrahlung beim aggressiven NHL liegt zwischen 30–40 Gy (ED 2,0 Gy), ein initaler Bulk oder eine

PET-positive Resterkrankung können eine höhere Gesamtdosis erforderlich machen. Bei der definitiven alleinigen Bestrahlung werden 45–50 Gy auf den makroskopischen Befund eingestrahlt. Bei den indolenten Lymphomen wird die definitive Bestrahlung in den Frühstadien I und II kurativ mit Gesamtdosen von 30–40 Gy (ED 2,0 Gy) eingesetzt. Beim FL ist für die meisten Patienten eine definitive Lokalbestrahlung (ISRT) mit 24 Gy ausreichend. Im symptomorientierten (palliativen) Therapieansatz ist eine sehr limitierte Gesamtdosis (2x 2 Gy) bereits ausreichend wirksam bei praktisch fehlenden Nebenwirkungen (FORT trial).

Nebenwirkungen und Begleitbehandlung

Die Nebenwirkungen der Strahlentherapie entsprechen weitgehend denen bei der Radiotherapie von Hodgkin-Lymphomen und werden dort beschrieben.

Nachsorge und Rehabilitation

Bei diesen Erkrankungen ist ebenso wie bei Hodgkin-Lymphomen eine strukturierte Nachsorge erforderlich. Nach Abschluss der Therapie erfolgen die Kontrollen in den ersten 3 Jahren in drei- bis sechsmonatlichen Abständen, danach (ab dem 4. Jahr) jährlich. Die Nachsorge dient der Remissionsüberwachung bzw. Rezidiverkennung, aber auch der Erkennung von Langzeittoxizitäten. Sie umfasst Anamnese, körperliche Untersuchung, Laborwerte (Differentialblutbild, LDH, Leber- und Nierenwerte) und die bildgebende Kontrolle initial pathologischer Befunde. Eine weiterführende Diagnostik erfolgt in Abhängigkeit von den initial und im Verlauf erhobenen Befunden.

Literatur

1. Campbell BA, Connors JM, Gascoyne RD, et al. (2012): Limited-stage diffuse large B-cell lymphoma treated with abbreviated systemic therapy and consolidation radiotherapy: involved-field versus involved-node radiotherapy. Cancer; 118:4156.
2. Hoskin PJ, Kirkwood AA, Popova B, et al. (2014): 4 Gy versus 24 Gy radiotherapy for patients with indolent lymphoma (FORT): a randomised phase 3 non-inferiority trial. Lancet Oncol 15:457–63.
3. Pfreundschuh M, Trümper L, Osterborg A, et al. (2006): CHOP-like chemotherapy plus rituximab versus CHOP-like chemotherapy alone in young patients with good-prognosis diffuse large-B-cell lymphoma: a randomised controlled trial by the MabThera International Trial (MInT) Group. Lancet Oncol; 7:379.
4. Swerdlow SH, Campo E, Harris NL et al. (2017): WHO classification of tumours of haematopoietic and lymphoid tissue. Revised 4th ed. Lyon: IARC; 2017.

10.14.3 Leukämie

Kernaussagen

- Im Rahmen von Therapieprotokollen ist der Einsatz der Strahlentherapie auf Körperregionen mit erhöhtem Rezidivrisiko (z. B. ZNS, Hoden) begrenzt.
- Die Ganzkörperbestrahlung (TBI) wird im Rahmen der Konditionierung vor geplanter allogener Knochenmarks- oder Blutstammzelltransplantation eingesetzt.
- Eine symptomorientierte Bestrahlung ist aufgrund der meist hohen Strahlensensibilität bereits bei geringen Strahlendosen lokal hocheffektiv.

Histologie, anatomische Ausbreitung und prognostische Faktoren

Leukämien gehören zu den disseminierten malignen Erkrankungen und sind charakterisiert durch Proliferation und Akkumulation maligne entarteter, unreifer Zellen der Hämatopoese (Blasten) in Knochenmark und Blut. Auch alle anderen lymphatischen (Lymphknoten, Milz) und nicht lymphatischen Organe (Leber, ZNS, Hoden, Haut, Knochen) können befallen sein. Durch die blastäre Knochenmarkinfiltration kommt es zur Verdrängung der normalen blutbildenden Zellen mit zunehmender hämatopoetischer Insuffizienz (Panzytopenien).

Hauptentitäten sind die akute lymphatische Leukämie (ALL), die akute myeloische Leukämie (AML), die chronische myeloische Leukämie (CML) und die chronische lymphatische Leukämie (CLL), welche in der WHO-Klassifikation als indolentes (lymphozytisches) NHL mit leukämischem Verlauf beschrieben wird. Die AML macht etwa 80 % der akuten Leukämien im Erwachsenenalter aus. Die CLL ist mit ca. 30 % aller Leukämiefälle eine Erkrankung des höheren Lebensalters (Altersmedian von 70–75 Jahren). Die klinische Stadieneinteilung erfolgt bei der CLL nach Binet (A–C), welche nur die klinische Untersuchung und eine Blutbildanalyse erfordert.

Zytogenetische und immunphänotypische Marker haben prognostische Bedeutung und sind prädiktiv für eine Subgruppen-spezifische Therapie. Der Nachweis der prognostisch relevanten minimalen Resterkrankung (minimal residual disease, MRD) nach Chemotherapie hat Bedeutung für eine individualisierte Therapie. Ein wichtiges Beispiel für die pathogenetische und prognostische Bedeutung einer einzelnen Aberration ist die Translokation von Genen der Chromosomen 9 (abl) und 22 (bcr), die zum bcr-abl Fusionsgen (Philadelphia-Chromosom) führt. Hierdurch wird ein Protein mit dauerhaft aktivierter Tyrosinkinase exprimiert, das ursächlich zur unkontrollierten Vermehrung der betroffenen Leukämiezellen führt. Das bcr-abl Fusionsgen ist bei der CML in ca. 90 % und bei der ALL in ca. 20 %–30 % der Fälle nachweisbar. Risikofaktoren für die Entstehung einer Leukämie können bestimmte endogene (z. B. DNA-Reparaturdefekte, Trisomie 21) oder exogene Faktoren (z. B. Benzol, ionisierende Strahlen, Alkylantien) sein.

Primärdiagnostik

●●● Anamnese (Allgemeinsymptome), körperliche Untersuchung (LK, Leber- und Milzgröße), Labor (u. a. LDH), Knochenmarkspunktion oder -biopsie, CT Thorax/Abdomen/Becken, zytochemische, immunologische und molekulargenetische Analysen

●● LK-Sonographie, diagnostische LK-Punktion, Abdomen-Sonographie, PET-CT, endoskopische Verfahren (z. B. bei Verdacht auf eine akute Blutung), cranielles MRT

Therapiestrategie

Die komplexe Therapie der ALL entsprechend GMALL Therapieempfehlungen beruht auf einer intensiven Kombinationschemotherapie mit Induktion, Konsolidierung und Erhaltung. Bei der Philadelphia-Chromosom-/ bcr-abl positiven ALL werden zusätzlich Tyrosinkinaseinhibitoren (Imatinib, Dasatinib) eingesetzt. Das Erreichen einer kompletten Remission (CR) ist Voraussetzung für ein Langzeitüberleben. Eine effektive ZNS-Prophylaxe besteht bei der ALL aus einer intrathekalen Zytostatikatherapie (Tripeltherapie) und einer frühen Ganzhirnbestrahlung (PCI). Eine allogene (HLA-identische Geschwisterspende oder Fremdspende) Stammzelltransplantation (allogene SZT) wird bei allen Hochrisikopatienten in der 1. Remission angestrebt, bei Standardrisikopatienten orientiert sich die Indikation an der minimalen Resterkrankung (MRD).

Die Stammzelltransplantation ermöglicht eine maximale Dosiseskalation der Chemotherapie im Rahmen der Konditionierung mit anschließender Wiederherstellung der Hämatopoese durch Transplantation von Spenderstammzellen. Die von den Lymphozyten im allogenen Transplantat vermittelte antileukämische Reaktivität (graft-versus-leukemia effect, GvL) stellt den wirksamsten antileukämischen Effekt der allogenen SZT dar. Bei älteren Hochrisikopatienten kann auch eine nicht-myeloablative SZT erfolgen.

Bei der AML besteht ebenfalls ein kurativer Therapieansatz. Eine intensive Induktionstherapie zielt auf eine komplette Remission (CR) mit anschließender Konsolidierungstherapie und risikoabhängiger Einbindung einer allogenen SZT zur Erhaltung der Remission. Eine Sonderstellung nimmt die akute Promyelozytenleukämie (APL) ein, welche unter allen AML-Erkrankungen mit 80 % Langzeitüberlebenden die beste Prognose hat.

Bei der CML steht durch das in > 90 % vorliegende bcr-abl Fusionsgen eine hocheffektive zielgerichtete Erstlinien-Therapie mit einem spezifischen Tyrosinkinasehemmer (Imatinib, Bosutinib, Dasatinib, Nilotinib) zur Verfügung, wodurch mit hoher Wahrscheinlichkeit eine tiefe molekulare Remission erreicht wird. Im Rahmen von Studien erscheint eine anhaltende molekulare Remission nach Absetzen des TKI vielversprechend auf dem Weg zur Heilung der CML. Bei der CLL wird die Systemtherapie erst bei Vorliegen von Symptomen begonnen und richtet sich nach den Komorbiditäten und dem genetischen Risikostatus (del 17p13 bzw. TP53 Mutation).

Bestrahlungsindikation und Durchführung der Bestrahlung

Leukämiezellen weisen eine hohe Strahlensensibilität bei allerdings deutlicher Streubreite auf. Die Strahlentherapie wird im Rahmen der Primärtherapie zusätzlich zur Systemtherapie zur Behandlung von Regionen mit erhöhtem Rezidivrisiko eingesetzt. Dies sind Kompartimente des Körpers, die aufgrund besonderer anatomischer Verhältnisse (Blut-Hirn-Schranke, Blut-Hoden-Schranke) von der Chemotherapie nur unzureichend erreicht werden. Im Rahmen der GMALL-Studien erhalten alle ALL-Patienten eine zeitlich frühe prophylaktische Ganzhirnbestrahlung mit 24 Gy (ED 1,8–2,0 Gy). Eine therapeutische ZNS-Bestrahlung erfolgt bei nachgewiesenem ZNS-Befall bei ALL und AML mit 24 Gy (ED 2,0 Gy).

Die Ganzkörperbestrahlung (TBI) wird im Rahmen der Konditionierungsbehandlung vor allogener Stammzelltransplantation (SZT) eingesetzt und zielt auf die Vernichtung klonaler maligner Zellen, die Ausschaltung des Empfängerknochenmarks vor der Transplantation und auf die Gewährleistung der Immunsuppression des Empfängers gegenüber dem allogenen Transplantat.

Die TBI erfolgt typischerweise hyperfraktioniert über einen Zeitraum von drei bis vier Tagen mit einer Gesamtdosis von 12 Gy (2 x tägliche Bestrahlung mit einem Mindestabstand von 6 Std.). Die kumulative Lungendosis wird zur Verringerung des Pneumonitisrisikos durch individuelle Teilausblockung der Lungen auf 8 Gy begrenzt. Bei Vorliegen einer eingeschränkten Nierenfunktion vor TBI sollte die Nierendosis zudem durch individuelle Teilausblockung auf 10 Gy reduziert werden. Bei der nicht-myeloablativen SZT mit weniger intensiven Konditionierungsprotokollen erfolgt die TBI dosisreduziert mit 2–4 Gy unter Ausnutzen des Immuneffektes einer Spenderlymphozytengabe (DLT). Dies hat zu einer deutlichen Zunahme der allogenen SZT insbesondere bei älteren Patienten geführt.

Im symptomorientierten Ansatz stellt die relativ niedrig dosierte Strahlentherapie bei leukämischen Erkrankungen eine effektive Behandlungsmöglichkeit dar.

Nebenwirkungen und Begleitbehandlung

Bei der ZNS-Bestrahlung können Kopfschmerzen und Übelkeit infolge eines temporären Hirnödems auftreten, bei Bestrahlung des Mediastinums ist u. a. mit Übelkeit und Schluckbeschwerden infolge einer Ösophagitis zu rechnen; hier ist eine entsprechende symptomatische Behandlung in der Regel ausreichend. Bei der Ganzkörperbestrahlung (TBI) steht die pulmonale Toxizität in Form der interstitiellen Pneumonitis im Vordergrund, auch wenn es sich hierbei vielfach um ein multifaktorielles Geschehen handelt. Eine Begrenzung der Lungendosis durch geeignete Ausblockung kann dieses Risiko entscheidend verringern. Weitere mögliche Nebenwirkungen sind bei der TBI eine Lebervenenverschlusskrankheit (VOD), eine Beeinträchtigung der Nierenfunktion, endokrine Funktionsstörungen (Schilddrüse, Gonaden), Kataraktbildung und eine Induktion von Sekundärmalignomen, insbesondere Mammakarzinome bei der TBI junger Frauen.

Nachsorge und Rehabilitation

Nicht nur während der medikamentösen Erhaltungstherapie sondern auch danach sind regelmäßige Kontrollen der Blut- und Knochenmarkbefunde erforderlich. Infekte und verstärkte Blutungsneigungen sollten immer als ein möglicher Hinweis auf ein Rezidiv gewertet werden. Spätfolgen der Therapie sind bei Erwachsenen wesentlich seltener als bei Kindern. Dennoch ist hierauf bei der Nachsorge zu achten: z. B. aseptische Knochennekrosen, Störungen der Knochenmarksfunktion, Schädigung des zentralen und/oder peripheren Nervensystems, endokrine Störungen und sekundäre Neoplasien.

Literatur

1. Arber DA, Orazi A, Hasserjian R et al. (2016): The 2016 revision to the World Health Organization classification of myeloid neoplasms and acute leukemia. Blood 127:2391–2405.
2. Cornelissen JJ, Gratwohl A, Schlenk RF et al. (2012): The European LeukemiaNet AML Working Party consensus statement on allogeneic HSCT for patients with AML in remission: an integrated-risk adapted approach. Nat Rev Clin Oncol 579–590.
3. Koreth J, Schlenk R, Kopecky KJ et al. (2009): Allogeneic stem cell transplantation for acute myeloid leukemia in first complete remission: systematic review and meta-analysis of prospective clinical trials. JAMA 301:2349–2361.
4. Nagler A, Roccha V, Labopin M et al. (2013): Allogeneic hematopoietic stem cell transplantation for acute myeloid leukemia in remission: comparison of intravenous busulfan plus cyclophosphamide (Cy) versus total body irradiation plus Cy as conditioning regimen – a report from the Acute Leukemia Working Party of the European Group for Blood and Marrow Transplantation. J Clin Oncol 31:3549–3556.

Plasmozytom (Multiples Myelom)

Kernaussagen

- Beim multiplen Myelom erfolgt die Strahlentherapie symptomorientiert bei ossären oder extramedullären Manifestationen in Ergänzung zu einer Chemotherapie und Bisphosphonatgabe.
- Beim solitären extramedullären Plasmozytom erzielt die alleinige definitive Strahlentherapie hohe Tumorkontrollraten.

Histologie, anatomische Ausbreitung und prognostische Faktoren

Bei Plasmazellneoplasien handelt es sich um eine maligne lymphoproliferative Erkrankung ausgehend von einem einzigen expandierenden Plasmazellklon, welcher typischerweise ein monoklonales Immunglobulin produziert. Plasmazellneoplasien können als eine solitäre Läsion (soliäres Plasmozytom, SMP) oder als multiple Läsionen (multiples Myelom, MM) in Erscheinung treten.

Das solitäre Plasmozytom (SMP) ist selten (ca. 3 % der Plasmazellneoplasien) und manifestiert sich zumeist als solitärer Knochenherd (70 %) oder aber außerhalb des Knochens extramedullär (30 %), bei letzterem vorrangig in den Weichgeweben der Kopf-Halsregion. Nur etwa 20 % der extramedullären, aber etwa 60 % der ossären Plasmozytome gehen im weiteren Verlauf in ein multiples Myelom über.

Das multiple Myelom (MM) ist in Deutschland nach den Leukämien und den Non-Hodgkin-Lymphomen die dritthäufigste hämatologische Erkrankung. Es geht vom Knochenmark aus und wächst destruierend. Folgen sind osteolytische Knochenläsionen, eine Hyperkalziämie, Niereninsuffizienz und Anämie (CRAB-Kriterien).

Das MM ist eine bislang unheilbare Systemerkrankung, deren Verlauf durch Phasen der Remission und Rezidive charakterisiert ist. Die meisten Patienten entwickeln das MM auf der Grundlage einer monoklonalen Gammopathie unbestimmter Signifikanz (MGUS). Ein weiteres Zwischenstadium stellt das asymptomatische „smoldering" Myelom (SMM) dar, welches sich wie das MGUS durch Fehlen von Organschäden auszeichnet, aber ein höheres Progressionsrisiko mit Übergang in ein MM aufweist. Die Diagnostik beim MM umfasst Labor- und Knochenmarksuntersuchung mit zytogenetischer Analyse sowie eine radiologische Diagnostik zur Abklärung von Knochenveränderungen.

Das 2005 eingeführte internationale Stagingsystem (ISS) unterscheidet 3 prognostische Untergruppen auf der Basis von Serumalbumin, β_2-Mikroglobulin, Zytogenetik und LDH. Mittels Zytogenetik und Fluorescence-in-situ Hybridizierung (FISH)-Analyse können spezifische genetische Veränderungen (Translokationen oder Deletionen) mit Relevanz für Prognose und Therapie definiert werden (Biomarker). Prognostisch ungünstig sind

Immunglobulinschwerketten-Translokationen t(4;14), t(14;16) und t(14;20), eine 17p-, 1p- oder 13q-Deletion.

Primärdiagnostik

- ●●● Anamnese (Knochenschmerzen, Allgemeinsymptome), körperliche Untersuchung und Labor (Differentialblutbild; Serumwerte: Kalzium, Gesamtprotein, Albumin, LDH, CRP, Nierenwerte, β_2-Mikroglobulin, Serumelektrophorese mit Bestimmung des M-Proteins, quantitative Bestimmung der Immunglobuline, Bestimmung von freien Leichtketten, Immunfixationselektrophorese; Urin: 24-h-Sammelurin, Bestimmung von freien Leichtketten, Immunfixationselektrophorese, Albumin; Skelettstatus mit low-dose Ganzkörper-CT, Knochenmarkspunktion/-biopsie mit Immunphänotypisierung, Zytogenetik und Fluorescence in situ Hybridizierung (FISH)
- ●● MRT (Abschätzung der Knochenmarksinfiltration, Beurteilung von Weichteilmanifestationen), Ganzkörper-MRT (ggf. Alternative zum röntgenologischen Skelettstatus), PET-CT

Therapiestrategie

Die Therapie des solitären Plasmozytom (SMP) unterscheidet sich grundlegend vom multiplen Melanom (MM). Mit einer alleinigen Strahlenbehandlung als Therapie der ersten Wahl kann das SMP in der Mehrzahl der Fälle geheilt werden, wobei deutliche Unterschiede zugunsten der extramedullären Manifestationsform (SEMP) bestehen. Die lokalen Kontrollraten betragen über 90 % für extramedulläre und ca. 75 % für ossäre Manifestationen. Soweit im Rahmen der Diagnostik bei kleinen Läsionen eine primäre vollständige Resektion erfolgte, ist der Stellenwert der (postoperativen) Bestrahlung weniger eindeutig und der Verzicht auf eine Nachbestrahlung im Einzelfall möglich.

Beim multiplen Myelom (MM) basiert die Therapieindikation auf dem Nachweis von Endorganschäden (CRAB-Kriterien) sowie neu definierten Biomarkern. Die initiale Systemtherapie bei Patienten mit behandlungsbedürftigem MM richtet sich nach der medizinischen Fitness und der Eignung für eine autologe Stammzelltransplantation (autologe SZT). Vor einer geplanten Hochdosischemotherapie mit Melphalan und ASZT erfolgt zunächst eine Induktionschemotherapie mit dem Proteasomen-Inhibitor Bortezomib, Lenalidomid und Dexamethason (VRD-Protokoll). Auch eine Kombination mit Cyclophospamid (VCD) oder Thalidomid (VTD) ist möglich. Eine Erhaltungstherapie mit Lenalidomid nach HD-Chemotherapie mit ASZT führt zu einer Überlebensverbesserung.

Patienten, die wegen höherem Alter (> 75 Jahre) oder Komorbiditäten nicht für eine SZT in Frage kommen, erhalten als Erstlinientherapie eine Kombination Bortezomib mit Melphalan und Prednisolon (VMP-Schema) oder Lenalidomid und Dexamethason (Rd) bis zur Progression. Durch die Hinzunahme des monoklonalen Anti-CD38 Antikörpers Daratumumab im Kombination mit Bortezomib oder Lenalidomid und Dexamethason kann das Überleben verbessert werden. Zur Verzögerung von Knochenveränderungen, zur Schmerzreduktion und Korrektur einer Hyperkalziämie werden begleitend zur Systemtherapie Bisphosphonate für eine Dauer von höchstens 2 Jahren appliziert.

Die Strahlentherapie ist ein wichtiger Bestandteil der symptomorientierten Therapie und wird bei ossären und/oder extramedullären Myelom-Manifestationen zur Schmerzlinderung und Stabilisierung eingesetzt. Bei frakturgefährdeten Knochenmetastasen tragender Skelettabschnitte sollte zuvor die Möglichkeit einer operativen Stabilisierung geprüft werden.

Bestrahlungsindikation und Durchführung der Bestrahlung

Beim SMP, insbesondere in der extramedullären Manifestation, ist die primäre alleinige Bestrahlung eine definitive Therapie in kurativer Intention. Das Bestrahlungsvolumen schließt das makroskopische Tumorvolumen mit ausreichendem Sicherheitssaum ein unter Berücksichtigung der anatomischen Grenzen. Die Dosisempfehlung beträgt typischerweise 40–50 Gy bei konventioneller Fraktionierung (ED 1,8–2,0 Gy). Für die lokale Kontrolle kleinerer Tumoren (< 5 cm) ist wahrscheinlich bereits eine Gesamtdosis von 40 Gy ausreichend, auch wenn hierzu keine systematischen Untersuchungen vorliegen. Größere Tumoren werden bei gleicher Fraktionierung meist mit einer Gesamtdosis von 45–50 Gy behandelt. Beim SEMP im HNO-Bereich wird die Rezidivrate durch die Mitbestrahlung der gesamten Nasenhaupthöhle oder Nasennebenhöhlen gesenkt. Die adjuvante Mitbestrahlung der angrenzenden Lymphknotenstationen ist im HNO-Bereich unter Aussparung der Speicheldrüsen möglich, der Nutzen ist allerdings nicht belegt. Ein Verzicht erscheint aber beim SEMP der Nasen(neben-)höhlen oder Glottis vertretbar.

Beim multiplen Myelom wird die Radiotherapie ergänzend zu der medikamentösen Tumortherapie eingesetzt und hat einen symptomorientierten Charakter (Schmerzlinderung, Prävention bzw. additive Therapie von pathologischen Knochenfrakturen). Die typische Fraktionierung beträgt 10x 3 Gy, wobei je nach Zielsetzung (Remineralisierung, Schmerzlinderung) und Prognose auch andere Fraktionierungsschemata in Frage kommen (15x 2,5 Gy, 5x 4 Gy, 1x 8 Gy).

Nebenwirkungen und Begleitbehandlung

Nebenwirkungen der Strahlentherapie richten sich nach der bestrahlten Region. So ist beispielsweise bei einer Wirbelsäulenbestrahlung thorakolumbal mit Übelkeit und Schluckbeschwerden zu rechnen. Bei einer Bestrahlung im Bereich des Beckens ist auf Irritationen der Harnblasen- und (End-)Darmfunktion (z. B. Durchfall) zu achten, die entsprechend symptomatisch behandelt werden sollten. Auch andere Nebenwirkungen kommen in Abhängigkeit von der bestrahlten Region vor und können den Kapiteln entnommen werden, die sich mit den Organtumoren der entsprechenden Regionen befassen.

Nachsorge und Rehabilitation

Patienten mit multiplen Myelom müssen in Anbetracht des chronischen Verlaufs ihrer Erkrankung, der Vielfältigkeit der Beschwerden sowie der potentiell gefährlichen Komplikationen sowohl medizinisch als auch psychosozial fachgerecht und kontinuierlich betreut werden. Als Parameter zur Beurteilung des Krankheitsverlaufs gelten u. a. die Serumkonzentration der monoklonalen Immunglobulinfraktion, die Leichtkettenausscheidung im Urin sowie der Grad der Knochendestruktion. Bildgebende Kontrollen spielen beim sog. nicht-sekretorischen multiplen Myelom eine besonders große Rolle.

Literatur

1. Caers J, Paiva B, Zamagni E et al. (2018): Diagnosis, treatment, and response assessment in solitary plasmacytoma: updated recommendations from a European Expert Panel. J Hematol Oncol 11:10. doi: 10.1186/s13045-017-0549-1

10.15 Metastasen ohne Primärtumor: CUP-Syndrom (Cancer unknown primary)

Martina Becker-Schiebe

Histologie und onkologische Besonderheiten

Etwa ein Drittel aller Tumorpatienten werden initial durch den Nachweis von Metastasen klinisch auffällig. Nach gezielter Primärtumorsuche lässt sich in 2–4 % der Fälle ein Primärtumor nicht nachweisen. Dann spricht man vom CUP-Syndrom „cancer of unknown primary". M.J. Nissenblatt führte 1981 diesen Begriff ein.

Man geht beim CUP-Syndrom von einem Wachstumsvorteil der Metastasen gegenüber dem Primärtumor aus. Das CUP-Syndrom bleibt trotz der modernen Entwicklungen in Diagnostik und Therapie eine interdisziplinäre Herausforderung. Da sich die Therapie wesentlich nach definierten Subtypen richtet, ist es wichtig, bereits initial eine Zuordnung zu treffen. Singuläre oder Oligometastasen treten bei 15–25 % der Patienten auf und können von einer lokoregionalen Therapieform (Operation und/oder Bestrahlung) profitieren. Bei prognostisch günstigen Subtypen kann so ein kurativer Therapieanspruch bestehen.

Klinisch präsentiert sich das CUP-Syndrom als vielgestaltiges Krankheitsbild. Am häufigsten findet sich eine Lymphknoten-Metastasierung in 40–45 % der Fälle, gefolgt von Leber-, Skelett- und Lungenmetastasen. Histopathologisch liegt in 40–60 % der Fälle ein Adenokarzinom vor, gefolgt von undifferenzierten Karzinomen (15–30 %) und Plattenepithelkarzinomen in 15–20 % der Fälle. Neuroendokrine Tumoren (gut bzw. schlecht differenziert) machen ca. 3–5 % der CUP-Syndrome aus.

Nahezu ein Drittel der Lymphknotenmetastasen findet sich im Kopf-Hals-Bereich, histopathologisch handelt es sich hier hauptsächlich um Plattenepithelkarzinome (ca. 70 %) und Adenokarzinome (9–16 %). Der Primärtumor muss auch außerhalb des Kopf-Hals-Bereiches gesucht werden. Bei metastatischem Befall der oberen und mittleren jugulären Lymphknoten Level I–III liegen in erster Linie Plattenepithelkarzinome des Nasopharynx, des Tonsillen- oder Zungengrundbereiches vor. Bei Lymphknotenmetastasen der Regionen IV–VI ist der häufigste okkulte Tumor das Bronchialkarzinom, gefolgt vom Hypopharynx- und Ösophaguskarzinom.

Bedeutende Fortschritte zur organspezifischen Zuordnung (Brust, Darm, Lunge, Niere, Schilddrüse etc.) insbesondere beim Adeno-CUP konnten durch verbesserte Immunhistochemie und organspezifische Genexpressionsanalysen (molecular cancer classifier assays, MCCAs) erreicht werden. Durch eine molekulare Charakterisierung gelingt häufig die Zuordnung des möglichen Primärtumors. Zunehmend gewinnen molekularbiologische Untersuchungen mit Next-Generation-Sequencing (NGS)-Panel-Tests auf Treibermutationen und die Tumormutationslast (TMB) an Bedeutung mit dem Ziel, zielgerichtete bzw. immunonkologische Therapieansätze zu finden. Da das Tumorgewebe einer Biopsie genetisch heterogen sein kann und das Tumorgenom im Verlauf der Erkrankung Änderungen unterliegt, sind wiederholte Gewebsproben im Verlauf sinnvoll. Auch die Untersuchung auf zirkulierende zellfreie DNA im Blut (cfDNA; Liquid Biopsy) ist hier eine Möglichkeit.

Wichtig ist es, lokalisierte von disseminierten Formen zu unterscheiden. Die Gesamtprognose wird beeinflusst durch den Karnofsky-Index, das biologische Lebensalter sowie den histologischen und ggf. molekularen Subtyp, welcher eine spezifische (zielgerichtete) Therapie ermöglicht. Hervorzuheben ist eine Subgruppe von Tumoren, zu denen atypische extragonadale Keimzelltumoren, primär neuroendokrine Tumoren und hochmaligne Lymphome zählen, bei denen systemtherapeutisch Remissionsraten > 60 % erreicht werden können.

Primärdiagnostik

- ●●● Anamnese, gründliche körperliche Untersuchung mit Hodenpalpation, Brustuntersuchung, Labor (Routine, u.U. AFP, β-hCG und PSA), KM-gestütztes Hals/Thorax/Abdomen-CT. Besonders wichtig: Immunhistologie, PET/CT
- ●● Beim zervikalen CUP (Plattenepithelkarzinom): HNO-Status mit Panendoskopie und PE, bilaterale Tonsillektomie, p16/ HPV und EBV-DNA, PET/CT möglichst vor einer Panendoskopie mit Biopsie
- ● Beim extrazervikalem CUP: PET/CT, die weitere spezifische Diagnostik richtet sich nach der Arbeitsdiagnose mit dem Ziel, Patienten der prognostisch günstigen Subgruppe zu identifizieren (Tab. 10.72).

Therapiestrategie

Die Behandlungsstrategie muss anhand der Histologie, dem Befallsmuster und dem Allgemeinzustand des Patienten festgelegt werden. Aufgrund der unbekannten Lokalisation des Primarius muss neben der Festlegung eines Therapiekonzepts auch die Entscheidung über das Ausmaß der diagnostischen Maßnahmen getroffen werden. Bei primär infauster Prognose sollten die diagnostischen und therapeutischen Maßnahmen für den Patienten nicht zu belastend sein.

Mittels klinischer und histologischer Untersuchungen können CUP-Syndrome in bis zu 40 % der Fälle einem anatomischen Primärtumor zugeordnet werden. Die Behandlung richtet sich dann nach den Behandlungsleitlinien der jeweiligen Tumorentität. In ca. 15 % lassen sich Genmutationen im Tumorgewebe nachweisen, für die zielgerichtete Medikamente zur Verfügung stehen. Der Stellenwert von mutationsspezifischen Therapiestrategien für die Prognose von CUP-Patienten wird derzeit im Vergleich zur platinbasierten Standard-Chemotherapie in einer randomisierten Phase II-Studie (CUPISCO) überprüft.

Wenn sich Patienten mit einem CUP-Syndrom nicht einer der definierten Untergruppen zuordnen und/oder sich lokal nicht kurabel mit einer Operation und/oder Strahlentherapie therapieren lassen, wird typischerweise eine empirische Systemtherapie durchgeführt, auch wenn die Evidenz hierfür aus klinischen Studien aufgrund der Heterogenität und Seltenheit des CUP-Syndroms begrenzt ist. Dabei scheint die Kombination eines der Platinpräparate Carboplatin oder Cisplatin mit einem Taxan wie Paclitaxel am effektivsten zu sein.

Fortgeschrittene Stadien bei extragonadalen Keimzelltumoren, neuroendokrinen Tumoren, hormonsensitiven Karzinomen, Peritonealkarzinose (Frauen, Adenokarzinom) und kolontypischem Adenokarzinomen sind als definierte Entitäten mit einer spezifischen Therapie behandelbar.

Bei primär lokal begrenzter Manifestation steht die Resektion/Exstirpation der nicht-lymphatischen Metastase bzw. der entsprechenden Lymphknoten im Vordergrund. Ergänzend erfolgt eine lokoregionäre Strahlentherapie oder Radiochemotherapie bei Lymphknotenmetastasen eines kleinzelligen Karzinoms, gegebenenfalls auch eine konsolidierende systemische Therapie.

Bestrahlungsindikation und Durchführung der Bestrahlung

Beim zervikalen CUP-Syndrom (Plattenepithelkarzinom) besitzt die Strahlentherapie einen besonderen Stellenwert. Nach funktioneller Neck dissection zumindest der ipsilateralen Halsregion besteht die Indikation zu einer adjuvanten Radiotherapie unter kurativer Intention. Bei pN1-Stadien ist eine alleinige adjuvante Radiatio ausreichend; bei Risikofaktoren wie R1-Resektion, kapselüberschreitendes Wachstum oder mehr als 3 befallenen Lymphknoten wird in Analogie zum Therapiekonzept der Kopf-Halstumoren eine platinbasierte Radiochemotherapie empfohlen.

Gegenstand kontroverser Diskussionen ist die adäquate Ausdehnung des Bestrahlungsvolumens, insbesondere die prophylaktische Miterfassung des kontralateralen Lymphabflusses und der mutmaßlichen Primärtumorregion bei endoskopisch unauffälligem Befund. Hierdurch sollen Mikrometastasen bzw. ein möglicher okkulter Primarius miterfasst werden, bei allerdings deutlich höheren therapiebedingten Akut- und Spätnebenwirkungen. Nach retrospektiven Analysen unter Erfassung des kontralateralen Lymphabflusses geht die nur ipsilaterale Bestrahlung mit einem höheren Lokalrezidivrisiko im Vergleich zur bilateralen Bestrahlung einher. Eine von der EORTC initiierte prospektive Studie zum Stellenwert der Ausdehnung des Zielvolumens nach kontralateral wurde wegen ungenügender Rekrutierung vorzeitig beendet, sodass randomisierte Studienergebnisse weiter fehlen. Durch die genauere bildgebende (PET/CT) und molekulare Diagnostik (p16/HPV oder EBV-Nachweis) bzw. bei Vorliegen bestimmter Konstellationen (Nichtraucher, posteriorer zervikale Lymphknotenmetastasen, Patienten asiatischen Ursprungs, Patient < 30 Jahre) ist mittlerweile eine präzisere Vorhersage des mutmaßlichen Primärtumorsitzes möglich.

Postoperativ werden auf die initial befallenen Lymphknotenregionen 54–60 Gy (Einzeldosis 2,0 Gy, 5 Fraktionen wöchentlich) eingestrahlt. Bei manifestem Resttumor oder primärer Inoperabilität ist eine kleinvolumige Dosiserhöhung (Boost) bis zu einer Gesamtdosis von 60–70 Gy möglich. Soll eine (klinisch unauffällige) mutmaßliche Primärtumorregion mit ins Bestrahlungsfeld einbezogen werden, wird die Dosis in diesem Bereich auf 50 Gy beschränkt. Zum Einsatz kommt nach Maskenfixation immer eine CT-gestützte rechneroptimierte 3D-Bestrahlungsplanung mit IMRT/VMAT Bestrahlungstechnik. Hiermit besteht auch die Möglichkeit zur moderat akzelerierten Bestrahlung durch einen simultan integrierten Boost (SIB).

Beim axillären CUP-Syndrom handelt es sich vorwiegend um Adenokarzinome. In den meisten Fällen kann von einem okkulten Mammakarzinom ausgegangen werden. Die vorhandenen Publikationen aus zumeist retrospektiven Daten sprechen dafür, den Therapiealgorithmus analog zu den Empfehlungen bei Vorliegen eines histologisch gesicherten Mammakarzinoms zu übernehmen. Für Patientinnen, bei denen zusätzlich zur Bestrahlung des Lymphabflusses auch die ipsilaterale Brustdrüse mit einbezogen wurde, zeigte sich eine Verbesserung sowohl der lokoregionalen Tumorkontrolle als auch des krankheitsspezifischen Überlebens im Vergleich zu Patienten ohne Mitbestrahlung der Brustdrüse.

10.15.1 Nebenwirkungen und Begleitbehandlung

Die Nebenwirkungen und die Supportivtherapie bei der Strahlentherapie des CUP-Syndroms im Kopf-Hals-Bereich entsprechen denen nach der Therapie histologisch gesicherter Kopf-Hals-Tumoren (vgl. Kapitel 11.2)

Entsprechendes gilt auch für CUP-Syndrome, die in Analogie zu anderen Tumorentitäten behandelt werden.

10.15.2 Nachsorge und Rehabilitation

Die Tumornachsorge und ebenso eventuelle Rehabilitationsmaßnahmen richten sich nach der mutmaßlichen Primärtumorlokalisation bzw. der operativ bzw. strahlentherapeutisch behandelten Region. Evidenzbasierte Richtlinien liegen aufgrund der Vielgestaltigkeit des Krankheitsbildes nicht vor. Prinzipiell sollte bei Patienten, die unter kurativer Intention behandelt werden, wie z. B. das zervikale CUP-Syndrom, eine intensive Nachsorge in Analogie zu den Kopf-Halstumoren erfolgen. Bei initial palliativ ausgerichteter Therapieform ist eine symptomorientierte Nachsorge durchzuführen.

Tabelle 10.72: Prognostisch günstige Konstellationen des CUP-Syndroms: Die prognostisch günstigste Gruppe sind Lymphknotenmetastasen im Halsbereich (Plattenepithelkarzinom)

Klinische Konstellation	Spezielle Diagnostik	Therapieempfehlung
Hals-LK-Metastasen eines Plattenepithelkarzinoms	PET-CT, HNO-Status mit Panendoskopie und Biopsien auffälliger Läsionen, beim Fehlen verdächtiger Läsionen beidseitige Tonsillektomie, Blindbiopsien	Multimodale Therapie wie beim lokoregionär fortgeschrittenen Kopf-Hals-Tumor, OP + adjuvante Radio+/-Chemotherapie bzw. definitive RCT
Axilläre LK eines Adenokarzinoms	Röntgen-Mammographie, MRT und Sonographie der Mamma, evtl. PET, Immunhistologie mit Rezeptorstatus und HER-2/neu-Expression	Multimodale Therapie wie beim Mammakarzinom
Leisten-LK-Metastasen eines Plattenepithelkarzinoms	Digital-rektale Untersuchung, Proktoskopie bei Frauen: gynäkologische Untersuchung mit Probebiopsien von auffälligen Läsionen aus Vulva, Vagina und Zervix	LK-Dissektion und/oder lokale Nachbestrahlung, ggf. multimodale Therapiekonzepte in Analogie zum Anal-, Zervix- oder Blasenkarzinom
Peritonealkarzinose eines serös-papillären Adenokarzinoms	CA-125 oft erhöht, häufig bei Frauen mit BRCA1 Mutation	Multimodale Therapie wie beim metastasierten Ovarialkarzinom
Niedrig differenziertes Karzinom mit Keimzelltumor-Charakteristika	Männer <50 J. mit retroperitonealen und mediastinalen LK-Metastasen, β-HCG und/oder AFP oft erhöht, Zytogenetik: i(12p)-Aberration	CTx in Analogie zu Keimzelltumoren mit einer Cisplatin-haltigen Kombinations CTx
Neuroendokrines Karzinom	Differenzierungsgrad und Proliferationsrate histologisch bestimmen, 68-Gallium-Dotanoc-Rezeptor-PET-CT, wenn nicht verfügbar: Octreotid-Szintigrafie, ggfs. Explorative Laparoskopie/Laparotomie, wenn eine R0-Resektion der Metastase möglich erscheint, bei Grad III Tumoren Bronchoskopie	gut differenziert und Somatostatin-Rezeptor positiv: Somatostatin, schlecht differenziert: Platin-Etoposid Kombinations-CTx
Kolon-typisches Adenokarzinom (immunhistochemisch CK7-, CK20+, CDX2	Ergänzende Koloskopie	Therapie analog zum metastasierten Kolonkarzinom
Lokal begrenzt (solitäre Metastase oder Befall einer LK-Region)	intensive Diagnostik lokoregionär, PET-CT, MRT Schädel	Resektion +/- RT oder RT+/- CTx

[CTx: Chemotherapie, RT: Radiotherapie, RCT: Radiochemotherapie]

Literatur

1. Biau J, Lapeyre M, Troussier I, Budach W, Giralt J, Grau C, Kazmierska J, Langendijk JA, Ozsahin M, O'Sullivan B, Bourhis J, Grégoire V. Selection of lymph node target volumes for definitive head and neck radiation therapy: a 2019 Update. Radiother Oncol. 2019;134:1–9.
2. Begum N, Wellner U, Thorns C et al. CUP Syndrome in Neuroendocrine Neoplasia: Analysis of Risk Factors and Impact of Surgical Intervention. World J Surg. 2015;39(6):1443–51.
3. Conway AM, Mitchell C, Kilgour E et al: Molecular characterisation and liquid biomarkers in Carcinoma of Unknown Primary (CUP): taking the 'U' out of 'CUP'. Br J Cancer. 2019;120:141–153.
4. Kato S, Weipert C, Gumas S, et al.: Therapeutic actionability of circulating cell-free DNA alterations in carcinoma of unknown primary. JCO Precis Oncol 2021; 5: 1687–98.
5. Hübner G, Borner M, Stöger H, et al.: CUP Syndrom – Krebserkrankungen mit unbekanntem Primärtumor. Onkopedia Leitlinien 2020, www.onkopedia.com
6. Qaseem A, Usman N, Jayaraj JS et al.: Cancer of Unknown Primary: A Review on Clinical Guidelines in the Development and Targeted Management of Patients with the Unknown Primary Site. Cureus. 2019;11:e5552. doi: 10.7759/cureus.5552.
7. Sprave T, Rühle A, Hees K et al: Radiotherapeutic management of cervical lymph node metastases from an unknown primary site - experiences from a large cohort treated with modern radiation techniques. Radiat Oncol. 2020;15:80.

Kapitel 11

Strahlentherapie bei Kindern und Jugendlichen

Diana Steinmann / Hans Christiansen

Kernaussagen

- In Deutschland werden 95 % aller Kinder mit malignen Erkrankungen im Rahmen von multimodalen Therapiestudien behandelt.
- Die Bestrahlung von Kindern ist anspruchsvoll und erfordert besondere Erfahrung sowie eine interdisziplinäre Abstimmung. Von besonderer Bedeutung sind die Empfehlungen eines strahlentherapeutischen Referenzzentrums.
- Als mögliche Späteffekte nach Strahlentherapie bei Kindern und Jugendlichen sind, abhängig vom Bestrahlungszielvolumen, Wachstumsstörungen, hormonelle Dysfunktionen, neurokognitive Einbußen und gut- oder bösartige Neubildungen zu nennen.
- Insbesondere bei kurativen Erkrankungen mit kritischer Risikoorganbelastung sollte immer geprüft werden, ob eine Protonentherapie gegenüber einer konventionellen Strahlentherapie vorteilhaft ist.

Allgemeine Prinzipien

Bösartige Tumorerkrankungen im Kinderalter sind selten, nur 0,2 % der Kinder unter 15 Jahren erkranken an einem Tumor. Trotzdem stellen Malignome nach Unfällen die häufigste Todesursache im Kindesalter dar.

Die Hälfte der kindlichen Tumorerkrankungen machen Lymphome und Leukämien aus. Auf der Website des Deutschen Kinderkrebsregisters[2] können Anzahl und Häufigkeiten der häufigsten Tumorentitäten nachgelesen werden. Seit 1980 bis 2018 sind hier knapp 67.000 Kinder erfasst. Bei den bösartigen Erkrankungen im Kindesalter handelt es sich meist um schnell wachsende, undifferenzierte Tumoren und nicht um Karzinome wie bei Erwachsenen. Ein großer Teil der Tumoren im Kindesalter wird pränatal angelegt; sie werden als embryonale Tumoren bezeichnet (z. B. Medulloblastom). Diese Tumoren werden zur Hälfte bereits in den ersten vier Lebensjahren diagnostiziert. Auch bei den pädiatrischen Leukämien werden die meisten Erkrankungen im Kleinkindessalter gesehen. Bei Knochentumoren besteht hingegen ein Altersgipfel bei den 12–17-Jährigen.

Die langjährigen kooperativen Therapiestudien innerhalb der pädiatrischen Onkologie haben zur Verbesserung der Prognose von kindlichen Malignomen entscheidend beigetragen. Von den jährlich in Deutschland erkrankten etwa 1800 Kindern können im Durchschnitt ca. 75 % geheilt werden.

Die Behandlung von Kindern und Jugendlichen mit bösartigen Erkrankungen erfordert in besonderem Maße die interdisziplinäre Zusammenarbeit. Aufgrund der Seltenheit der Tumoren werden die meisten Kinder und Jugendlichen im Rahmen von multimodalen Therapiestudien behandelt. Die Therapieprotokolle zielen auf eine kontinuierliche Verbesserung der Behandlung durch randomisierte Fragestellungen. Grundlage der Therapie-Konzepte ist die Kombination einer systemischen Polychemotherapie mit einer onkologisch adäquaten Operation bei den meisten soliden Tumoren (z. B. Knochen-Tumore, Hirntumore) und/oder Radiotherapie. Fast alle malignen Tumoren und hämatologischen Systemerkrankungen im Kindesalter sprechen auf eine Behandlung mit Zytostatika an. Die Kinetik des Ansprechens auf die Chemotherapie ist bei vielen pädiatrischen Tumoren von prognostischer Bedeutung. Aufgrund eines Vorschlages des Gemeinsamen Bundesausschusses (G-BA) dürfen Kinder mit onkologischer Erkrankung nur an einem Zentrum behandelt werden, welches besondere personelle und strukturelle Bedingungen erfüllt[3]. Eine Strahlentherapie wird bei vielen Tumorerkrankungen in Abhängigkeit von entsprechenden Prognosefaktoren (Histologie, Tumorsitz, Tumorstadium, Radikalität der Operation, Ansprechen auf die Chemotherapie) eingesetzt. Die Bestrahlung von Kindern ist anspruchsvoll und erfordert besondere strahlentherapeutische Erfahrung.

[2] www.kinderkrebsregister.de

[3] https://www.g-ba.de/downloads/62-492-1337/KiOn-RL_2016-12-15_iK-2017-02-08.pdf

Die enge Abstimmung der Bestrahlungskonzepte mit der pädiatrischen Hämato-/Onkologie vor Ort und dem zuständigen Referenzstrahlentherapeuten der jeweiligen Therapie-Optimierungsstudie oder des entsprechenden Registers ist zwingend erforderlich. Informationen bezüglich aktueller Zuständigkeiten können über die Arbeitsgemeinschaft „Pädiatrische Radioonkologie" (APRO) erhalten werden. An die strahlentherapeutische Technik und Durchführung der Bestrahlung werden sehr hohe Ansprüche gestellt, um langfristige Therapiefolgen, insbesondere Wachstumsschäden, zu vermeiden. Aufgrund der vorhandenen Datenlage sollte jedoch insbesondere bei pädiatrischen Patienten die Möglichkeit einer Protonentherapie immer geprüft werden. Laut Positionspapier zur Partikeltherapie sind die Kapazitäten zwar grundsätzlich weiterhin limitiert, erlauben aber für Kinder in Deutschland bereits eine sehr gute Verfügbarkeit. Technisch konnten durch Weiterentwicklungen bestehende Restriktionen der klinischen Anwendung weitgehend aufgehoben werden. Die moderne 3-D-geplante hochkonformale Strahlentherapie mit Photonen stellt jedoch weiterhin die Methode der 1. Wahl dar, wenn technische oder logistische Einschränkungen vorliegen oder sich aufgrund der Tumorlokalisation bzw. des Behandlungsvolumens kein entscheidender Vorteil ergibt. In zeitkritischen Fällen kann überdies eine Entscheidung zur Photonentherapie getroffen werden, da die Planung und Qualitätssicherung der Protonentherapie oftmals aufwendiger ist. Unabhängig von der verwendeten Bestrahlungsmodalität ist weiterhin auf eine Einbindung des pädiatrischen Patienten in eine interdisziplinäre Therapie- oder Registerstudie der GPOH zu achten. Säuglinge und Kleinkinder müssen gegebenenfalls in Anästhesiebegleitung bestrahlt werden.

11.1 Leukämien

Die akute lymphatische Leukämie (ALL) ist mit einem Anteil von 27 % die häufigste Krebserkrankung im Kindesalter. Die Inzidenz ist etwa fünfmal höher als bei der AML. Das mediane Erkrankungsalter beträgt bei der ALL etwa 5 Jahre, bei der AML etwa 8 Jahre. Die Initialdiagnostik dient neben der Diagnosesicherung der möglichst präzisen Abschätzung des Rezidivrisikos. Die Therapie erfolgt risikoadaptiert mit Polychemotherapieelementen mit dem Ziel, durch frühe Therapieintensivierung einer Resistenzentwicklung vorzubeugen. Die Indikation zur allogenen Stammzelltransplantation besteht bei der kindlichen AML meist nur in der Rezidivbehandlung, bei der kindlichen ALL nur bei genetisch definierten ALL Subtypen und Kindern mit schlechtem Therapieansprechen.

Die Empfehlungen zur Strahlentherapie sind Gegenstand intensiver Forschung. Aktuell wird bei der kindlichen ALL in Deutschland eine Ganzhirnbestrahlung im Alter >1 Jahr mit gesichertem initialen ZNS-Befall (18 Gy) sowie prophylaktisch (12 Gy) für definierte Patientengruppen >2 Jahren vorgesehen (bestimmte Patienten mit T-ALL / Hochrisikogruppe). Die Einzeldosis beträgt 1,5 Gy. In der Rezidivbehandlung erfolgt bei allen Kindern unabhängig vom Nachweis eines ZNS-Rezidivs eine Ganzhirnbestrahlung, wobei Höhe und Zeitabstand der Vorbelastung zu berücksichtigen sind. Die kumulative Gesamtdosis am Hirngewebe einschließlich Vorbelastung soll bei einer sich eventuell anschließenden Ganzkörperbestrahlung, mit üblicherweise 6x2 Gy, 24 Gy nicht überschreiten. Die mitbestrahlten Wirbelsäulenanteile (untere Feldgrenze entspricht HWK 2) sind vollständig in das Bestrahlungsfeld einzubeziehen, um spätere Fehlstellungen der Wirbelsäule zu vermeiden.

Bei der AML im Kindesalter wird die Schädelbestrahlung bei manifestem ZNS-Befall generell akzeptiert, während die prophylaktische Bestrahlung umstritten ist.

Bei der jeweiligen Therapieentscheidung sind die jeweiligen Studienprotokolle zu beachten und die Referenzstrahlentherapeuten zu kontaktieren.

11.2 Hirneigene Tumoren

Medulloblastom und primitive neuroektodermale Tumoren (PNET)

Primitive neuroektodermale Tumoren gehören zu den embryonalen Tumoren und sind mit 25 % die zweithäufigste Entität aller Hirntumoren bei Kindern und Jugendlichen. Zu etwa 75 % gehen sie vom Kleinhirn aus und werden dann als Medulloblastom bezeichnet. Supratentorielle PNET entstehen überwiegend in den Großhirnhemisphären oder in der Pinealisregion (entsprechende Bezeichnung: Pineoblastom). Der Häufigkeitsgipfel liegt um das fünfte Lebensjahr. Medulloblastome zählen zu den Tumoren mit sehr hoher Malignität (entsprechend WHO Grad IV) und gelten als strahlen- und chemotherapiesensibel. Aktuelle molekular-genetische Erkenntnisse zeigen, dass es sich bei der Gruppe der Medulloblastome durchaus um eine biologisch heterogene Gruppe unterschiedlicher Tumore handelt. Metastasen können im gesamten Liquorraum auftreten. Bei bis zu einem Drittel der Patienten können bereits primär Hirnmetastasen und bei einem Viertel der Patienten primär maligne Zellen im Liquor nachgewiesen werden. Prognostisch bedeutsam sind der Nachweis von kontrastmittelaufnehmendem Resttumor in MRT oder CT nach der Primäroperation sowie der Nachweis von Metastasen; der alleinige Nachweis maligner Zellen im Liquor hat keine sichere prognostische Relevanz. Die Basistherapie besteht aus primärer möglichst vollständiger Resektion sowie für Kinder über 3–4 Jahren ohne Metastasierung die kraniospinale Bestrahlung mit Boost auf die hintere Schädelgrube, gefolgt von einer Erhaltungschemotherapie. Bei metastasierter Erkrankung kommen intensivierte multimodale Therapiekonzepte zum Einsatz.

Da bei jedem Patienten zumindest mit einer okkulten Metastasierung über die Liquorwege gerechnet werden muss, ist in den meisten Fällen eine kraniospinale Bestrahlung des gesamten Liquorraums nötig, die auch in Kombination mit einer Chemotherapie als simultane Radio-Chemotherapie erfolgen kann. Im Bereich des Hirnschädels und des Spinalkanals werden Gesamtdosen zwischen 24 und 36 Gy gefolgt von einer Aufsättigung der hinteren Schädelgrube auf 54 bis 60 Gy, ggf. auch hyperfraktioniert, eingestrahlt. Solide ZNS-Metastasen werden nach Möglichkeit lokal bis zu einer Gesamtdosis von 45 bis 50 Gy aufgesättigt. Um die Dosisbelastung an relevanten Risikoorganen, insbesondere z. B. am Herzen, zu senken, ist die Bestrahlung mit Protonen im Bereich der kraniospinalen Achse mittlerweile zum Standard geworden (Abb. 11.1).

Die adjuvante Chemotherapie hat ebenfalls einen festen Stellenwert bei der multimodalen Behandlung der Medulloblastome. Hierdurch kann das ereignisfreie Überleben gegenüber der alleinigen postoperativen Bestrahlung verbessert werden. Kinder unter drei Jahren sollten möglichst nicht bestrahlt werden, um Störungen der neurokognitiven Entwicklung sowie neuroendokrine Ausfälle zu vermeiden. Aktuell erfolgt die Behandlung von Medulloblastomen und PNET im Rahmen des HIT-Med-1-Register, der SIOP PNET 5 MB-Studie und im HIT-Rez-Register.

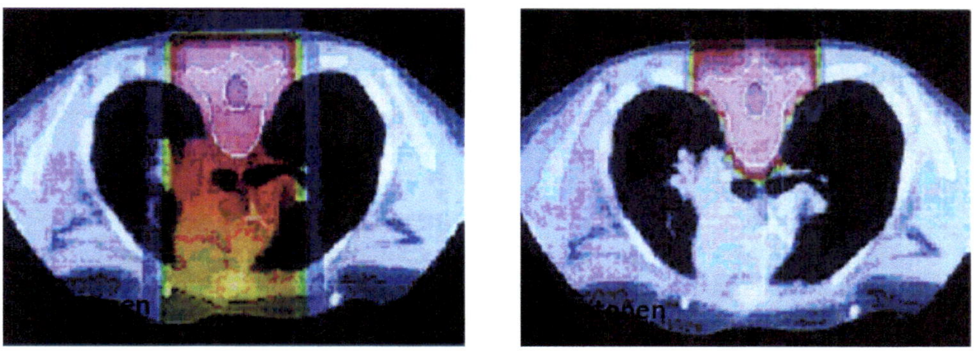

(a) Nach CT-gestützter 3D-Bestrahlungsplanung präzise Einstellung des 3-Felder-Anschlusses kraniospinal über dreidimensionale Verschiebepunkte. Bei Kindern ist auf eine homogene Bestrahlung der Wirbelsäule zu achten

(b) Im Vergleich zur 3D-Photonenbestrahlung ergibt sich durch die besondere Dosisverteilung der Protonen eine deutliche Schonung ventral der Wirbelsäule liegender Risikoorgane

Abbildung 11.1: Bestrahlung der kraniospinalen Achse in Rückenlage

Hochmaligne Gliome

Tumoren des Zentralnervensystems (ZNS) sind mit einer Häufigkeit von 20–25 % nach der Leukämie die zweithäufigste Tumorerkrankung im Kindes- und Jugendalter. Histologisch werden ZNS-Tumoren gemäß den WHO-Kriterien eingeteilt. Am häufigsten finden sich im Kindesalter astrozytäre Tumoren (30–35 %), welche in ihrer Dignität ein Spektrum von niedrig maligne (pilozytische Astrozytome, WHO-Grad 1) bis hoch maligne (Glioblastome, WHO-Grad 4) umfassen. Ca. 10 % der ZNS-Tumoren sind maligne hochgradige Gliome. Die Prognose dieser Erkrankung ist sehr ungünstig. Dazu gehören einerseits gliale Tumoren, die aufgrund von histologischen Malignitätskriterien entsprechend der Tumorgradierung der Weltgesundheitsorganisation als WHO Grad 3 oder WHO Grad 4 eingestuft werden. Andererseits sind dies auch Tumoren, die aufgrund ihres äußerst ungünstigen klinischen Verlaufes als hochmaligne klassifiziert werden: diffuses intrinsisches Ponsgliom (DIPG) und das diffuse Mittelliniengliom, H3 K27 M mutiert (DMG).

DIPG werden anhand von definierten klinischen und bilddiagnostischen Kriterien diagnostiziert. Dazu gehören eine sehr kurze Symptomanamnese, mindestens ein typisches klinisches Symptom der Hirnstammbeteiligung (Hirnnervenausfälle und/oder Ausfall der langen Bahnen und/oder Ataxie). In der MRT geht die Tumor-Hauptmasse von der Pons aus, dabei mehr als 50 % vom Pons-Durchmesser einnehmend sowie in der T1-Wichtung hypointens, in der T2-Wichtung hyperintens imponierend. Der chirurgischen Tumorentfernung kommt in der Therapie von kindlichen ZNS-Tumoren nach wie vor ein hoher Stellenwert zu, sofern diese mit einer niedrigen Morbidität möglich ist. Für die meisten kindlichen Hirntumoren ist die Radikalität der Tumorentfernung von wichtiger prognostischer Bedeutung und korreliert signifikant mit der rezidivfreien Zeit und ggf. dem Gesamtüberleben. Außerdem machen zunehmende Erkenntnisse über molekulare Signaturen in kindlichen ZNS-Tumoren und deren potenzielle prognostische Bedeutung eine bioptische Tumorprobenentnahme auch bei Hirnstammgliomen mehr und mehr notwendig. Die Tatsache, dass Tumoren, die nach gängigen histologischen Kriterien einer Tumorentität angehören, dennoch gänzlich unterschiedliche molekulare Veränderungen aufweisen können und sich auch biologisch verschieden verhalten, verdeutlicht den Paradigmenwechsel, der sich gerade in der Diagnostik und Therapie von kindlichen ZNS-Tumoren vollzieht. Dies hat sich nicht nur in der neuen WHO-Klassifikation der ZNS-Tumoren, sondern auch in Studienprotokollen niedergeschlagen.

Derzeit wird im Rahmen einer internationalen kooperativen Studie (HIT-HGG-2013) bei Kindern > 3 Jahren mit malignen Gliomen und diffusen intrinsischen Ponsgliomen die zusätzliche Gabe des Histon-Deacetylase-(HDAC) Inhibitors Valproinsäure zusätzlich zur Radiochemotherapie mit simultaner und adjuvanter Temozolomidgabe geprüft. Die Integration neuer Strategien wie zielgerichtete Therapien (Signalweg-Inhibitoren, epigenetisch wirksame Substanzen), immuntherapeutische Ansätze und neue Medikamente zur Wirkungsverstärkung der Radio- und Chemotherapie (Autophagie-Inhibitoren) ist Gegenstand aktueller Forschungsansätze. Individuelle Analysen medikamentös behandelbarer Angriffspunkte im Tumorgewebe bietet bei der in der Rezidivsituation aller hochgradigen Gliome die INFORM-Studie am Deutschen Krebsforschungszentrum in Heidelberg an.

Bei Kindern unter 3 Jahren mit einem hochmalignen Gliom wird initial zur Vermeidung von radiotherapeutisch-induzierten neurologischen Defiziten zunächst Operation und Chemotherapie und nur im Rezidivfall der Einsatz der Radiotherapie angestrebt. Die Radiotherapie erfolgt als Teilhirnbestrahlung mit konventioneller Fraktionierung, d. h.

es werden in fünf Einzelfraktionen pro Woche mit je 1,8 Gy bis insgesamt 54–60 Gy appliziert. Das Zielvolumen erfasst die erweiterte Tumorregion mit einer Sicherheitszone von 2 cm. Die Protonentherapie wird zunehmend auch bei pädiatrischen Patienten mit hochgradigem Gliom Anwendung finden, da normales Hirngewebe oft deutlich besser geschont wird als bei der konventionellen Strahlentherapie.

Auch in der Rezidivbehandlung ist die Radiotherapie eine wichtige Therapieoption. Besonders bei Patienten mit einem progredienten DIPG kann durch Re-Bestrahlung häufig ein Lebenszeitgewinn und auch eine Symptomverbesserung erreicht werden. Einzelne kleine Fallserien weisen auch bei nicht-pontinen Rezidiven darauf hin, dass eine Re-Bestrahlung mit guter Verträglichkeit möglich ist und einige Patienten kurzfristig klinisch hiervon profitieren.

Ohne Therapie liegt das mediane progressionsfreie Überleben von Kindern mit inkomplett resezierten malignen Gliomen und diffus intrinsischen Ponsgliomen zwischen drei und sechs Monaten. Mit maximaler Therapie verlängert sich diese Zeit für diffuse Ponsgliome auf ein Jahr. Bei malignen Gliomen anderer Lokalisation werden mit multimodaler Therapie 5-Jahres-Überlebensraten >50 % berichtet. Bei Kindern <3 Jahren mit hochmalignen Gliomen werden trotz alleiniger Operation und Chemotherapie Langzeit-Überlebensraten von über 50 % beobachtet.

Niedrigmaligne Gliome

Gliome mit niedriger Malignität stellen 30–40 % der primären Hirntumoren des Kindesalters. Das mediane Erkrankungsalter liegt bei 5–7 Jahren. Alle Tumorkomponenten entsprechen definitionsgemäß den WHO-Graden 1 oder 2. Am häufigsten tritt das pilozytische Astrozytom auf, gefolgt von den Gangliogliomen, dysembryoplastischen neuroepithelialen Tumoren (DNET) und diffusen Gliomen. Ependymome werden diesem Sammelbegriff nicht zugeordnet. Die zentrale Begutachtung durch das Hirntumorreferenzzentrum der Deutschen Gesellschaft für Neuropathologie mit Sitz in Bonn ist nützlich und im Rahmen von Therapiestudien notwendig. Bei ca. 10 % der Patienten liegt als Grunderkrankung eine Phakomatose (Neurofibromatose NF I, tuberöse Sklerose) vor. Während WHO-Grad 1-Tumoren allgemein gut abgrenzbar sind, weisen WHO-Grad 2-Tumoren bereits eine diffuse Infiltrationszone auf. Ein maligner Progress kommt bei Kindern nur sehr selten vor. Insgesamt ist die Prognose sehr gut mit Überlebensraten von > 95 % nach 5 Jahren.

Die Lokalisation ist aufgrund der damit verbundenen möglichen Resektabilität prognostisch von Bedeutung. Grundsätzlich anzustreben ist die vollständige Tumorresektion, soweit dies ohne schwere neurologische Folgeschäden möglich ist. Wenn keine oder keine vollständige Resektion möglich ist, kann je nach individuellem Verlauf (Progression oder stabile Erkrankung) eine Chemotherapie entsprechend dem HIT LGG-Studienprotokoll erforderlich sein. Temozolomid hat bisher keinen Vorteil gegenüber der Standardtherapie gezeigt.

Eine nicht-chirurgische Therapie wird bei schweren neurologischen Symptomen (z. B. dienzephales Syndrom, rasche Visusverschlechterung) durch einen nicht oder nur inkomplett resezierbaren Tumor bereits zum Zeitpunkt der Diagnosestellung eingeleitet, während ein Tumorrest per se keine Indikation zur Radio- oder Chemotherapie darstellt. In Studien wird für Patienten mit stabilen Symptomen nach Teilresektion und nicht-progredienten Tumorresten eine Beobachtung unter regelmäßigen neurologischen und neuroradiologischen Verlaufskontrollen empfohlen.

Eine Chemo- oder Strahlentherapie wird erst bei klinischer und/oder radiologischer Progredienz begonnen. Eine Chemotherapie wird besonders bei Kindern < 8 Jahren und Patienten mit Neurofibromatose NF I (insb. Sehbahngliome) mit dem Ziel der Verzögerung des Beginns oder der vollständigen Vermeidung einer Bestrahlung im Rahmen von Studien eingesetzt. Ein hohes Progressionsrisiko nach Chemotherapie besteht jedoch für sehr junge Kinder (< 1 Jahr), für welche die Vermeidung einer frühen Bestrahlung besonders wichtig ist. Eine Bestrahlung erfolgt wenn möglich mit Protonen. Die Gesamtdosen betragen kranial meist 54 Gy (Einzeldosis 1,8 Gy/Tag). Durch eine Bestrahlung kann bei Optikus-Gliomen eine Besserung bzw. Stabilisierung des Visus erreicht werden.

Sonstige Hirntumore

Weitere häufigere kindliche Hirntumore sind die Ependymome (8–12 % aller ZNS-Tumoren im Kindesalter, Behandlung im SIOP Ependymoma II und HIT Med 1 Register sowie bei Rezidiv im HIT-Rez-Register), die intrazerebralen Keimzelltumore (SIOP CNS GCT II-Studie, Unterscheidung in Germinome, Non-Germinome und Teratome ist therapieentscheidend) sowie die Kraniopharyngiome (Kraniopharyngeom-Studie 2007).

11.3 Hodgkin-Lymphom

Aktuell erfolgt die Therapie aller kindlichen Hodgkin-Lymphome im Rahmen des GPOH-HD (2020) Registers. Die Studienzentrale stellt Therapieempfehlungen bereit, die sich an den vorangegangenen Studien EuroNet-PHL-C2 und EuroNet-PHL-LP1 orientieren.

Die Patienten mit einer LP-HL im Stadium IA und IIA werden nach der EuroNet-PHL-LP1-Studie behandelt, welche keine Radiotherapie vorsieht (alleinige OP im Stadium IA, low-dose Chemotherapie im Stadium IA nach inkompletter Resektion bzw. im Stadium IIA). Höhere Stadien werden ggf. analog der klassischen Hodgkin-Lymphomen behandelt.

Bei den klassischen Hodgkin-Lymphomen ist bezüglich der Ausbreitungsdiagnostik (analog EuroNet-PHL-C2) ein Ganzkörper-PET-MRT oder -PET-CT in Kombination mit einer CT des Thorax und einer Abdomen-Sonographie empfohlen.

Im Verlauf der letzten Jahrzehnte wurden sowohl die Chemotherapieprotokolle wie auch die Strahlentherapie schrittweise deeskaliert. In Bezug auf die Systemtherapie wird aktuell bei allen Patienten nach zwei Zyklen einer Chemotherapie mit OEPA ein „Early response assessment PET" (ERA-qPETquantitative) durchgeführt. Anschließend werden die Patienten in drei Behandlungsstufen (TL: *treatment level*) je nach Stadium, Risikofaktoren und Ansprechen stratifiziert: TL-1, TL-2 und TL-3 für niedriges, mittleres und fortgeschrittenes Risiko. Patienten in TL-1 werden nicht randomisiert und erhalten eine weitere Standard-Chemotherapie mit COPDAC-28. Patienten in TL-2 und TL-3 werden zwischen Standard COPDAC-28 versus intensivierte Chemotherapie mit DECOPDAC-21 randomisiert.

In der 2015 abgeschlossenen, ersten großen europäischen Studie (EuroNet-PHL-C1) wurden mehr als 2.100 Patienten rekrutiert. Eine „involved-field"-Bestrahlung wurde dabei nur bei Patienten durchgeführt, deren PET-Scans nach zwei anfänglichen OEPA-Zyklen noch positiv waren. Die Ergebnisse deuteten darauf hin, dass diese Strategie geeignet ist, Patienten zu identifizieren, die ein gutes langfristiges Überleben auch ohne Bestrahlung haben. Die Zielvolumendefinition in der folgenden C2-Studie bei Patienten in TL1 und bei Patienten in TL-2 und TL-3, die im COPDAC-28-Arm behandelt werden, basiert auf der initialen Lymphknoten und extra-nodalen Beteiligung (PET-CT zum Diagnosezeitpunkt). Nachdem in den Vorgängerstudien (EuroNet PHL-C1, HD-2002-Pilotstudie, HD95 und HD90) noch größere Zielvolumina bestrahlt wurden (z. B. die sogenannte „modifizierte Manteltherapie" oder die „involved-field"-Bestrahlung [s. o.]), wird in der aktuell geltenden C2-Studie eine *„involved site"*-Bestrahlung durchgeführt, wobei die 3D-Zielvolumendefinition auf befallene Lymphknoten nach Chemotherapie mit Sicherheitsabstand basiert. Für die Bestrahlungsplanung bei Patienten in TL-2 und TL-3 mit inadäquatem Ansprechen wird nach Abschluss der Chemotherapie ein zusätzliches *„Late response assessment* PET-CT" (LRA-qPET) durchgeführt.

In der aktuellen Behandlung analog der EuroNet-PHL-C2-Studie ist eine Standard-Strahlentherapiedosis mit 19,8 Gy in 11 Fraktionen (1,8 Gy pro Fraktion) für Patienten in TL1 (bei inadäquatem Ansprechen nach 2xOEPA) und TL-2 & TL-3 vorgesehen, die COPDAC-28 erhielten. Verbleibende Lymphknoten > 10 mm, die auf dem LRA-qPET noch positiv sind, erhalten einen zusätzlichen 10 Gy-Boost. Für Patienten in TL-2 und TL-3, die DECOPDAC-21 erhalten und ein positives LRA-qPET haben, beträgt die verordnete Dosis 28,8 Gy in 16 Fraktionen (1,8 Gy pro Fraktion). Für Patienten in TL-3, die mit COPDAC-28 behandelt wurden, wird bei Organbeteiligung (Stadium IV) nur noch eine Strahlentherapie erforderlich, wenn nach den ersten 2 Zyklen der Chemotherapie auf dem ERA-qPET noch positive Befunde zu erheben sind. Alle Patienten (jedes TL) mit adäquatem Ansprechen im ERA PET erhalten keine Strahlentherapie.

Ist eine Strahlentherapie der Lunge erforderlich, erfolgt diese lokal mit 14,4 Gy ggf. mit 5,4 Gy Boost.

Bei der jeweiligen Therapieentscheidung sind die jeweiligen Studienprotokolle zu beachten und die Referenzstrahlentherapeuten zu kontaktieren.

Mehr als 90 % der erkrankten Patienten überleben mindestens 20 Jahre. Ihre Prognose ist durch therapieinduzierte Spätfolgen beeinträchtigt, insbesondere durch sekundäre maligne Neoplasien (SMN). In einer Studie von Dörffel et al. wurden Daten von 2548 Patienten der pädiatrischen Hodgkin-Studien in Deutschland, Österreich und der Schweiz aus den Jahren 1978–2002 ausgewertet. Bei 138 Studienpatienten wurden 147 SMN diagnostiziert, darunter 47 Schilddrüsenkarzinome, 37 Mammakarzinome und 15 hämatopoetische Neoplasien. Bei 105 von 123 Studienpatienten (85 %) traten die sekundären soliden Tumoren in den bestrahlten Regionen auf. Somit sollten Überlebende nach einem pädiatrischen Hodgkin-Lymphom über das Risiko von SMN – insbesondere in den bestrahlten Regionen – aufgeklärt werden und eine regelmäßige ärztliche Nachsorge, die eine Krebsvorsorge umfasst, erfahren – insbesondere bzgl. des Mammakarzinoms bei Frauen im Falle mediastinaler Strahlentherapie. Künftig sollte eine Strahlentherapie bei Kindern und Jugendlichen weiter reduziert oder – wenn nach Datenlage möglich – vermieden werden.

11.4 Weichteilsarkome

Die Weichteilsarkome stellen eine heterogene Gruppe maligner Tumoren dar, die primär z. B. im Muskel-/Bindegewebe entstehen und überwiegend mesenchymaler Herkunft sind. Die Lokalisationsverteilung hängt wesentlich vom histologischen Typ ab. Die mit ca. 60 % häufigste histologische Entität, das Rhabdomyosarkom (RMS), findet sich z. B. vorwiegend im Kopf/Hals- und Urogenital-Bereich. Die diagnostischen und therapeutischen Strategien variieren in Abhängigkeit von der jeweiligen histologischen Entität und der Lokalisation. „RMS-artige“ Tumoren (RMS, extraossäre Ewing-Sarkome, periphere neuroektodermale Tumoren, auch ‚PNET‘ genannt, sowie Synovialsarkome) gelten als chemotherapiesensibel im Gegensatz zu den sehr viel selteneren anderen Weichteilsarkomen, auf die im Folgenden nicht weiter eingegangen wird. Die CWS-Studiengruppe stellt den am Register SoTiSaR teilnehmenden Zentren Behandlungsempfehlungen in Form der „CWS-Guidance“ zur Verfügung. Die „CWS-Guidance“ ist eine Empfehlung zur Behandlung von Patienten mit Weichteiltumoren und Weichteilsarkomen. Es beinhaltet Therapieempfehlungen für Betroffene mit Rhabdomyosarkomen, anderen lokalisierten Rhabdomyosarkom-artigen („RMS-like") und nicht-Rhabdomyosarkomartigen Weichteilsarkomen und -tumoren („NRSTS"), metastasierten Weichteilsarkomen, Fibromatosen und Myofibromatosen, pleuropulmonalen Blastomen und Gastrointestinalen Stromatumoren (GISTs).

RMS-artige Tumoren werden im Allgemeinen multimodal behandelt. Eine primäre Tumorresektion erfolgt meist nicht. Lediglich in Ausnahmefällen kann eine onkologisch radikale Tumorresektion ohne Verstümmelung möglich sein. Bei primär nicht-resektablen Tumoren sollte unmittelbar nach bioptischer Sicherung der Diagnose eines RMS-artigen Tumors mit der Chemotherapie begonnen werden. Die Chemotherapie wird grundsätzlich als Kombinations-Chemotherapie verabreicht und bezweckt die Vernichtung (okkulter) Metastasen und die Verbesserung der lokalen Tumorkontrolle. Die Reihenfolge der Strahlentherapie als sekundäre lokale Maßnahme (prä- oder postoperativ) hängt vom Tumoransprechen (Response), der Tumorgröße, dem Alter und der Lokalisation ab. Die definitive lokale Tumorbehandlung soll nicht später als 10–12 Wochen nach Beginn einer neoadjuvanten Chemotherapie durchgeführt werden.

Patienten mit embryonalem RMS, die einer mikroskopisch vollständigen (R0) Tumorresektion zugänglich waren, bedürfen keiner Strahlentherapie. Bei einer sekundären R0-Resektion werden die lokale Kontrolle und das ereignisfreie Überleben, nicht aber das Gesamtüberleben durch die Bestrahlung verbessert. Die Bestrahlungsindikation sollte grundsätzlich immer anhand des Protokolls und nach Rücksprache mit dem Referenzstrahlentherapeuten gestellt werden. Die Dosis der Bestrahlung richtet sich nach der Radikalität der primären bzw. sekundären Resektion oder nach dem Ansprechen auf die präoperative Chemotherapie und wird auch an das Alter des Patienten adaptiert. Bei einer konventionellen Fraktionierung (1x 1,8–2 Gy/Tag) liegt die kumulative Dosis zwischen 40–50 Gy. Bei Patienten mit primär metastasierten RMS-artigen Tumoren, die auf eine intensivierte Chemotherapie gut angesprochen haben, ist eine sekundäre lokale Behandlung (Operation/Bestrahlung) von Primärtumor bzw. Metastasen indiziert.

11.5 Ewing-Sarkome

Die Gruppe der Ewing-Tumoren umfasst morphologisch ähnliche Subtypen, die als Ewing-Sarkom, atypisches Ewing-Sarkom und maligner peripherer neuroektodermaler Tumor (PNET oder MPNET) bezeichnet werden. Die Gruppe dieser Tumoren ist genetisch durch ein gemeinsames Chromosom 22-Rearrangement charakterisiert.

Ewing-Tumoren sind die zweithäufigsten malignen Knochentumoren im Kindes- und Jugendalter mit einem Altersmedian von 15 Jahren. Die häufigste Einzellokalisation ist das Becken, gefolgt von den Diaphysen langer Röhrenknochen. 20–30 % der Patienten weisen bei Diagnosestellung Fernmetastasen in Lunge und/oder Skelettsystem auf. Wie auch beim Osteosarkom stellt die Chemotherapie in Verbindung mit der unverzichtbaren Lokaltherapie den Therapiestandard beim Ewing-Sarkom dar. Dies gilt auch für Patienten mit metastasierten Tumoren, bei denen bezogen auf 10 Jahre ein Langzeitüberleben in > 20 % der Fälle erreicht werden kann. Im Rahmen des aktuell geltenden Registers/EWING 2008-Protokolls werden alle Patienten mit lokalisiertem oder metastasiertem Ewing-Tumor nach der für alle Patienten identischen Induktionstherapie in Risikogruppen stratifiziert und protokollgerecht behandelt.

Im Allgemeinen erfolgt im Anschluss an die neoadjuvante Chemotherapie die Operation des Tumorkompartiments mit dem Ziel einer vollständigen Tumorresektion bei gleichzeitigem Organ- und Funktionserhalt.

Eine postoperative Strahlentherapie erfolgt bei intraläsionaler oder marginaler Resektion sowie bei ungenügendem Ansprechen auf die Chemotherapie unabhängig vom Resektionsstatus mit einer Gesamtdosis zwischen 45 und 55 Gy. Beim lokalisierten Ewing-Sarkom konnte der Vorteil einer postoperativen Radiotherapie zusätzlich auch für große Tumoren (>200 ml zum Zeitpunkt der Diagnose) sowie bei Patienten mit 100 %iger Tumornekrose nach systemischer Therapie gezeigt werden. Bei Progress unter Chemotherapie oder bei fraglich resektablen Tumoren besteht die Möglichkeit einer präoperativen Bestrahlung. Liegt ein nicht kurativ resektabler Tumor vor oder ist eine R0-Resektion nur unter Verstümmelung oder gravierender Funktionseinbuße möglich, so kann eine alleinige Strahlentherapie bis zu einer Gesamtdosis von 55 Gy (ggf. mit einem kleinvolumigen Boost bis maximal 64 Gy) erfolgen. Zusätzlich zur Therapie einer primären Lungenmetastasierung (Chemotherapie, Resektion) ist eine Lungenbestrahlung auch bei vollständiger Remission unter Chemotherapie zu erwägen. Die Strahlendosis beträgt je nach Alter zwischen 15 und 18 Gy (Einzeldosis: 1,5 Gy). Einen wichtigen Stellenwert hat die Radiotherapie auch bei der kurativen Behandlung von Rezidiven und Metastasen.

Für 2022 ist der Start der randomisierten iEwing-Studie (International Euro Ewing Trial for Treatment Optimisation in Patients with Ewing Sarcoma) geplant. Für die Strahlentherapie ist hier die Dosiseskalation vorgesehen, um die Lokalrezidivraten noch weiter zu verbessern. Die Outcomeparameter einer Patientenkohorte mit der herkömmlichen Dosisverschreibung werden mit einer experimentellen Gruppe mit Dosiseskalation verglichen: Adjuvante Radiotherapie, low risk 45 vs. 54 Gy, high risk 50,4 vs. 59,4 Gy; definitive Radiotherapie, low risk 54 vs. 63 Gy und high risk 59,4 vs. 68,4 Gy (Tumore mit initialer Ausdehnung über 8 cm). Alle Patienten soll eine Protonentherapie oder IMRT angeboten werden. Außerdem ist eine Qualitätskontrolle vorgesehen, indem alle Pläne einer retrospektiven Überprüfung unterzogen werden.

11.6 Nasopharynxkarzinom

Beim Nasopharynxkarzinom handelt es sich in Deutschland und Europa prinzipiell um eine seltene Erkrankung (höchste Inzidenz in Südostasien), es besteht allerdings ein Altersgipfel in der Adoleszenz. Dem Epstein-Barr-Virus (EBV) wird bei der Entstehung eine Schlüsselfunktion zugeschrieben, die meisten Tumore sind daher EBV-positiv und histopathologisch undifferenzierte Karzinome (früher Typ „Schmincke“), eher selten handelt es sich um die klassischen Plattenepithelkarzinome, die ansonsten im Kopf-Hals-Bereich den Großteil der Tumore ausmachen. Klinisch zeichnen die Nasopharynxkarzinome sich u. a. dadurch aus, dass sie zu einer frühen lokalen (zervikalen) lymphogenen Metastasierung neigen – ca. 90 % der Tumore sind bereits zum Zeitpunkt der Erstdiagnose zervikal metastasiert.

Bei erwachsenen Patienten ist bei diesen Tumoren die primäre, kombinierte Radiochemotherapie die Therapie der Wahl mit guten Remissions- und Heilungsraten.

In Deutschland werden die Kinder und Jugendlichen mit dieser Erkrankung bereits seit mehreren Jahrzehnten im Rahmen der Therapieoptimierungsstudien der GPOH behandelt. Das Besondere an den verwendeten Therapiealgorhythmen im Vergleich zur Behandlung erwachsener Patienten im Rahmen dieser Studien war von Anfang an zum einen die Deeskalation der Strahlendosis (59,4 Gy versus mindestens 66/70 Gy bei erwachsenen Patienten) gepaart mit einer adjuvanten Therapie mit Interferon für ½ Jahr nach Radiochemotherapie. Alle Patienten in lokal fortgeschrittenen Stadien erhalten dabei stets auch eine neoadjuvante Induktionschemotherapie. Nachdem bereits in der ersten Studie (NPC-1991-GPOH, Mertens et al. Cancer 2005) mit einem solchen Konzept hervorragende Überlebensdaten mit 91 % progressionsfreiem und 95 % Gesamtüberleben bei relativ geringer höhergradiger Toxizität erreicht werden konnte, wurde im Nachfolgeprotokoll (NPC-2003-GPOH, Buehrlen et al. Cancer 2012) die Strahlendosis bei Patienten mit kompletter Remission nach Induktionschemotherapie weiter auf 54 Gy reduziert. Auch die Ergebnisse dieser Studie bestätigten die sehr guten Überlebensraten mit geringer höhergradiger Toxizität mit diesem multimodalen Konzept trotz reduzierter Strahlendosis. Schließlich ist in diesem Zusammenhang auch noch zu berücksichtigen, dass die kumulative Cisplatin-Dosis in der Phase der kombinierten Radiochemotherapie mit insgesamt 120 mg/m² Körperoberfläche (KO) aufgeteilt auf 2 Kurse mit jeweils 3 x 20 mg/m² KO in der ersten und fünften Bestrahlungswoche weit niedriger ist als diejenige, welche bei erwachsenen Patienten in der Regel empfohlen wird (mindestens 200 mg/m² KO).

Die aktuellen Empfehlungen (Kontny et al. Klin Pädiatr 2016 – für die europäischen Empfehlungen siehe auch Ben-Amit et al. Pediatr Blood Cancer 2021) sehen daher im Stadium I eine alleinige Strahlentherapie mit 59,4 Gy (Primärtumor mit Lymphabflussgebiet bis 45 Gy, Boost ad 59,4 Gy) mit nachfolgender $\frac{1}{2}$-jährlicher adjuvanter Interferontherapie vor (6 Mio. IU, 3x/Woche). Ab Stadium II erfolgen zunächst 3 Zyklen einer Induktionschemotherapie mit 5-FU (1000 mg/m²KO Tag 1–5) und Cisplatin (100 mg/m²KO Tag 1) und anschließend eine kombinierte Radiochemotherapie in o. g. Weise, wobei in Fällen der Komplettremission nach Induktionschemotherapie die Boostdosis auf kumulativ 54 Gy beschränkt wird. Aktuell können und sollen solche Patienten noch in das Register „NPC-2016-GPOH-Registry" eingeschleust werden (Studienleitung Prof. Kontny, Aachen). In dieses Register können auch erwachsene Patienten eingeschleust werden, auch erste Daten zur Erfahrung der Anwendung der GPOH-Protokolle bei erwachsenen Patienten wurden schon publiziert (Wolff et al. JCRCO 2010).

Aktuell wird durch die deutsche Studiengruppe unter der Leitung von Prof. Kontny eine weitere Nachfolgestudie initiiert, im Rahmen derer die Systemtherapie in der Induktionsphase (und ggf. je nach Ansprechen auch in der Phase der kombinierten Radiochemotherapie) durch eine Checkpoint-Inhibition mit Nivolumab ergänzt wird („Nivolumab in combination with cisplatin and 5-fluorouracil as induction therapy in children and adults with EBV-positive nasopharyngeal carcinoma“). Ein Ziel dieser neuen Studie ist die Erhöhung des Anteils von Patienten mit kompletter Remission nach Induktionschemotherapie, so dass im Rahmen der Studie vermehrt die o. g. weiter reduzierte Strahlendosis von nur 54 Gy im Boostvolumen angewendet werden kann. Dadurch soll der Anteil höhergradiger Akut- und vor allem auch dauerhafter radiogener Spätreaktionen in diesem Kollektiv unter Beibehaltung der hohen Kurationsrate weiter verringert werden.

Nebenwirkungen und Begleitbehandlung

Zur Erfassung von Behandlungserfolg und Langzeitfolgen werden strukturierte Nachsorgeprogramme angeboten, die bis in das Erwachsenenalter hineinreichen. Vor dem Hintergrund der verhältnismäßig guten Therapieergebnisse und der damit verbundenen günstigen Lebenserwartung nach erfolgreicher Ersttherapie muss möglichen Spätnebenwirkungen besondere Aufmerksamkeit gewidmet werden. Mögliche Späteffekte nach Strahlentherapie bei Kindern und Jugendlichen sind je nach Bestrahlungszielvolumen:

- Wachstumsstörungen mit Beeinträchtigung des Längenwachstums oder der Symmetrie (z. B. Skoliose)
- gonadale Effekte mit entsprechenden hormonellen Störungen, Sterilität oder genetischen Veränderungen
- neurokognitive Effekte mit intellektuellen Einbußen oder Verhaltensauffälligkeiten
- Organschädigung oder Funktionseinschränkung (z. B. Herz, Lunge)
- Gut- oder bösartige Neubildungen als Zweitmalignome (z. B. ZNS-Tumoren nach Ganzhirnbestrahlung, Brustkrebs nach Mediastinal- oder Ganzkörperbestrahlung)

Therapiebedingt ist mit etwa 3 % Sekundärtumoren nach 10 Jahren zu rechnen. Für Zweitmalignome als auch für strahlentherapeutische Spätfolgen wurden spezielle Registerstudien (Fall-Kontroll-Studien) aufgelegt. Zweitmalignome, die nach einer Tumorbehandlung im Kindes- und Jugendalter auftreten, werden im Rahmen des Kompetenznetzes Pädiatrische Onkologie und Hämatologie des Deutschen Kinderkrebsregisters zentral erfasst. Ziel ist die Identifizierung von therapiebedingten Risikofaktoren für das Entstehen von Zweitmalignomen nach Krebs im Kindesalter mit einer differenzierten Beurteilung von Risiken je nach Art der Ersterkrankung und die Aktualisierung von Risikoabschätzungen.

Die Autoren dieses Kapitels danken Herrn Prof. Grigull (Medizinische Hochschule Hannover, Klinik für Pädiatrische Hämatologie und Onkologie) für seine wertvollen Anregungen.

Literatur

1. Kortmann R-D, Bongratz R, Dieckmann K, Dunst J, Flentje M, Gademann G, Christiansen H, Kamprad FH, Karstens JH, Pape H, Rühl U, Schmidt BF, Schuck A, Schulz-Ertner D, Schwarz R, Timmermann B, Rübe C. Anforderungen und Leistungsprofile der Arbeitsgemeinschaft Pädiatrische Radiologie (APRO): Eine Bestandsaufnahme und Darstellung zukünftiger Entwicklungen. Klein Pädiatr 2007;219:166–172.
2. Schrappe M: Evolution of BFM trials for childhood ALL. Annals Hematol 2004;83:S121–123.
3. Bremer M, Karstens JH: Strahlentherapeutische Interventionen bei Leukämien. Onkologe 2006;12:1022–29.
4. Packer RJ, Gajjar A, Vezina G et al: Phase III study of craniospinal radiation therapy followed by adjuvant chemotherapy for newly diagnosed average-risk medulloblastoma. J Clin Oncol 2006;24:4202–8.
5. Rades D, Baumann R, Bremer M, et al: Application of a new verification technique allowing craniospinal irradiation in supine position. Radiother Oncol 2001;58:215–217.
6. Kramm CM, Wagner S, Van Gool S et al: Improved survival after gross total resection of malignant gliomas in pediatric patients from the HIT-GBM studies. Anticancer Res 2006;26:3773–9.
7. Wagner S, Warmuth-Metz M, Emser A, et al: Treatment options in childhood pontine gliomas. J Neurooncol 2006;79:281–7.
8. Kortmann R-D, Timmermann B, Taylor RE et al: Current and Future Strategies in Radiotherapy of Childhoof Low-Grade Glioma of the Brain. Part I: Treatment Modalities of Radiation Therapy. Strahlenther Onkol 2003; 8: 179:509–20.
9. Kortmann R-D, Timmermann B, Taylor RE et al: Current and Future Strategies in Radiotherapy of Childhood Low-Grade Glioma of the Brain. Part II: Treatment-Related Late Toxicity. Strahlenther Onkol 2003;9:179:585–97.
10. Schuck A, Mattke AC, Schmidt B, et al: Group II rhabdomyosarcoma and rhabdomyosarcomalike tumors: is radiotherapy necessary? J Clin Oncol 2004;22:143–149.
11. Klingebiel T, Boos J, Beske F, et al: Treatment of children with metastatic soft tissue sarcoma with oral maintenance compared to high dose chemotherapy. Report of the HD CWS-96 trial. Pediatr Blood Cancer 2008;50:737–8.
12. Cotterill SJ, Ahrens S, Paulussen M, et al: Prognostic factors in Ewing's tumor of bone: analysis of 975 patients from the European Intergroup Cooperative Ewing's Sarcoma Study Group. J Clin Oncol 2000;18:3108–3114.
13. Dunst J, Schuck A: Role of radiotherapy in Ewing tumors. Pediatr Blood Cancer 2004;42:465–470.
14. Bölling T, Schuck A, Pape H, et al:. Study protocol of the German “Registry for the Detection of Late Sequelae after Radiotherapy in Childhood and Adolescence” (RiSK). Radiat Oncol 2008;3:10.
15. Bölling T, Schuck A, Pape H, et al: German Register for Detection of Late Sequelae after Radiotherapy for Children and Adolescents (RiSK): Present status and first results. Strahlenther Onkol 2008;184:193–197.
16. von Bueren AO, Wiese M, Gielen G, Kramm CM. Maligne Gliome: Therapieoptionen bei Kindern und Jugendlichen. TumorDiagnostik & Therapie 2017;38:172-7.
17. Sturm D, Pfister SM, Jones DTW. Pediatric Gliomas: Current Concepts on Diagnosis, Biology, and Clinical Management. J Clin Oncol. 2017;35:2370-7.
18. Foulon S, Brennan B, Gaspar N, Dirksen U et al. Can postoperative radiotherapy be omitted in localised standard-risk Ewing sarcoma? An observational study of the Euro-E.W.I.N.G group. Eur J Cancer 2016;61:128–136.
19. Yock TI, Yeap BY, Ebb DV et al. Long-term toxic effects of proton radiotherapy for paediatric medulloblastoma: a phase 2 single-arm study. Lancet 2016;17:287-98.
20. Mauz-Körholz C, Metzger ML, Kelly KM, Schwartz CL, Castellanos ME, Dieckmann K, Kluge R, Körholz D. Pediatric Hodgkin Lymphoma. J Clin Oncol. 2015 Sep 20;33(27):2975-85.
21. Doerffel W, Riepenhausen M, Lüders H, Braemswig J, Schellong G: Secondary malignancies following treatment for Hodgkin's lymphoma in childhood and adolescence—a cohort study with more than 30 years' follow-up. Dtsch Arztebl Int 2015;112:320–7.
22. Protokoll der EuroNet-PHL-C2-Studie, European Network-Paediatric Hodgkin's Lymphoma Study Group (EuroNet-PHL) Second International Inter-Group Study for Classical Hodgkin's Lymphoma in Children and Adolescents. 07.2017.
23. Mertens R, Granzen B, Lassay L et al. Treatment of nasopharyngeal carcinoma in children and adolescents. Definitive results of a multicenter study (NPC-91-GPOH). Cancer 2005; 104: 1083–1089.
24. Buehrlen M, Zwaan C, Granzen B et al. Multimodal Treatment, Including Interferon Beta, of Nasopharyngeal Carcinoma in Children and Young Adults. Cancer 2012;118:4892–4900.
25. Wolff HA, Rödel RM, Gunawan B et al. Nasopharyngeal carcinoma in adults: treatment results after long-term follow-up with special reference to adjuvant interferon-beta in undifferentiated carcinomas. J Cancer Res Clin Oncol 2010;136:89–97.
26. Kontny U, Franzen S, Behrends U et al. Diagnosis and Treatment of Nasopharyngeal Carcinoma in Children and Adolescents – Recommendations of the GPOH-NPC Study Group Diagnose und Behandlung des Nasopharynxkarzinoms bei Kindern und Jugendlichen – Empfehlungen der GPOH-NPC Studiengruppe. Klin Pädiatr 2016;228:105–112.
27. https://www.degro.org/aktualisierung-positionspapier-protonentherapie-bei-kindern/
28. Peraud A et al. Aktuelle Behandlungskonzepte für Hirntumoren im Kindes- und Jugendalter Pädiatrie up2date 1/2020 – https://www.thieme-connect.com/products/ejournals/pdf/10.1055/a-0897-9826.pdf
29. Ben-Ami T, Kontny U, Surun A et al. Nasopharyngeal carcinoma in children and adolescents: The EXPeRT/PARTNER diagnostic and therapeutic recommendations. Pediatr Blood Cancer. 2021;68 Suppl 4:e29018.

Kapitel 12

Partikeltherapie in der klinischen Praxis

Stefan Rieken

Kernaussagen

- Die physikalischen Eigenschaften der Partikeltherapie erlauben sehr steile Dosisgradienten.
- Die Kohlenstoffionentherapie zeichnet sich durch einen hohen linearen Energietransfer aus, der mit einer im Vergleich zur Photonentherapie höheren relativen biologischen Wirksamkeit assoziiert ist.
- Konsentierte und durch klinische Studien getragene Indikationen zur Partikeltherapie sind kindliche Tumore sowie kritisch gelegene Sarkome oder seltener andere Tumore mit hoher intrinsischer Radioresistenz oder in kritischer Lokalisation, welche sich für eine Bestrahlung mit Photonen nur eingeschränkt eignen (z. B. Schädelbasistumore, Rebestrahlung).

Einleitung und Grundlagen

Die Strahlentherapie mit geladenen Teilchen (Partikeltherapie) begann ca. 50 Jahre nach Einführung der Photonenstrahlentherapie im Jahr 1946 (Wilson RR et al. 1946). Die zunächst mit Protonen durchgeführte Partikeltherapie zeichnet sich physikalisch durch ein im Vergleich zur Photonentherapie invertiertes Tiefendosisprofil und eine energieabhängig definierte Reichweite aus. Insbesondere bei Anwendung einer intensitätsmodulierten Protonentherapie (IMPT) ermöglicht die Partikeltherapie scharf definierte Dosisdepositionen mit sehr steilen Dosisgradienten. Daher eignet sie sich vor allem zur Präzisionsstrahlentherapie von kritisch lokalisierten Tumoren in radiovulnerabler Umgebung. Die Partikeltherapie mit schwereren Teilchen wie z. B. den Kohlenstoffionen ist durch einen im Vergleich zur Photonen- und Protonentherapie deutlich höheren linearen Energietransfer (LET) gekennzeichnet, der ihr neben den physikalischen Vorteilen der Protonentherapie eine höhere relative biologische Wirksamkeit (RBW) verleiht. Daher eignet sich die Partikeltherapie mit Kohlenstoffionen für die Therapie von Tumoren mit hoher Radioresistenz gegenüber einer Photonentherapie.

In zahlreichen präklinischen und klinischen Studien wurde der Einsatz der Partikeltherapie mit Protonen oder Kohlenstoffionen vor allem für solche Tumorentitäten untersucht, deren kritische Lokalisation, intrinsische Photonen-Strahlenresistenz oder Diagnose in besonders radiovulnerablen Menschen (z. B. Kinder, Schwangere, vorbestrahlte Pat.) einen Vorteil der Partikeltherapie durch ihre physikalischen und biologischen Eigenschaften vermuten ließen. Prospektiv randomisierte Studien, die die Partikel- mit der Photonenstrahlentherapie verglichen, fehlen allerdings weitgehend, sodass es aktuell nur wenige gesicherte Indikationen zur Partikeltherapie gibt.

12.1 Kindliche Tumore

Angesichts zunehmender Heilungswahrscheinlichkeiten mit hohen Lebenserwartungen sind Kinder mit Tumorerkrankungen typische Kandidaten für eine Strahlentherapie mit Protonen. Eine kritische Tumorlokalisation (z. B. ZNS) und die besondere Radiovulnerabilität pädiatrischer oder adoleszenter Organe lässt hinsichtlich zu erwartender (Spät-)Nebenwirkungen einen Vorteil der Protonenbestrahlung erwarten, der in zahlreichen, nicht-randomisierten Studien bereits untersucht wurde: So ist für die Protonenbestrahlung der Neuroachse bei Kindern mit Medulloblastomen eine Reduktion neurokognitiver, gastrointestinaler, hämatologischer und endokriner Toxizitäten bei vergleichbarer onkologischer Effektivität beschrieben worden (Aldrich KD et al. 2021, Chou B et al. 2021, Eaten RR et al. 2021, Kahalley LS et al. 2020). Analoge Resultate wurden auch für andere pädiatrische Hirntumore wie z. B. den Ependymomen, Kraniopharyngeomen und Gliomen publiziert (Toussaint L et al. 2020, Muroi A et al. 2020, Indelicato DJ et al. 2019 und 2021). Den Studien ist gemein, dass bei besonders kritischer Tumorlokalisation (z. B. pontine Gliome; Muroi A et al. 2020) oder aber bei Sorge vor dem Erleben schwerer neurokognitiver Schäden (Yahya N et al. 2021) ein klinischer Vorteil aus den physikalischen Charakteristika der Protonenbestrahlung abgeleitet wird. Ein echter prospektiv randomisierter Vergleich von Photonen- und Protonenstrahlentherapie ist bisher allerdings nicht durchgeführt worden, und auch wenn ethische Zweifel die Machbarkeit solcher Studien einschränken (Huynh M et al. 2019), so werden nachhaltige Aussagen zur Langzeiteffektivität und

-toxizität aus den laufenden und aus künftigen Registern und Studien abgeleitet werden können (Gondi V et al. 2016).

Der Einsatz schwerer Teilchen in der Partikeltherapie kindlicher Tumore ist aus der theoretischen Sorge vor der RBW-assoziierten Karzinogenese bisher kaum überprüft und in der Vergangenheit eher kritisch in Frage gestellt worden (Newhauser WD et al. 2011). Da diese Sorge vor der Induktion sekundärer Malignome in der klinischen Nachbeobachtung zahlreicher mit Kohlenstoffionen bestrahlter Pat. bisher nicht bestätigt wurde (Mohamad O et al. 2019), ist die Kohlenstoffionenbestrahlung von Kindern kürzlich propagiert worden (Ohno T et al. 2019). Aktuell gibt es zum Stellenwert der Kohlenstoffionenbestrahlung von Kindern mit radioresistenten Tumoren nur wenige retrospektive Daten (Combs SE et al., 2009 und 2012; Rieber J et al. 2017), während vereinzelte Studien prospektive Ergebnisse in Zukunft erwarten lassen (Blattmann C et al. 2010).

12.2 Sarkome

Da Sarkome oftmals in kritischer und chirurgisch schwer zugänglicher Lokalisation diagnostiziert werden (Assenmacher S et al. 1999) und da ihnen eine hohe intrinsische Strahlenresistenz zugeschrieben wird (Tepper JE et al. 1985), gelten insbesondere Pat. mit inoperablen Sarkomen des Beckenskeletts und der Schädelbasis als geeignete Kandidaten für eine Partikeltherapie mit Protonen oder Kohlenstoffionen. In der Tat stellen Knochensarkome eine der bereits früh in klinischen Studien zur Partikeltherapie untersuchten Entitäten dar, und mehrere Arbeiten haben den Stellenwert der Strahlentherapie mit Kohlenstoffionen für Pat. mit verschiedenen Sarkomen der Schädelbasis sowie des Beckenskeletts konsolidiert (Kamada T et al. 2002, Demizu Y et al. 2021). In diesen Studien werden bei akzeptabler Toxizität lokale Kontrollraten nach Kohlenstoffionenbestrahlung von > 70 % nach 3–5 Jahren beschrieben, wobei besonders hohe Kontrollraten von > 90 % nach 4 Jahren für die Partikelbestrahlung von Chondrosarkomen der Schädelbasis beobachtet wurden (Mattke M et al. 2018). Da auch für Chordome der Schädelbasis und für sakrale Chordome im historischen Vergleich signifikant bessere Kontrollraten durch eine Partikel- als durch eine Photonenbestrahlung erzielt wurden (Uhl M et al. 2014, Bostel T et al. 2020), stellt das Chordom lokalisationsunabhängig eine der ersten Entitäten dar, für deren Therapie ein globaler Konsensus zur Empfehlung einer Bestrahlung mit Partikeln formuliert wurde (Stacchiotti S et al. 2015). Ob diese Partikeltherapie mit Protonen oder Kohlenstoffionen zu führen ist, ist weitgehend unbeantwortet und Gegenstand aktuell rekrutierender, prospektiv randomisierter Studien (Uhl M et al. 2014; Nikoghosyan A et al. 2010). Neben der Primärtherapie des Chordoms ist die Partikeltherapie auch als Modalität der Rebestrahlung durch mehrere retrospektive Studien gestützt worden (Combs S et al.2011, Uhl M et al. 2014).

12.3 Andere Entitäten und spezielle Situationen

Angesichts ihrer physikalischen und biologischen Vorteile ist die Partikeltherapie theoretisch eine *grundsätzlich* attraktive Therapieoption für Pat. mit zahlreichen Tumorerkrankungen in zahlreichen und unterschiedlichen anatomischen Lokalisationen. So überrascht es nicht, dass verschiedene Szenarien, in denen die Grenzen der modernen Photonenbestrahlung erreicht werden können, für eine Partikeltherapie in Betracht gezogen wurden.

Wurden lokalisationsbedingte Dosislimitationen erreicht oder toxische Normalgewebsbelastungen erwartet, so bot sich die Protonenbestrahlung mit ihren physikalischen Eigenschaften als zu prüfende Modalität an. In Kenntnis der erheblichen Morbidität und bisweilen auch Letalität einer radiogenen Pneumonitis, wurde die Protonen- *vs.* Photonenbestrahlung für 149 Pat. mit inoperablen fortgeschrittenen nicht-kleinzelligen Lungenkarzinomen (NSCLC) untersucht (Liao Z et al. 2018). Primäre Endpunkte waren das Therapieversagen sowie die ≥°III-Pneumonitis. Trotz einiger dosimetrischer Vorteile der Strahlenbelastung von Herz und Lungen war die Protonenbestrahlung der Photonenbestrahlung in beiden primären Endpunkten nicht überlegen, so dass die Partikeltherapie außerhalb von klinischen Studien gegenwärtig keinen Stellenwert in der Strahlentherapie des NSCLC hat.

Wurden radioresistenzbedingte Limitationen der Photonenbestrahlung erwartet, so bot sich die Kohlenstoffionenbestrahlung mit ihren physikalischen und biologischen Eigenschaften als zu prüfende Modalität an. Insbesondere in der Therapie von Speicheldrüsentumoren sind zahlreiche Studien veröffentlicht worden, die in Kenntnis ihrer angenommenen Radioresistenz sowie ihrer oftmals kritischen Lokalisation und Umgebungsinfiltration exzellente Ergebnisse der Strahlentherapie mit Kohlenstoffionen zeigten. Wenngleich verschiedene Histologien von Speicheldrüsentumoren untersucht wurden (Jensen AD et al., 2016), adressieren die meisten Studien das adenoidzystische Karzinom (ACC). Häufig wurde in diesen Studien eine Kombination von einer Photonenbestrahlung der erweiterten Tumorregion und ggfs. der regionären Lymphabflusswege gefolgt von einer Kohlenstoffionen-Boost-Bestrahlung des Primärtumors gewählt. Die prospektiven Phase I/II Studien COSMIC und ACCEPT demonstrierten dabei sehr gute onkologische Behandlungsergebnisse mit lokalen Kontrollraten von > 80 % nach 3 Jahren bei vertretbarer Toxizität (Jensen AD et al. 2015, Adeberg S et al. 2020). Wenngleich ein prospektiv randomisierter Vergleich zwischen einer alleinigen Photonen- und einer bimodalen Kohlenstoffionen-/Photonenbestrahlung aussteht, existieren gute Daten, aus denen die Überlegenheit der bimodalen Strahlentherapie – insbesondere bei schädelbasisnahen Tumoren – abgeleitet werden darf (Jensen AD et al. 2015, Schulz-Ertner D et al. 2005).

Gegenstand aktueller klinischer Studien ist die Kohlenstoffionen-Bestrahlung des inoperablen Pankreaskarzinoms, das auf Grund dosislimitierender Lagebeziehungen zu Risikoorganen des Abdomens sowie auf Grund seiner vielfach beschriebenen Resistenz gegenüber der (normofraktionierten) Photonenbestrahlung ein geeigneter Kandidat für eine physikalisch und biologisch vorteilhafte Partikeltherapie ist. Ein retrospektiv analysiertes multizentrisches Kollektiv von 72 japanischen Patienten zeigte eine medianes Gesamtüberleben von 21.5 Monaten nach hypofraktionierter Partikeltherapie (Kawashiro S et al. 2018). Dennoch hat die Partikeltherapie des Pankreaskarzinoms außerhalb von klinischen Studien trotz dieser optimistisch diskutierten Daten (Huart C et al. 2020) gegenwärtig keinen Stellenwert in der klinischen Routine.

Abgeleitet aus guten Erfahrungen mit der Partikeltherapie als Modalität der Rebestrahlung von Chordomen und Chondrosarkomen, existieren mittlerweile zahlreiche Berichte zum Stellenwert der Rebestrahlung kritisch lokalisierter Rezidivtumore verschiedener Histologien (Seidensaal K et al. 2020, Jensen AD et al. 2011). Zumeist wird über die Rebestrahlung von Tumoren berichtet, für deren nachhaltige Therapie eine hohe Strahlendosis erforderlich ist und deren enge Lagebeziehung zu besonders radiovulnerablen Risikoorganen, wie z. B. dem Hirnstamm oder dem optischen System, eine Re-Bestrahlung mit Photonen nicht erlaubt hätte. Daher fehlen auch hier prospektive Studien, die einen Vergleich zwischen einer Photonen- und eine Partikelbestrahlung ermöglichen.

Zusammenfassung

Ihre charakteristischen physikalischen und im Fall schwerer Ionen biologischen Eigenschaften machen die Partikeltherapie zu einer klinisch vielversprechenden Behandlungsmodalität in der Strahlentherapie kritisch lokalisierter und radioresistenter Tumore, für welche der präzisen Applikation eskalierter Strahlendosen besondere Bedeutung beigemessen wird. Zahlreiche – v.a. retrospektive oder nicht-randomisierte – Studien haben das klinische Potential in der Therapie von pädiatrischen Tumoren, von kritisch lokalisierten Sarkomen und Speicheldrüsentumoren eindrucksvoll demonstriert und hier erste Indikationen geschaffen.

Literatur

1. Adeberg S, Akbaba S, Lang K, Held T, Verma V, Nikoghosyan A, Bernhardt D, Münter M, Freier K, Plinkert P, Hauswald H, Herfarth K, Rieken S, Debus J, Jensen AD. *The Phase 1/2 ACCEPT Trial: Concurrent Cetuximab and Intensity Modulated Radiation Therapy with Carbon Ion Boost for Adenoid Cystic Carcinoma of the Head and Neck.* Int J Radiat Oncol Biol Phys. 2020 Jan 1;106(1):167–173.
2. Aldrich KD, Horne VE, Bielamowicz K, Sonabend RY, Scheurer ME, Paulino AC, Mahajan A, Chintagumpala M, Okcu MF, Brown AL. *Comparison of hypothyroidism, growth hormone deficiency, and adrenal insufficiency following proton and photon radiotherapy in children with medulloblastoma.* J Neurooncol. 2021 Oct;155(1):93–100.
3. Assenmacher S, Voggenreiter G, Schütte HJ, Nast-Kolb D. *[Malignant bone tumors. Epidemiology, classification, diagnosis and multimodality treatment concepts].* Unfallchirurg. 1999 Sep;102(9):716–32.
4. Baumann, M. et al. *Stellungnahme zur Strahlentherapie mit Protonen in Deutschland.* DEGRO – Arbeitsgruppe „Aktualisierung der Stellungnahme zu Protonen in Deutschland“ 2019. https://www.degro.org/wp-content/uploads/2019/07/201907_StellungnahmeProtonen_final.pdf

5. Blattmann C, Oertel S, Schulz-Ertner D, Rieken S, Haufe S, Ewerbeck V, Unterberg A, Karapanagiotou-Schenkel I, Combs SE, Nikoghosyan A, Bischof M, Jäkel O, Huber P, Kulozik AE, Debus J. *Non-randomized therapy trial to determine the safety and efficacy of heavy ion radiotherapy in patients with non-resectable osteosarcoma.* BMC Cancer. 2010 Mar 12;10:96.
6. Bostel T, Mattke M, Nicolay NH, Welzel T, Wollschläger D, Akbaba S, Mayer A, Sprave T, Debus J, Uhl M. *High-dose carbon-ion based radiotherapy of primary and recurrent sacrococcygeal chordomas: long-term clinical results of a single particle therapy center.* Radiat Oncol. 2020 Aug 24;15(1):206.
7. Chou B, Hopper A, Elster J, Crawford JR, McConnell K, Chang A, Mundt AJ, MacEwan I. *Volumetric de-escalation and improved acute toxicity with proton craniospinal irradiation using a vertebral body-sparing technique.* Pediatr Blood Cancer. 2021 Dec 5;e29489.
8. Combs SE, Kalbe A, Nikoghosyan A, Ackermann B, Jäkel O, Haberer T, Debus J. *Carbon ion radiotherapy performed as re-irradiation using active beam delivery in patients with tumors of the brain, skull base and sacral region.* Radiother Oncol. 2011 Jan;98(1):63–7.
9. Combs SE, Kessel KA, Herfarth K, Jensen A, Oertel S, Blattmann C, Ecker S, Hoess A, Martin E, Witt O, Jäkel O, Kulozik AE, Debus J. *Treatment of pediatric patients and young adults with particle therapy at the Heidelberg Ion Therapy Center (HIT): establishment of workflow and initial clinical data.* Radiat Oncol. 2012 Oct 17;7:170.
10. Combs SE, Nikoghosyan A, Jaekel O, Karger CP, Haberer T, Münter MW, Huber PE, Debus J, Schulz-Ertner D. *Carbon ion radiotherapy for pediatric patients and young adults treated for tumors of the skull base.* Cancer. 2009 Mar 15;115(6):1348–55.
11. Demizu Y, Imai R, Kiyohara H, Matsunobu A, Okamoto M, Okimoto T, Tsuji H, Ohno T, Shioyama Y, Nemoto K, Nakano T, Kamada T; Japan Carbon-Ion Radiation Oncology Study Group. *Carbon ion radiotherapy for sacral chordoma: A retrospective nationwide multicentre study in Japan.* Radiother Oncol. 2021 Jan;154:1–5.
12. Eaton BR, Fong GW, Ingerski LM, Pulsifer MB, Goyal S, Zhang C, Weyman EA, Esiashvili N, Klosky JL, MacDonald TJ, Ebb DH, MacDonald SM, Tarbell NJ, Yock TI. *Intellectual functioning among case-matched cohorts of children treated with proton or photon radiation for standard-risk medulloblastoma.* Cancer. 2021 Oct 15;127(20):3840–3846.
13. Gondi V, Yock TI, Mehta MP. *Proton therapy for paediatric CNS tumours - improving treatment-related outcomes.* Nat Rev Neurol. 2016 Jun;12(6):334–45.
14. Huart C, Chen JW, Le Calvé B, Michiels C, Wéra AC. *Could Protons and Carbon Ions Be the Silver Bullets Against Pancreatic Cancer?* Int J Mol Sci. 2020 Jul 4;21(13):4767.
15. Huynh M, Marcu LG, Giles E, Short M, Matthews D, Bezak E. *Are further studies needed to justify the use of proton therapy for paediatric cancers of the central nervous system? A review of current evidence.* Radiother Oncol. 2019 Apr;133:140–148.
16. Indelicato DJ, Ioakeim-Ioannidou M, Bradley JA, Mailhot-Vega RB, Morris CG, Tarbell NJ, Yock T, MacDonald SM. *Proton Therapy for Pediatric Ependymoma: Mature Results From a Bicentric Study.* Int J Radiat Oncol Biol Phys. 2021 Jul 1;110(3):815–820.
17. Indelicato DJ, Rotondo RL, Uezono H, Sandler ES, Aldana PR, Ranalli NJ, Beier AD, Morris CG, Bradley JA. *Outcomes Following Proton Therapy for Pediatric Low-Grade Glioma.* Int J Radiat Oncol Biol Phys. 2019 May 1;104(1):149–156.
18. Jensen AD, Nikoghosyan A, Ellerbrock M, Ecker S, Debus J, Münter MW. *Re-irradiation with scanned charged particle beams in recurrent tumours of the head and neck: acute toxicity and feasibility.* Radiother Oncol. 2011 Dec;101(3):383–7.
19. Jensen AD, Nikoghosyan AV, Lossner K, Haberer T, Jäkel O, Münter MW, Debus J. *COSMIC: A Regimen of Intensity Modulated Radiation Therapy Plus Dose-Escalated, Raster-Scanned Carbon Ion Boost for Malignant Salivary Gland Tumors: Results of the Prospective Phase 2 Trial.* Int J Radiat Oncol Biol Phys. 2015 Sep 1;93(1):37–46.
20. Jensen AD, Nikoghosyan AV, Poulakis M, Höss A, Haberer T, Jäkel O, Münter MW, Schulz-Ertner D, Huber PE, Debus J. *Combined intensity-modulated radiotherapy plus raster-scanned carbon ion boost for advanced adenoid cystic carcinoma of the head and neck results in superior locoregional control and overall survival.* Cancer. 2015 Sep 1;121(17):3001–9.
21. Jensen AD, Poulakis M, Vanoni V, Uhl M, Chaudhri N, Federspil PA, Freier K, Krauss J, Debus J. *Carbon ion therapy (C12) for high-grade malignant salivary gland tumors (MSGTs) of the head and neck: do non-ACCs profit from dose escalation?* Radiat Oncol. 2016 Jul 7;11(1):90.
22. Kahalley LS, Peterson R, Ris MD, Janzen L, Okcu MF, Grosshans DR, Ramaswamy V, Paulino AC, Hodgson D, Mahajan A, Tsang DS, Laperriere N, Whitehead WE, Dauser RC, Taylor MD, Conklin HM, Chintagumpala M, Bouffet E, Mabbott D. *Superior Intellectual Outcomes After Proton Radiotherapy Compared With Photon Radiotherapy for Pediatric Medulloblastoma.* J Clin Oncol. 2020 Feb 10;38(5):454–461.
23. Kamada T, Tsujii H, Tsuji H, Yanagi T, Mizoe JE, Miyamoto T, Kato H, Yamada S, Morita S, Yoshikawa K, Kandatsu S, Tateishi A; Working Group for the Bone and Soft Tissue Sarcomas. *Efficacy and safety of carbon ion radiotherapy in bone and soft tissue sarcomas.* J Clin Oncol. 2002 Nov 15;20(22):4466–71.
24. Kawashiro S, Yamada S, Okamoto M, Ohno T, Nakano T, Shinoto M, Shioyama Y, Nemoto K, Isozaki Y, Tsuji H, Kamada T. *Multi-institutional Study of Carbon-ion Radiotherapy for Locally Advanced Pancreatic Cancer: Japan Carbon-ion Radiation Oncology Study Group (J-CROS) Study 1403 Pancreas.* Int J Radiat Oncol Biol Phys. 2018 Aug 1;101(5):1212–1221.
25. Liao Z, Lee JJ, Komaki R, Gomez DR, O'Reilly MS, Fossella FV, Blumenschein GR Jr, Heymach JV, Vaporciyan AA, Swisher SG, Allen PK, Choi NC, DeLaney TF, Hahn SM, Cox JD, Lu CS, Mohan R. *Bayesian Adaptive Randomization Trial of Passive Scattering Proton Therapy and Intensity-Modulated Photon Radiotherapy for Locally Advanced Non-Small-Cell Lung Cancer.* J Clin Oncol. 2018 Jun 20;36(18):1813–1822.
26. Mohamad O, Tabuchi T, Nitta Y, Nomoto A, Sato A, Kasuya G, Makishima H, Choy H, Yamada S, Morishima T, Tsuji H, Miyashiro I, Kamada T. *Risk of subsequent primary cancers after carbon ion radiotherapy, photon radiotherapy, or surgery for localised prostate cancer: a propensity score-weighted, retrospective, cohort study.* Lancet Oncol. 2019 May;20(5):674–685.

27. Mattke M, Vogt K, Bougatf N, Welzel T, Oelmann-Avendano J, Hauswald H, Jensen A, Ellerbrock M, Jäkel O, Haberer T, Herfarth K, Debus J, Uhl M. *High control rates of proton- and carbon-ion-beam treatment with intensity-modulated active raster scanning in 101 patients with skull base chondrosarcoma at the Heidelberg Ion Beam Therapy Center.* Cancer. 2018 May 1;124(9):2036–2044.
28. Muroi A, Mizumoto M, Ishikawa E, Ihara S, Fukushima H, Tsurubuchi T, Sakurai H, Matsumura A. *Proton therapy for newly diagnosed pediatric diffuse intrinsic pontine glioma.* Childs Nerv Syst. 2020 Mar;36(3):507–512.
29. Newhauser WD, Durante M. *Assessing the risk of second malignancies after modern radiotherapy.* Nat Rev Cancer. 2011 Jun;11(6):438–48.
30. Nikoghosyan AV, Karapanagiotou-Schenkel I, Münter MW, Jensen AD, Combs SE, Debus J. *Randomised trial of proton vs. carbon ion radiation therapy in patients with chordoma of the skull base, clinical phase III study HIT-1-Study.* BMC Cancer. 2010 Nov 5;10:607.
31. Ohno T, Okamoto M. *Carbon ion radiotherapy as a treatment modality for paediatric cancers.* Lancet Child Adolesc Health. 2019 Jun;3(6):371–372.
32. Rieber JG, Kessel KA, Witt O, Behnisch W, Kulozik AE, Debus J, Combs SE. *Treatment tolerance of particle therapy in pediatric patients.* Acta Oncol. 2015 Jul;54(7):1049–55.
33. Schulz-Ertner D, Nikoghosyan A, Didinger B, Münter M, Jäkel O, Karger CP, Debus J. *Therapy strategies for locally advanced adenoid cystic carcinomas using modern radiation therapy techniques.* Cancer. 2005 Jul 15;104(2):338–44.
34. Seidensaal K, Harrabi SB, Uhl M, Debus J. *Re-irradiation with protons or heavy ions with focus on head and neck, skull base and brain malignancies.* Br J Radiol. 2020 Mar;93(1107):20190516.
35. Stacchiotti S, Sommer J; Chordoma Global Consensus Group. *Building a global consensus approach to chordoma: a position paper from the medical and patient community.* Lancet Oncol. 2015 Feb;16(2):e71–83.
36. Tepper JE, Suit HD. *Radiation therapy alone for sarcoma of soft tissue.* Cancer. 1985 Aug 1;56(3):475–9.
37. Toussaint L, Indelicato DJ, Muren LP, Li Z, Lassen-Ramshad Y, Kirby K, Pedro C, Mikkelsen R, Di Pinto M, Høyer M, Stokkevåg CH. *Temporal lobe sparing radiotherapy with photons or protons for cognitive function preservation in paediatric craniopharyngioma.* Radiother Oncol. 2020 Jan;142:140–146.
38. Uhl M, Edler L, Jensen AD, Habl G, Oelmann J, Röder F, Jäckel O, Debus J, Herfarth K. *Randomized phase II trial of hypofractionated proton versus carbon ion radiation therapy in patients with sacrococcygeal chordoma-the ISAC trial protocol.* Radiat Oncol. 2014 Apr 29;9:100.
39. Uhl M, Mattke M, Welzel T, Roeder F, Oelmann J, Habl G, Jensen A, Ellerbrock M, Jäkel O, Haberer T, Herfarth K, Debus J. *Highly effective treatment of skull base chordoma with carbon ion irradiation using a raster scan technique in 155 patients: first long-term results.* Cancer. 2014 Nov 1;120(21):3410–7.
40. Uhl M, Welzel T, Oelmann J, Habl G, Hauswald H, Jensen A, Ellerbrock M, Debus J, Herfarth K. *Active raster scanning with carbon ions: reirradiation in patients with recurrent skull base chordomas and chondrosarcomas.* Strahlenther Onkol. 2014 Jul;190(7):686–91.
41. Wilson, RR. *Radiological use of fast protons.* Radiology. 1946 Nov;47(5):487–91.
42. Yahya N, Manan HA. *Neurocognitive impairment following proton therapy for paediatric brain tumour: a systematic review of post-therapy assessments.* Support Care Cancer. 2021 Jun;29(6):3035–3047.

Kapitel 13

Strahlentherapie bei alten Patienten – besondere Aspekte

Roland Merten

Kernaussagen

- Bei gleichbleibender Inzidenzrate wird die Anzahl der Krebserkrankungen stetig zunehmen und sich bis zum Jahre 2050 verdoppeln.
- In der Radioonkologie stellt das Lebensalter für sich allein hinsichtlich der Toleranz des Normalgewebes keinen Risikofaktor dar, sodass keine Einschränkungen bei den Therapiestrategien bestehen.
- Kurzzeitfraktionierungen sollten stets in Erwägung gezogen werden.
- Schlüssel für eine individuelle interdisziplinäre Behandlungsplanung ist die Methodik des geriatrischen Screenings oder des relativ aufwändigen geriatrischen Assessments.

Allgemeines zum Problem

Krebs ist eine Alterserkrankung, und alte Menschen stellen einen immer größeren Anteil der Bevölkerung. So wird im Jahre 2050 jeder dritte Deutsche 60 Jahre oder älter sein (Tabelle 13.1). Dieser Trend ist weitgehend sicher, da die Lebenserwartung seit vielen Jahren um etwa drei Monate pro Jahr ansteigt. Um nicht an der Realität vorbei zu arbeiten, müssen sich die Krebsmedizin und somit auch die Radioonkologie um alte Menschen kümmern. Die Inzidenz an Krebserkrankungen steigt mit zunehmendem

Lebensalter – so ist das Erkrankungsrisiko für Krebs bei über 65-jährigen Männern 10-mal höher als bei jüngeren Männern. In naher Zukunft könnten Krebserkrankungen im Alter ein größeres Problem sein als die Herz-Kreislauf-Erkrankungen.

Tabelle 13.1: Prozentualer Anteil der über 65-Jährigen an der Gesamtbevölkerung in Deutschland. Prognose unter der Annahme weiterer Zuwanderung (Quelle: Statistisches Bundesamt)

Jahr	Anteil der über 65-Jährigen
2015	21 %
2020	22 %
2030	26 %
2040	29 %
2050	29 %

13.1 Einfluss des Alters auf das Therapiekonzept

Tatsächlich werden alte Menschen systematisch benachteiligt, wenn es um neue Therapien geht. In klinischen Studien sind sie nicht ausreichend repräsentiert.

Ein großes Problem ist die Tatsache, dass die überwiegende Anzahl der prospektiven Studien – die wiederum Grundlage der Evidenz-basierten Medizin sind – bei Patienten unter 65 Jahren bzw. unter 70 Jahren durchgeführt wurden. Es ist mittlerweile bekannt, dass die Strahlentherapie ohne nennenswerte Einschränkungen auch im höheren Alter durchgeführt werden kann. Darüber gibt es zahlreiche Publikationen für Tumore verschiedener Organsysteme. Bezüglich der Chemotherapie zeigen Metaanalysen, dass viele – wenn nicht die meisten – Chemotherapeutika keine erhöhte Toxizität aufweisen, sofern man die im Alter veränderten Eliminationsbedingungen bei der Dosierung beachtet. Aktuelle S3-Leitlinien enthalten in der Regel keine Altersbegrenzungen. Der wichtigste Grund für die Benachteiligung ist sicherlich die Fehleinschätzung der Ärzte aber auch der Betroffenen und ihrer Angehörigen. Die erstaunlich lange Lebenserwartung alter Menschen ist nicht allen bekannt (Tabelle 13.2). Für die Entscheidungsfindung ist die durchschnittliche weitere Lebenserwartung von immensem Interesse.

Tabelle 13.2: Durchschnittliche weitere Lebenserwartung in Jahren. Stand 2015 (Quelle: Statistisches Bundesamt)

bereits erreichtes Alter	weitere Lebenserwartung in Jahren	
	Männer	Frauen
0	78	83
20	59	63
40	39	43
60	22	25
65	18	21
80	8	9

Da bei vielen Malignomen die Mehrzahl der loko-regionären Rezidive innerhalb der ersten drei Jahre nach Diagnosestellung auftritt, wäre prinzipiell auch bei 80-Jährigen eine Strahlentherapie angezeigt. Nur wenige Daten sprechen dafür, dass sich das biologische Verhalten der Tumoren im Alter ändert. Das Risiko einer radiogenen Tumorinduktion ist beim jugendlichen Patienten häufig ausschlaggebend für die Wahl des Therapiekonzeptes. Beim alten Patienten spielt dies keine Rolle vor dem Hintergrund der Latenzzeit.

13.2 Assessment-gestützte Entscheidungen

Mit Hilfe des chronologischen Alters lässt sich die Durchführbarkeit einer an sich indizierten Strahlentherapie nur sehr grob einschätzen. Die häufige Differenz bzw. Diskrepanz zwischen dem chronologischen und dem biologischen Lebensalter ist allgemein bekannt. Vor diesem Hintergrund ist die Definition der WHO mit folgenden Alterslimits wenig sinnvoll: alternder Mensch (51–60 J.), älterer Mensch (61–75 J.), alter Mensch (76–90 J.), sehr alter Mensch (91–100 J.) und langlebiger Mensch (> 100 J.). Auch wenn die erfahrungsbasierte Einteilung in „biologisch jünger" bzw. „biologisch älter" in der Medizin häufig praktiziert wird, so kann hierdurch kaum die heterogene Gruppe der älteren Patienten reproduzierbar abgebildet werden.

Hilfreich kann das einfach durchführbare geriatrische Screening sein, bestehend aus den Komponenten »Fokus, Confounder, Resource« (Behandlungsschwerpunkt, Störgröße, spezifische Fähigkeiten des Patienten). Hierunter versteht man die Registrierung folgender Risikofaktoren oder anamnestischer Hinweise:

- Sturz
- Inkontinenz
- Polypharmazie
- Chronische Schmerzen
- Gedächtnisprobleme

- Bewegungsstörungen
- Visus- und/oder Hörverlust
- Erhebliche ADL-Einschränkung
- Krankheitsverdächtige Traurigkeit
- Medikamenten-Non-Compliance
- Malnutrition

Die Arbeitsgruppe „Geriatrische Onkologie“ hat unter Einbeziehung sowohl der Radioonkologie als auch der Hämatologie/Onkologie Kriterien für Assessment-gestützte Entscheidungsprozesse bei älteren Patienten in der Onkologie erarbeitet und publiziert (Friedrich et al. 2003). Beim geriatrischen Assessment handelt es sich um ein zeit- und personalintensives Verfahren; das Kernteam besteht aus Ärzten, Krankenpflegepersonal und Sozialarbeitern.

13.3 Einfluss von Komorbiditäten und Behinderungen

Bei einer Vielzahl von malignen Tumoren wird die Strahlentherapie alleinig oder im Rahmen multimodaler Konzepte eingesetzt. Die Therapiekonzepte werden dabei überwiegend für jüngere Patienten entwickelt und richten sich nach der Ausbreitung der Tumorerkrankung. Bei älteren Patienten beeinflussen häufig vorliegende Begleiterkrankungen oder eine bestehende Pflegebedürftigkeit die durchzuführende oder durchführbare Therapie. Klinisch bedeutsam sind insbesondere Beeinträchtigungen der muskuloskelettalen Funktion, der kardiopulmonalen Leistungsreserven und des Ernährungszustandes. Diese können dazu führen, dass ein Patient inoperabel ist oder eine intensive Chemotherapie nicht durchgeführt werden kann. Demgegenüber stellen sie selten eine Kontraindikation für die Strahlentherapie dar. Eine Reihe deeskalierter Bestrahlungskonzepte für sehr alte Patienten ist publiziert. Eine wesentliche Einschränkung der therapeutischen Möglichkeiten kann auch durch eine Beeinträchtigung der kognitiven Leistungsfähigkeit und der Orientiertheit bedingt sein.

Nichtmedizinische Begleitumstände, die ein Spezifikum des alten Menschen darstellen, können die durchführbare Therapie ebenfalls beeinflussen. Dazu zählen u. a. die verminderte Bereitschaft, funktionelle Einschränkungen gegenüber einer höheren Heilungsrate zu akzeptieren, und eine fehlende psychische Verarbeitung der Diagnose Krebs mit der sich daraus ergebenden vitalen Bedrohung.

Demenzielle Syndrome nehmen vom 65. Lebensjahr mit zunehmendem Alter an Häufigkeit exponentiell zu. Die Prävalenz beträgt bis zu 5 % der 65–70-Jährigen und 30 % bei über 90-Jährigen (Ziegler et al. 2009). Nicht nur hinsichtlich der Indikationsstellung, sondern auch im Hinblick auf die praktische Durchführung stellen betroffene Patienten ein zunehmendes Problem dar.

13.4 Tumorbiologie und veränderte Toleranz von Normalgeweben im Alter

Für die landläufige These der geringeren Aggressivität maligner Tumoren im Alter fehlen sichere Daten, allerdings sind strahlenbiologische Besonderheiten maligner Tumoren im Alter wenig untersucht. Ein Einfluss altersbedingter Faktoren könnte indirekt durch eine veränderte Rate an loko-regiönären Rezidiven erfasst werden. Jedoch werden bei einer Reihe häufiger Tumorentitäten in retrospektiven Analysen bei jüngeren und älteren Patienten vergleichbare Fünfjahresraten an Tumorkontrolle und tumorfreiem Überleben erzielt.

Experimentelle Daten über den Einfluss des Alters auf die Strahlenreaktion am Normalgewebe sind spärlich. Eine altersbedingte veränderte Radiosensibiliät des Normalgewebes kann indirekt durch eine veränderte Komplikationsrate gemessen werden. Dabei spielen Begleiterkrankungen wie Atherosklerose und langjährige Stoffwechselkrankheiten eine wesentliche Rolle. Die Strahlentoleranz kann durch eine eingeschränkte Organfunktion infolge von Komorbiditäten absinken (z. B. eingeschränkte Lungenfunktion, Niereninsuffizienz, Colitis). Aus diesem Grund ist bei älteren Patienten eine besonders sorgfältige Überwachung während der Radiotherapie erforderlich. Dabei kann ein frühzeitiger Einsatz von Supportivmaßnahmen notwendig werden. Zur Schonung des Normalgewebes kann die Anwendung moderner Bestrahlungstechniken beitragen.

Literatur

1. Arbeitskreis Geriatrische Onkologie der DGHO www.dgho.de/gesellschaft/verein/arbeitskreise/geriatrische-onkologie
2. Bozorgmehr et al. Thoracic radiotherapy plus Durvalumab in elderly and/or frail NSCLC stage III patients unfit for chemotherapy - employing optimized (hypofractionated) radiotherapy to foster durvalumab efficacy: study protocol of the TRADE-hypo trial. BMC Cancer (2020) 20:806 https://doi.org/10.1186/s12885-020-07264-8
3. Desideri, I. et al. Recent advances in de-intensification of radiotherapy in elderly cancer patients. F1000Research 2020, 9(F1000 Faculty Rev):447 Last updated: 27 MAY 2020. https://doi.org/10.12688/f1000research.21151.1
4. Edwards BK, Howe HL, Ries LA et al. Annual Report of the Nation on the Status of Cancer, 1973-1999, Featuring Implications of Age and Aging on U.S. Cancer Burden. Cancer 2002; 94:2766–2792.
5. Friedrich C, Kolb GF, Wedding U, Pientka L. Assessment-gestützte Entscheidungen bei älteren Patienten in der Onkologie. Euro J Ger 2003; 5: 174–181.
6. Geinitz H, Liesenfeld S, Zimmermann F, et al: Strahlentherapie im Alter: Indikationen, Effektivität und Verträglichkeit. Dtsch Ärztebl 2003; 46: A3010-A3021.
7. Kaufmann, A. et al.: Quality of Life in very elderly radiotherapy patients. Support Care Cancer 2015; 23:1883–1892.
8. Statistisches Bundesamt, Ergebnisse der 13. koordinierten Bevölkerungsvorausberechnung, Variante 2A mit Zuwanderung, Wiesbaden, Stand 31.12.2015.
9. Welz-Barth A, Hader C. Geriatrisches Assessment. Dtsch Med Wochenschr 2007; 132:827–236.
10. Wendt TG: Strahlentherapie. In: Höffken K, Kolb GF, Wedding L (Hrsg.): Geriatrische Onkologie. Springer Berlin, 2002. WHO Scientific Group on Psychogeriatrics: Report on WHO Scientific Group on Psychogeriartrics. WHO Genf, 1972.
11. Ziegler, U. et al., Prävalenz und Inzidenz von Demenz in Deutschland. Gesundheitswesen 2009; 71: 281–290

Kapitel 14

Letzte Lebensphasen und Sterbebegleitung

Roland Merten

14.1 Die letzten Lebensphasen

Für die Palliativmedizin ist es sinnvoll, verschiedene Phasen im Krankheitsverlauf unheilbarer Krebskranker zu unterscheiden.

Tabelle 14.1 gibt einen Überblick über die Lebensphasen in der Palliativmedizin. Unter der Rehabilitationsphase versteht man eine Erkrankungsphase, in welcher der Patient trotz seiner fortgeschrittenen Erkrankung durch medizinische Maßnahmen wieder in ein weitgehend normales gesellschaftliches Leben eingegliedert werden kann. Die Prognose kann viele Monate, aber auch Jahre betragen! In der Präterminalphase („die letzten Wochen") zeigt der Patient deutlich sichtbare Symptome der fortgeschrittenen Tumorerkrankung. Die meisten dieser Beschwerden können durch umfassende Schmerz- und Symptomkontrolle gelindert werden. Manchmal dauert die Präterminalphase einige Monate. In der Terminalphase („die letzten Tage") lebt der Patient an der Grenze seines Lebens zum Tode und ist meist dauernd bettlägerig. Unter dem Zustand „in extremis" („die letzten Stunden") versteht man die konkrete Sterbephase. Der Eintritt des Todes ist in absehbarer Zeit zu erwarten, d. h. in einigen Stunden bis zu einem Tag. Die genannten Phasen haben meist fließende, manchmal jedoch abrupte Übergänge. Zu beachten ist, dass es auch zu unerwarteten Besserungen und somit einem rückläufigen Krankheitsgeschehen kommen kann. Dies ist in der Kommunikation sowohl mit dem

Patienten als auch den Angehörigen unbedingt zu berücksichtigen; es ist unseriös und davon abzuraten, einen erwarteten Zeitpunkt des Todes zu nennen. Nach dem Tode ist die Trauerphase der Angehörigen und Freunde als letzte Aufgabe der Medizin zu nennen.

Tabelle 14.1: Lebensphasen in der Palliativmedizin nach Jonen-Thielemann 2008

Phase	Aktivität	Prognose
Rehabilitationsphase ↓	weitgehend normale Lebensführung trotz fortgeschrittener Krankheit	»Die letzten Monate/Jahre«
Präterminalphase ↓	eingeschränkte Möglichkeiten	»Die letzten Wochen«
Terminalphase ↓	Bettlägrigkeit, oft Rückzug nach Innen oder Ruhelosigkeit	»Die letzten Tage«
Finalphase Sterben ↓ TOD ↓ Trauerphase der Angehörigen	Zustand »in extremis«, Mensch »liegt im Sterben«, Bewusstsein nicht auf Außenwelt gerichtet	»Die letzten Stunden«

Die Sterbeforschung etablierte sich in den vergangenen 50 Jahren und beschrieb immer neue Details des Sterbeprozesses. Neben der Erfahrung des nahen Todes gehört hierzu auch die psychische Auseinandersetzung des Sterbens in fünf Phasen. Diese innere Verarbeitung verläuft nicht linear, sondern kurvenreich und lässt sich nicht als mathematische Funktion darstellen. (Abb. 14.1).

Es gibt keine klaren Beweise, die für die Existenz der 5-Stufen-Theorie sprechen. Auch geht die Sterbeforschung davon aus, dass – falls die Stufen tatsächlich existieren – der Sterbende sie nicht in linearer Abfolge durchläuft.

Die Stufentheorie ist ihrem Wesen nach deskriptiv, wird aber vielfach so aufgenommen, als sei sie präskriptiv. Dies bedeutet, dass einige professionell Betreuende die 5-Stufen-Theorie missbraucht haben, in dem sie versuchten, vergleichbar einem Fahrplan, Patienten zum Fortschreiten von einer Stufe zur nächsten zu begleiten.

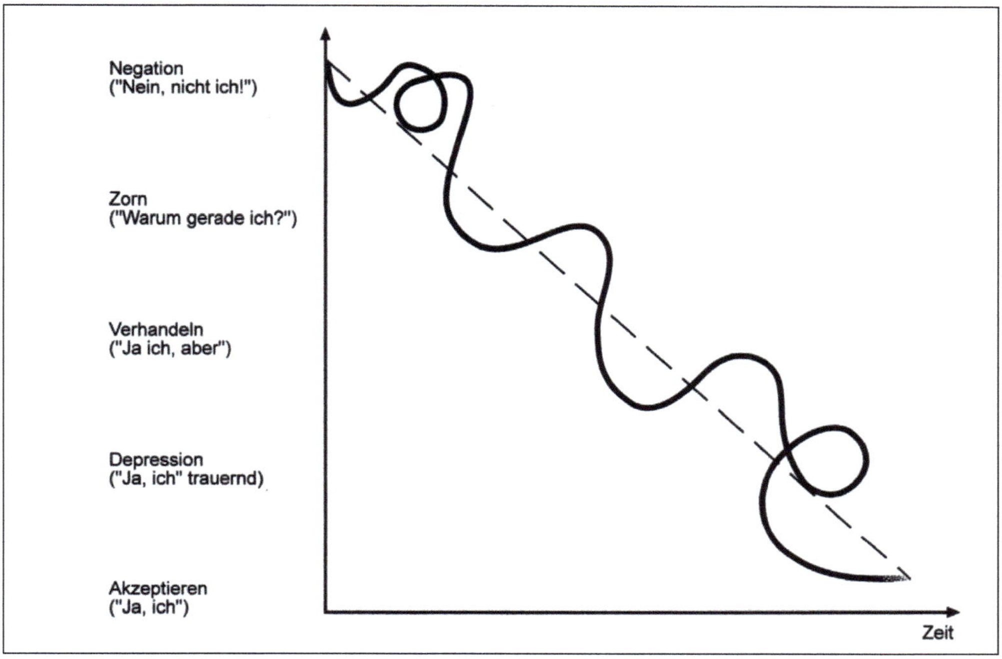

Abbildung 14.1: Die innere Verarbeitung des Sterbens verläuft nicht linear, sondern kurvenreich (modifiziert nach dem Lehrbuch „Pflege Heute")

14.2 Grundsätze der Bundesärztekammer zur ärztlichen Sterbebegleitung

Der Gesetzgeber hat die Patientenverfügung genau definiert. Dies wird weiter unten detailliert erläutert. Zunächst werden die Grundsätze der Bundesärztekammer zur ärztlichen Sterbebegleitung im Wortlaut wiedergegeben.

Seit 1979 veröffentlichte die Bundesärztekammer mehrfach Empfehlungen zur Sterbebegleitung, zuletzt 2021. Diese Grundsätze vermeiden Begriffe wie „Behandlungsabbruch" und „Sterbehilfe", um klarzustellen, dass die ärztliche Begleitung bis zum Tode erfolgen sollte. Man spricht nicht von einem Behandlungsabbruch, sondern von einer Änderung des Therapieziels im Sinne der Symptombekämpfung bzw. der „Palliativmedizin" oder der „Palliativmedizinischen Betreuung" („Palliativ-Care").

Präambel

Aufgabe des Arztes ist es, unter Beachtung des Selbstbestimmungsrechts des Patienten Leben zu erhalten, Gesundheit zu schützen und wiederherzustellen sowie Leiden zu lindern und Sterbenden bis zum Tod beizustehen. Die ärztliche Verpflichtung zur Lebenserhaltung besteht jedoch nicht unter allen Umständen. Es gibt Situationen, in denen sonst angemessene Diagnostik und Therapieverfahren nicht mehr indiziert sind, sondern Begrenzung geboten sein kann. Dann tritt palliativ-medizinische Versorgung in den Vordergrund. Die Entscheidung hierzu darf nicht von wirtschaftlichen Erwägungen abhängig gemacht werden.

Unabhängig von dem Ziel der medizinischen Behandlung hat der Arzt in jedem Fall für eine Basisbetreuung zu sorgen. Dazu gehören u. a.: menschenwürdige Unterbringung, Zuwendung, Körperpflege, Lindern von Schmerzen, Angst, Atemnot und Übelkeit sowie Stillen von Hunger und Durst. Art und Ausmaß einer Behandlung sind vom Arzt zu verantworten. Über die Palliativversorgung hat die AWMF im Jahr 2020 ihre S3-Leitlinie aktualisiert. Weitere detaillierte Leitlinien stammen von der European Association for Palliative Care (EAPC). Ärzte müssen dabei den Willen des Patienten beachten. Bei seiner Entscheidungsfindung soll er mit ärztlichen und pflegenden Mitarbeitern einen Konsens suchen. Aktive Sterbehilfe ist unzulässig. Sie ist auch dann strafbar, wenn sie aus Mitleid oder auf ausdrückliches Verlangen des Patienten erfolgt (§ 216 Strafgesetzbuch, Tötung auf Verlangen). Die Mitwirkung des Arztes bei der Selbsttötung ist nach aktueller Rechtsprechung nicht mehr strafbar. Mit Urteil von 2020 hat das Bundesverfassungsgericht den im Jahr 2015 vom Bundestag beschlossenen § 217 des Strafgesetzbuches für verfassungswidrig und nichtig erklärt. Leitsatz des Urteils ist die Rechtsauffassung, dass das individuelle Selbstbestimmungsrecht des Patienten höher steht als die Pflicht der Gesellschaft zum Erhalt jedes Lebens. In der Folge hat der Deutsche Ärztetag im Jahr 2021 das Verbot der Beihilfe zum Suizid aus § 16 der Musterberufsordnung gestrichen. Die Umsetzung in der jeweils verbindlichen Berufsordnung obliegt jetzt den einzelnen Landesärztekammern. Zu beachten ist die weiterhin vom Bundesverwaltungsgericht vertretene Auslegung des Betäubungsmittelgesetzes BtMG, nach welcher der Erwerb eines Betäubungsmittels zum Suizid unzulässig ist, weil das BtMG den Erwerb nur zum Zweck der Heilbehandlung vorsieht. Die Überlassung eines Betäubungsmittels zum Zwecke der Selbsttötung könnte also u. U. einem Arzt als Verstoß gegen das BtMG vorgeworfen werden.

Ärztliche Pflichten bei Sterbenden

Der Arzt ist verpflichtet, Sterbenden, d. h. Kranken oder Verletzten mit irreversiblem Versagen einer oder mehrerer vitaler Funktionen, bei denen der Eintritt des Todes in kurzer Zeit zu erwarten ist, so zu helfen, dass sie in Würde zu sterben vermögen. Die Hilfe besteht neben palliativer Behandlung in Beistand und Sorge für Basisbetreuung.

Dazu gehören nicht immer Nahrungs- und Flüssigkeitszufuhr, da sie für Sterbende eine schwere Belastung darstellen können. Jedoch müssen Hunger und Durst als subjektive Empfindungen gestillt werden. Maßnahmen zur Verlängerung des Lebens dürfen in Übereinstimmung mit dem Willen des Patienten unterlassen oder nicht weitergeführt werden, wenn diese nur den Todeseintritt verzögern und die Krankheit in ihrem Verlauf nicht mehr aufgehalten werden kann. Bei Sterbenden kann die Linderung des Leidens so im Vordergrund stehen, dass eine möglicherweise unvermeidbare Lebensverkürzung hingenommen werden darf. Eine gezielte Lebensverkürzung durch Maßnahmen, die den Tod herbeiführen oder das Sterben beschleunigen sollen, ist unzulässig und mit Strafe bedroht.

Die Unterrichtung des Sterbenden über seinen Zustand und mögliche Maßnahmen muss wahrheitsgemäß sein, sie soll sich aber an der Situation des Sterbenden orientieren und vorhandenen Ängsten Rechnung tragen. Der Arzt kann auch Angehörige oder nahestehende Personen informieren, es sei denn, der Wille des Patienten steht dagegen. Das Gespräch mit ihnen gehört zu seinen Aufgaben.

Verhalten bei Patienten mit infauster Prognose

Bei Patienten mit infauster Prognose, die sich zwar noch nicht im Sterben befinden, aber nach ärztlicher Erkenntnis aller Voraussicht nach in absehbarer Zeit sterben werden, weil die Erkrankung weit fortgeschritten ist, kann eine Änderung des Behandlungszieles indiziert sein, wenn lebenserhaltende Maßnahmen Leiden nur verlängern werden und die Änderung des Therapiezieles dem Willen des Patienten entspricht. An die Stelle von Lebensverlängerung und Lebenserhaltung tritt dann palliativ-medizinische Versorgung einschließlich pflegerischer Maßnahmen. In Zweifelsfällen sollte eine Beratung mit anderen Ärzten und den Pflegenden erfolgen.

Ermittlung des Patientenwillens

Bei einwilligungsfähigen Patienten hat der Arzt den aktuell geäußerten Willen des angemessen aufgeklärten Patienten zu beachten, selbst wenn sich dieser Wille nicht mit den aus ärztlicher Sicht gebotenen Diagnose- und Therapiemaßnahmen deckt. Der Patient darf seine Einwilligung in ärztliche Untersuchungen oder Behandlungen jederzeit widerrufen. Das gilt auch für die Beendigung schon eingeleiteter lebenserhaltender Maßnahmen. Der Arzt soll Kranken, die eine notwendige Behandlung ablehnen, helfen, die Entscheidung zu überdenken.

Bei einwilligungsunfähigen Patienten ist zunächst der mutmaßliche Wille des Patienten maßgebend. Bei längerer Einwilligungsunfähigkeit ist die Benennung eines Betreuers durch das Vormundschaftsgericht zu veranlassen, der seinen Entscheidungen den mutmaßlichen Willen des Patienten zugrunde legen muss. Der mutmaßliche Wille ist aufgrund konkreter Anhaltspunkte zu ermitteln. Zu berücksichtigen sind insbesondere frühere mündliche oder schriftliche Äußerungen, ethische oder religiöse Überzeugungen und sonstige persönliche Wertvorstellungen des Betreuten. Dieses Verfahren ist in § 1901 ff. BGB gesetzlich geregelt. Bei Verdacht auf Missbrauch oder offensichtlicher Fehlentscheidung soll sich der Arzt an das Vormundschaftsgericht wenden.

Liegen weder vom Patienten noch von einem gesetzlichen Vertreter oder einem Bevollmächtigten Erklärungen vor oder können diese nicht rechtzeitig eingeholt werden, so hat der Arzt so zu handeln, wie es dem mutmaßlichen Willen des Patienten in der konkreten Situation entspricht. Der Arzt hat den mutmaßlichen Willen aus den Gesamtumständen zu ermitteln. In die Ermittlung des mutmaßlichen Willens sollen auch Angehörige oder nahestehende Personen einbezogen werden. Lässt sich der mutmaßliche Wille des Patienten nicht anhand der genannten Kriterien ermitteln, so handelt der Arzt im Interesse des Patienten, wenn er die ärztlich indizierten Maßnahmen trifft.

14.3 Patientenverfügung: Gesetzliche Regelung

Patientenverfügungen, Vorsorgevollmachten und Betreuungsverfügungen

Patientenverfügungen – auch Patiententestamente genannt, Vorsorgevollmachten und Betreuungsverfügungen sind eine wesentliche Hilfe für das ärztliche Handeln.

Patientenverfügungen sind verbindlich, sofern sie sich auf die konkrete Behandlungssituation beziehen und keine Umstände erkennbar sind, dass der Patient sie nicht mehr gelten lassen würde. Es muss stets geprüft werden, ob die Verfügung, die eine Behandlungsbegrenzung erwägen lässt, auch für die aktuelle Situation gelten soll. Bei der Entscheidungsfindung sollte der Arzt daran denken, dass solche Willensäußerungen meist in gesunden Tagen verfasst wurden und dass Hoffnung oftmals in ausweglos erscheinenden Lagen wächst. Bei der Abwägung der Verbindlichkeit kommt der Ernsthaftigkeit eine wesentliche Rolle zu. Der Zeitpunkt der Aufstellung hat untergeordnete Bedeutung. Anders als ein Testament bedürfen Patientenverfügungen keiner Form, sollten aber in der Regel schriftlich abgefasst sein.

Im Wege der Vorsorgevollmacht kann ein Bevollmächtigter auch für die Einwilligung in ärztliche Maßnahmen, deren Unterlassung oder Beendigung bestellt werden. Bei Behandlungen mit hohem Risiko für Leben und Gesundheit bedarf diese Einwilligung der Schriftform (§ 1904 BGB) und muss sich ausdrücklich auf eine solche Behandlung beziehen. Die Einwilligung des Betreuers oder Bevollmächtigten in eine „das Leben gefährdende Behandlung“ bedarf der Zustimmung des Vormundschaftsgerichts (§ 1904 BGB). Nach der Rechtsprechung (Oberlandesgericht Frankfurt a. M. vom 15. 07. 1998-Az.: 20 W 224/98) ist davon auszugehen, dass dies auch für die Beendigung lebenserhaltender Maßnahmen im Vorfeld der Sterbephase gilt.

Betreuungsverfügungen können Empfehlungen und Wünsche zur Wahl des Betreuers und zur Ausführung der Betreuung enthalten.

Der Jurist Nölling geht auf die rechtlichen Grundlagen generell ein. Neben der Frage des „Warum“ ist in letzter Zeit die Frage des „Wie“ im Hinblick auf das eigene Sterben in den Vordergrund getreten. Hierbei ist das selbstbestimmte Leben ein Leitbild unserer Kultur und wird in Form des Selbstbestimmungsrechtes durch das Grundgesetz geschützt. Nach den gesetzlichen Vorgaben für die Patientenverfügung sind weiterhin folgende Punkte unbedingt zu beachten:

- War der Patient zum Zeitpunkt der Erstellung der Patientenverfügung einwilligungsfähig?
- Ist der Patient zum Zeitpunkt der konkreten vorgesehenen Behandlung einwilligungsunfähig?
- Deckt sich die vorliegende Situation mit der in der Patientenverfügung beschriebenen?
- Ist die Patientenverfügung im konkreten Fall anwendbar?
- Leidet der Patient an einer tödlichen unheilbaren Erkrankung?
- Welches sind hier die relevanten Kriterien?
- Hat das Grundleiden einen unumkehrbaren tödlichen Verlauf angenommen?

In einer vielbeachteten Entscheidung vom 06.07.2016 hat der Bundesgerichtshof strenge Anforderungen an die Bestimmtheit einer Patientenverfügung gestellt. Allgemeine Formulierungen, welche die palliative Krankheitssituation nicht konkret benennen, können u. U. zur Unwirksamkeit der Patientenverfügung führen.

Dies alles ist in jedem Einzelfall zu klären. Einsame ärztliche Entscheidungen sollten möglichst nicht getroffen werden. Der Bundestag hat im Juni 2009 im dritten Gesetz zur Änderung des Betreuungsrechtes die folgenden, „leicht modifizierten“ Änderungen beschlossen, diese Änderungen sind seit dem 01.09.2009 in Kraft getreten:

Zur Patientenverfügung:

„Hat ein einwilligungsunfähiger Volljähriger für den Fall seiner Einwilligungsunfähigkeit schriftlich festgelegt, ob er in bestimmte, zum Zeitpunkt der Festlegung noch nicht unmittelbar bevorstehende Untersuchungen seines Gesundheitszustandes, Heilbehandlungen oder ärztliche Eingriffe einwilligt oder sie untersagt (Patientenverfügung), prüft der Betreuer, ob diese Festlegungen auf die aktuelle Lebens- und Behandlungssituation zutreffen. Ist dies der Fall, hat der Betreuer dem Willen des Betreuten Ausdruck und Geltung zu verschaffen. Eine Patientenverfügung kann jederzeit formlos widerrufen werden. Liegt keine Patientenverfügung vor oder treffen die Festlegungen einer Patientenverfügung nicht auf die aktuelle Lebens- und Behandlungssituation zu, hat der Betreuer die Behandlungswünsche oder den mutmaßlichen Willen des Betreuten festzulegen und auf dieser Grundlage zu entscheiden, ob er in eine ärztliche Maßnahme einwilligt oder sie untersagt. Der mutmaßliche Wille ist aufgrund konkreter Anhaltspunkte zu ermitteln. Zu berücksichtigen sind insbesondere frühere mündliche oder schriftliche Äußerungen, ethische oder religiöse Überzeugungen und sonstige persönliche Wertvorstellungen des Betreuten.

Die genannten Absätze gelten unabhängig von Art und Stadium einer Erkrankung des Betreuten. Niemand kann zur Errichtung einer Patientenverfügung verpflichtet werden. Die Errichtung oder Vorlage einer Patientenverfügung darf nicht zur Bedingung eines Vertragsschlusses gemacht werden. Der behandelnde Arzt prüft, welche ärztliche Maßnahme im Hinblick auf den Gesundheitszustand und die Prognose des Patienten indiziert ist. Arzt und Betreuer erörtern diese Maßnahme unter Berücksichtigung des Patientenwillens."

Zum Gespräch:

„Nahen Angehörigen und sonstige Vertrauenspersonen soll Gelegenheit zur Äußerung gegeben werden, um den Patientenwillen, die Behandlungswünsche oder den mutmaßlichen Willen festzustellen."

Zur Genehmigung des Betreuungsgerichtes:

„Die Einwilligung des Betreuers in eine Untersuchung des Gesundheitszustandes, einer Heilbehandlung oder einen ärztlichen Eingriff bedarf der Genehmigung des Betreuungsgerichtes, wenn die begründete Gefahr besteht, dass der Betreute aufgrund der Maßnahme stirbt oder einen schweren und länger dauernden gesundheitlichen Schaden erleidet. Ohne die Genehmigung darf die Maßnahme nur durchgeführt werden, wenn mit dem Aufschub Gefahr verbunden ist.

Die Nichteinwilligung oder der Widerruf der Einwilligung des Betreuers in eine Untersuchung des Gesundheitszustandes, einer Heilbehandlung oder eines ärztlichen Eingriffes bedarf der Genehmigung des Betreuungsgerichtes, wenn die Maßnahme medizinisch angezeigt ist und die begründete Gefahr besteht, dass der Betreute aufgrund des Unterbleibens oder des Abbruches der Maßnahme stirbt oder einen schweren oder länger dauernden gesundheitlichen Schaden erleidet. Die Genehmigung zu den genannten Absätzen ist zu erteilen, wenn die Einwilligung, die Nichteinwilligung oder der Widerruf der Einwilligung dem Willen des Betreuten entspricht. Eine Genehmigung ist jedoch nicht erforderlich, wenn zwischen Betreuer und behandelndem Arzt Einvernehmen darüber besteht, dass die Erteilung, die Nichterteilung oder der Widerruf der Einwilligung dem festgestellten Willen des Betreuten entspricht. Dies Alles gilt auch für einen Bevollmächtigten. Er kann in eine der genannten Maßnahmen nur einwilligen, nicht einwilligen oder die Einwilligung widerrufen, wenn die Vollmacht diese Maßnahmen ausdrücklich umfasst und schriftlich verteilt ist".

Literatur

1. Empfehlungen der Bundesärztekammer und der Zentralen Ethikkommission bei der Bundesärztekammer zum Umgang mit Vorsorgevollmacht und Patientenverfügung in der ärztlichen Praxis (Dt. Ärztebl. 2013, Heft 33-34, S. A 1580–85).
2. Nölling, Patientenverfügung - Der aktuelle Stand. ArztR 2009, 144.
3. Erweiterte S3-Leitlinie Palliativmedizin für Patienten mit einer nicht-heilbaren Krebserkrankung Langversion 2.2 – September 2020 AWMF-Registernummer: 128/001OLEuropean Association for Palliative Care, eapcnet.eu, 2017.
4. Duttge, G., NJW 3 / 2016, 120.
5. Pflege heute, 6. Auflage, Urban und Schwarzenberg, München 2014.
6. Jonen-Thielemann, I.: Palliativmedizin statt aktiver Sterbehilfe bei Krebskranken. In: Junginger T., Perneczky A., Vahl CF., Werner C. (eds) Grenzsituationen in der Intensivmedizin. Springer, Berlin, Heidelberg 2008.
7. Jansky, Bundesgesundheitsblatt 1 / 2017, 60.
8. BVerfG, Urteil des Zweiten Senats vom 26. Februar 2020 – 2 BvR 2347/15 –, Rn. 1-343, http://www.bverfg.de/e/rs20200226_2bvr234715.html

Kapitel 15

Strahlentherapie nicht-maligner Erkrankungen

Frank Bruns

Kernaussagen

- Die Strahlentherapie hat weiterhin einen festen Stellenwert bei der Behandlung nicht-maligner Erkrankungen, wobei diese Gruppe sehr heterogen ist.
- Vor dem Einsatz einer Radiotherapie sind zunächst alternative Therapiekonzepte zu prüfen.
- Zur Strahlentherapie dieser Erkrankungen liegen nur wenige prospektive klinische Studien vor.
- Aufgrund des Risikos einer allerdings äußerst seltenen strahleninduzierten Neoplasie bedarf es auch unter Berücksichtigung des Lebensalters stets einer strengen Indikationsstellung.

Außer zur Behandlung maligner Tumoren wird die Strahlentherapie auch bei gutartigen Erkrankungen eingesetzt (Tabelle 15.1). Die üblichen Dosierungen variieren erheblich. Dies impliziert eine Wirksamkeit über andere radiobiologische Effekte. So spielen hier beispielsweise anti-proliferative und anti-inflammatorische Wirkungen eine Rolle. Der genaue Wirkmechanismus ist jedoch nur teilweise bekannt. Zwar hat sich die Strahlentherapie nicht-maligner Erkrankungen über Jahrzehnte entwickelt, nach den Kriterien der Evidenz-basierten Medizin sind aber zeitgemäße kontrollierte und randomisierte Studien wünschenswert. Bezüglich des lebenslangen Risikos einer radiogen-induzierten Neoplasie wird das Risiko in den mittleren und höheren Altersgruppen als sehr gering eingeschätzt. Regelhaft sollte jedoch über dieses Risiko aufgeklärt werden, ohne dass dadurch die Indikationsstellung maßgeblich beeinflusst wird. Bei sorgfältiger Indikationsstellung und Abwägen alternativer Behandlungsoptionen ist die Strahlentherapie gutartiger Erkrankungen unverzichtbar.

Tabelle 15.1: Beispiele für die Strahlentherapie nicht-maligner Erkrankungen. Modifiziert nach Seegenschmiedt (2009)

Therapieziel	Klinisches Beispiel	Evaluationskriterien, Endpunkte
Erhalt der Organfunktion	Heterotope Ossifikationsprophylaxe an der Hüfte (TEP) und an anderen Gelenken	Radiologische und funktionelle Evaluation des Hüftgelenkes
	Endokrine Orbitopathie	Augenärztliche Untersuchung; Orbitopathie-Score, jedoch: äußerst variabler natürlicher Verlauf
	Morbus Dupuytren / Ledderhose	Erhalt der Hand- oder Fußfunktion
Kosmetisch-funktionelles Ergebnis	Keloid	Kosmetisch-funktionelles Resultat; Subjektive Zufriedenheit
	Pterygium	Photodokumentation
Schmerz-Management	Osteoarthrose von Gelenken an Schulter, Hüfte, Knie u. a.	Schmerz-Score: Schmerzreduktion
	Peritendinitis/Tendinopathie: Schulter, Ellenbogen, Ferse	Gelenk-Score: Verbesserung orthopädischer Gelenkfunktion

15.1 Auge, ZNS, HNO

Die **endokrine Orbitopathie (E.O.)** ist die häufigste extrathyreoidale Manifestation der Basedow-Erkrankung. Die Symptome der in vielen Fällen nur mild ausgeprägten und zum Teil selbst limitierenden Erkrankung reichen von leichtem Augentränen, Lichtempfindlichkeit, Rötungen über Protrusio bulbi und Diplopie bis zum (seltenen) Visusverlust. Ein klinischer Aktivitäts-Score (Clinical Activity Score, CAS) liefert unter Berücksichtigung verschiedener Entzündungszeichen eine Hilfestellung zur Einstufung der Erkrankungsaktivität, dabei weist ein CAS $\geq$ 3/7 auf eine aktive E.O. hin (Tabelle 15.2). Anhand des Orbitopathie-Index/Orbitopathie-Scores nach Werner [Akronym: NOSPECS-Kriterien] wird die endokrine Orbitopathie in die drei Schweregrade leicht – mäßig bis deutlich – sehr schwer (das Sehvermögen gefährdend) eingeteilt. Erkrankungsaktivität und Schweregrad der Erkrankung stellen dabei wichtige Entscheidungshilfen für das Therapieregime dar.

Die Strahlentherapie als sogenannte Orbitaspitzenbestrahlung hat trotz guter Ansprechraten und akzeptabler Toleranz angesichts der Vielzahl an mittlerweile zur Verfügung stehenden medikamentösen Therapiealternativen zur Immunmodulation insgesamt an Bedeutung verloren. In den 2021 aktualisierten Empfehlungen der EUGOGO (European Group of Graves` Orbitopathy) wird die Strahlentherapie zur Therapie der endokrinen Orbitopathie bei mäßigem Ausprägungsgrad im aktiven Krankheitsstadium empfohlen, allerdings erst nach Versagen der medikamentösen Erstlinienbehandlung (intravenös appliziertes Methylprednisolon +/- Mycophenolat). Aufgrund der gesteigerten Wirksamkeit sollte die Strahlentherapie mit einer oralen oder intravenösen Glukocorticoidtherapie kombiniert werden. Aktuelle Studienergebnisse schreiben neuen Fraktionierungsformen (z. B. 10x 1,0 Gy und 8x 0,3 Gy) mindestens die gleiche Wirksamkeit zu wie die bisher übliche Fraktionierung von 8x bis 10x 2 Gy zu. Die aktualisierte S2e-Leitlinie der DEGRO empfiehlt als Gesamtdosis 2,4 bis 20 Gy bei täglichen Einzeldosen von 0,3 bis 2,0 Gy. Das Risiko einer radiogenen Retinopathie ist dosisabhängig gering.

Tabelle 15.2: Erfassung der E.O.-Aktivität mit Hilfe des Clinical Activity Score (CAS)

CAS-Kriterien
1 Spontaner Retrobulbärschmerz
2 Schmerzen beim versuchten Auf- oder Abwärtsblicken
3 Rötung der Augenlider
4 Rötung der Konjunktiva
5 Schwellung der Karunkel oder der Plica
6 Schwellung der Augenlider
7 Schwellung der Konjunktiva (Chemosis)

* Inaktive E.O. = CAS < 3
* Aktive E.O. = CAS ≥ 3

Meningeome (ca. 25% aller ZNS-Tumoren) werden in erster Linie operiert; im Falle einer unvollständigen Tumorentfernung sollte bei mittlerem und hohem Progressionsrisiko zusätzlich eine Radiotherapie erfolgen. Bei Inoperabilität kann alternativ eine definitive Strahlentherapie durchgeführt werden. Aktuell empfiehlt die Europäische Gesellschaft für Neuroonkologie (EANO) bei Meningeomen eine differenzierte Vorgehensweise, die auch ein abwartendes Verhalten in dezidierten Situationen einschließt, insbesondere bei Asymptomatik und höherem Lebensalter (sog. watch-and-scan Strategie).

Meist wird konventionell fraktioniert bestrahlt mit einer Gesamtdosis von 50–54 Gy (Einzeldosis 1,8–2,0 Gy); bei kleineren, günstig gelegenen Zielvolumina kann auch stereotaktisch (einzeitig als Radiochirurgie mit z. B. 1x 15 Gy oder hypofraktioniert in 3–5 Fraktionen, z. B. 5x 5 Gy) bestrahlt werden. Atypische (WHO Grad 2) und anaplastische (WHO Grad 3) Meningeome erfordern eine höhere Gesamtdosis bis 60 Gy (Einzeldosis 1,8–2,0 Gy). Als Behandlungsziel ist die lokale Tumorkontrolle zu nennen, weniger die Tumorrückbildung – dies muss dem Patienten vor der Therapie erklärt werden.

Hypophysenadenome (ca. 15 % aller ZNS Tumoren) sollten abgesehen vom Prolaktinom als Mikroadenom (dann: medikamentöse Behandlung) ebenfalls zunächst operiert werden. Bei residualen Tumoranteilen nach Operation oder bei Rezidiven kann eine stereotaktisch geführt Bestrahlung erwogen werden. Meist wird eine Dosis von 45–50 Gy normofraktioniert verabreicht.

Sehr differenziert wird beim **Akustikusneurinom** als langsam wachsenden Tumor im Kleinhirnbrückenwinkel vorgegangen. Histologisch handelt es sich um Neurinome des Nervus vestibulocochlearis, welche zu einem langsamen Hörverlust führen. Insgesamt gibt es abhängig von der Tumorgröße vier Therapiemöglichkeiten: Die einzeitige stereotaktische Bestrahlung (Synonym: „Radiochirurgie“) sowie die stereotaktische bildgeführte Hochpräzisionsbestrahlung, entweder konventionell fraktioniert mit 50–54 Gy (Einzeldosis 1,8–2,0 Gy) oder hypofraktioniert (z. B. 3x6 Gy oder 5x 5 Gy), erlauben eine gute Lokalkontrolle bei geringem Nebenwirkungsrisiko. Die Mikrochirurgie wird bei Kompressionen des Hirnstamms und des vierten Ventrikels empfohlen. Ein beobachtendes Abwarten kann bei sehr kleinen, intrameatalen Läsionen eine Alternative darstellen.

Das Hauptproblem bei **AV (arteriovenösen)-Malformationen** im ZNS ist das Auftreten von intrakraniellen Blutungen. Drei Behandlungskonzepte bieten sich hier an: operative Entfernung, Embolisation oder stereotaktische Bestrahlung. Die Radiotherapie erfolgt stets als stereotaktische Einzeit-Bestrahlung mit dem langfristigen Ziel einer Obliteration der Malformation. Zu beachten ist, dass die Obliteration nach einer Strahlentherapie zeitlich verzögert einsetzt und somit das Blutungsrisiko zunächst fortbesteht.

15.2 Gelenke, Bänder, Sehnen

Degenerative Erkrankungen und die damit verbundenen Schmerzen oder Bewegungseinschränkungen bewirken eine oft gravierende und anhaltende Beeinträchtigung der Lebensqualität. Im Gegensatz zur systemischen medikamentösen Therapie handelt es sich bei der Strahlentherapie um eine lokale symptomatische Behandlung, die vorwiegend auf die entzündliche Komponente der degenerativen Prozesse einwirkt. Die lokale Azidose trägt entscheidend zur Schmerzentstehung bei, ionisierende Strahlen wirken diesem Vorgang entgegen. Darüber hinaus beeinflussen kleine Strahlendosen auch lymphozytäre Infiltrationen. Nutzen-/Risikoüberlegungen müssen stets angestellt werden und haben zur Folge, dass eine Strahlentherapie im Prinzip erst dann eingesetzt wird, wenn andere lokale Verfahren versagt haben. Auf der anderen Seite sollten auch die Nebenwirkungen und Risiken einer medikamentösen systemischen Therapie beachtet werden. Die Einzeldosen betragen meist 0,5 oder 1,0 Gy (Gesamtdosis: 3–6 Gy) und liegen damit erheblich unter den in der Malignomtherapie üblichen Dosen. Fraktioniert wird 2 bis 3x wöchentlich, so dass diese Behandlung auch vom Aufwand her akzeptabel ist. In Abhängigkeit von der Lage des bestrahlten Gelenkes und von der Anamnesedauer kann eine langfristige Schmerzlinderung in bis zu 80 % der Fälle erreicht werden. Indikationen sind beispielsweise das Schultersyndrom (z. B. Rotatorenmanschetten-Syndrom [Akronym: Periarthropathia humeroscapularis, PHS], Omarthrose), das Ellenbogensyndrom (Akronym: Epicondylopathia humeri radialis oder ulnaris) sowie die (insbesondere akut exazerbierte) schmerzhafte Osteoarthrose. Bei unzureichendem Ansprechen kann die Bestrahlung nach einem Intervall von 6–12 Wochen in gleicher Dosierung als sogenannte 2. Serie wiederholt werden. Bei jüngeren Patienten sollte eine sehr sorgfältige individuelle Nutzen-/Risikoanalyse erfolgen.

15.3 Bindegewebe und Haut

Während die alleinige Bestrahlung von **Keloiden** nur in Ausnahmefällen in Frage kommt, wird man bei ausgedehnten Keloiden in bestimmten Regionen (z. B. Ohrmuschelbereich) aus kosmetischen Gründen eine unmittelbar postoperative, niedrig-dosierte Strahlentherapie anstreben. Eine möglichst frühzeitige postoperative Radiatio kann das hohe Rezidivrisiko nach alleiniger Operation von 60–80 % auf ca. 10–30 % reduzieren. Die Einzeldosen betragen 2,0 bis 5,0 Gy bis zu einer Gesamtdosis von 16–20 Gy. Neuere Daten belegen zwar den Stellenwert höherer Einzel- und Gesamtdosen (z. B. 3x 5–6 Gy); im Bereich des Ohrläppchens zeigte aber das Dosiskonzept 2x 5 Gy ggü. 3x 5 Gy keine signifikanten Unterschiede in Bezug auf die Rezidivrate. Technisch wird, je nach Verfügbarkeit, eine Elektronenbestrahlung, eine Orthovoltbestrahlung oder eine Brachytherapie eingesetzt.

Die **Dupuytrensche Kontraktur** (indurierende Prozesse der palmar-ulnaren Aponeurose) ist eine sehr häufige Erkrankung. Eine strahlentherapeutische Behandlung ist insbesondere in frühen Stadien indiziert. In späteren Stadien hingegen ist die Radiatio in der Regel nicht mehr sinnvoll einsetzbar. Die Strahlentherapie erfolgt im Bereich der tastbaren Knoten / Stränge mit Einzeldosen von 3,0 Gy entweder in einer Serie bis zu einer Gesamtdosis von 21 Gy oder aber in 2 Serien mit jeweils 5x 3 Gy im Abstand von 6 Wochen bis kumulativ 30 Gy. Das Dosiskonzept 10x2 Gy über 2 Wochen wird ebenfalls noch praktiziert, auch wenn es bisher nicht prospektiv evaluiert wurde. Ähnliches gilt für den äußerst selten auftretenden **Morbus Ledderhose**, eine knotige Strangbildung an der Fußsohle.

Desmoide (Akronym: aggressive Fibromatose) sind benigne Neoplasien des Bindegewebes. Die Behandlung der Desmoidtumoren erfolgt interdisziplinär abgestimmt und beginnt nicht zwangsläufig zum Zeitpunkt der Diagnosestellung. Bei anatomischer Lokalisation im Rumpf-, aber auch im Extremitätenbereich erfolgt im Falle einer nachgewiesenen Progression wahlweise eine Resektion, im Falle knapper bzw. positiver Schnittränder ggf. gefolgt von einer postoperativen Strahlentherapie, eine definitive Strahlentherapie oder eine medikamentöse Tumortherapie, beispielsweise mit Sorafenib. Die Strahlentherapie sollte normofraktioniert mit Einzeldosen von 1,8 bis 2,0 Gy bis zu einer Gesamtdosis von

50 bis 56 Gy erfolgen; Dosiseskalationen bis 66 Gy werden in der Literatur beschrieben, sind aber einer kritischen Nutzen-Risiko-Bewertung zu unterziehen. Bei intraabdominaler Desmoidlokalisation wird eine Strahlentherapie im Allgemeinen nicht empfohlen. Die Strahlentherapie sollte analog zu den Kriterien der Bestrahlung von Sarkomen erfolgen; insbesondere sollte, wie bei der Operation, das strahlentherapeutische Zielvolumen einen ausreichenden Sicherheitsabstand berücksichtigen.

15.4 Knochengewebe

Heterotope oder ektope Ossifikationen bezeichnen biologische Knochenumbildungsprozesse in Geweben, die normalerweise nicht ossifizieren. Verantwortlich hierfür sind pluripotente mesenchymale Zellen, die sich zu Osteoblasten differenzieren. Besondere Bedeutung hat die Ossifikations-Prophylaxe bei der Totalendoprothese der Hüfte. Die Inzidenz einer heterotopen Ossifikation nach TEP-Anlage wird in der Literatur mit bis zu 91 % angegeben, diese enorme Spannweite ergibt sich aus verschiedenen Risikoprofilen. So gehören Patienten mit vorbekannten ipsi- oder kontralateralen Ossifikationen zur Hochrisikogruppe. Ein mittleres Erkrankungsrisiko haben Hüfttraumata-Patienten mit Acetabulumfraktur, hypertrophe Osteoarthritiden sowie spezielle Erkrankungen, wie dem M. Bechterew, M. Paget oder M. Forrestier. Patienten ohne derartige Risikofaktoren werden als low-risk Gruppe eingestuft, hier ist die Inzidenz deutlich geringer. Therapeutisch stehen zwei in ihrer Wirksamkeit vergleichbare Verfahren zur Verfügung: die prophylaktische Bestrahlung und die prophylaktische Gabe von nicht-steroidalen Antiphlogistika. Die postoperative Gabe nicht-steroidaler Antiphlogistika (z. B. Indometacin 3x 25 mg/Tag) für 3 bis 6 Wochen reduziert die Ossifikationsrate um ca. 50 %. Vermittelt wird dieser Effekt über eine Hemmung des Enzyms COX-2, so dass neben Diclofenac auch Celecoxib oder Etoricoxib geeignet sind.

Aufgrund des theoretisch kanzerogenen Risikos einer Radiatio sollten bei der Behandlung jüngerer Patienten nicht-steroidale Antiphlogistika bevorzugt werden. Die Strahlentherapie bietet demgegenüber Vorteile bei Patienten mit chronischer Gastritis oder Niereninsuffizienz. Darüber hinaus kann die Bestrahlung auch nach schweren Traumata oder nach schwerem Polytrauma bzw. nach Rückenmarkstrauma eingesetzt werden. Wenn es sich um sekundäre Eingriffe (Rezidivoperationen) mit Abtragung heterotoper Ossifikationen handelt, sollte bevorzugt eine Strahlentherapie erfolgen, ansonsten hängt die Indikation vom individuellen Risikoprofil ab. Die Strahlentherapie zur Ossifikationsprophylaxe wird meist präoperativ durchgeführt und zwar möglichst am Operationstag selbst, also wenige Stunden vor der OP; möglich ist aber auch eine Strahlentherapie am Vortag. In der Regel wird eine einmalige Dosis von 7 bis 8 Gy verabreicht. Generell sind die besten Resultate in einem Zeitfenster beginnend direkt vor der Operation bis 24 Stunden nach dem Eingriff zu erwarten. Die postoperative Bestrahlung erfolgt in der Regel am ersten postoperativen Tag, spätestens innerhalb der ersten 3 Tage nach der Operation. Häufig werden Dosierungen wie 3x3 Gy oder 5x2 Gy appliziert; die aktualisierte DEGRO-S2e-Leitlinie empfiehlt in der postoperativen Situation 5x 3,5 Gy. Auch eine Kombinationsbehandlung mit nicht-steroidalen Antiphlogistika und Radiatio kann bei Hochrisikopatienten in bestimmten Fällen sinnvoll sein.

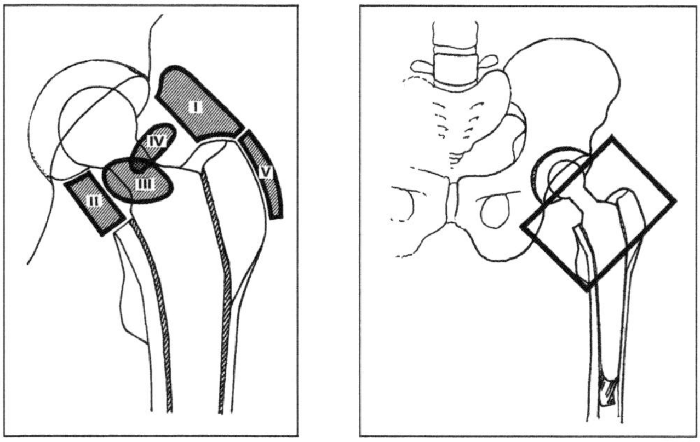

(a) Beschreibung der Lokalisation möglicher Ossifikationen

(b) Darstellung eines typischen Bestrahlungsfelds

Abbildung 15.1: Strahlentherapie bei ektopen Ossifikationen

Der **Fersensporn** oder auch Kalkaneussporn ist eine schmerzhafte knöcherne Ausziehung am Tuber calcanei am Ansatz überanspruchter Sehnen und Aponeurosefasern. Ätiologisch wird eine reaktive Veränderung auf eine chronische Entzündung angenommen. Je nach Lagebeziehung zum Kalkaneus unterscheidet man einen plantaren und einen dorsalen Fersensporn. Die Inzidenz in Mitteleuropa liegt bei ca. 15 %. Die stark variierende Größenausdehnung korreliert nicht mit dem Schmerzausmaß. Die Mehrzahl der möglichen Therapiestrategien zielt auf eine Reduktion der Entzündungsreaktion hin. Die therapeutischen Möglichkeiten umfassen orthopädische Hilfsmittel zur Druckentlastung, Kortikoidinfiltrationen, systemische und lokale Schmerzmedikation, extrakorporale Stoßwellentherapie und Krankengymnastik. Bei nicht unerheblichem Nebenwirkungsrisiko sollten sich chirurgische Interventionen auf die Therapie refraktärer Fälle beschränken.

Die Radiotherapie hat in Europa und gerade in Deutschland eine lange Tradition. In verschiedenen, meist retrospektiven Studien wurden der Radiotherapie Ansprechraten zwischen 67 % und 100 % attestiert. Das konventionelle Therapieschema sah zwei wöchentliche Fraktionen mit 1,0 Gy bis zu einer Gesamtdosis von 6 Gy vor. In einem randomisierten Vergleich zweier Dosierungskonzepte erwies sich das niedrig dosiertere Fraktionierungsschema mit 3 Gy Gesamtdosis (6x 0,5 Gy) gegenüber dem höher dosierten Regime mit 6 Gy Gesamtdosis (6x1,0 Gy) als gleich wirksam, weshalb aus Gründen des Strahlenschutzes vorzugsweise das Niedrigdosisregime bevorzugt werden sollte. Die

Verbesserung der Schmerzsymptomatik kann einige Wochen bis Monate dauern, ein möglicher zweiter Bestrahlungszyklus sollte daher frühestens 2–3 Monate nach der ersten Radiotherapie erfolgen.

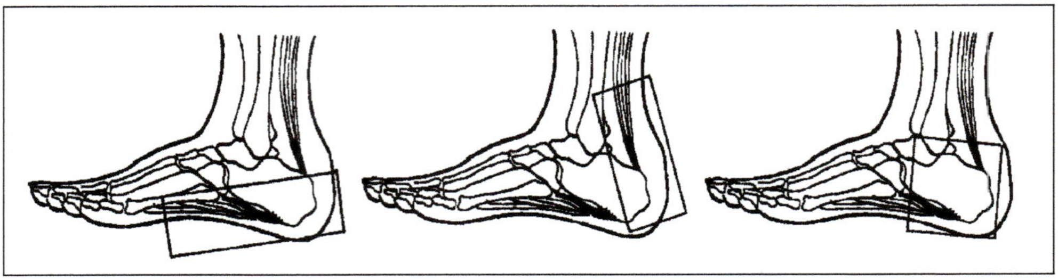

Abbildung 15.2: Schematische Zeichnung möglicher Bestrahlungsfelder beim Fersensporn (je nach Symptomatik)

15.5 Gynäkomastie

Die Strahlenbehandlung der Brustdrüse des Mannes kann prophylaktisch (z. B. mit 1x 10 bis 12 Gy, 2x 6 Gy, 3x 4 Gy oder 3 bis 5x 3 Gy) oder therapeutisch mit 20 bis 40 Gy erfolgen. Die prophylaktische Bestrahlung wird – wenngleich regional sehr unterschiedlich – zunehmend praktiziert, vor allem vor Einleitung einer antiandrogenen Therapie, weniger bei geplanter LHRH-Agonisten-Therapie. Das Antiandrogen Bicalutamid in der Dosierung 150 mg/Tag löst sehr häufig eine Druck- und Berührungsempfindlichkeit der Brust aus (Mastodynie). Bei Ausbleiben des Bestrahlungseffektes kann eine Behandlung mit Tamoxifen 20 mg erfolgen. Bei bereits bestehender Gynäkomastie lässt sich durch eine therapeutische Strahlentherapie allenfalls eine Linderung dieser Beschwerden erzielen; hierzu finden sich allerdings nur wenige Kasuistiken in der Literatur mit differierenden Einzeldosen (z. B. 5x 4 Gy, 20x 2 Gy). Außer bei der antihormonellen Therapie des Prostatakarzinoms kann eine Strahlentherapie auch bei manifester Gynäkomastie im Rahmen einer Leberzirrhose oder Medikamentennebenwirkung indiziert sein. Das Auftreten einer Gynäkomastie als typisches paraneoplastisches Symptom bei einem jungen Patienten sollte stets zum Ausschluss eines ß-HCG-positiven Hodentumors führen.

15.6 Speicheldrüsenbestrahlung bei amyotropher Lateralsklerose (ALS)

Die amyotrophe Lateralsklerose ist eine sehr seltene neurodegenerative Erkrankung, die im weiteren Verlauf zu erheblichen Schluckstörungen mit einer Hypersalivation und Aspirationsgefahr führt. Eine therapeutische Speicheldrüsenbestrahlung kann in diesen Fällen hilfreich sein (z. B. mit 2x oder 4x 5 Gy). Der Stellenwert dieser Bestrahlungsindikation wurde im Rahmen einer prospektiven Studie an 50 Patienten evaluiert.

Literatur

1. DEGRO-AG „Radiotherapie gutartiger Erkrankungen". Strahlentherapie gutartiger Erkrankungen – Fachgruppenspezifische evidenzbasierte S2e-Leitlinie der Deutschen Gesellschaft für Radioonkologie (DEGRO), Version 2.0 vom 02.11.2018. https://www.degro.org/wp-content/uploads/2018/11/S2-Leitlinie-Strahlentherapie-gutartiger-Erkrankungen-update-2018-Endversion.pdf
2. Apra C, Peyre M, Kalamarides M. Current treatment options for meningioma. Expert Rev Neurother 2018;18:241–249.
3. Assouline A, Levy A, Abdelnour-Mallet M, Gonzalez-Bermejo J, et al. Radiation therapy for hypersalivation: a prospective study in 50 amyotrophic lateral sclerosis patients. Int J Radiat Oncol Biol Phys 2014;88:589–595.
4. Bartalena L, Baldeschi L, Boboridis K, Eckstein A, et al. The 2016 European Thyroid Association/European Group on Graves' Orbitopathy Guidelines for the Management of Graves' Orbitopathy. Eur Thyroid J 2016;5:9–26.
5. Bartalena L, Kahaly GJ, Baldeschi L, Dayan CM, Eckstein A, et al. The 2021 European Group on Graves' Orbitopathy (EUGOGO) Clinical Practice Guidelines for the Medical Management of Graves' Orbitopathy. https://doi.org/10.1530/EJE-21-0479.
6. Feghali J, Huang J. Updates in arteriovenous malformation management: the post-ARUBA era. Stroke Vasc Neurol 2019;5:34–39.
7. Ghadjar P, Aebersold DM, Albrecht C, et al. Treatment strategies to prevent and reduce gynecomastia and/or breast pain caused by antiandrogen therapy for prostate cancer. Strahlenther Onkol 2020;196: 589–597.
8. Goldbrunner R, Stavrinou P, Jenkinson MD et al. EANO guideline on the diagnosis and management of meningiomas. Neuro Oncol 2021;23:1821–1834.
9. Kalogeridi MA, Kougioumtzopoulou A, Zygogianni A, Kouloulias V. Stereotactic radiosurgery and radiotherapy for acoustic neuromas. Neurosurg Rev 2020;43:941–949.
10. Mankowski P, Kanevsky J, TomlinsonJ. Optimizing Radiotherapy for Keloids: A Meta-Analysis Systematic Review Comparing Recurrence Rates Between Different Radiation Modalities. Ann Plast Surg 2017;78:403–411.
11. Ogawa R, Huang C, Akaishi S, et al. Analysis of surgical treatments for earlobe keloids: analysis of 174 lesions in 145 patients. Plast Reconstr Surg 2013;132:818e–825e.

Kapitel 16

Komplementärmedizin in der Strahlentherapie

Diana Steinmann

Onkologische Patienten sehen sich häufig in einer Situation gefangen, in der sie alles für eine Heilung tun möchten. Sie möchten ihren Krankheitsverlauf positiv beeinflussen und aktiv am Therapiemanagement beteiligt sein. Fragen wie: „Was kann ich sonst noch für mich tun?", „Wie kann ich mein Immunsystem stärken?", „Was kann ich tun, damit die Nebenwirkungen einer Strahlen- oder Chemotherapie gering ausfallen?", „Soll ich das Präparat einnehmen, welches mir ein Bekannter dringlich empfohlen hat?" oder „Welche von den vielen gut gemeinten Laien-Empfehlungen sind vielleicht schädlich für mich?" beschäftigen die Patienten und werden nicht selten an den onkologisch tätigen Arzt gestellt.

Dieses Kapitel soll eine kurze Übersicht für den Alltag geben, wie man auf solche Fragen gut antworten und den Patienten sinnvoll beraten kann. Dabei werden praxisnahe, evidenzbasierte Empfehlungen für die integrative Behandlung gegeben, die sich an der erfahrungsbasierten Nachfrage von Patienten/innen und an der Häufigkeit beobachteter Nebenwirkungen während der Antitumortherapie. sowie an den Empfehlungen der S3-Leitlinie „Komplementärmedizin in der Behandlung onkologischer PatientInnen" orientieren. Die genannte Leitlinie wurde 2021 erstmals verabschiedet und weist einleitend darauf hin, dass alle Patienten „... frühestmöglich und im Verlauf wiederholt zum Interesse an Informationen komplementärmedizinischer Maßnahmen befragt werden und bei Interesse auf verlässliche Informationsquellen verwiesen werden."

Im Rahmen einer komplementärmedizinischen Beratung ist zunächst eine ausführliche Anamnese erforderlich. Neben Stadium und bisherigem Krankheits- und Therapieverlauf der malignen Erkrankung sollten auch die Nebenwirkungen, alle konventionellen Medikamente und der Sozialstatus (berufliche und familiäre Situation) bekannt sein. Weiterhin ist es wichtig, zu erfragen, mit welchen bisherigen naturheilkundlichen Verfahren die Patienten Erfahrungen gemacht haben, welche Präparate sie aktuell einnehmen, ob sie diätetische Maßnahmen durchführen und ob sie Sport treiben. Häufig haben Patienten ganz konkrete Fragen zu Präparaten. Wenn Sie jedoch allgemein z. B. fragen: „Wie kann ich mein Immunsystem stärken?“, ist es wichtig, zu erfahren, wie der Schlaf ist, ob psychische Belastungen vorliegen und wie der Ernährungszustand ist.

In den letzten Jahren hat die Komplementärmedizin in der Onkologie zunehmend an Bedeutung gewonnen. Im Rahmen von Modellprojekten, wie z. B. an den Kliniken Essen-Mitte, ist sie mittlerweile fester Bestandteil der Routineversorgung. Es wurde der Begriff „Integrative Onkologie“ geprägt, die konventionelle Verfahren der Tumorbehandlung mit evidenzbasierten, naturheilkundlichen Verfahren verbindet. Somit sollten ratsuchenden Patienten verschiedene Möglichkeiten aus allen fünf Bereichen der Naturheilkunde angeboten werden.

Die Tabelle 16.1 gibt eine Übersicht über evidenzbasierte naturheilkundliche Maßnahmen zur allgemeinen Verbesserung der Lebensqualität, Lebensstiländerung und Verminderung des Rezidivrisikos.

Tabelle 16.1: Selbsthilfestrategien (siehe auch `http://www.kokoninfo.de`) als praktische Empfehlungen in Form der fünf Säulen der Naturheilkunde

	Bewegung	**Ernährung**	**Entspannung, Ordnungstherapie**	**Hydrotherapie**	**Phytotherapie**
Empfehlung	regelmäßiges Ausdauertraining (mindestens 150 min/Woche) kombiniert mit einem kräftigenden Gerätetraining (2x/Woche)	Ausgewogene mediterrane Vollwertkost, fleischarm, mind. 1x/Woche Fisch, überwiegend Gemüse und Obst, wenig Zucker	Stressmanagement, Achtsamkeit, erholsamer Schlaf, Atemtechniken, Entspannungsverfahren, Meditation	Güsse, Sauna, Fußbäder	Tees, Wickel
Praxistipp	„Jeder Schritt zählt“, einen Treppenabsatz zu Fuß gehen, das Auto etwas weiter entfernt parken, den Fahrstuhl einmal weniger benutzen, eine alte, lieb gewonnene Sportart neu entdecken	„5 am Tag“ meint 5 (1+4) Portionen Obst und Gemüse pro Tag, Omega-3-haltige Öle (Fischöl, Leinsamenöl, Olivenöl)	„Gleichgewicht von Anspannung und Entspannung“, ausreichend Ruhephasen einplanen, Kurse z. B. Autogenes Training, Muskelrelaxation nach Jacobsen, Yoga besuchen, Meditation, Imaginationsübungen, Phantasiereisen	Kalter Knie- oder Schenkelguss zum „Wachwerden“, Warmes (Senfmehl-) Fußbad vor dem Schlafengehen, Wärmflasche	Lavendel-Herz-Auflage, Leinsamenschleim

Bereits in den aktuellen Leitlinien zur Supportivtherapie wird zu komplementärmedizinischen Maßnahmen Stellung genommen. So kann **Calendula Creme** zur Prophylaxe der Radiodermatitis eingesetzt werden, hier ist jedoch die mögliche Auslösung einer Kontaktallergie zu berücksichtigen.

Für weitere Substanzen aus der Naturheilkunde ist in der Leitlinie auf Grund fehlender oder widersprüchlicher Daten eine Empfehlung für oder gegen die Prophylaxe der radiogenen oralen Mukositis nicht möglich. Hierbei wird Glutamin, Kamille, Aloe vera- und Indigowood-Mundspülung, Manuka/Kanuka-Öl, Papaya, Vitamin A, Vitamin E, Mischvitamine und Wobe-Mugos® genannt. Trotz zahlreicher positiver Studien soll Honig ebenfalls nicht zur Prophylaxe von radiogener oraler Mukositis gegeben werden. Da die meisten dieser Studien ein hohes Bias-Risiko aufweisen und unterschiedliche Kontrollen sowie Outcome-Parameter verwendet werden, ist eine Meta-Analyse der Daten nicht sinnvoll möglich. Eine Studie mit Patienten unter Platin-basierter Radiochemotherapie wies ein erhebliches Toleranzproblem aufgrund starker Übelkeit auf. Aufgrund der Beschaffenheit des **Manuka-Honigs** hat er trotz des Zuckergehaltes eine hohe antibakterielle Wirkung und ist antikariogen. Somit kann Patienten auf gezielte Nachfrage hin ein Versuch mit zertifiziertem Manuka-Honig angeboten werden. Zur Anwendung von Kryotherapie (**dem Lutschen von Eiswürfeln**) in der Prophylaxe der radiogenen oralen Mukositis liegt keine ausreichende Evidenz vor, um eine Empfehlung für oder gegen den Einsatz zu rechtfertigen.

Aufgrund der heterogenen Studienlage kann weder eine Empfehlung für noch gegen die Einnahme von **Probiotika** zur Prophylaxe der radiogenen Diarrhoe erfolgen. Bei Patienten mit entsprechendem Risikoprofil, insbesondere bei starker Immunsuppression (Leukozyten <1500/µl), ist aufgrund eines möglicherweise erhöhten Risikos einer Sepsis auf die Gabe von Probiotika zu verzichten. Eine Empfehlung für oder gegen die Einnahme von **Psyllium (Flohsamenschalen)** zur Prophylaxe der radiogenen Diarrhoe ist nicht möglich. In einer Studie war die Inzidenz der Diarrhoe aller Schweregrade bei Patienten der Interventionsgruppe signifikant niedriger als bei Patienten der Kontrollgruppe. Starke methodische Mängel führten zu Zweifeln an der Validität der Ergebnisse. Sicherheitsbedenken bestehen beim Einsatz jedoch nicht.

Studien fanden heraus, dass Patienten, die eine Substitution mit **Selen** bei nachgewiesen niedrigem Selenspiegel erhalten, weniger unter einer Bestrahlungs-induzierten Diarrhöe leiden. Ebenso führt ein **Vitamin-D**-Mangel zu höhergradigen Darm-assoziierten Toxizitäten. Somit sollte Patienten mit Beckenbestrahlung empfohlen werden, diese Spiegel vor Beginn der Therapie bestimmen und Selen und Vitamin D (Vit D3, Ziel 40–60 ng/ml) ggf. substituieren zu lassen. Zur Seleneinnahme können neben Apotheken- und verschreibungspflichtigen Präparaten auch Paranüsse verzehrt werden. Eine Nuss hat in etwa einen Selengehalt von 50–90 µg. Somit decken in etwa 5 bis 6 Nüsse den Selenbedarf während einer Chemo- oder Strahlentherapie.

Die Wirksamkeit von **Weihrauchpräparaten zur Ödemprophylaxe** und -therapie ist aus methodischen Gründen nicht beurteilbar. In einer doppelblinden, placebokontrollierten, randomisierten Phase-II-Studie wurde die Wirkung einer Formulierung (H15) während und nach einer kranialen Strahlentherapie bei primären und sekundären Hirntumoren an einer sehr kleinen Patientenzahl untersucht (Kirste, Treier et al. 2011). Gleichwohl die Studie einen Effekt eines Weihrauchpräparates (H15) suggeriert, wurde nach wissenschaftlichen Kriterien bei nicht-signifikantem Unterschied in der Wirkung und deutlich erhöhter Nebenwirkungsrate der Wirksamkeitsnachweis nicht erbracht. Somit kann auch die S3-Leitlinie keine Empfehlung für oder gegen Boswellia serrata auf die Behandlung zerebraler Ödeme bei Patienten mit Hirntumoren gegeben werden. Außerdem liegen laut Leitlinie keine ausreichenden Daten zur Wirksamkeit von topisch appliziertem Boswellia serrata Extrakt bei Patienten mit strahleninduzierter Dermatitis vor.

Die neue **S3-Leitlinie für „Komplementärmedizin in der Behandlung onkologischer PatientInnen“** spricht einige **starke Empfehlungen** aus:

- für die körperliche Aktivität und Sport zur Behandlung der Fatigue und zur Verbesserung der Lebensqualität (soll)
- für die Akupunktur bei Gelenkschmerzen durch Aromataseinhibitoren sowie (Tumor-) Schmerz (sollte)
- Tai Chi/Qigong für Ein- und Durchschlafstörungen und der Fatigue während und nach Abschluss von Chemo-/Radiotherapie (sollte)
- Yoga zur Verminderung der Fatigue während und nach Abschluss von Chemo-/Radiotherapie (sollte)

Darüber hinaus gibt es einige **Kann-Empfehlungen**. Für die **Radioonkologie besonders relevant** sind dabei die Akupunktur zur Behandlung der Xerostomie bei Patienten mit Kopf-Hals-Tumoren, die Einnahme von Natriumselenit bei Patientinnen mit Selendefizit und Beckenbestrahlung zur Verminderung von Diarrhöen und bei der Bestrahlung von Kopf-Hals-Tumoren zur Senkung der oralen Mukositis.

Die **AGO Leitlinie** (Kommission Mamma) spricht 2021 einige Empfehlungen zu komplementären Maßnahmen aus. So kann danach beispielsweise Akupunktur im Rahmen der Fatiguetherapie, bei Chemotherapie-induzierter oder postoperativer Übelkeit und Erbrechen, bei Schmerzen oder bei Hitzewallungen im Rahmen eines Menopausensyndrom von entsprechend erfahrenen Kollegen eingesetzt werden. Im Rahmen der Mind-body-Medicine gibt die Leitlinie klare Positiv-Empfehlungen zur Verbesserung der Lebensqualität und Fatigue-Minderung durch Körperliches Training/Sport (mind. 150 Min. moderates Ausdauertraining pro Woche in Kombination mit kräftigendem Gerätetraining 2x p/Wo.) und für MBSR, ein spezielles Programm zur Achtsamkeitsbasierten Stressbewältigung. Yoga wird explizit zur Verbesserung von Lebensqualität, Stress, Fatigue, Schlaf, Angst und Depression empfohlen. Außerdem weist die AGO auf die Hypnose (in Kombination mit kognitiver Therapie) hin, um Fatigue unter Radiotherapie und Distress zu reduzieren. Die

AGO-Leitlinie rät von Diät-Extremen, Laetrile (Aprikosenkernextrakt), Sauerstoff- und Ozontherapie und Methadon als komplementäre und alternative Verfahren ab.

Wovon sollte während einer Strahlentherapie abgeraten werden?

Es sollte vermieden werden, während einer Radiotherapie mit einer phytotherapeutischen oder anthroposophischen **Misteltherapie** zu beginnen oder die Dosis zu steigern. Homöopathische Mistelverdünnungen sind dagegen unbedenklich. Zum Interaktionsprofil gibt es keine Daten, jedoch wird bei der Mistel eine Photosensibilisierung angenommen. Patienten sollten entsprechend aufgeklärt werden.

Ebenso sollte aufgrund der Verstärkung der radiogenen Dermatitis **Johanniskraut** während einer Strahlentherapie nicht eingenommen werden. (Putnik et al.)

Hochdosierte **Vitamin-C-Infusionen** können möglicherweise nicht nur die gesunden, sondern auch die Tumorzellen vor der ionisierenden Strahlung schützen und sind demzufolge nicht empfohlen. Gesicherte Daten aus der Literatur gibt es nur wenige, die zum Teil widersprüchlich sind.

Simultane **Hyperthermie**behandlungen sollten nur im Rahmen von Studien und immer in Absprache mit den jeweiligen Strahlentherapeuten erfolgen. Bei unsachgemäßer Anwendung können schwere Verbrennungen die Folge sein.

Zur Information über weitere naturheilkundliche Verfahren und Substanzen können auch verschiedene seriöse Internetangebote Auskunft geben:

- `https://www.mskcc.org/cancer-care/treatments/symptom-management/integrative-medicine/herbs/search`
- `https://www.onkopedia.com/de/onkopedia/guidelines`
- `http://www.prio-dkg.de/wissenschaftliche-informationen/komplementaere-und-alternative-medizin/`

Die Autorin des Kapitels dankt Frau Dr. Anna Paul und Frau Dr. Petra Voiß (Kliniken Essen Mitte) für ihre wertvollen Anregungen.

Literatur

1. G Dobos, S Kümmel. Gemeinsam gegen Krebs. Naturheilkunde und Onkologie - Zwei Ärzte für eine menschliche Medizin. Verlag Zabert Sandmann, München, 2011.
2. AWMF S3-Leitlinie Supportive Therapie bei onkologischen PatientInnen Langversion 1.3 – Februar 2020 AWMF-Registernummer: 032/054OL.
3. 4 Fachleute – 4 Behandlungsmethoden. Behandlung der oralen Mukositis. zkm 2013; 6: 38–39.
4. Müller und Kalder. Integrative Medizin – Anwendung bei Nebenwirkungen. Gynäkologe 2017.50:36–42.
5. Kirste S, Treier M, Wehrle SJ, Becker G, Abdel-Tawab M, Gerbeth K, Hug MJ, Lubrich B, Grosu AL, Momm F. Boswellia serrata acts on cerebral edema in patients irradiated for brain tumors: a prospective, randomized, placebo-controlled, double-blind pilot trial. Cancer 2011;117(16):3788–95.
6. AWMF S3-Leitlinie Komplementärmedizin in der Behandlung von onkologischen PatientInnen Langversion 1.1 – September 2021 AWMF-Registernummer: 032/055OL.
7. Kommission Mamma | Leitlinien & Empfehlungen | Leitlinien & Stellungnahmen | AGO - Die Arbeitsgemeinschaft Gynäkologische Onkologie (`ago-online.de`).

8. Putnik K, Stadler P, Schafer C, et al. Enhanced radiation sensitivity and radiation recall dermatitis (RRD) after hypericin therapy – case report and review of literature. Radiat Oncol. 2006;1:32.

Kapitel 17

Strahlentherapie – Junges Fachgebiet mit langer Tradition

Hans Christiansen

Auch wenn es den Facharzt für Strahlentherapie erst seit 1985 gibt, so wurden bereits ein Jahr nach Entdeckung der Röntgenstrahlen Therapieversuche mit den damals als X-Strahlen bezeichneten Strahlen unternommen. Am 8.11.1895 hatte der deutsche Physiker Wilhelm Conrad Röntgen eine unsichtbare Strahlung entdeckt, mit der sich das Innere des Organismus betrachten ließ. Bereits 1896 begann an verschiedenen Orten die Nutzung der neuen Strahlen. M. Gocht bestrahlte eine Patientin mit Trigeminusneuralgie und konnte eine Befundverbesserung konstatieren. Bei der Behandlung von zwei Mammakarzinom-Patientinnen gelang es allerdings nicht, eine therapeutische Wirksamkeit festzustellen. Auch sind Bestrahlungen bei Lupus vulgaris aufgeführt. In Lyon wurde ein Karzinom therapiert, doch wurde die Behandlung bald eingestellt. Ebenfalls 1896 soll Grubbe in Chicago ein Mammakarzinom bestrahlt haben. Daniel berichtete über Haarausfall bei Anwendung exzessiver Röntgenstrahlung. Verschiedene Ärzte in Europa und den USA unternahmen daraufhin einen Therapieversuch bei Hypertrichose.

Die erste therapeutische Bestrahlung, über die auch dokumentierte Spätresultate vorliegen, erfolgte ebenfalls im Jahre 1896, und zwar im »Ersten öffentlichen Kinderkrankeninstitut« in Wien, dessen dermatologischer Abteilung damals Hofrat Leopold Freund (1869–1943) vorstand. Angesichts von Berichten aus den USA über Haarausfall nach Röntgenstrahlen-expositionen nahm Freund eine Bestrahlung bei einem 4-jährigen Mädchen mit einem Tierfellnaevus, der die gesamte Rückenfläche bedeckte, vor. Die Bestrahlungen dauerten jeweils 2 Stunden und wurden zunächst auf die Nackengegend, d. h. den kranialen Abschnitt des 36 cm langen Naevus gerichtet. Nach der 10. Bestrahlung kam es zu einer

Lockerung, einige Tage später zu einem Ausfall der Haare. Weitere Veränderungen wurden nicht beobachtet. Anschließend erfolgte eine 2. Bestrahlungsserie im kaudalen Bereich des Naevus. Es wurde eine Aluminiumplatte zur Abschirmung des Feldes in den Strahlengang gebracht, zum Ausgleich des eingetretenen Strahlenverlustes die Bestrahlungszahl erhöht. Zwar waren auch die Haare im kaudalen Bereich nach Behandlung ausgefallen, aber es entwickelte sich ein großes, therapieresistentes, schließlich nach 6 Jahren unter Narbenbildung abheilendes Ulcus. Über das weitere Schicksal der Patientin war zunächst jahrzehntelang nichts bekannt. Erst im Jahre 1956 stellte sie sich aufgrund einer Osteoporose und Rückenschmerzen in einem Krankenhaus in Wien vor. Die Haut im Bereich des Rückens war haarlos. Es zeigte sich eine strahlige Ulkusnarbe mit angrenzender Hautatrophie und zahlreichen Teleangiektasien. Die Patientin wies eine auffällige Lendenlordose auf, für die man neben einer senilen Osteoporose auch die schrumpfende Ulkusnarbe als Ursache in Erwägung ziehen muss. Doch trotz des erlittenen Strahlenulkus hat diese Pionierpatientin der Strahlentherapie ein hohes Alter erreicht und eine gesunde Nachkommenschaft hinterlassen.

Gerade in den letzten Jahren und Jahrzehnten seit Beginn dieses Jahrtausends ist es in der Strahlentherapie zu einem weiteren rasanten Fortschritt gekommen – insbesondere auch durch die Möglichkeiten der modernen Technologie mit der Etablierung bildgeführter (IGRT) sowie intensitäts- / volumenintensitätsmodulierter Bestrahlung (IMRT / VMAT) auch in der Breite der klinischen Routineversorgung. Zudem haben in Deutschland mehrere spezialisierte Zentren mit der Möglichkeit der Partikeltherapie (Protonen / Schwerionen) den Patientenbetrieb aufgenommen, was insbesondere in der Pädiatrischen Radioonkologie von Bedeutung ist. Es gelingt daher auch durch die genannten technischen Neuerungen immer mehr, die therapeutische Breite in der Strahlentherapie zu erhöhen: Schonung des gesunden Gewebes mit Reduktion des Nebenwirkungsrisikos (akut wie chronisch) unter gleichzeitig optimaler Zielvolumenerfassung und Tumorkontrollwahrscheinlichkeit.

Literatur

1. del Regato JA Reply HD. Kogelnik's Article on Leopold Freund. Radioth Oncol 1997;42:316
2. Kogelnik HD. Inauguration of radiotherapy as a new scientific speciality by Leopold Freund 100 years ago. Radiother Oncol 1997;42:203–211.
3. Bernier J, Hall EJ, Giaccia A. Radiation oncology: a century of achievements. Nat Rev Cancer 2004;4:737–747.

Tabelle 17.1: Geschichtlicher Überblick über die Entwicklung der Strahlentherapie

Jahr	*Entwicklung*
1895	Entdeckung der Röntgenstrahlung durch Wilhelm Conrad Röntgen (1845-1923)
1896	Erste therapeutische Anwendung von Röntgenstrahlen durch Leopold Freund
1907	Intraoperative Bestrahlung bei 7 Patienten (Beck)
1912	Gründung der weltweit ersten onkologischen Fachzeitschrift »Strahlentherapie«
1917	Brachytherapie der Prostata (Young, USA)
1938	Technische Grundlagen der Partikel-Strahlentherapie (Neutronen, Protonen)
1940er Jahre	Einführung der Kreisbeschleuniger
1950er Jahre	Hochvolttherapie mit Telecobaltgeräten
1951	Einführung der stereotaktischen Bestrahlung im ZNS-Bereich (zunächst Gamma-Knife, ab Ende der 1990 er Jahre mit dem Linearbeschleuniger)
1960er Jahre	Entwicklung des Afterloadings (U. Henschke)
1970er Jahre	Zunehmender Einsatz der Linearbeschleuniger anstelle der Kreisbeschleuniger
1980er Jahre	Vermehrter Einsatz der Computertomographie zur Bestrahlungsplanung
1997	Beginn der Schwerionen-Therapie in Heidelberg/Darmstadt
seit 2000er Jahre	Nach und nach Etablierung der bildgeführten (IGRT) sowie intensitäts- volumen-intensitätsmodulierten (IMRT/VMAT) Bestrahlung in der Breite der klinischen Routineversorgung; Gründung spezialisierter Partikeltherapiezentren in ganz Deutschland (u. a. Dresden, Essen, Heidelberg, Marburg)

Kapitel 18

Anhang – wichtige Sekundärliteratur / Internetadressen

Im Folgenden finden sich themenübergreifende, wesentliche Literaturangaben / Sekundärliteratur sowie Internetadressen, auf die zum Teil auch in den vorhergehenden fachspezifischen Kapiteln verwiesen wird, zudem Links zu nationalen wie auch internationalen Fachgesellschaften (ohne Anspruch auf Vollständigkeit).

18.1 Klassifikation maligner Tumore

- TNM Klassifikation maligner Tumoren (8. Auflage, korrigierter Nachdruck mit allen Ergänzungen der UICC aus den Jahren 2017 bis 2019) von Wittekind, Christian (Hrsg.) WILEY-VCH Weinheim 2020

18.2 Leitlinien / Therapieempfehlungen

National

- AWMF-Leitlinien (Arbeitsgemeinschaft der Wissenschaftlichen Medizinischen Fachgesellschaften) – `www.awmf.org/leitlinien/aktuelle-leitlinien.html`
- Leitlinienprogramm Onkologie – `www.leitlinienprogramm-onkologie.de`

International

- Clinical Practice Guidelines der ESMO (European Society for Medical Oncology) – `www.esmo.org/Guidelines`
- NCCN-Guidelines (National Comprehensive Cancer Network) - `www.nccn.org`
- Up-to-date - `https://www.uptodate.com/contents/table-of-contents`

Toxizität

CTC-Kriterien

(**C**ommon **T**oxicity **C**riteria)

- https://ctep.cancer.gov/protocoldevelopment/electronic_applications/ctc.htm

LENT-SOMA-Kriterien

(**L**ate **E**ffects on **N**ormal **T**issues – Subjective Objective Management Analysis)

- LENT SOMA Tables. Radiotherapy and Oncology 1995;35:17-60

Toleranzdosen für Normalgewebe

- Emami B, Lyman J, Brown A, Coia L, Goitein M, Munzenrider JE, Shank B, Solin LJ, Wesson M. Tolerance of normal tissue to therapeutic irradiation. Int J Radiat Oncol Biol Phys 1991;21:109–122.
- Marks LB, Yorke ED, Jackson A, Ten Haken RK, Constine LS, Eisbruch A, Bentzen SM, Nam J, Deasy JO. Use of normal tissue complication probability models in the clinic. Int J Radiat Oncol Biol Phys 2010;76:S10–19.
- Benedict SH, Yenice KM, Followill D et al. Stereotactic body radiation therapy: the report of AAPM Task Group 101. Med Phys 2010;37:4078–4101.
- Timmerman R. A Story of Hypofractionation and the Table on the Wall. Int J Radiat Oncol Biol Phys 2022;112:4–21.

Allgemeinzustand

Karnofsky-Index/ECOG-Status

(**E**astern **C**ooperative **O**ncology **G**roup)

- Karnofsky DA, Abelman WH, Craver LF, Burchenal JH. The use of the nitrogen mustards in the palliative treatment of carcinoma. With particular reference to bronchogenic carcinoma. Cancer 1948;1:634-656
- Verger E, Salamero M,Conill C. Can Karnofsky Performance Status be transformed to the Eastern Cooperative Oncology Group Scoring Scale and vice-versa. European Journal of Cancer 1992;28A:1328–1330

RECIST-Kriterien

(**R**esponse **E**valuation **C**riteria **I**n **S**olid **T**umors)

- http://recist.eortc.org/

Krebsneuerkrankungen

In Deutschland

- Deutsches Krebsforschungszentrum – Krebsinformationsdienst – www.krebsinformationsdienst.de/grundlagen/krebsstatistiken.php
- Robert-Koch-Institut – Zentrum für Krebsregisterdaten – www.rki.de/DE/Content/Gesundheitsmonitoring/Krebsregisterdaten/krebs_node.html

Weltweit

- WHO (**W**orld **H**ealth **O**rganization) - www.who.int/mediacentre/factsheets/fs297/en/

Fachgesellschaften

National

- Deutsche Gesellschaft für Radioonkologie (DEGRO) – www.degro.org
- Deutsche Krebsgesellschaft (DKG) - www.krebsgesellschaft.de
- Gesellschaft für Biologische Strahlenforschung (GBS) – www.strahlenforschung.de
- Deutsche Gesellschaft für Medizinische Physik (DGMP) – www.dgmp.de

International

- European Society for Radiotherapy and Oncology (ESTRO) – www.estro.org
- European Organisation for Research and Treatment of Cancer (EORTC) – www.eortc.org
- American Society for Radiation Oncology (ASTRO) – www.astro.org
- American Society of Clinical Oncology – www.asco.org

Zertifizierungen

DKG-Zertifizierung von Organ-/Onkologischen Zentren

- www.krebsgesellschaft.de/deutsche-krebsgesellschaft/zertifizierung.html

Normen

- National: www.din.de (Deutsches Institut für Normung)
- International: www.iso.org (International Organization for Standardization)

Strahlentherapeutische Lehrbücher

- Perez and Brady's Principles and Practice of Radiation Oncology. Halperin EC, Wazer, DE, Perez CA, Brady LW. Philadelphia: Wolters-Kluwer/Lippincott, Williams&Wilkins, 7th ed., 2018.
- Strahlentherapie Kompakt (3. Auflage). Giordano F, Wenz F (Hrsg.). Urban&Fischer München 2019.
- Praxismanual Strahlentherapie (2. Auflage). Stöver I, Feyer P. Springer-Verlag Berlin Heidelberg 2018.
- Strahlentherapie (2. Auflage). Wannenmacher M, Wenz F, Debus J (Hrsg.). Springer-Verlag Berlin Heidelberg 2013.
- Radioonkologie Band 1 – Grundlagen und Band 2 – Klinik – (2. Auflage). Bamberg M, Molls M, Sack H (Hrsg.). Zuckschwerdt-Verlag München 2009.
- Tabellenbuch Radioonkologie. Vorwerk H, Hess CF. Zuckschwerdt-Verlag München 2009.
- Klinische Strahlenbiologie (4.Auflage). Herrmann T, Baumann M, Dörr W. Urban&Fischer München-Jena 2006.

Register